第 19 版

哈里森内科学——
血液系统疾病分册

19th Edition
HARRISON'S PRINCIPLES OF
INTERNAL MEDICINE

U0197171

注 意

　　医学是一门不断探索的学科。随着新的研究和临床试验不断拓宽我们现有的知识，医学手段和药物治疗也在不断更新。这本书是作者和出版商通过不懈努力、查阅多方资料，为读者提供的完整且符合出版时标准的内容。然而，鉴于难以避免的人为错误或医学科学的多变性，本书作者、出版商或其他参与本书准备和出版的工作人员均无法保证本书的每一方面都是准确和完整的，当然他们对本书中所有错误、纰漏或引用信息所产生的后果也难以承担所有的责任。我们鼓励读者参阅其他资料来验证本书的内容。例如，我们特别建议读者在使用每一种药物时查阅相关产品信息以确保本书内容的信息准确性，确认本书推荐的剂量或使用的禁忌证有无变化，尤其是涉及新的或不常用的药物时。

第 19 版

哈里森内科学——
血液系统疾病分册

19th Edition
HARRISON'S PRINCIPLES OF INTERNAL MEDICINE

原　著　Dennis L. Kasper

Anthony S. Fauci

Stephen L. Hauser

Dan L. Longo

J. Larry Jameson

Joseph Loscalzo

主　译　黄晓军

北京大学医学出版社

HALISEN NEIKEXUE（DI 19 BAN）——XUEYE XITONG JIBING FENCE

图书在版编目（CIP）数据

哈里森内科学：第 19 版. 血液系统疾病分册/（美）丹尼斯·L·凯斯珀（Dennis L. Kasper）等原著；黄晓军主译. —北京：北京大学医学出版社，2017.1

书名原文：Harrison's Principles of Internal Medicine

ISBN 978-7-5659-1533-8

Ⅰ. ①哈… Ⅱ. ①丹… ②黄… Ⅲ. ①内科学②血液病—诊疗 Ⅳ. ①R5 ②R552

中国版本图书馆 CIP 数据核字（2016）第 314690 号

北京市版权局著作权合同登记号：图字：01-2016-2115

Dennis L. Kasper, Anthony S. Fauci, Stephen L. Hauser, Dan L. Longo, J. Larry Jameson, Joseph Loscalzo

HARRISON'S PRINCIPLES OF INTERNAL MEDICINE, 19th Edition

ISBN 9780071802147

哈里森内科学（第 19 版）——血液系统疾病分册

主　　译：黄晓军
出版发行：北京大学医学出版社
地　　址：(100191) 北京市海淀区学院路 38 号　北京大学医学部院内
电　　话：发行部 010-82802230；图书邮购 010-82802495
网　　址：http://www.pumpress.com.cn
E - mail：booksale@bjmu.edu.cn
印　　刷：北京佳信达欣艺术印刷有限公司
经　　销：新华书店
策划编辑：高　瑾
责任编辑：畅晓燕　　责任校对：金彤文　　责任印制：李　啸
开　　本：889mm×1194mm　1/16　印张：13.5　彩插：8　字数：440 千字
版　　次：2017 年 1 月第 1 版　2017 年 1 月第 1 次印刷
书　　号：ISBN 978-7-5659-1533-8
定　　价：85.00 元

版权所有，违者必究

（凡属质量问题请与本社发行部联系退换）

译者名单 （按姓名汉语拼音排序）

白洁菲（北京医院）

黄晓军（北京大学人民医院）

刘　辉（北京医院）

路　瑾（北京大学人民医院）

石红霞（北京大学人民医院）

孙于谦（北京大学人民医院）

王峰蓉（北京大学人民医院）

王景文（首都医科大学附属北京同仁医院）

杨申淼（北京大学人民医院）

张　乐（首都医科大学附属北京同仁医院）

张晓辉（北京大学人民医院）

主鸿鹄（北京大学人民医院）

译者前言

《哈里森内科学》（*Harrison's Principles of Internal Medicine*）是一部经典教科书。自20世纪50年代问世以来，每4年更新再版一次。1991年的第12版、2001年的第15版均被翻译成中文，并在国内出版发行，在我国医学界反响很大，受到广泛的认可和欢迎。目前我们翻译的是2015年出版的第19版。

《哈里森内科学（第19版）——血液系统疾病分册》分为两部分，共十八章。书中对血液系统疾病的定义、病因、流行病学、发病机制、病理特点、临床表现、诊断与鉴别诊断、治疗、预防和预后等进行了全面的阐述，内容严谨求实，具有很强的权威性。除详实的文字外，还有大量的图表，简单明了，实用性更强。对血液科医生及其他内科医生而言，这是一本全面深入掌握血液病学知识最权威的医学参考书籍。

在受到出版社邀请翻译《哈里森内科学（第19版）——血液系统疾病分册》之后，我召集了以北京大学血液病研究所的中青年专家为主的翻译团队，还邀请了同仁医院和北京医院富有翻译经验的国内知名专家一同进行翻译。在翻译过程中，除遵循"信、达、雅"的标准外，更要求语言通俗流畅，尽量符合中国人的读写习惯。由于近两年来血液病在发病机制、诊断和治疗方面的进展非常迅速，而本书的翻译及出版均需要一定的时间，因此书中部分观点和概念可能未完全涵盖最新的观点。为了尊重原著作者及出版社，我们还是严格按照原版的内容进行翻译。

虽竭力求全，但翻译错误在所难免，敬请各位同道指正。

黄晓军

2016年12月1日

原著序

我们非常荣幸地向读者呈现《哈里森内科学（第19版）》。自从第1版于65年前问世以来，医学的各个领域和医学教育有了突飞猛进的进展，并衍生了许多新的学科。

在保留本书主旨的同时，本版在修订时进行了大范围的修改，以满足读者的不同需求，并使其能够以不同的方法和形式获取和应用知识。目前全球医学教育的焦点已经从经典的结构、功能、疾病转变为整合性的、常常是以病例为基础的学习方法——将基础医学和流行病学与疾病的诊断和治疗实践有机地结合起来。本书的许多更新和改进都体现了现代的医学教育与临床医疗理念。

本版本进行了全面的更新以展现临床医学的经典病理生理基础，并详述了目前可以获得的现代医疗模式下评估症状及有效治疗疾病的前沿方法和工具。同时新增补了丰富的照片、放射影像图、示意图、患者诊治流程图和表格等。使得最新版本同时具有使用的高效性和灵活性。

自《哈里森内科学》第1版于1949年出版以来，医学科学经历了惊人的进展。第1版出版之时，消化性溃疡被认为由应激引起，几乎所有不能切除的肿瘤均会导致患者死亡，风湿性心脏瓣膜病发病广泛，乙型病毒性肝炎和人类免疫缺陷病毒（HIV）感染都是未知的。经过此后的数十年，消化性溃疡的感染性病因和治疗方法都已明确；诊断和治疗方法的进展使得2/3的癌症可以获得治愈；风湿性心脏瓣膜病已经消失；冠状动脉粥样硬化性疾病逐渐流行发展——并至少在一定程度上通过危险因素的控制可使其有所减少；乙型病毒性肝炎和其所致的肝硬化和细胞性肝癌成为通过疫苗可以预防的疾病；HIV，这一最初被认为是致命性的世界范围内的灾难，变成了一种可以治愈的慢性疾病。值得注意的是，新兴与复现的疾病成为医学研究与实践的挑战，同时一种新的对于系统概念的理解，如微生物群系，提供了一种全新的、令人兴奋的可用于理解和管理健康与疾病状态的可能方法。

我们要感谢很多人对于本书出版所做出的贡献。首先作者团队进行了卓越的工作，整合大量科学临床数据，创作出一个个对于内科医学临床疾病富于艺术性权威描述的章节。在当今这样一个信息爆炸、快速更新的环境下，我们保证本书中所提供的信息都是当前最新的。专家在撰写时还给予了有益的建议和关键点的提示，使得本书重点突出，层次清晰。我们还要对创作团队中的编校人员表示感谢，他们在不同的创作时期时刻关注工作动态并与作者、麦克劳希尔教育集团保持联系，这些编校人员是：Patricia Conrad，Patricia L. Duffey，Gregory K. Folkers，Julie B. McCoy，Elizabeth Robbins，Anita Rodriguez，Stephanie Tribuna。

麦克劳希尔教育集团在本书的出版过程中给予了持续的支持和专业意见。James Shanahanm，麦克劳希尔教育集团专业图书出版部的出版副总监，是创作团队的杰出而富有洞察力的伙伴，指导本书的进展。Kim Davis本书的副总编辑熟练地确保有多个作者参与的章节中各部分顺畅而高效的整合。Dominik Pucek管理新的视频资源。Jeffrey Herzich精干地承担起本书的产品经理职责。

总之，我们无比荣幸能够编著《哈里森内科学（第19版）》，并且满怀期望地将她推荐给读者们。我们在编写本书的过程中学习到了很多，也希望读者能够发现她独一无二的教育价值。

作者团队

目　录

第一部分　造血系统疾病
SECTION 1　Hematopoietic Disorders

第一章　铁缺乏和其他低增生性贫血

Iron Deficiency and Other Hypoproliferative Anemias

John W. Adamson

（石红霞　译　石红霞　校）

红细胞的大小正常、色素量正常，但网织红细胞不适当降低（网织红细胞<2～2.5），这类贫血是低增生性贫血。包括缺铁早期（在红细胞发生小细胞低色素之前）、急性和慢性炎症（包括许多恶性肿瘤）、肾疾病、低代谢状态如蛋白营养不良和内分泌缺乏，以及骨髓损伤造成的贫血。骨髓损伤将在第五章讨论。

低增生性贫血是最常见的贫血，在临床上，缺铁性贫血最常见，第二位的是炎症性贫血。与缺铁性贫血类似，炎症性贫血与铁代谢异常部分相关。与肾疾病、炎症、肿瘤和低代谢状态等因素相关的贫血以促红细胞生成素治疗贫血的疗效不理想为特征。

铁代谢

虽然在发育阶段不同组织对铁的需要量不同，铁是所有细胞功能中的关键元素。同时，机体必须保护自己不受游离铁的损害，游离铁参与产生自由基如单态 O_2 或 OH^- 的化学反应。因此，清除机制就与维持铁参与生理功能而同时避免毒性的调控有关。

哺乳类动物中铁的主要功能是在血红蛋白上携带 O_2。O_2 也可以与肌肉中的肌红蛋白结合。铁是含铁酶中的关键元素，包括线粒体中的细胞色素系统。铁在体内的分布见表 1-1。如果没有铁，细胞会失去电子转运和能量代谢的功能。在红系细胞中，血红蛋白合成受损，导致贫血和运送到组织内的 O_2 减少。

人体内铁的循环

图 1-1 阐明了人体内铁交换的主要途径。饮食中或储存的铁被吸收后，在循环中与转铁蛋白（运输铁的

表 1-1	体内铁分布	
	铁含量（mg）	
	成年男性（80 kg）	成年女性（60 kg）
血红蛋白	2500	1700
肌红蛋白/酶	500	300
转铁蛋白铁	3	3
铁储存	600～1000	0～300

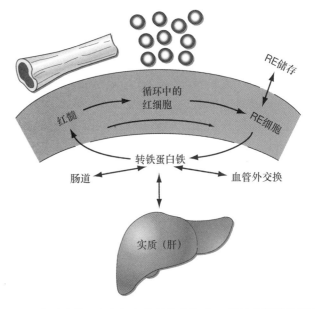

图 1-1　内铁交换。衰老红细胞释放的铁有 80% 经血浆转铁蛋白池循环再利用。男性需要从膳食中吸收 1 mg/d 的铁，而女性需要 1.4 mg/d 的铁来维持铁稳态。只要转铁蛋白饱和度维持在 20%～60%，同时红系造血不增加，就不会动用储存铁。但是，如果发生失血、饮食中铁缺乏或铁吸收不足，那么就要动用储存铁 40 mg/d。RE，网状内皮细胞

蛋白）结合。转铁蛋白是一种双叶结构的糖蛋白，有两个铁结合位点。携带铁的转铁蛋白以两种形式存在——单个三价铁（一个铁原子）或两个三价铁（两个铁原子）。转铁蛋白结合铁的血浆清除半时期（half-clearance time）非常快速，通常为 60～90 min。由于大多数转铁蛋白运输的铁都进入了红骨髓，转铁蛋白结合铁从循环中的清除很大程度上受到血浆铁水平和红骨髓活跃程度的影响。当红系造血明显受刺激时，

红系细胞需要铁增加，铁从循环中的清除时间缩短。铁缺乏时，铁的血浆清除半时期短至 10～15 min。而红系造血受抑制时，血浆铁通常增多，血浆清除半时期可以延长到数个小时。正常情况下，每天铁与转铁蛋白的结合和清除超过 6～8 次。假定血浆铁的正常水平是 80～100 μg/dl，进出转铁蛋白池的铁总量为 20～24 mg/d。

铁-转铁蛋白复合物在血浆中循环，直到与骨髓红系细胞表面的转铁蛋白受体结合。与两个三价铁结合的转铁蛋白与转铁蛋白受体的亲和度很高，而去铁转铁蛋白（未携带铁）与转铁蛋白受体的亲和度非常低。虽然体内许多组织的细胞表面都有转铁蛋白受体，所有细胞在发育阶段的某个时期都会表达转铁蛋白受体，但发育中的幼红细胞表面的受体数量最多（每个细胞有 300 000～400 000）。

一旦结合了铁的转铁蛋白与其受体结合，形成的复合物就通过网格蛋白覆盖的凹陷内化并转运到酸化的内质网中，在那里的低 pH 环境中，铁被释放出来。然后铁被用于血红素的合成，而转铁蛋白-受体复合物循环到细胞表面，含转铁蛋白的囊泡释放入循环中，转铁蛋白受体再次与细胞膜锚连。此时，一定数量的转铁蛋白受体蛋白可能释放入循环中，并以可溶性的转铁蛋白受体蛋白形式被检测出来。在红系细胞中，一旦铁超过了血红蛋白合成需要的数量，就会与储存蛋白——去铁铁蛋白结合，形成铁蛋白。这种铁交换的机制也发生在体内表达转铁蛋白受体的其他细胞中，特别是肝实质细胞，铁可以与含血红素酶结合或储存起来。当新合成的红细胞从骨髓释放入血时，铁就与血红蛋白结合进入循环中。铁成为红细胞的一部分，直到红细胞死亡才能被再利用。

在正常人中，红细胞的平均寿命是 120 天。每天有 0.8%～1% 的红细胞更替。到生命终点的红细胞被网状内皮（reticuloendothelial，RE）系统的细胞识别为衰老的红细胞，然后被吞噬。一旦进入 RE 细胞，被消化的血红蛋白降解，球蛋白和其他蛋白进入氨基酸池，铁被运送到 RE 细胞表面，然后与循环中的转铁蛋白相遇。铁从衰老的红细胞中释放入循环是高效而高度保守的，这保证了稳定的（甚至是轻度加速的）红系造血。

由于每毫升红细胞含 1 mg 元素铁，因此替代这些损耗的衰老红细胞所需要的铁是 20 mg/d（假定一个成年人红细胞总量为 2 L）。每日红细胞生成所需的铁需要从膳食中获得。正常情况下，一个成年男性每日至少需要吸收 1 mg 铁来满足铁需求，而哺乳期女性则需要吸收 1.4 mg/d 的铁。为了获得贫血的最大红系骨

髓增殖反应，必须给予额外的铁。红系造血受刺激后，铁的需求量增加 6～8 倍。血管外溶血时，红细胞破坏增加，但是从破坏红细胞中获得的铁足够用于血红蛋白的合成。相反，血管内溶血或失血性贫血时，红细胞产生的速度受限制于储存铁动员的数量。通常情况下，当循环铁不足以支撑红细胞生成时，铁动员的速度就增加 2.5 倍。如果运送到骨髓的铁不足量，骨髓造血反应钝化，血红蛋白合成受影响，导致骨髓低增生的小细胞低色素贫血。

当失血或溶血时，铁需求增加，炎症会干扰储存铁的释放，从而导致血清铁快速降低（见下文）。

营养膳食铁平衡

人类的铁平衡受到铁再利用的严格调控。铁的排泄没有调控途径，排泄的唯一机制是失血（通过胃肠道出血、月经或其他形式的出血）和皮肤、胃肠道及泌尿生殖道的上皮细胞脱落。正常情况下，铁进入人体的唯一途径就是通过食物或口服含铁药物经胃肠道吸收。铁也可以通过红细胞输注或铁复合物注射进入体内。可吸收铁的数量与生长快速的婴儿及成年女性的铁需要量之间差别不大，这就可以解释遍布全球的广泛性缺铁——现在估计有 5 亿人。

需要从膳食补充的丢失的铁量，男性约占体内铁含量的 10%，哺乳期女性约占 15%。膳食铁含量与总热量摄取密切相关（约每 1000 卡含 6 mg 铁元素）。铁的生物利用度受到食物性质的影响，血红素铁（如红肉）是最容易被吸收的。美国男性的平均铁摄入量是 15 mg/d，吸收率为 6%；而女性的平均摄取量是 11 mg/d，铁吸收率为 12%。缺铁个体食用含肉饮食时铁吸收率可达 20%，而素食餐只有 5%～10% 的吸收率。因此，1/3 的美国女性人群没有储存铁。由于某些含植酸盐和磷酸盐的食物可以把铁吸收率降低 50%，素食者的铁吸收更加不良。离子化的铁盐与食物同时摄取时，铁吸收量降低。个体的食物铁吸收率与铁盐中等价铁含量相比，蔬菜铁只能吸收 1/20，蛋铁为 1/8，肝铁为 1/2，血红素铁为 1/2～2/3。

婴儿、儿童和青少年由于身体生长的需求而膳食中的铁摄入较低，不能维持正常的铁平衡。在妊娠的中后期（后两个三月），铁的日需要量增加到 5～6 mg，强烈推荐发达国家的妊娠妇女补铁。

近端小肠是铁吸收的主要场所，铁吸收过程调控良好。铁只能在肠腔细胞中吸收。胃液的酸性成分可以帮助铁维持在溶解状态而有助于铁的吸收。在吸收细胞的刷状边缘，三价铁离子经铁还原酶转化为二价

铁。跨膜转运是通过二价金属转运蛋白 1 型〔DMT-1，也称为天然耐巨噬细胞相关的蛋白 2 型（Nramp 2）或 DCT-1〕来完成。DMT-1 是一个阳离子转运蛋白。一旦进入肠细胞，铁可以以铁蛋白的形式储存起来，或跨细胞转运到细胞基底侧，然后通过膜嵌合的铁转运蛋白——膜铁转运蛋白，以转铁蛋白的形式释放入血浆。膜铁转运蛋白受铁调素的负向调节，铁调素是主要的铁调节激素。在释放过程中，铁与其他铁氧化酶——膜铁转运辅助蛋白相互作用，后者可以将铁氧化为三价铁后与转铁蛋白结合。膜铁转运辅助蛋白与携带铜的铜蓝蛋白相似。

　　铁吸收受多种生理状态影响。即使在铁储存正常或增多的时候，红系增生依然可以刺激铁的吸收。因此，与显著无效造血相关的贫血患者吸收了过量的膳食铁。这种相关性的分子机制还不清楚。随着时间延长，会导致铁过载和组织损伤。铁调素在缺铁时降低，铁的吸收更加有效，继发性铁过载时则是相反的。正常人在铁摄入过多或口服铁剂时铁吸收减少，虽然铁吸收率降低，但总的铁吸收量升高。这可以解释儿童吞食大量铁片后出现的急性铁中毒。在这些情况下，铁吸收的量超过了血浆转铁蛋白结合的能力，导致游离铁升高，从而影响重要脏器的功能，如心肌细胞。

缺铁性贫血

　　缺铁是最常见的营养不良形式之一。全球约有 50％的贫血为缺铁性贫血，导致全球每年约有 84.1 万人死亡。非洲和亚洲部分地区承载了全球 71％的缺铁相关死亡；北美只占 1.4％。

缺铁状态

　　缺铁可以分为三个阶段（图 1-2）。第一个阶段是铁负平衡，铁需求（或铁丢失）超过了机体从膳食中吸收的能力。多种机制可以造成铁负平衡，包括失血、妊娠（胎儿的红细胞生成需求超过了母体提供铁的能力）、青春期的快速生长或膳食中铁摄入不足。如果每天失血超过 10～20 ml 红细胞，就会超过肠道在每日正常饮食中吸收的铁含量。在这些情况下，铁的不足就需要动用 RE 内的储存铁。在此期间，以血清铁蛋白或骨髓穿刺涂片可染色铁为标志的储存铁就会降低。一旦开始动员储存铁，血清铁、总铁结合力（total iron-binding capacity，TIBC）和红细胞原卟啉水平还能维持在正常范围。在此阶段，红细胞形态和参数都是正常的。

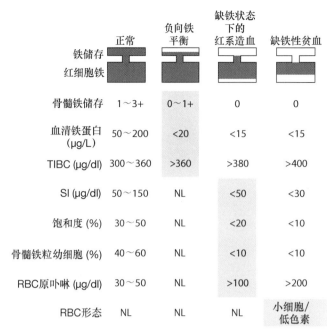

	正常	负向铁平衡	缺铁状态下的红系造血	缺铁性贫血
铁储存 红细胞铁				
骨髓铁储存	1～3+	0～1+	0	0
血清铁蛋白（μg/L）	50～200	<20	<15	<15
TIBC（μg/dl）	300～360	>360	>380	>400
SI（μg/dl）	50～150	NL	<50	<30
饱和度（%）	30～50	NL	<20	<10
骨髓铁粒幼细胞（%）	40～60	NL	<10	<10
RBC原卟啉（μg/dl）	30～50	NL	>100	>200
RBC形态	NL	NL	NL	小细胞/低色素

图 1-2　缺铁进展的实验室研究。骨髓储存铁、血清铁蛋白和总铁结合力（TIBC）的检测是早期铁缺乏的敏感指标。可以通过血清铁（SI）、转铁蛋白饱和度、骨髓铁粒幼细胞和红细胞（RBC）原卟啉水平发现缺铁性红细胞生成。缺铁性贫血患者都有相同的改变和小细胞低色素贫血。（From RS Hillman, CA Finch：The Red Cell Manual, 7th ed. Philadelphia, F. A. Davis and Co., 1996, with permission.）

　　当储存铁耗竭后，血清铁开始下降。TIBC 逐渐升高，红细胞原卟啉也逐渐升高。从定义上说，当血清铁<15 μg/L 时，骨髓内的储存铁就会耗竭。一旦转铁蛋白饱和度降到 15％～20％，血红蛋白的合成就会减少。这一阶段就是缺铁造血期。外周血涂片会发现小红细胞的首次出现，如果有可用的实验室技术，就会发现循环中的低色素网织红细胞。血红蛋白和血细胞比容会逐渐开始降低，最终表现为缺铁性贫血。此时转铁蛋白饱和度在 10％～15％。

　　出现中度贫血（血红蛋白 10～13 g/dl）时，骨髓仍维持低增生状态。严重贫血时（血红蛋白 7～8 g/dl），就会出现明显的小细胞低色素，外周血涂片出现靶形细胞和畸形红细胞（多形红细胞、雪茄或铅笔状红细胞），骨髓不再是低增生状态，红系开始增生活跃。

缺铁的原因

　　铁需求增加、铁丢失增加或铁摄入/吸收减少都会导致缺铁（表 1-2）。

表1-2	铁缺乏的病因
铁需求增加	
婴儿或青春期快速生长	
妊娠	
促红细胞生成素治疗	
铁丢失增加	
慢性失血	
月经	
急性失血	
献血	
真性红细胞增多症放血治疗	
铁摄入或吸收减少	
膳食不足	
因疾病吸收不良（乳糜泻、克罗恩病）	
因外科手术吸收不良（胃切除和部分形式的减肥手术）	
急性或慢性炎症	

铁缺乏的临床表现

多种临床情况会增加缺铁的可能。妊娠、青春期、快速生长和任何形式的间断失血史都提示临床医生有缺铁的可能。一般来说，如果没有其他明显原因，成年男性缺铁可能意味着胃肠道失血。缺铁的症状取决于贫血的严重程度和发生贫血的快慢程度，一般贫血的症状包括疲劳、皮肤苍白和活动耐力下降。口角炎（口唇两侧皲裂）和匙状甲（指甲似汤匙状）是组织严重缺铁的表现。缺铁的诊断需要实验室检查结果。

实验室铁评估

血清铁和总铁结合力 血清铁反映了循环中转铁蛋白结合的铁含量。TIBC是循环中转铁蛋白的直接检测指标。血清铁的正常范围为 50～150 μg/dl，TIBC 的正常范围是 300～360 μg/dl。转铁蛋白饱和度的正常范围是25%～50%，是通过以下公式计算出来的：血清铁×100÷TIBC。转铁蛋白饱和度低于20%提示缺铁。血清铁水平有昼夜变化。转铁蛋白饱和度＞50%提示转铁蛋白结合的铁含量比例失调，会转运到非红系组织。如果持续存在一段时间，就会发生组织内铁过载。

血清铁蛋白 游离铁对细胞有毒害作用，机体已经建立了不同组织与铁结合从而降低游离铁的保护机制。在细胞内，铁储存在铁蛋白或含铁血黄素中。去铁铁蛋白可以与游离的二价铁结合，并以三价铁状态储存起来。由于铁蛋白可以在 RE 系统的细胞内聚集，铁蛋白聚集就形成了含铁血黄素。铁蛋白或含铁血黄

素内的铁可以从 RE 细胞内释放，尽管含铁血黄素更为惰性。在稳定状态下，血清铁蛋白水平与体内铁储存总量平行，因此血清铁蛋白是评估铁储存最方便的实验室检查。不同年龄和性别的铁蛋白正常值不同（图 1-3）。成年男性血清铁蛋白的平均水平为 100 μg/L，而成年女性只有 30 μg/L。当储存铁耗竭后，血清铁蛋白降低到＜15 μg/L，此时就可以诊断机体缺铁。

骨髓储存铁评估 虽然 RE 铁储存可以通过骨髓穿刺涂片染色或活检来估计，血清铁蛋白已经取代这些方法成为储存铁的主要评估方法（表 1-3）。与骨髓染色相比，血清铁蛋白水平是铁过载更好的指标。除了可以反映储存铁，骨髓铁染色还可以提供铁是否能有效运送到发育中的幼红细胞内。正常情况下，骨髓涂片铁染色后，发育中的幼红细胞会有 20%～40% 在胞质内可见铁蛋白颗粒（铁粒幼细胞）。这表示铁含量超过了血红蛋白合成的需要。储存铁释放受阻时，RE

表1-3	铁储存的检测	
铁储存	骨髓铁染色，0～4＋	血清铁蛋白（μg/L）
0	0	＜15
1～300 mg	微量到1＋	15～30
300～800 mg	2＋	30～60
800～1000 mg	3＋	60～150
1～2 g	4＋	＞150
铁过载	—	＞500～1000

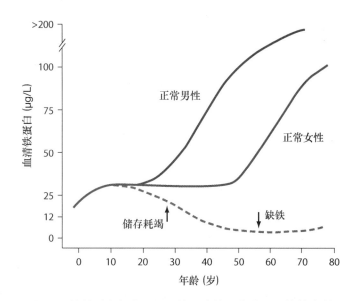

图 1-3 依性别和年龄而不同的血清铁蛋白水平。铁储存耗竭和缺铁都伴随着血清铁蛋白水平降低到 20 μg/L 以下。（From RS Hillman et al: Hematology in Clinical Practice，5th ed. New York，McGraw-Hill，2011，with permission.）

的铁会被检测出来，但铁粒幼细胞很少或没有。在骨髓增生异常综合征时，线粒体功能异常，铁在线粒体内聚集就会在幼红细胞核周形成项链样形状。这些细胞称为环状铁粒幼细胞。

红细胞原卟啉水平 原卟啉是血红素合成途径中的中间产物。当血红素合成受损时，原卟啉就在红细胞内累积。这反映了红系前体细胞的血红蛋白合成中铁供给不足。红细胞的原卟啉正常值<30 $\mu g/dl$。缺铁时会超过100 $\mu g/dl$。红细胞内原卟啉水平升高最常见的原因是铁绝对或相对不足和铅中毒。

血清转铁蛋白受体蛋白水平 由于红系细胞表面的转铁蛋白受体数量超过体内其他细胞，转铁蛋白受体蛋白（transferrin receptor protein，TRP）可以从细胞内释放到循环血中，血清TRP水平就反映了骨髓中红系细胞的数量。铁绝对缺乏也可以导致TRP水平升高。免疫分析法的正常值是4～9 $\mu g/L$。这项实验室检查应用越来越广泛，与血清铁蛋白一起来鉴别缺铁和炎症性贫血（见下文）。

鉴别诊断

除缺铁外，在鉴别小细胞低色素贫血时还应考虑其他三种疾病（表1-4）。第一种疾病是地中海贫血，一种珠蛋白链合成遗传缺陷性疾病，其与缺铁最明显的区别是血清铁值，地中海贫血的特点是血清铁和转铁蛋白饱和度正常或升高。另外，地中海贫血的红细

胞分布宽度（RDW）指数通常是正常的，而缺铁时升高。

第二种需要鉴别的疾病是炎症性贫血（anemia of inflammation，AI；也可以称慢性病贫血），红骨髓铁供给不足。缺铁性贫血和AI的区别是临床医生最常见到的诊断难题（见下文）。一般来说，AI是正细胞正色素的。铁评估指标有助于鉴别，铁蛋白正常或升高，转铁蛋白饱和度和TIBC通常低于正常。

最后，骨髓增生异常综合征是第三个要鉴别的疾病，也是最少见的疾病。有时候，由于线粒体功能异常，骨髓增生异常患者的血红蛋白合成减少，导致铁与血红素结合减少。虽然出现了小细胞低色素，铁评估提示铁储存正常，但超过了骨髓需要。

治疗　缺铁性贫血

缺铁性贫血的严重程度和病因决定了治疗方式。例如，有症状的严重缺铁性贫血和心血管疾病的老年患者需要输注红细胞。代偿良好的年轻患者可以采用更保守的铁替代治疗。而年轻患者最重要的问题是仔细鉴别缺铁的原因。

大多数缺铁患者（妊娠妇女、生长迅速的儿童和青少年、反复出血的患者和那些膳食中铁摄入不足的患者）口服补铁就足够了。对于异常出血或吸收不良的患者，需要进行特殊的诊断试验及合适的治疗。一旦诊断缺铁性贫血和明确了缺铁原因，就可以采用三种治疗措施。

红细胞输注

输血只限于有贫血症状、心血管状态不稳定和大量失血需要立即干预的患者。这些患者的处理与缺铁的关系不大，主要是处理严重贫血的后果。输血不仅能迅速纠正贫血，而且在出血停止后，输入的红细胞提供了再利用铁的来源。输血可以让患者的状态稳定下来，以便采用其他治疗手段。

口服铁剂治疗

明确诊断缺铁性贫血的无症状患者，口服铁剂治疗就足够了。有多种剂型可用，从单一的铁盐到在小肠内持续释放的复杂铁复合物（表1-5）。虽然各种剂型的铁含量不同，但通常吸收很好，治疗有效。部分复合物剂型可以促进铁的吸收，如抗坏血酸（维生素C）。尚不清楚这些复合物是否有性价比的优势。一般来说，铁替代治疗需要每日给200 mg的元素铁，通常是每日3～4片含铁药片（每片含50～

表1-4	**小细胞贫血的诊断**			
检验	铁缺乏	炎症	地中海贫血	铁粒幼细胞贫血
涂片	小/低色素	正常，小/低色素	小/低色素伴靶形	多变
血清铁（$\mu g/dl$）	<30	<50	正常到增高	正常到增高
TIBC（$\mu g/dl$）	>360	<300	正常	正常
饱和度（%）	<10	10～20	30～80	30～80
铁蛋白（$\mu g/L$）	<15	30～200	50～300	50～300
血红蛋白电泳	正常	正常	β地中海贫血异常，α地中海贫血可以正常	正常

缩写：TIBC，总铁结合力

表1-5	口服补铁药物	
通用名称	片（铁含量），mg	口服液（铁含量），mg/5 ml
硫酸亚铁	325（65）195（39）	300（60）90（18）
缓释剂	525（105）	
富马酸亚铁	325（107）195（64）	100（33）
葡萄糖酸亚铁	325（39）	300（35）
多糖铁	150（150）50（50）	100（100）

65 mg 元素铁）。口服铁制剂应该空腹服用，因为食物会抑制铁的吸收。部分有胃病或做过胃部手术的患者由于胃的容纳能力有限，需要特殊的铁口服液治疗。胃的容纳力是铁片包衣溶解所必需的，包衣溶解后铁才能释放出来。每日 200 mg 元素铁可以使铁吸收量升高到 50 mg/d。这个剂量可以足够为骨髓功能正常和促红细胞生成素刺激正常的患者提供 2～3 倍于正常红细胞生成所需的铁。当血红蛋白升高时，促红细胞生成素刺激减少，铁吸收量降低。缺铁性贫血的治疗目标不仅是纠正贫血，而且要至少提供 0.5～1 g 的储存铁。要达到这个目标，在贫血纠正后还需要 6～12 个月的维持治疗。

在口服补铁治疗的并发症中，胃肠道不适是最突出的，会出现于 15%～20% 的患者。腹痛、恶心、呕吐或便秘导致依从性不好。小剂量或缓释铁剂虽然可以有些帮助，但胃肠道不良反应仍然是部分患者获得良好疗效的最主要障碍。

补铁治疗的疗效取决于促红细胞生成素刺激和铁吸收率。一般来说，网织红细胞计数应该在治疗开始后的 4～7 天内升高，1～2 周达到高峰。疗效不佳可能是由于吸收不好、依从性差（常见）或诊断不明确。在临床上判断患者铁吸收能力的有效检查是铁耐受试验。空腹服用两片铁片，2 h 后检测血清铁。铁吸收正常时，血清铁至少增高 100 μg/dl。如果足量治疗后铁缺乏持续存在，应该考虑胃肠外补铁治疗。

胃肠外铁剂治疗

不能耐受口服补铁的患者可以采用静脉补铁；需要快速补铁的患者或由于持续胃肠道失血需要补铁的患者，也可以采用静脉补铁。随着重组促红细胞生成素（EPO）治疗增加了补铁需求，胃肠外补铁应用迅速增加，RE 储存铁的生理性释放或口服

铁吸收不能满足 EPO 引发的铁需求。胃肠外补铁的安全性受到关注，特别是蔗糖铁。静脉输注大分子量的蔗糖铁，严重不良反应的发生率为 0.7%。幸运的是，新的铁复合物已经在美国应用，如 ferumoxytol（Feraheme）、葡萄糖酸钠铁（Ferrlecit）、蔗糖铁（Venofer）和羧基麦芽糖三价铁（Injectafer）。每支 ferumoxytol 含 510 mg 铁，葡萄糖酸钠铁含 125 mg，羧基麦芽糖三价铁含 750 mg，蔗糖铁含 200 mg。

胃肠外补铁有两种方式：一种是给药总量是纠正贫血所需的铁量加上至少 500 mg 的储存铁含量；第二种方式是长期多次给予小剂量的胃肠外铁剂。后一种方式主要用于透析中心，每周给 100 mg 元素铁，共 10 周，这样可以增强重组 EPO 治疗的疗效。铁需要量的计算遵循以下公式：

$$体重（kg）\times 2.3 \times （15 - 患者的血红蛋白 g/dl）+ 500 或 1000 mg（供储存）$$

静脉补充蔗糖铁时，需要注意过敏反应。新剂型的过敏反应更少见。与过敏反应相关的因素包括多种因素过敏或既往对蔗糖铁过敏（在用过蔗糖铁的患者中）。大剂量铁输注后在几天内会出现共同的症状，包括关节痛、皮疹和低热。这些症状是剂量相关的，但不能因此停止患者的胃肠外补铁。到目前为止，蔗糖铁过敏的患者可以安全使用其他胃肠外铁剂。如果蔗糖铁大剂量给药（>100 mg），必须用 5% 葡萄糖水溶液或 0.9% 氯化钠溶液进行稀释。铁溶液可以在 60～90 min 输注（大剂量给药时），或者以护士或医生方便的速度输注。虽然推荐蔗糖铁胃肠外给药试验（25 mg），实际上缓慢输注大剂量胃肠外铁溶液已经起到了与单独注射试验相同的作用。铁输注早期，如果出现胸痛、喘息、血压降低或其他全身症状，应该立即停止输注。

其他低增生性贫血

除轻到中度的缺铁性贫血外，低增生性贫血可以分为以下四类：①慢性炎症；②肾疾病；③内分泌和营养缺乏（低代谢状态）；④骨髓损伤（见第五章）。在慢性炎症、肾疾病或低代谢状态时，内源性 EPO 产生不能满足贫血的需要。对于慢性炎症性贫血，红骨髓对刺激的反应不佳，部分原因是铁再利用障碍。由于缺乏足够的 EPO 刺激，外周血涂片检查偶尔会发现嗜多色（"偏移的"）网织红细胞。缺铁或骨髓损伤的

患者，内源性 EPO 水平会升高，血涂片中会出现偏移的网织红细胞。

急性和慢性炎症/感染性贫血（AI）

AI 是临床最常见的贫血，包括炎症、感染、组织损伤和与促炎细胞因子释放相关的疾病（如癌症）导致的贫血。在缺铁性贫血的鉴别中，AI 是最重要的鉴别诊断，贫血的许多特征都是由于骨髓铁利用不足导致的，而铁储存正常或增高。血清铁降低，红细胞内原卟啉升高，骨髓增生低下，转铁蛋白饱和度在 15%～20% 之间，血清铁蛋白正常或升高。血清铁蛋白通常是真性缺铁性贫血和炎症导致铁利用障碍疾病的最突出指标。一般来说，血清铁蛋白在炎症时会升高 3 倍。这些变化是由于炎症细胞因子和铁调素的作用，铁调素是重要的铁调节激素，在红系造血的多个层面发挥作用（图 1-4）。

白介素 1（IL-1）可以直接降低贫血后的 EPO 生成反应：通过辅助细胞释放 γ-干扰素（IFN-γ）发挥作用，抑制骨髓对 EPO 的反应，这种作用可以被体内或活体应用 EPO 克服。另外，肿瘤坏死因子（TNF）通过骨髓基质细胞释放 IFN-γ 发挥作用，也可以抑制 EPO 的反应。肝产生的铁调素通过 IL-6 途径在有炎症存在时升高，可以抑制铁的吸收，抑制储存铁的释放。最终导致伴有典型铁代谢改变的慢性低增生性贫血。这种贫血可以伴有轻到中度红细胞寿命缩短。

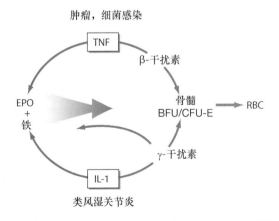

图 1-4 炎症因子抑制红系造血。通过释放肿瘤坏死因子（TNF）和 γ-干扰素（IFN-γ），肿瘤和细菌感染抑制促红细胞生成素（EPO）的产生和红系前体细胞的增殖〔红系快速生长形成单位和红系集落形成单位（BFU/CFU-E）〕。有血管炎和类风湿关节炎的患者释放白介素 1（IL-1）和 IFN-γ。红色箭头指向炎症因子抑制效应的位点。RBC：红细胞

有慢性炎症时，原发病决定了贫血的严重程度和特点。例如，癌症患者也可以出现典型的正细胞正色素贫血。相反，长期活动的类风湿关节炎或慢性感染（如结核）患者可以发生小细胞低色素贫血。这两种情况的骨髓都是增生低下的，但反映血红蛋白合成的铁利用差异的红细胞参数并不相同。慢性炎症相关的疾病有时也与慢性失血相关。在这些情况下，就需要进行骨髓穿刺涂片铁染色来排除铁的绝对缺乏。但是用铁剂治疗这些患者可以纠正贫血中的缺铁因素，最后留下不受影响的炎症因素。

急性感染或炎症相关的贫血多数是轻度的，但随着时间延长会加重。急性感染可以在 1 或 2 天内降低血红蛋白 2～3 g/dl，很大程度上与接近寿命终点的红细胞被破坏有关。发热和细胞因子的释放给维持红细胞膜稳定能力有限的细胞提供了选择压力。大多数患者的贫血是轻度的，可以很好耐受，如果有症状，也与基础疾病有关。已有心脏病的患者偶尔会在中度贫血（血红蛋白 10～11 g/dl）时出现心绞痛、活动不耐受和呼吸困难的症状。红系造血的状态可以鉴别炎症性贫血和其他低增生性贫血，详见表 1-6。

慢性肾病贫血

进展型慢性肾病（chronic kidney disease，CKD）通常与中到重度的低增生贫血有关，贫血的严重程度与 CKD 的分期平行。红细胞通常是正细胞正色素的，网织红细胞降低。由于肾病变，EPO 的产生减少，同时红细胞的寿命缩短，从而造成了贫血。部分急性肾衰竭的患者，贫血与肾功能的关系不大。虽然肾衰竭需要透析，溶血-尿毒症综合征患者的红系造血因溶血而活跃。多囊肾患者因肾功能低下，也显示程度很轻的 EPO 缺乏。相反，糖尿病或骨髓瘤患者虽然肾衰竭程度不严重，但 EPO 缺乏的程度更为严重。

铁评估有助于鉴别 CKD 贫血和其他低增生性贫血（表 1-6），并指导治疗。CKD 贫血患者的血清铁、TIBC 和铁蛋白水平常常是正常的。在长期血液透析的患者可能会因为透析过程的失血而出现缺铁。这些患者需要补铁治疗来保证 EPO 治疗的疗效（见下文）。

低代谢状态导致的贫血

饥饿（特别是蛋白质缺乏）和由内分泌疾病导致低代谢状态的患者，可以发生轻到中度的低增生贫血。肾释放 EPO 不仅对 O_2 水平敏感，对 O_2 的需求也很敏感。在一些疾病状态下（如甲状腺功能减退和饥饿），由于代谢活性和 O_2 需求量降低，低水平的血 O_2

表 1-6 低增生性贫血的诊断

检查	缺铁	炎症	肾病	低代谢状态
贫血	轻到重度	轻度	轻到重度	轻度
MCV (fl)	60~90	80~90	90	90
形态	小到正常细胞	正常	正常	正常
SI (μg/dl)	<30	<50	正常	正常
TIBC (μg/dl)	>360	<300	正常	正常
饱和度 (%)	<10	10~20	正常	正常
血清铁蛋白 (μg/L)	<15	30~200	115~150	正常
储存铁	0	2~4+	1~4+	正常

缩写：MCV，平均红细胞体积；SI，血清铁；TIBC，总铁结合力

含量会触发 EPO 的产生。

内分泌缺乏状态 男性和女性血红蛋白水平的差异与雄激素和雌激素对红系造血的影响有关。睾酮和合成类固醇促进红系造血，而男性去势和雌激素治疗会降低红系造血。甲状腺功能减退或垂体激素缺乏的患者也会发生轻度贫血。由于铁和叶酸的吸收受到这些疾病的影响，其他营养缺乏也参与了致病机制。纠正激素缺乏通常可以逆转贫血。

Addison 病的贫血会更严重，严重程度取决于甲状腺和雄激素失调的程度，但在血浆容量增加时，贫血会很明显。一旦患者采用皮质醇和扩容治疗，血红蛋白水平迅速下降。甲状旁腺功能亢进合并轻度贫血的原因是高钙血症影响肾功能，导致 EPO 产生减少，或者由于红系前体细胞增殖减少。

蛋白质饥饿 膳食中蛋白质减少可以导致轻到中度的低增生性贫血，老年人中比较常见。饥饿程度重的患者贫血也较为严重。蛋白质和热量不足的消瘦患者，EPO 的释放减少与代谢率降低平行，由于血容量减少，贫血可以被掩盖，重新进食后贫血会很明显。还可以合并其他营养素（铁、叶酸）的缺乏，但在诊断时并不明显。再次进食后红细胞指数发生变化，需要评估铁、叶酸和维生素 B$_{12}$ 状态。

肝病导致的贫血 任何原因导致的慢性肝病患者可以出现轻度的低增生性贫血。由于卵磷脂-胆固醇酰基转移酶的缺乏，红细胞膜上胆固醇含量过多，外周血涂片可以出现棘形红细胞和口形红细胞。红细胞寿命缩短，EPO 产生不足以代偿。酒精性肝病患者，营养缺乏常见，处理比较复杂。摄入不足导致的叶酸缺乏和失血以及摄入不足导致的缺铁都可以改变红细胞参数。

治疗 低增生性贫血

基础疾病得到适当治疗后，多数低增生性贫血患者的血红蛋白恢复正常。对于那些不能治愈的疾病，如终末期肾病、癌症和慢性炎症性疾病，需要治疗有症状的贫血。主要治疗方式是输血和 EPO。

输血

需要在患者症状的基础上决定输血的阈值。一般来说，无严重心血管疾病或肺病的患者在血红蛋白 7~8 g/dl 以上时可以耐受，一般不需要干预，除非血红蛋白降低到 7~8 g/dl 以下。有更多疾病的患者可能需要维持血红蛋白在 11 g/dl 之上。1 单位压积红细胞可以升高血红蛋白 1 g/dl。输血与某些感染风险增加有关（第十三章），长期输血可导致铁过载。更重要的是，随意输血与患病率和死亡率增高有关，特别是在重症监护室里。因此，如果没有明确的组织缺氧，红细胞的输注应该更保守一些。

促红细胞生成素（EPO）

当内源性 EPO 水平降低时，如 CKD 或 AI，EPO 治疗贫血就特别有效。必须进行铁评估，铁替代治疗可以使 EPO 治疗获得最佳疗效。当铁水平足够时，CKD 患者的 EPO 常用剂量是每周 3 次静脉输注 50~150 U/kg，90% 的患者有反应，血红蛋白水平通常在 4~6 周内达到 10~12 g/dl。一旦获得了理想的血红蛋白水平，应该减少 EPO 的剂量。EPO 治疗后血红蛋白水平下降通常意味着发生了感染或缺铁。铝中毒和甲状旁腺功能亢进也会降低 EPO 的疗效。治疗感染时，最好停止 EPO 治疗，输血纠正贫血，直到感染控制。癌症患者因化疗导致的贫血，EPO 的剂量应该更大，可以每周注射 3 次 300 U/kg，但只有 60% 的患者有反应。由于有证据表明 EPO 治疗后血栓栓塞并发症和肿瘤进展的风险增加，在这些患者中必须小心权衡 EPO 治疗的风险和获益，维持血红蛋白在不需要输血的水平。

长效 EPO 制剂可以减少注射的次数。达促红素 α 是一种多糖修饰的 EPO，循环中的半衰期是重组人 EPO 的 3~4 倍，可以每周或隔周给药一次。

第二章　血红蛋白病

Disorders of Hemoglobin

Edward J. Benz，Jr.

（石红霞　译　石红霞　校）

血红蛋白是氧气正常输送到组织的关键，它在红细胞内的浓度很高，可以改变红细胞的形状、变形性和黏度。血红蛋白病是血红蛋白的结构、功能或生成发生异常。这些疾病通常是遗传性的，表现各异，可以是无症状的实验室异常，也可以导致宫内死亡。疾病可以表现为溶血性贫血、红细胞增多、发绀或血管阻塞性红斑等不同形式。

人类血红蛋白特性

血红蛋白结构

在胚胎、胎儿和成年阶段产生的血红蛋白是不同的（图 2-1）。每个血红蛋白分子含有球蛋白多肽链的四聚体：2 个含有 141 个氨基酸的 α-链，2 个含有 146 个氨基酸的 β-链。成年人的血红蛋白主要是 HbA，结构为 $\alpha_2\beta_2$。HbF（$\alpha_2\gamma_2$）主要存在于胎儿期，而 HbA_2（$\alpha_2\delta_2$）在成人血红蛋白中只占很小的部分。胚胎血红蛋白在此不做讨论。

每个球蛋白链折叠形成一个血红素单体，包括一个原卟啉 IX 环和一个亚铁原子（Fe^{2+}）形成的复合物。每个血红素单体可以结合一个氧分子，一个血红蛋白分子可以运输 4 个氧分子。

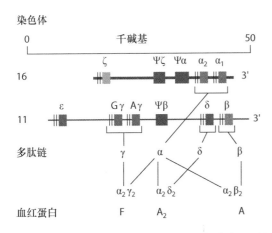

图 2-1　球蛋白基因。α-样基因（α，ζ）定位在 16 号染色体；β-样基因（β，γ，δ，ε）定位在 11 号染色体。ζ 和 ε 基因编码胚胎球蛋白

不同球蛋白的氨基酸序列是高度同源的。每种球蛋白都有一个高度螺旋的二级结构。球蛋白的四聚体结构形成了富极性（亲水性）氨基酸的外表面，增加了可溶性，内部是非极性的基团，形成了疏水性的口袋以容纳血红素插入。HbA 四聚体的四级结构包含两个 αβ 二聚体。大量紧密结合（如 $\alpha_1\beta_1$ 连接）使 α 和 β 链结合在一起。在一个二聚体的 α-样链和另一个二聚体的非 α-样链之间通过界面（如 $\alpha_1\beta_2$ 连接）结合形成完整的四聚体。

血红蛋白四聚体有很高的可溶性，而球蛋白链单体是不溶的。未配对的球蛋白沉淀下来，形成可以损伤细胞并触发凋亡的内涵体。正常球蛋白链的合成是平衡的，新合成的 α 或非-α 球蛋白链可以配对。

可溶性和可逆性的氧结合是血红蛋白病特性改变的关键。这两个特性都主要取决于亲水的表面氨基酸、疏水的氨基酸形成的血红素口袋、在 F 螺旋体中的关键组氨酸以及氨基酸形成的 $\alpha_1\beta_1$ 和 $\alpha_1\beta_2$ 连接点。这些关键区域的突变就能改变氧亲和力或可溶性。

血红蛋白功能

为了支持氧的运输，血红蛋白必须与 O_2 在肺泡氧分压（PO_2）的条件下有效结合，在循环中维持稳定，在组织毛细血管床的 PO_2 条件下释放入组织。在相对窄的氧张力范围内进行氧的获取和运输，依赖于血红蛋白内血红素和球蛋白亚单位四聚体分布的固有特性，这又称为合作或血红素-血红素相互作用。

在低氧张力时，血红蛋白四聚体是完全脱氧的（图 2-2）。随着 O_2 张力的升高，开始与氧结合。一旦氧与四聚体结合，曲线的斜率陡增。结合了氧的血红蛋白分子与氧的亲和力更高，极大增加了与更多氧结合的能力。这种 S 形氧平衡曲线（图 2-2）比单体的高亲和力双向曲线在生理上更加有用，大量的氧结合和解离可以发生在非常窄的氧张力范围内。

氧的亲和力由几个因素调节。Bohr 效应是血红蛋白在低 pH 时运输更多的氧到组织中的能力。由于脱氧血红蛋白上质子的稳定作用，与氧合血红蛋白相比，脱氧血红蛋白可以与质子更稳定地结合，这是因为后者是弱酸性的（图 2-2）。因此，血红蛋白在低 pH 的氧亲和力更低。可以改变氧亲和力的小分子主要是 2,3-二磷酸甘油酸（2,3-BPG；正式的是 2,3-DPG），与血红蛋白结合后降低氧亲和力。HbA 与 2,3-BPG 的亲和力很高。而 HbF 不能与 2,3-BPG 结合，在体内的氧亲和力更高。血红蛋白也可以和一氧化氮可逆结合，这种相互作用影响血管张力，但对临床的影响还没有

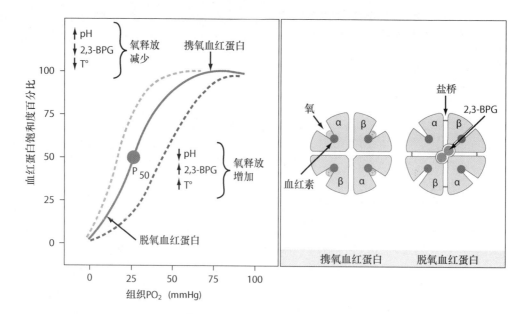

图 2-2　血红蛋白-氧解离曲线。血红蛋白四聚体可以在血红素的含铁位点结合 4 个氧分子。与氧结合时，2,3-二磷酸甘油酸（2,3-BPG）和二氧化碳（CO_2）就被排除在外。盐桥断裂，每个球蛋白分子的构象发生改变以方便结合氧。氧释放到组织中是可逆的过程，盐桥形成，2,3-BPG 和 CO_2 结合。脱氧血红蛋白不能有效结合氧，除非细胞内的 pH 更高，pH 是调节 O_2 亲和力的最重要的因素（Bohr 效应）。组织产酸后，解离曲线右移，促进氧的释放和 CO_2 的结合。碱化的作用相反，减少氧的释放

完全弄清。

　　适当的氧运输取决于蛋白的四聚体结构、亲水和疏水氨基酸的适当排列，以及与质子或 2,3-BPG 的相互作用。

人类血红蛋白的发育生物学

　　红细胞首次出现在受精后 6 周，内含胚胎血红蛋白 Hb Portland（$\zeta_2\gamma_2$）、Hb Gower Ⅰ（$\zeta_2\varepsilon_2$）和 Hb Gower Ⅱ（$\alpha_2\varepsilon_2$）。在 10～11 周时，胎儿血红蛋白（HbF；$\alpha_2\gamma_2$）占主要地位。成人血红蛋白（HbA；$\alpha_2\beta_2$）要到 38 周时才开始大量合成（图 2-1）。胎儿和新生儿只需要 α-球蛋白而不是 β-球蛋白来维持正常孕育过程。HbF 转换为 HbA 的主要进展证实了转录因子 Bcl11a 在其调节中发挥了关键作用。出生后仍有少量的 HbF 产生。少数称为 F 细胞的红细胞克隆是不成熟红系定向前体细胞（BFU-e）的"后裔"，仍然具有产生 HbF 的能力。严重的红系应激，如严重的溶血性贫血、骨髓移植或癌症化疗，都可以造成有 F-活性的 BFU-e 动员起来。HbF 水平在部分镰刀细胞贫血或地中海贫血中也可以升高。这一现象也许可以解释羟基脲可以增加成人 HbF 水平。丁酸酯和组蛋白去乙酰化酶抑制剂等药物也可以在出生后激活胎儿球蛋白基因。

人类血红蛋白的遗传学和生物合成

　　人类血红蛋白是由两个连接紧密的基因簇编码的；α-样球蛋白基因位于 16 号染色体上，而 β-样球蛋白基因定位在 11 号染色体上（图 2-1）。α-样基因簇包含两个 α-球蛋白基因和一个单独的 ζ 基因。非 α 基因簇包含一个单独的 ε 基因、Gγ 和 Aγ 胎儿球蛋白基因和成人 δ 和 β 基因。

　　每个基因两侧都有重要的调节序列。上游通常是启动子元件，是转录起始复合物聚集所必需的。γ 和 β 基因的 5′ 端区域对这些基因正常的发育调节非常重要，而有经典增强子和沉默子功能的元件位于 3′ 端区域。基因座调控区（LCR）元件位于上游，控制每个基因簇的总表达水平。这些元件通过与反转录因子相互作用发挥调节功能。这些因子中有部分是普遍存在的（如 Sp1 和 YY1），而其他或多或少限制在红系细胞或造血细胞内（如 GATA-1、NFE-2 和 EKLF）。控制 α-球蛋白基因簇的 LCR 受 SWI/SNF 样蛋白（ATRX）调控，这种蛋白可以影响染色质重构和 DNA 甲基化。部分家族出现 α 地中海贫血、智力发育迟缓和骨髓增生异常，似乎与 ATRX 途径中的突变有关。这一途径也可以调控部分在红系造血中表达的特殊基因，如那些编码血红素生物合成的酶。正常红细胞（RBC）的发育需要球蛋白基因和血红素及铁代谢

相关基因的协同表达。RBC 前体细胞含有一种 α-血红蛋白稳定蛋白（AHSP），可以促进 α 球蛋白的折叠和可溶性，但这种蛋白非常容易变性，导致不溶的沉淀形成。这些沉淀物在地中海贫血综合征和部分不稳定血红蛋白病中发挥了重要作用。AHSP 数量和（或）功能上的多态性变异也许可以解释遗传独特的地中海贫血突变患者的临床表现差异。

血红蛋白病的分类

血红蛋白病主要分为五种类型（表 2-1）。突变改变了球蛋白链氨基酸序列时，就会发生结构异常的血红蛋白病，变异的血红蛋白生理性质发生了改变，造成特征性的临床病变。与临床最为相关的血红蛋白变异是血红蛋白异常多聚体，如镰刀细胞贫血，或者是改变了可溶性或氧结合亲和力。地中海贫血综合征源于突变导致球蛋白 mRNA 的产生或翻译受损，导致球蛋白链生物合成减少。临床异常可以归结为血红蛋白产生不足以及单个球蛋白链产生失衡，造成幼稚红细

表 2-1　血红蛋白病的分类

Ⅰ. 结构异常的血红蛋白病——氨基酸序列改变的血红蛋白，导致功能失调或生理或化学性质发生改变
　A. 异常血红蛋白多聚体——HbS，镰刀血红蛋白
　B. 改变 O_2 的亲和力
　　1. 高亲和力——红细胞增多
　　2. 低亲和力——发绀，假性贫血
　C. 容易氧化的血红蛋白
　　1. 不稳定血红蛋白——溶血性贫血，黄疸
　　2. M 血红蛋白——高铁血红蛋白血症，发绀

Ⅱ. 地中海贫血——球蛋白链生物合成缺陷
　A. α 地中海贫血
　B. β 地中海贫血
　C. δβ、γδβ、αβ 地中海贫血

Ⅲ. 地中海贫血血红蛋白变异——与共遗传的地中海贫血表型有关的血红蛋白结构异常
　A. HbE
　B. Hb Constant Spring
　C. HbLepore

Ⅳ. 遗传性胎儿血红蛋白持续存在——成年时期 HbF 持续高水平

Ⅴ. 获得性血红蛋白病
　A. 毒素暴露导致的高铁血红蛋白血症
　B. 毒素暴露导致的硫高铁血红蛋白
　C. 碳氧血红蛋白
　D. 红白血病的 HbH
　E. 红系疾病和骨髓增生异常时 HbF 升高

胞和 RBC 被提前破坏。地中海贫血血红蛋白变异型则同时具有地中海贫血（如球蛋白生物合成异常）和结构异常的血红蛋白病（如异常的氨基酸序列）两者的临床特点。遗传性胎儿血红蛋白持续存在（hereditary persistence of fetal hemoglobin，HPFH）则以成年时期胎儿血红蛋白高水平合成为特点。获得性血红蛋白病包括毒素导致的血红蛋白分子改变（如获得性高铁血红蛋白血症）和血红蛋白合成的克隆异常（如白血病前期的高水平 HbF 和骨髓增殖性疾病中的 α 地中海贫血）。

流行病学

血红蛋白病在疟疾流行区特别常见。据推测血红蛋白病的集中分布反映了异常 RBC 的选择性生存优势，可能在寄生虫生活周期的红细胞寄生阶段提供了不适合寄生虫生活的环境。α 地中海贫血儿童更容易感染非致命的间日疟原虫。地中海贫血也许有助于自然抵抗更致命的恶性疟原虫感染。

地中海贫血是世界上最常见的遗传性疾病，影响了世界上的近 2 亿人口。约 15% 的非洲裔美国人是 α 地中海贫血的静默携带者，α 地中海贫血特质发生于约 3% 的非洲裔美国人，而在地中海裔人群中有 1%～15% 发生。地中海和东南亚人群中有 10%～15% 是 β 地中海贫血。美国严重地中海贫血的病例约有 1000 个。镰刀细胞病是最常见的结构异常血红蛋白病，约 8% 的非洲裔美国人是杂合子，每 400 人中有 1 人是纯合子。2%～3% 的非洲裔美国人携带血红蛋白 C 等位基因。

遗传与个体发育

血红蛋白病有常染色体共显性遗传特性。因此，从父母身上遗传了不同异常突变等位基因的复合杂合子会表现出每种疾病的特点。例如，父母遗传的镰刀 β 地中海贫血就会表现出 β 地中海贫血和镰刀细胞贫血的特点。HbA、HbA_2 和 HbF 中有 α 链，α 链突变就会造成上述三种蛋白异常。由于 α 球蛋白基因的功能正常是孕期和成年期都必需的，α 球蛋白血红蛋白病在宫内和出生后就有症状。相反，β 球蛋白血红蛋白病的婴儿到 3～9 月龄才会出现症状，此时 HbA 被大量的 HbF 取代。β-链血红蛋白病的有效治疗策略可以预防或部分逆转这种转换。

血红蛋白病的检测和特点：一般方法

血红蛋白电泳依然广泛用于血红蛋白分析。pH

8.6 醋酸纤维素膜电泳对于初步筛选来说是非常简单、廉价而且可靠的。pH 6.1 枸橼酸盐缓冲液中的琼脂凝胶电泳通常作为补充方法，因为每种方法检测不同的变异。部分重要变异在电泳中检测不出来。这些突变的血红蛋白通常可以通过更特异的技术如质谱分析来检测，该技术很快就会替代电泳作为初始检测。

血红蛋白定量分析通常比较令人满意。HbA_2 通常在 β 地中海贫血中升高，而在缺铁时减少。HPFH 和部分 β 地中海贫血综合征的 HbF 升高，红系应激或骨髓增生异常时也可以升高。为了鉴别镰刀细胞特质、镰刀地中海贫血综合征或 HbSC 病，以及为了监测旨在减少循环中 HbS 百分比的换血治疗过程，需要对个体进行血红蛋白的量化检测。在大多数实验室中，只有特别预定才能进行量化检查。包括氨基酸测序或基因的克隆和测序在内的完全鉴别只有几个特殊实验室才能进行。

由于存在 HbA 或 HbS（镰刀血红蛋白）共迁移的个体，电泳评估就不够充分全面，根据临床特点的要求，还需要做血红蛋白镰刀化、可溶性或氧亲和力等功能分析。最佳镰刀化分析试验涉及检测脱氧血红蛋白样本的溶解性下降或凝胶化程度（如镰刀细胞可溶性试验）。可以通过异丙醇溶液或加热到 50℃ 后的沉淀来检测不稳定血红蛋白病。可以通过 P_{50} 定量，即血红蛋白样本与氧 50% 饱和的氧分压，来检测高 O_2 亲和力和低 O_2 亲和力。用分光光度计可以直接检测碳氧血红蛋白和高铁血红蛋白，这些试验在急诊情况下很容易从大多数临床实验室获得结果。

实验室评估仍然是辅助性的，不能单独进行诊断。诊断必须结合临床病史、体格检查、外周血涂片形态和血常规检查的异常才能确立（如地中海贫血特质中贫血不严重，出现大量的小红细胞）。

结构异常的血红蛋白

镰刀细胞综合征

镰刀细胞综合征是由 β 球蛋白基因突变改变了第 6 位的氨基酸造成的，从谷氨酸变成了缬氨酸。HbS（$\alpha_2\beta_2^{6Glu \rightarrow Val}$）的多聚化是可逆的，脱氧后形成纤维状多聚体的胶状网络，使红细胞变得僵硬，黏性增加，导致钾漏出和钙内流，造成细胞脱水（图 2-3）。这些改变也造成了细胞变成镰刀形。镰刀细胞丧失了通过小毛细血管所必需的变形性。细胞膜变成"黏性"的，会异常黏附在小静脉的内皮上。这些异常导致难以预计的微血管栓塞和 RBC 提前破坏（溶血性贫血）。由

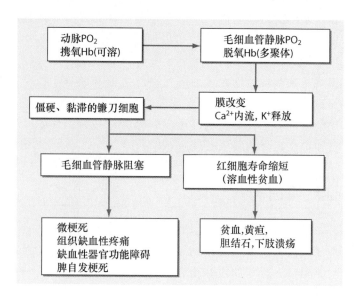

图 2-3　镰刀细胞危象的病理生理。Hb：血红蛋白

于脾破坏异常的红细胞而发生溶血。僵硬的有黏性的红细胞堵塞小的毛细血管和小静脉，导致组织缺血、急性疼痛和逐渐出现的终末器官损害。血管堵塞常常会造成临床表现。突出的表现包括缺血性疼痛（如疼痛危象）和脾、中枢神经系统、骨、关节、肝、肾和肺的缺血性功能障碍或明确梗死（图 2-3）。

几种镰刀细胞综合征都是由于从父母一方遗传了 HbS 而另一方遗传了血红蛋白病，如来自不同父母的 β 地中海贫血或 HbC（$\alpha_2\beta_2^{6Glu \rightarrow Lys}$）。镰刀细胞贫血本身是 HbS 的纯合状态（表 2-2）。

镰刀细胞贫血的临床表现　大多数有镰刀细胞综合征的患者都有溶血性贫血，血细胞比容 15%～30%，网织红细胞明显增高。贫血被认为是通过减少血液黏性预防血管阻塞来发挥保护作用。但是，自然病程和药物治疗试验都表明，血细胞比容的升高和网织红细胞的反馈抑制可能会有好处，即使付出了血液黏性增加的代价。血管阻塞时网织红细胞的黏附作用可能造成了这种矛盾的效果。

粒细胞增多常见。白细胞计数在疼痛危象、感染和其他并发症发作时和发作间期波动很大，难以预测。

血管阻塞导致的临床表现多样。结缔组织和肌肉骨骼结构中间歇发作血管阻塞会产生急性疼痛和压痛、发热、心动过速和焦虑等缺血性表现。此时称为疼痛危象，是最常见的临床表现。发作频率和严重程度差别很大。疼痛可以发生在身体的任何部位，持续数小时到 2 周。反复发作需要住院的危象（>3 次/年）与成年后生存时间缩短有关，提示这些发作与慢性终末器官的损伤累积有关。诱发因素包括感染、发热、运动过量、焦虑、温度突然改变、缺氧或高渗染料等。

分类	临床异常	血红蛋白水平，g/L（g/dl）	MCV，fl	血红蛋白电泳
镰状细胞特质	无；无痛性血红蛋白尿罕见	正常	正常	HbS/A：40/60
镰状细胞贫血	伴脾、脑、骨髓、肾、肺梗死的血管阻塞危象；骨的无菌坏死；胆结石；阴茎持续勃起；踝部溃疡	70～100（7～10）	80～100	HbS/A：100/0 HbF：2%～25%
S/β⁰ 地中海贫血	血管阻塞危象；无菌性骨坏死	70～100（7～10）	60～80	HbS/A：100/0 HbF：1%～10%
S/β＋ 地中海贫血	危象和无菌坏死罕见	100～140（10～14）	70～80	HbS/A：60/40
血红蛋白 SC	危象和无菌坏死罕见；无痛性血红蛋白尿	100～140（10～14）	80～100	HbS/A：50/0 HbC：50%

表 2-2　镰刀血红蛋白病的临床特点

反复的微小梗死会破坏有助于镰刀化的微血管床组织。因此，脾功能在生命最初的 18～36 个月常常丧失，导致容易感染，特别是肺炎球菌感染。脾的急性静脉阻塞（脾淤滞危象）在儿童早期很少发生，为了预防阻塞脾的动脉输出完全受抑，需要急诊输血和（或）脾切除。视网膜血管的阻塞会导致出血、血管新生和最终剥离。肾乳头的坏死会造成等渗尿。更广泛的肾坏死会导致成人的肾衰竭，这是导致晚期死亡的常见原因。骨和关节的缺血会导致无菌性坏死（特别是股骨或肱骨头的无菌性坏死）、慢性关节病，并且易感骨髓炎，后者由微生物感染造成，如沙门菌属。手足综合征是因手指或脚趾的痛性梗死造成的。卒中在儿童期常见，少部分可以反复发作。而成人卒中少见，出血常见。男性中特殊的疼痛并发症是阴茎持续异常勃起，这是阴茎静脉流出道梗死造成的，随后永久的阳痿是常见的合并症。远端循环的缺血和双重感染可能是造成慢性下肢溃疡的原因。

急性胸部综合征是独特的临床表现，以胸痛、心动过速、发热、咳嗽和动脉氧饱和度下降为特点。症状类似肺炎、肺栓塞、骨髓梗死和栓塞、心肌梗死或原位肺梗死。急性胸部综合征被认为是肺内原位镰刀化的反映，造成疼痛和暂时的肺功能不全，通常很难与其他可能的原因鉴别。有此综合征的患者常常有肺梗死和肺炎的基础性疾病或并发疾病。急性胸部综合征的反复发作与生存时间缩短有关。动脉血氧饱和度的急速下降通常预示不良，这是因为在高血压和肺源性心脏病（肺心病）的基础上会促进镰刀化，也是越来越常见的患者死亡原因。血浆游离 HbS 清除二氧化氮（NO_2）所起的作用仍有争议，可能导致肺血管张力增高。西地那非恢复 NO_2 水平的试验已经因不良反应而终止。

无明显卒中的慢性亚急性中枢神经系统损伤是儿童早期令人烦恼的常见症状。现代的功能影像技术已经准确定位了因 CNS 镰刀细胞血管病导致的循环功能失调；这些改变与儿童和年轻成人的大量认知和行为异常有关。由于这些异常可使临床处理复杂化，或被误解为"困难患者"行为，认识这些细微的改变尤为重要。

镰刀细胞综合征还以临床异质性为特点。部分患者甚至到成年期都无症状，而其他患者在儿童早期反复发作需要住院的危象。镰刀地中海贫血和镰刀-HbE 患者的表现相似，症状轻微，这可能是因为 RBC 内其他血红蛋白产生的缓解作用。血红蛋白 SC 病是一种比较常见的镰刀细胞贫血的变异型，溶血性贫血的程度明显减轻，发生视网膜病和骨无菌坏死的风险很高。但在很多方面的临床表现与镰刀细胞贫血类似。部分罕见的血红蛋白变异型确实可以加重镰刀化现象。

遗传了相同致病突变（镰刀血红蛋白）的不同患者的临床表现差异，使得镰刀细胞病的关注焦点放到了发现可能导致异质性的其他基因的遗传修饰多态性上。目前获得的数据繁杂，降低了全基因组分析能提供预示患者临床过程的基因表达的期望。然而，这些修饰基因的分析已经显露出一定数量的让人感兴趣的基因类型。举例来说，影响炎症反应或细胞因子表达的基因似乎已经获得关注，还包括影响淋巴细胞转录调节的基因。

镰刀细胞特质的临床表现　镰刀细胞特质通常无症状。贫血和疼痛危象罕见。不常见但特征性的症状是无痛性血尿，常发生在青春期男性，可能是毛细血管坏死造成的。等渗尿是更常见的伴随症状。有伴尿道阻塞的乳头蜕皮的报道，也有因暴露于高海拔或运动过量脱水而大量镰刀化猝死的个案。建议避免脱水或运动过量。

诊断　在溶血性贫血、RBC 形态（图 2-4）和缺血

第二章　血红蛋白病

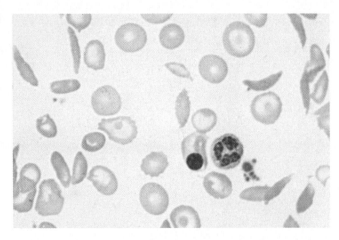

图2-4（见书后彩图） 镰刀细胞贫血。血涂片中瘦长新月形的红细胞提示不可逆转的镰刀细胞。也可见到靶形红细胞和有核红细胞

性疼痛间断发作的基础上，要怀疑镰刀细胞综合征。可以通过血红蛋白电泳、质谱分析和已经讨论过的镰刀化试验来确诊。患者确切的血红蛋白谱的特征很重要，这是因为镰刀地中海贫血和血红蛋白SC病有独特的预后和临床特征。通常在儿童期就已经确诊，但个别患者因复合的杂合状态，到青春期、妊娠或成年早期才出现症状。遗传咨询时家族成员和父母潜在伴侣的基因检测非常重要。儿童期病史的细节有助于确定诊断，也是积极或试验治疗所必需的。与死亡率增加和生存缩短有关的因素包括每年超过3次需要住院的危象、慢性中性粒细胞减少、脾淤滞或手足综合征病史，以及两次急性胸部综合征发作。有脑血管意外病史的患者反复发作的风险更高，需要进行部分换血治疗，尤其是通过Doppler颈动脉血流检查进行密切监测。有严重或反复发作的急性胸部综合征的患者需要终生输血支持，可能的话采用部分换血输注。

治疗 镰刀细胞综合征

镰刀细胞综合征患者需要不间断治疗。对症状的熟悉是避免过度使用急诊室、住院和麻醉药依赖的最佳方法。其他预防手段包括定期裂隙灯检查以监测视网膜病的发展，脾切除患者在牙科或其他侵入性操作期间抗生素预防，在大量运动、暴露于热或冷、情绪波动或感染期间积极饮水等。脾切除患者进行肺炎球菌和流感嗜血杆菌疫苗接种的效果不大。因此，镰刀细胞贫血患者应在生命早期进行接种。

急性疼痛危象的处理包括积极水化、详细评估基础疾病（如感染）、按照标准程序和（或）患者自控止痛（PCA）泵积极止痛。吗啡（0.1～0.15

mg/kg，每3～4 h）用于控制严重疼痛。酮咯酸（初始剂量30～60 mg，然后每6～8 h给15～30 mg）可有效控制骨痛。一氧化氮吸入可以短期缓解疼痛，但要避免缺氧和呼吸抑制。一氧化氮可以提高O_2亲和力，减少进入组织的O_2，只限于专家使用。许多危象可以通过饮水和口服止痛药在家处理。急诊室只处理有特别严重症状或严重怀疑有其他疾病的情况，如感染。鼻氧用来保护动脉氧饱和度。多数危象可以在1～7天内缓解。输血只限于极重患者，输血并不能缩短危象的病程。

没有确诊急性疼痛危象的检验。良好处理的关键在于识别大多数患者报告的危象症状确实是危象或其他明显的医学问题。对潜在病因的反复评估是必要的，即使这些病因不常被发现。必须要考虑成人无菌坏死或镰刀关节病的可能性，特别是在疼痛和运动受限反复出现或在单个部位长期存在的时候。非甾体抗炎药物常可有效控制镰刀细胞关节病。

急性胸部综合征是需要重症监护室处理的医学急症。必须在严密监测下进行水化以避免肺水肿，为保护动脉氧饱和度应进行氧疗。必须特别详细地进行肺炎和肺栓塞的诊断评估，有时缺乏典型症状。治疗的关键是输血，维持血细胞比容＞30，如果动脉氧饱和度下降至＜90%，应紧急换血。由于镰刀细胞综合征患者的寿命可达50～60岁，终末期肾衰竭和肺动脉高压就逐渐成为晚期死亡的主要原因。镰刀细胞心肌病和（或）过早的肺心病也降低了晚年的心功能。也有镰刀细胞患者接受肾移植，但常伴危象发作频率和严重程度的增加，可能是应用免疫抑制剂后感染增加导致的。

镰刀细胞贫血治疗最明显的进展在于有严重症状的患者采用羟基脲作为主要治疗。羟基脲（每天10～30 mg/kg）可以增加胎儿血红蛋白，对于RBC的水化、血管壁黏附、粒细胞和网织红细胞计数减少都有好处，剂量可以调整到维持白细胞计数在5000～8000/μl。白细胞和网织红细胞在镰刀细胞危象中可能起了主要作用，这些细胞的减少可能是羟基脲治疗的重要良性副作用。

急性胸部综合征反复发作或每年有3次以上需要住院的危象发作患者应考虑羟基脲治疗。这种药物的使用是否能降低其他并发症（如阴茎异常勃起、视网膜病）的发病率以及长期的副作用都还在评估中。目前为止，骨髓恶血质或其他肿瘤的轻微风险也有报告。羟基脲对大多数疾病严重到损害功能的患者有很大益处，有可能改善生存。大多数患者在几个月内HbF水平升高。

抗肿瘤药物阿扎胞苷（5-氮杂胞苷）是被发现可以提高 HbF 的第一个药物。由于急性毒性和肿瘤生成的因素，它并没有得到广泛应用。但小剂量 5-脱氧氮杂胞苷（地西他滨）也可以升高 HbF 而毒性可以接受。

骨髓移植可以治愈疾病，但只在儿童安全有效。非清髓预处理方案（"小"移植）的临床试验研究支持了其在老年患者中的广泛应用。影响骨髓移植的预后因素包括在生命早期反复发作的危象、高中性粒细胞计数或手足综合征的出现等。可以通过Doppler 超声技术识别有卒中危险的儿童。预防性换血似乎可以降低这一人群的卒中危险。有脑血管意外的儿童应维持积极的换血治疗至少 3～5 年，这是因为二次卒中的危险极高。

镰刀细胞贫血的基因治疗受到追捧，但到目前还没有安全的方法。原位直接基因纠正的新方法的出现［如锌指核酸酶或"CRISPR"（规律成簇间隔短回文重复）技术］可以用于这些患者。还开发了通过干扰 Bcl11a 降低 HbF 的试验疗法。

不稳定血红蛋白病

可溶性减少或氧化敏感性增加的氨基酸替换导致不稳定血红蛋白凝结，形成危害 RBC 膜的内涵体。典型突变包括干扰 α 和 β 亚单位连接点［如 Hb Philly（$\beta^{35Tyr \rightarrow Phe}$）］、改变螺旋状结构［如 Hb Genova（$\beta^{28Leu \rightarrow Pro}$）］或破坏球蛋白的疏水口袋与血红素间相互作用［如 Hb Köln（$\beta^{98Val \rightarrow Met}$）］的突变（表 2-3）。被称为 Heinz 小体的内涵体可以在甲紫活体染色后发现。脾去除这些内涵体后会使细胞出现凹陷、僵硬，寿命

缩短，导致严重程度不一的溶血性贫血，有时需要长期输血支持。脾切除可以纠正贫血。下肢溃疡和胆红素增多造成的早发胆石症是特有的表现。

不稳定血红蛋白多为散发，常由自发的新突变造成。即使只有很少部分的血红蛋白发生不稳定变异，也可以出现明显的 Heinz 小体，所以杂合子也常常有症状。有症状的不稳定血红蛋白容易进展到 β-球蛋白变异，这是因为散发突变只影响 4 个 α 球蛋白等位基因中的一个，只会产生 20％～30％的异常血红蛋白。

氧亲和力改变的血红蛋白

高亲和力血红蛋白［如 Hb Yakima（$\beta^{99Asp \rightarrow His}$）］在毛细血管 PO_2 水平正常时与氧更容易结合而释放入组织的氧更少（图 2-2）。随后组织轻度缺氧，刺激 RBC 生成和红系造血（表 2-3）。极端病例的血细胞比容可以升高到 60％～65％，血液黏度增加，产生典型症状（头痛、嗜睡或眩晕），需要放血治疗。典型突变改变了血红素口袋的相互作用，或破坏了 Bohr 效应或盐键位点。损伤 HbA 和 2,3-BPG 相互作用的突变可以提高与 O_2 的亲和力，因为 2,3-BPG 结合后可以降低与 O_2 的亲和力。

低亲和力血红蛋白［如 Hb Kansas（$\beta^{102Asn \rightarrow Lys}$）］在肺内与氧充分结合，虽然与氧的亲和力很低，但也能获得完全饱和。在毛细血管的氧张力条件下，低血细胞比容就能释放足量的氧来维持内稳态（图 2-2）（假性贫血）。毛细血管内血红蛋白变性也足以产生明显的临床发绀。虽然有这些表现，但患者通常不需要特殊治疗。

高铁血红蛋白血症

含铁血红素氧化成三价铁就产生了高铁血红蛋白，形成特征性的蓝棕色混浊发绀。高铁血红蛋白有很高的氧亲和力，不能释放氧。高铁血红蛋白＞50％～60％常会致命。

先天性高铁血红蛋白血症是由于球蛋白突变而维持铁在三价状态［如 HbM Iwata（$\alpha^{87His \rightarrow Tyr}$）；表2-3］，或还原高铁血红蛋白到血红蛋白的酶发生损伤性突变（如高铁血红蛋白还原酶、NADP 硫辛酰胺脱氢酶）。获得性高铁血红蛋白血症是由于毒素氧化了血红素铁造成的，特别是硝酸盐和含亚硝酸盐的化合物，包括常用于治疗心脏病和麻醉的药物。

表 2-3	合成或功能改变的典型异常血红蛋白		
名称	突变	人群	主要临床影响[a]
镰刀或 S	$\beta^{6Glu \rightarrow Val}$	非洲	贫血，缺血性梗死
C	$\beta^{6Glu \rightarrow Lys}$	非洲	轻度贫血，与 HbS 相互作用
E	$\beta^{26Glu \rightarrow Lys}$	东南亚	小细胞贫血，脾大，地中海贫血表型
Köln	$\beta^{98Val \rightarrow Met}$	散发	溶血性贫血，脾切除后 Heinz 小体
Yakima	$\beta^{99Asp \rightarrow His}$	散发	红细胞增多
Kansas	$\beta^{102Asn \rightarrow Lys}$	散发	轻度贫血
M Iwata	$\beta^{87His \rightarrow Tyr}$	散发	高铁血红蛋白血症

[a]详见文中

不稳定血红蛋白、高亲和力血红蛋白和高铁血红蛋白血症患者的诊断和处理

如果患者出现非免疫性的溶血性贫血、黄疸、脾大或早发的胆管疾病，就应怀疑不稳定血红蛋白变异。婴儿期常出现严重的溶血，表现为新生儿黄疸或贫血。轻症患者可以到成年才出现贫血，或只有难以解释的网织红细胞增多、肝脾大、早发的胆道疾病或下肢溃疡。由于自发突变很常见，可以没有贫血的家族史。外周血涂片可见红细胞大小不等，大量含点状内涵物的红细胞和畸形红细胞（如多形红细胞）。

诊断不稳定血红蛋白的两种最佳方法是发现Heinz 小体和等渗尿或热稳定试验。许多不稳定 Hb 在电泳中无异常。电泳正常不能排除诊断。质谱分析或直接基因检查可以确诊。

症状严重的患者在生命的前 3 年需要输血支持，这是因为 3 岁前脾切除与明显的免疫缺陷有关。脾切除通常有效，但个别患者仍需要终身输血支持。脾切除后，患者会出现胆石症、下肢溃疡、高凝状态和容易暴发严重败血症。除非没有其他选择，应尽量避免或延迟脾切除。不稳定血红蛋白在氧化应激时会恶化，如感染和抗疟疾药物，如果可能，应尽量避免。

如果红细胞增多应怀疑 O_2 亲和力高的血红蛋白变异型。确诊的最佳方法是 P_{50} 的检测。O_2 亲和力高的血红蛋白会导致明显的左移（如 P_{50} 值降低）；混杂的条件也会降低 P_{50} 值，如吸烟或一氧化碳暴露。

高亲和力血红蛋白通常无症状，面色发红可能是最突出的特征。如果血细胞比容达到 60%，会出现血液高黏滞和血流缓慢的症状（头痛、嗜睡、眩晕等）。这些患者可以获益于适当的放血治疗。红细胞增多是对因异常变异导致氧释放减少的代偿。过度放血可能会刺激红系造血增加或代偿机制过度导致症状加重。放血的指导原则是通过降低血液黏滞度和增加血流量来改善氧的释放，而不是恢复正常血细胞比容。放血导致的铁缺乏应在可控范围内。

如果患者有发绀或仔细评估后无明显原因的低血细胞比容，就要怀疑低亲和力血红蛋白。P_{50} 值检查可以确诊。解释病情和安慰是干预治疗的一部分。

如果患者有伴发绀的缺氧症状，而 PaO_2 足够高提示血红蛋白是充分氧饱和的，这时应怀疑高铁血红蛋白。不一定有亚硝酸盐或其他氧化剂的摄入史，某些暴露对患者来说是不容易察觉的，而其他患者可能是偶然接触到。特征性的紫褐色浑浊样血液是关键证据。最好的诊断试验是高铁血红蛋白分析，通常在急诊室也可以进行。

高铁血红蛋白水平＞15% 时常导致脑缺血症状，＞60% 会有生命危险。静脉输注 1 mg/kg 甲基蓝是有效的应急治疗。轻症患者和重症患者的后续治疗可以用口服甲基蓝（60 mg，每天 3～4 次）或抗坏血酸（300～600 mg/d）。

地中海贫血综合征

地中海贫血综合征是 α-或 β-球蛋白生物合成异常的遗传性疾病。球蛋白供应的减少抑制了血红蛋白四聚体的生成，导致低色素和小细胞增多。由于未受累球蛋白的合成超过正常速度，出现 α 和 β 亚单位的不平衡。临床严重程度不一，取决于受累球蛋白合成受影响的程度、其他球蛋白链合成的变化和其他异常球蛋白等位基因的共遗传。

β 地中海贫血综合征的临床表现

导致地中海贫血的突变可以影响球蛋白基因表达路径上的任何步骤：转录、mRNA 前体的加工、翻译和翻译后 β-球蛋白肽链的代谢。突变的最常见形式是 mRNA 前体剪切受损或 mRNA 翻译的过早终止。

由于血红蛋白四聚体数量减少，小细胞低色素是所有 β 地中海贫血的特点（图 2-5）。在杂合子中（β地中海贫血特质），只有这一个异常表现。贫血轻微。在严重的纯合子状态中，α-和 β-球蛋白数量的不平衡导致高度不溶的未配对的 α 链大量累积，形成有毒的内涵体，杀伤骨髓中正在发育的幼红细胞。只有少数已经开始成熟的幼红细胞存活下来。含有大量内涵体的红细胞可以在脾内存活，但 RBC 的寿命缩短，导致

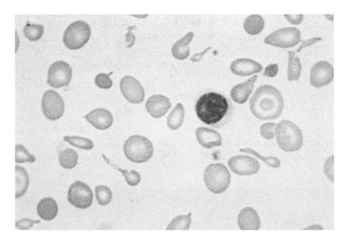

图 2-5（见书后彩图） β 地中海贫血中间型。可见与严重缺铁性贫血相似的小细胞低色素红细胞。可见许多椭圆形和泪滴形红细胞

严重的溶血性贫血。严重的贫血刺激促红细胞生成素释放，红系代偿增生，但由于无效造血而使骨髓的反应被消除。贫血持续存在。红系增生越发活跃，造成肝和脾内大量的红系髓外增生。

大量骨髓扩增会影响生长发育。儿童因骨髓极度增生和前额突起而出现典型的"金花鼠"面容。可能是因为红系细胞侵入皮质，长骨和椎骨变薄并发生病理骨折，造成明显的生长迟缓。溶血性贫血导致肝脾大、下肢溃疡、胆结石和高排血量充血性心力衰竭。支持红系造血的能量被消耗，导致营养不良、容易感染、内分泌失调，严重病例在 10 岁以内死亡。长期输注 RBC 改善氧的运送，抑制过度的无效造血，延长生存，但有不可避免的副作用——明显的铁过载，到 30 岁时会有生命危险。

本病严重程度差别很大。已知的调控因子包括那些减轻非配对 α-球蛋白内涵体负担的因子。与轻度合成缺陷有关的等位基因和 α 地中海贫血特质共遗传可以通过减少过量的 α 球蛋白而降低临床严重程度。HbF 在 β 地中海贫血中不同程度地持续存在。γ-球蛋白基因链可以替代 β 链，产生更多的血红蛋白，减少 α-球蛋白内涵物的数量。β 地中海贫血重型和 β 地中海贫血中间型的名称是用于反映临床的杂合状态。β 地中海贫血重型患者需要大量输血支持才能存活。β 地中海贫血中间型患者只有轻微症状，可以不用输血就能存活。β 地中海贫血轻型（β thalassemia minor）和 β 地中海贫血特质（β thalassemia trait）描述的是 β 地中海贫血的无症状杂合子。

地中海贫血综合征

亚洲最常见的四种经典 α 地中海贫血是 α 地中海贫血-2 特质（4 个 α 球蛋白位点中有 1 个缺失）、α 地中海贫血-1 特质（2 个位点缺失）、HbH 病（3 个位点缺失）和伴 HbBarts 的胎儿水肿（所有 4 个位点都缺失）（表 2-4）。非缺失型 α 地中海贫血也存在。

α 地中海贫血-2 特质无症状，静默携带状态。α 地中海贫血-1 特质与 β 地中海贫血轻型相似。α 地中海贫血-2 和 α 地中海贫血-1 的双重杂合子后代临床表现严重，称为 HbH 病。同一染色体上两个基因都缺如的杂合缺失（顺式缺失）常见于亚洲人和地中海区域人群，而 α 地中海贫血-2 是纯合子缺失（反式缺失）。两者都造成无症状的低色素小红细胞增多。

HbH 病的 HbA 只占正常的 25%～30%。胎儿有大量的非配对 γ 链（HbBarts；γ-链四聚体）。成年人中，非配对的 β 链累积，溶解度足够高而形成 β4 四聚体，称为 HbH。HbH 在幼红细胞内形成少量的内涵体，在循环中的红细胞内形成沉淀。HbH 病患者有比较严重的溶血性贫血而表现出地中海贫血中间型的特点，但无效造血比较轻。存活到中年而无需输血的患者也很常见。

α 地中海贫血-1 顺式缺失的纯合子（胎儿水肿）导致 α 球蛋白合成完全缺如。无生理活性的血红蛋白在胚胎阶段之外产生。过量的 γ 球蛋白形成四聚体，称为 HbBarts（γ_4），与氧的亲和力非常高。它不能将 O_2 运送到胎儿的组织中，导致新生儿窒息、水肿（胎儿水肿）、充血性心力衰竭和宫内死亡。α 地中海贫血-2 特质见于 15%～20% 的非洲后裔。但 α 地中海贫血-1 的顺式缺失几乎看不到。α 地中海贫血-2 和 α 地中海贫血-1 的反式缺失非常常见，但 HbH 病和胎儿水肿罕见。

现在已知部分骨髓增生异常或红白血病的患者有时可以产生含 HbH 的 RBC 克隆。这种现象可能是由于影响 α-球蛋白基因簇 LCR 的 ATRX 途径发生突变造成的。

地中海贫血的诊断和处理

β-地中海贫血重型的诊断在临床表现的基础上很容易在儿童期就确立，临床表现包括严重贫血，伴有大量无效造血特征（肝脾大、大量的小红细胞、典型的血涂片；图 2-5），以及 HbF 和（或）HbA2 升高。

表 2-4	α 地中海贫血			
名称	血红蛋白 A，%	血红蛋白 H（β4），%	血红蛋白水平，g/L (g/dl)	MCV，fl
正常	97	0	150 (15)	90
静默地中海贫血：－α/αα	98～100	0	150 (15)	90
地中海贫血特质：－α/－α 纯合子 α-thal-2[a] 或－－/αα 杂合子 α-thal-1[a]	85～95	红细胞内涵物罕见	120～130 (12～13)	70～80
血红蛋白 H 病：－－/－α 杂合子 α-thal-1/α-thal-2	70～95	5～30	60～100 (6～10)	60～70
胎儿水肿：－－/－－纯合子 α-thal-1	0	5～10[b]	宫内或出生时死亡	

[a] 如果一条染色体上的两个 α 等位基因缺失，这个位点就称为 α-thal-1；如果一条染色体上只有一个 α 等位基因缺失，就称为 α-thal-2
[b] 90%～95% 的血红蛋白为血红蛋白 Barts（γ 链的四聚体）

许多患者需要长期大量输血治疗来维持血细胞比容在27%～30%，这样才能抑制红系增生。如果年输血需求（每年每千克体重的RBC体积）＞50%就需要脾切除。补充叶酸也有效。在最终建议脾切除前应进行肺炎球菌疫苗的接种，同时要密切监测感染、下肢溃疡和胆道疾病。许多患者因铁过载而出现内分泌缺乏。早期的内分泌评估包括糖耐量、甲状腺功能和青春期或第二性征的延迟。

β地中海贫血中间型患者临床表现类似，但可以在无长期大量输血的情况下存活。由于一些因素可以加重贫血，包括感染、进入青春期、出现脾大和脾功能亢进，处理尤为困难。部分患者最终受益于脾切除。即使没有输血，红系扩增会导致饮食中铁吸收过量和含铁血黄素沉着症。部分患者最终变成输血依赖。

β地中海贫血轻型（如地中海贫血特质）常出现大量的低色素小红细胞，伴有靶形红细胞，但只有轻微或轻度的贫血。平均红细胞体积很少＞75 fl，血细胞比容很少＜30%～33%。血红蛋白电泳常显示HbA_2升高（3.5%～7.5%），但部分患者的HbA_2正常和（或）HbF增多。遗传咨询和患者教育都很重要。β地中海贫血特质患者应该被警示：他们的血涂片与铁缺乏类似，有可能被误诊。他们应该避免使用铁剂，怀孕或慢性出血可能导致缺铁，需要补充治疗。

α地中海贫血特质的个体可以表现出轻度的低色素和小红细胞增多，通常不伴有贫血。HbA_2和HbF水平正常。受累个体通常只需要进行遗传咨询。HbH与β地中海贫血中间型类似，伴有类似不稳定血红蛋白的HbH分子造成的其他并发症。如果贫血严重或需要输血，HbH病患者就应该进行脾切除。应该避免使用氧化药物。部分严重受累的患者可以因铁过载导致死亡。

预防

已经在地中海贫血综合征患者中广泛开展产前诊断。经羊水穿刺或绒毛膜绒毛活检获得胎儿DNA，聚合酶链反应（PCR）扩增，然后进行等位基因特异的寡核苷酸探针杂交或直接DNA测序，在这些基础上进行DNA诊断。

地中海贫血结构变异型

地中海贫血结构变异型同时表现出合成缺陷和结构异常的特点。

血红蛋白 Lepore

HbLepore $[\alpha_2(\delta\beta)_2]$ 是δ-基因近端和与β-基因紧密连接的远端发生融合后的不等交换和重组导致的。在地中海盆地常见。形成的染色体只有δβ基因。Lepore（δβ）球蛋白的合成减少，因为融合基因受较弱的δ-球蛋白启动子调控。HbLepore等位基因的表型与β地中海贫血类似，除此之外还有2%～20%的HbLepore。HbLepore和典型β地中海贫血等位基因的复合杂合子也表现为严重的地中海贫血。

血红蛋白 E

HbE（如 $\alpha_2\beta_2^{26Glu\to Lys}$）在哥伦比亚、泰国和越南非常常见。由于亚洲移民的原因，这个基因在美国也很普遍，特别在加利福尼亚州，HbE是那里最常见的变异。HbE的稳定性稍差，但不会明显影响RBC寿命。杂合子表现类似轻度的β-地中海贫血特质。纯合子有时有明显的异常，但也可以没有症状。HbE和β地中海贫血基因的复合杂合子可以表现为β地中海贫血中间型或β-地中海贫血重型，取决于共遗传的地中海贫血基因的严重程度。

β^E等位基因包含一个导致氨基酸替换的第26位密码子单碱基突变。这一突变也激活了某个神秘的RNA剪切位点，造成了结构异常的球蛋白mRNA，这种异常的mRNA不能被翻译，约占最初前mRNA分子的50%。剩下的40%～50%可以正常剪切，产生有功能的mRNA，由于成熟的mRNA携带了改变第26位密码子的碱基突变，所以翻译后就成为β^E球蛋白。

有HbE风险的个体相关的遗传咨询应着重于HbE和β地中海贫血的相互作用，这是因为HbE纯合子与轻度的无症状低色素小红细胞增多有关，血红蛋白很少＜100 g/L（＜10 g/dl）。

遗传性胎儿血红蛋白持续存在（HPFH）

HPFH是以成年期HbF高水平长期合成为特征。即使产生的血红蛋白都是HbF，也不会造成明显的不良影响。这些罕见患者证实了胎儿到成人血红蛋白转换的阻碍或逆转可以有效治疗镰刀细胞贫血和β地中海贫血。

获得性血红蛋白病

获得性血红蛋白病中最重要的两种类型是一氧化碳中毒和高铁血红蛋白血症（见上文）。一氧化碳与血红蛋白的亲和力高于氧，可以替代氧从而降低 O_2 的运送。碳氧血红蛋白水平长期达到 10% 或 15%，如吸烟者，可以导致继发的红细胞增多症。碳氧血红蛋白为樱桃红色，可以掩盖运送到组织内的 O_2 降低导致的发绀。

异常血红蛋白的生物合成也被描述成恶血质。在部分骨髓增生异常、红白血病或骨髓增殖性疾病的患者中，也可以见到 HbF 升高或轻度 HbH 病的表现。这些异常并不足以改变基础疾病的病程。

治疗　输血导致的含铁血黄素沉着

长期输血可导致输血传播的感染、异种免疫、发热反应和致命的铁过载（第十三章）。1 单位压积 RBC 含 250～300 mg 铁（1 mg/ml）。每输入 2 单位的压积 RBC 所摄入的铁相当于 1～2 年的膳食铁摄入量。由于机体没有增加排铁的机制，长期输血的患者就会发生铁沉积；红系增生会导致铁过载快速发展，这是因为红系造血加速促进了膳食中铁的过量吸收。由于维生素 C 在铁过量状态下可以产生自由基，应避免补充。

输入压积 RBC>100 单位的患者常发生含铁血黄素沉积。铁蛋白升高，随后出现早期内分泌功能失调（糖不耐受或青春期延迟）、肝硬化和心肌病。肝活检显示实质和网状内皮中铁沉积。超导量子干涉仪（SQUID）可以精确检测肝铁，但不能广泛应用。心肌毒性往往很隐匿。早期发生心包炎，随后出现心律失常和泵衰竭。心力衰竭的发生提示预后不良，往往在 1 年内死亡。

在决定长期输血支持治疗之前，必须考虑含铁螯合剂的综合治疗。去铁胺（Desferal）经胃肠外使用。它的铁结合动力学要求经计量泵缓慢输入。药物持续存在可以提高铁螯合效果，保护组织抵御铁中毒性最强的部分——低分子量铁的释放，后者不能被保护性蛋白隔离。

去铁胺是相对无毒的。偶有白内障、耳聋和局部皮肤反应（包括荨麻疹）。皮肤反应通常用抗组胺药物就可以控制。即使面临大量的输血需求，也可以获得负向铁平衡，但单药治疗不能预防长期输血患者的远期合并症和死亡。在铁负荷相对不高的水平，即使多年后也没有症状，也可发生不能逆转的终末器官损害。为了获得更明显的生存优势，β 地中海贫血重型患者必须在 5～8 岁前开始螯合治疗。

地拉罗司是一种口服铁螯合剂。每日 1 次 20～30 mg/kg 的地拉罗司可以在长期输血的成年和儿童患者中降低肝铁浓度，效果与去铁胺相当。地拉罗司可导致部分肝酶轻度升高和无临床后果的血清肌酐持续升高。其他毒性与去铁胺类似。毒性可以接受，长期疗效有待进一步评估。

试验性治疗

HbF 的骨髓移植、基因治疗和处理

骨髓移植提供了表达正常血红蛋白的干细胞，曾用于治疗很大数量的 β 地中海贫血患者和少量镰刀细胞贫血患者。在疾病早期，终末器官损害发生以前，移植可以治愈 80%～90% 的患者。在经验丰富的中心，治疗相关死亡率<10%。由于常规治疗已经可以使患者进入成年期，最好在特殊的中心咨询后再决定是否移植。

地中海贫血和镰刀细胞病的基因治疗已经被证实是不可能完成的目标，但试验进展依然带来了希望。

重建高水平胎儿血红蛋白合成可以缓解 β-链血红蛋白病的症状。细胞毒药物，如羟基脲和阿糖胞苷可以促进 HbF 的合成，可能是通过刺激原始产 HbF 的前体细胞群（如 F 细胞的前体细胞）增殖来起作用。不幸的是，这个方案在 β 地中海贫血中没有疗效。丁酸酯刺激 HbF 生成，但只是暂时的，脉冲式或间断应用被证实可以在镰刀细胞病患者中维持 HbF 的诱导表达。还不清楚丁酸酯是否对 β 地中海贫血患者有相同作用。

血红蛋白病患者的再生障碍性和低增生危象

溶血性贫血患者有时会在急性发作期间和之后出现血细胞比容迅速下降。在急性或慢性炎症疾病发作期间，几乎每个患者都会出现骨髓抑制。RBC 寿命缩短的患者，骨髓抑制会明显影响红细胞数量。这些低增生性危象常常很短暂，在需要干预之前就自我纠正了。

再生障碍危象指慢性溶血性贫血患者的红系活动停止。它与血细胞比容快速下降有关。过程通常自限。再生障碍危象是由微小病毒的特殊类型 B19A 感染引起的。感染这种病毒的儿童常出现持久的免疫。再生障碍危象多不会复发，成人罕见。处理包括密切监测血细胞比容和网织红细胞计数。如果出现贫血症状，就可以输血支持。大多数危象都在 1～2 周内自发缓解。

第三章　巨幼细胞贫血
Megaloblastic Anemias

A. Victor Hoffbrand

（石红霞　译　石红霞　校）

巨幼细胞贫血是一组以骨髓发育中的红细胞独特的形态学异常为特征的疾病。骨髓通常增生活跃，无效造血基础上导致贫血。通常是由于钴胺（维生素 B_{12}）或叶酸缺乏引起的，但巨幼细胞贫血也可因这些维生素代谢的遗传或获得性异常或与钴胺及叶酸无关的 DNA 合成异常而造成（表 3-1）。钴胺和叶酸吸收与代谢异常将在下面描述，随后是巨幼细胞贫血的生化基础、临床和实验室特点、病因以及治疗。

钴胺

钴胺（维生素 B_{12}）以多种不同的化学形式存在。所有形式都在咕啉环中心有一个钴原子。从本质上说，这种维生素主要是 2-脱氧腺苷形式，定位在线粒体内。它是甲基丙二酸辅酶 A 变位酶的辅因子。钴胺的另一种主要天然形式是甲钴胺，存在于人血浆和细胞质内。它是甲硫氨酸合成酶的辅因子。甲钴胺和腺苷钴胺暴露于光后可迅速转化为少量的羟钴胺。

膳食来源与需求

钴胺只能由微生物合成。哺乳动物可以从肠道上段获得，人类的唯一来源是动物性食物，如肉、鱼和日常食物。蔬菜、水果和其他非动物来源的食物不能提供钴胺，除非它们被细菌污染。常规西餐膳食中含

表 3-1　巨幼细胞贫血的原因

钴胺缺乏或钴胺代谢异常（见表 3-3 和表 3-4）
叶酸缺乏或叶酸代谢异常（见表 3-5）
抗叶酸药物治疗（如甲氨蝶呤）
不依赖于钴胺或叶酸缺乏，对钴胺和叶酸治疗无效
部分急性髓系白血病、骨髓增生异常的病例
干扰 DNA 合成的药物治疗［如阿糖胞苷、羟基脲、6-巯嘌呤、齐多夫定（AZT）］
乳清酸尿症（尿嘧啶核苷治疗有效）
维生素 B_1（硫胺素）治疗有效

钴胺 5~30 $\mu g/d$。成人日丢失量（主要是尿和粪便）是 1~3 μg（约为体内储存量的 0.1%），由于身体没有降解钴胺的能力，日需要量也是 1~3 μg。体内储存量是 2~3 mg，如果完全没有供应的话，也够用 3~4 年。

吸收

钴胺的吸收有两种机制。一种是被动吸收，发生在颊、十二指肠、回肠黏膜，快速但极不充分，只能吸收不到 1% 的口服剂量。而正常的生理机制非常活跃，通过回肠吸收，可以充分吸收小量（几微克）的口服钴胺，这一过程是经胃内因子（intrinsic factor，IF）介导的。膳食中的钴胺是在胃、十二指肠、空肠内的酶分解蛋白质后释放出来，可以迅速与被称为结合咕啉（haptocorrin，HC）的钴胺结合蛋白家族中的一种唾液糖蛋白结合。在小肠中，结合咕啉被胰蛋白酶消化后，钴胺释放与 IF 结合。

IF（基因定位在染色体 11q13）是胃底和胃体的胃壁细胞产生的，和胃酸同步分泌。正常情况下，IF 产量很大。IF-钴胺复合物通过回肠，IF 与肠细胞微绒毛膜上的一种特殊受体（cubilin）结合。cubilin 也表达在卵黄囊和肾近端小管上皮。cubilin 可以通过 AMN（一种内吞受体蛋白）直接亚细胞定位，并胞吞 cubilin 及其配体 IF-钴胺复合物。钴胺 IF 复合物进入回肠细胞，在那里 IF 被破坏。停留 6 h 后，钴胺进入门静脉与转钴胺素（TC）Ⅱ结合。

每日进入胆汁的钴胺有 0.5~5 μg。与 IF 结合后，大部分胆汁中的钴胺与来自脱落肠细胞的钴胺被再吸收。由于肠肝循环中的钴胺量很大，钴胺吸收不良的患者与素食者相比，钴胺缺乏发生得更快，因为后者胆汁钴胺的再吸收是完整的。

转运

人血浆中有两种主要的钴胺转运蛋白，都以 1:1 的比例结合钴胺。一种是 HC，也称为 TCⅠ，与牛奶、胃液、胆汁、唾液和其他体液中的其他钴胺结合 HC 密切相关。基因 TCNL 位于染色体 11q11-q12.3。这些 HC 之间的区别仅仅在于分子的碳水化物部分。TCⅠ 主要源于中性粒细胞的特殊颗粒。正常情况下，大约三分之二是钴胺饱和的，并且结合得非常紧密。TCⅠ 不能促进钴胺进入组织。肝细胞上的糖蛋白受体与 TCⅠ 的血浆清除有关，TCⅠ 可能在钴胺类似物（比起 IF，它能更有效与之结合）转运到肝并进入胆汁过程中发挥作用。

血浆中的其他主要钴胺转运蛋白是转钴胺素，也叫 TCⅡ。基因定位在染色体 22q11-q13.1。与 IF 和 HC 一样，也有 9 个外显子。这三种蛋白可能有共同的起源。TCⅡ由肝和其他组织合成，包括巨噬细胞、回肠和血管内皮细胞。正常情况下，在每升血浆中它只能携带 20～60 ng 的钴胺，运送到骨髓、胎盘和其他组织，并通过与 TCⅡ受体和兆蛋白（由 LRP-2 基因编码）有关的受体介导的胞吞作用进入细胞。TCⅡ钴胺通过网格蛋白包被的小囊经过胞吞作用内化，然后复合物降解，但受体可以再循环到细胞膜上，如同转铁蛋白一样。"游离"钴胺通过 ATP 结合盒药物转运蛋白（又称多药耐药蛋白 1）运送出细胞。

叶酸

膳食叶酸

叶酸（蝶酰谷氨酸）是一种黄色透明的可溶于水的物质。它是一个天然叶酸复合物大家族的母体化合物，天然叶酸复合物与叶酸的区别在于：①天然叶酸是部分或全部还原的二或四氢叶酸（THF）衍生物；②它们通常含有单个碳单位（表 3-2）；③70％～90％的天然叶酸是多谷氨酸叶酸。

大多数食物都含有叶酸。含量最高的是肝、酵母、菠菜、其他绿色蔬菜和坚果（>100 μg/100 g）。西餐的平均叶酸含量为每日约 250 μg，但数量取决于所吃食物的类型和烹饪方法。加热可以破坏叶酸，特别是在大量热水中加热。成人体内叶酸总量约为 10 mg，肝含量最高。成人每日需要量约为 100 μg，储存量足够正常成年人用 3～4 个月，严重叶酸缺乏会很快出现症状。

吸收

叶酸在小肠上段快速吸收。多谷氨酸叶酸的吸收比单谷氨酸叶酸吸收略差；一般来说，食物中约 50％的叶酸可以被吸收。多谷氨酸叶酸在小肠腔内或黏膜内水解形成单谷氨酸叶酸衍生物。所有膳食中的叶酸在进入门静脉之前都在小肠黏膜中被转换为 5-甲基THF（5-MTHF）。单谷氨酸叶酸通过质子偶联的叶酸转运蛋白（PCFT，SCL46A1）主动转运到肠细胞。这一过程发生在细胞顶部的刷状边缘，在 pH5.5 时最为活跃，而十二指肠和空肠表面的 pH 恰是 5.5。叶酸转运蛋白发生基因突变后就会造成遗传性叶酸吸收不良（见下文）。叶酸在剂量>400 μg 时可以大量无转换吸收，然后在肝内转换为天然叶酸。低剂量时通过肠道吸收时转换为 5-MTHF。

每天有 60～90 μg 叶酸进入胆汁，然后排泄入小肠。在吸收不良时，这些叶酸的丢失与小肠脱落细胞内的叶酸一起加快了叶酸缺乏的速度。

转运

叶酸在血浆中转运，约三分之一与白蛋白疏松结合，剩下的三分之二是非结合状态。在所有体液（血浆、脑脊液、母乳、胆汁）中，叶酸大部分（或者完全）是单谷氨酸形式的 5-MTHF。叶酸结合蛋白有三种类型。还原性叶酸转运蛋白（RFC，SLC19A1）是血浆叶酸（5-MTHF）进入细胞的最主要路径。叶酸受体 FR2 和 FR3，这两种蛋白通过糖基磷脂酰肌醇锚定后嵌入细胞膜，通过受体介导的胞吞作用转运叶酸进入细胞。第三种蛋白 PCFT 在低 pH 条件下可以把叶酸从囊泡转运进入细胞质。还原性叶酸转运蛋白也可以介导甲氨蝶呤进入细胞。

生化功能

叶酸（细胞内的多谷氨酸衍生物）在单碳单位的转移中起辅酶的作用（图 3-1 和表 3-2）。包括 DNA 和 RNA 复制中嘌呤合成的两个反应和嘧啶合成的一个反应。叶酸也是甲硫氨酸合成的辅酶，其中涉及甲钴胺和 THF 的再生。THF 是丝氨酸变为甘氨酸形成的单碳单位进入活跃池的受体。甲硫氨酸是甲硫氨酸合酶反应的产物，作为 S-腺苷甲硫氨酸（SAM）的前体，在 100 多个甲基转移酶反应中提供大量的甲基（图 3-1）。

在胸苷酸的合成中，5,10 亚甲基-THF 氧化成为二氢叶酸（DHF）。DHF 还原酶使 DHF 变为 THF。甲氨蝶呤、乙胺嘧啶和甲氧苄啶（主要在细菌中）抑制 DHF 还原酶，因此可以抑制 DHF 转化为活跃的 THF 辅酶。在胸苷酸的合成中有一小部分叶酸辅酶不能循环利用，在 C9-N10 键断裂后降解。

巨幼细胞贫血的生化基础

巨幼细胞贫血的共同特征是 DNA 合成缺陷影响了骨髓中快速分裂的细胞。导致巨幼细胞改变的原因是四种 DNA 前体的合成或活性不一致，即脱氧核糖核苷三磷酸（dNTP），包括 dA（腺嘌呤）TP、dG（鸟嘌呤）TP 两种嘌呤，以及 dT（胸腺嘧啶）TP 和 dC（胞嘧啶）TP 两种嘧啶。叶酸或钴胺缺乏时，脱氧尿苷单磷酸（dUMP）不能转换为脱氧胸苷单磷酸

表 3-2 叶酸辅酶的生物化学反应

反应	叶酸参与的辅酶形式	单碳单位转移	重要性
叶酸激活	THF	—CHO	产生 10-甲酰基-THF
嘌呤合成			
甘氨酰胺核苷酸的形成	5,10-亚甲基-THF	—CHO	形成 DNA 和 RNA 合成所需的嘌呤，但反应可能不是速度限制的
氨基咪唑甲酰胺核糖核苷酸（AICAR）的甲酰化	10-甲酰基（CHO）THF		
嘧啶的合成			
一磷酸脱氧尿苷（dUMP）甲基化后成为一磷酸胸苷（dTMP）	5,10-亚甲基-THF	—CH₃	DNA 合成的限速因子；THF 氧化成 DHF；叶酸的 C-9—N-10 键发生断裂
氨基酸的相互转换			
丝氨酸-甘氨酸的相互转换	THF	=CH₂	单碳单位进入活动池
同型半胱氨酸转变为甲硫氨酸	5-甲基（M）THF	—CH₃	5-MTHF 去甲基化后形成 THF；也需要钴胺、黄素腺嘌呤二核苷酸、ATP 和腺苷甲硫氨酸
组氨酸代谢中亚氨甲基谷氨酸转换为谷氨酸	THF	—HN—CH=	

缩写：DHF，二氢叶酸；THF，四氢叶酸

（dTMP），后者是 dTTP 的前体（图 3-1）。例如，叶酸是辅酶 5,10 亚甲基-THF 多谷氨酸催化 dUMP 转换为 dTMP 所必需的，而在叶酸或钴胺缺乏时，5,10 亚甲基-THF 会减少。钴胺或叶酸缺乏导致巨幼细胞的另一个理论是由于 dUMP 转变为 dTMP 受阻，脱氧尿苷三磷酸（dUTP）在 DNA 复制叉聚集，导致尿嘧啶错误掺入 DNA。

钴胺和叶酸的关系

叶酸是哺乳类动物组织内多种反应所必需的物质。而人体内只有两种反应是需要钴胺的。甲基丙二酸 CoA 的异构化需要腺苷钴胺，同型半胱氨酸甲基化后转变为甲硫氨酸时需要甲钴胺和 5-MTHF（图 3-1）。这个反应是 5-MTHF 从血浆进入骨髓和其他细胞后转变为细胞内叶酸辅酶的第一步。辅酶都是多谷氨酸叶酸（体积大有助于滞留在细胞内），但叶酸多谷氨酸合成酶只能用 THF 作为底物，而不是 MTHF。钴胺缺乏时，MTHF 在血浆内逐渐增加，细胞内叶酸浓度降低，不能形成 THF，而 THF 是多谷氨酸叶酸形成的底物。因此这被称作 THF 饥饿或甲基叶酸陷阱。

这个理论解释了钴胺缺乏时叶酸代谢的异常［血清叶酸浓度高，细胞内叶酸浓度低，产生活跃的嘌呤前体氨基咪唑甲酰胺核糖核苷酸（AICAR）；表 3-2］，也解释了为什么钴胺缺乏性贫血对大剂量叶酸有反应。

临床特征

通过血常规中平均红细胞体积（MCV）可以发现无症状患者。严重病例的主要表现是贫血。食欲下降通常很明显，也可以有消瘦、腹泻或便秘。严重贫血患者可以出现舌炎、口角干裂和低热，叶酸或钴胺缺乏患者可以出现黄疸（间接胆红素）和皮肤黑色素沉着。血小板减少有时可以导致皮肤擦伤，在维生素 C 缺乏或酗酒的营养不良患者中格外严重。贫血和白细胞减少导致容易感染，特别是呼吸道和泌尿道的感染。钴胺缺乏也与巨噬细胞清除细菌的功能减低有关。

钴胺和叶酸缺乏的一般组织表现

上皮细胞表面 在骨髓之后，最常受累的组织是口腔、胃、小肠以及呼吸道、泌尿道和女性生殖道的上皮细胞表面。这些细胞巨大，多核细胞和死亡细胞增多。钴胺和叶酸的缺乏可导致宫颈涂片异常。

妊娠并发症 性腺也受影响，叶酸或钴胺缺乏时，男性和女性不育很常见。母体叶酸缺乏是早产的原因之一，叶酸和钴胺的同时缺乏会导致反复流产和神经管畸形，下文中将详细讨论。

神经管畸形 受精和妊娠的 12 周内补充叶酸可以把胎儿的神经管畸形（neural tube defect，NTD）（无脑儿、脊膜脊髓膨出、脑膨出和脊柱裂）的发病率降低约 70%。在受精时每日口服叶酸 0.4 mg 就可以实现这种保护作用。

预防应用叶酸也可以减少腭裂和唇裂的发病率。尚不清楚母体叶酸状态和这些胎儿畸形之间的关系，虽然发现母体的叶酸越少，胎儿畸形的风险就越高。抗叶酸和抗癫痫药物也可以造成 NTD。

假定母体也存在基础的叶酸代谢异常。研究发现

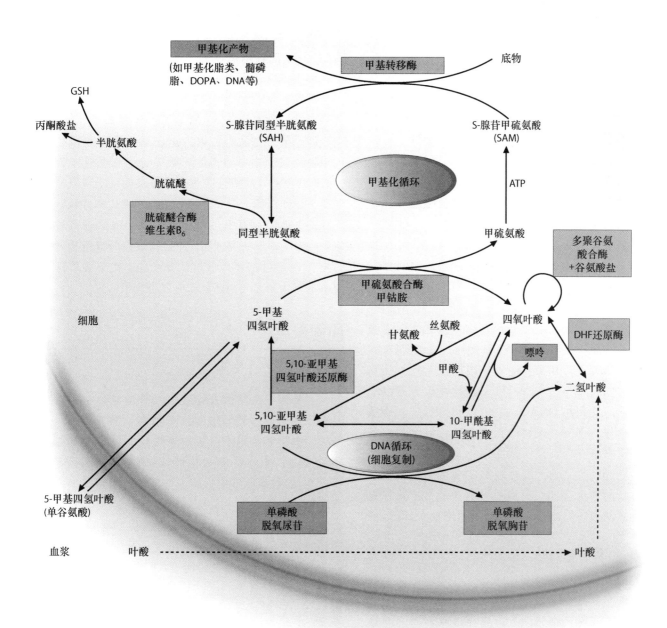

图 3-1　在 DNA 合成和 S-腺苷甲硫氨酸（SAM）合成中叶酸的作用，后者与大量的甲基化反应有关。DHF，二氢叶酸；GSH，谷胱甘肽。（Reprinted from AV Hoffbrand et al〔eds〕: Postgraduate Haematology, 5th ed. Oxford, UK, Blackwell Publishing, 2005; with permission.）

5,10-亚甲基-THF 还原酶（MTHFR）的活性减低可由 *MTHFR* 基因多态性的 C677T 异常突变引起（图3-1）。在一项研究中，这种多态性的发病率在 NTD 胎儿的父母和这些 NDT 胎儿中比对照组高：NTD 组的 TT 突变纯合子占 13％，而对照组只有 5％。这种多态性导致了 MTHFR 不耐热。纯合子状态导致了血清和红细胞内平均叶酸水平比对照组减少，而血清同型半胱氨酸水平明显升高。与 NTD 有关的其他酶突变检查都是阴性的，例如甲硫氨酸合成酶和丝氨酸-甘氨酸羟甲基化酶。NTD 婴儿的母亲血清维生素 B$_{12}$ 水平

也比对照组减少。另外，母体的 TCⅡ 受体多态性也与新生儿 NTD 的风险增加有关。但是，没有研究证实添加维生素 B$_{12}$ 的强化膳食可以降低 NTD 发病率。

心血管疾病　因甲硫氨酸合成酶、MTHFR 或胱硫醚合成酶（图3-1）缺乏导致的严重同型胱氨酸尿儿童（血内水平≥100 μmol/L），血管疾病的风险与青少年或年轻成人相同，如缺血性心脏病、脑血管病或肺栓塞。已经证实血清同型半胱氨酸升高、血清叶酸降低和遗传性 MTHFR 纯合突变都与脑血管病、外周血管病、冠心病和深静脉血栓相关。在有血管疾病或糖

尿病的患者中进行的前瞻性、随机、安慰剂对照研究在观察 5 年后，并没有证实补充叶酸、维生素 B_{12} 和维生素 B_6 降低同型半胱氨酸，可以降低首次致命或非致命心肌梗死的发生，也没有证实补充药物可以降低急性心肌梗死后心血管疾病的复发风险。meta 分析表明，虽然可以减少 18％的卒中，但不能明显预防任何原因的死亡。有报告称维生素 B_{12} 缺乏者的静脉血栓发病率高于对照组。这可能是因为维生素 B_{12} 缺乏患者的血浆同型半胱氨酸水平增加。

恶性肿瘤 部分研究证实，妊娠期预防性补充叶酸可以降低儿童急性淋巴细胞白血病（ALL）的发病率，但不是所有研究都得出了这样的结论。已经证实在 *MTHFRC677T* 多态性和混合谱系白血病之间存在明显的负相关，但婴儿的超二倍体与 ALL 或急性髓系白血病或儿童 ALL 之间存在正相关。第二种 *MTHFR* 基因多态性 A1298C 与超二倍体白血病之间存在明显的关联。叶酸依赖酶的多态性和成人 ALL 之间有各种不同的正相关或负相关。通过单碳单位在胸腺嘧啶和嘌呤合成之间的穿梭，C677T 多态性被认为可以增加胸腺嘧啶的量和使 DNA 合成的"质量更好"。这些可以解释它与结直肠癌风险降低的关系。但大多数研究（不是所有研究）都证实预防性补充叶酸也可以降低结肠腺癌的风险。其他肿瘤也与叶酸多态性或状态有关，包括滤泡淋巴瘤、乳腺癌和胃癌。5 万例补充叶酸或安慰剂预防心血管或结肠腺瘤研究的 meta 分析发现，补充叶酸不会明显升高或降低 5 年内特定肿瘤的发病率。由于叶酸可以"饲养"肿瘤，在那些已经有肿瘤的患者应该避免补充，除非有叶酸缺乏导致的严重巨幼细胞贫血。

神经系统表现 钴胺缺乏可以导致双侧周围神经病变或脊髓后部和锥体束变性（脱髓鞘病变），还有不太常见的视神经萎缩或脑部症状。

患者（尤其是男性患者）常表现出感觉异常、肌肉无力或行走困难，有时会出现痴呆、精神紊乱或视力受损。婴儿长期营养性钴胺缺乏可导致脑发育不良和智力发育受损。经证实叶酸缺乏可能导致器质性神经病变，但不是很肯定，虽然鞘内注射甲氨蝶呤可能导致脑或脊髓损伤。

一个重要的临床问题是，有神经或精神异常的患者可以没有贫血，血清钴胺水平略降低或在正常下限。对于这些患者，必须确定是否有明显的钴胺缺乏，例如仔细评估血涂片、血清胃泌素水平检测、内因子或壁细胞抗体检测等，如果可能的话，进行血清甲基丙二酸（MMA）检测。至少 3 个月的钴胺试验性治疗可能是判断症状是否改善所必需的。

钴胺神经病变的生化机制还不清楚。TCⅡ缺乏患者不出现丙二酸尿症的事实提示神经病变与同型半胱氨酸-甲硫氨酸转化有关。已经证实 S-腺苷高半胱氨酸在脑内的累积可以抑制转甲基化反应。

叶酸和钴胺缺乏在精神障碍中很常见。如同神经病变一样，这是由于 SAM 合成异常导致的，SAM 是生物胺（如多巴胺）和脑内蛋白质、磷脂和神经递质的甲基化过程中所必需的（图 3-1）。有报道称 Alzheimer 病的血清叶酸或钴胺水平降低及同型半胱氨酸水平升高与认知功能下降和痴呆有关。在伴或不伴认知功能下降的个体中补充 B 族维生素降低同型半胱氨酸的随机、安慰剂对照研究证实，单独或联合补充维生素 B_{12}、维生素 B_6 和叶酸不能改善认知功能。尚不清楚延长补充 B 族维生素是否能降低未来发生痴呆的风险。

血液学表现

外周血

主要特点是卵形大红细胞，通常伴有一定程度的红细胞大小不等和异形红细胞增多（图 3-2A）。如果没有小细胞增多的原因（如缺铁或地中海贫血特质），MCV 通常＞100fl。部分中性粒细胞过多分叶（超过 5 叶）。粒细胞和淋巴细胞减少可导致白细胞减少，通常＞1.5×10^9/L；血小板可以中度降低，但很少＜40×10^9/L。这些改变的严重程度与贫血的程度平行。无贫血的患者外周血涂片可以出现少量大红细胞和过多分叶的中性粒细胞，这可能是疾病的唯一表现。

骨髓

严重贫血的患者，骨髓增生活跃，由于较成熟细胞的凋亡，幼稚细胞增多。幼红细胞的核表现幼稚，而胞质血红蛋白化后会表现成熟。细胞比正常幼稚细胞大，偏心分叶核或核碎裂细胞的数量增加（图3-2B）。巨大的形态异常的中幼粒细胞和巨大的多倍体巨核细胞也是典型表现。严重病例的原始细胞增多类似急性髓系白血病，而贫血较轻的患者骨髓改变不明显，很难发现。研究人员使用术语"中度""轻度"和"早期"来描述。巨幼样变不是用来描述轻度的巨幼细胞，而是用来描述"核幼浆老"，常用于骨髓增生异常的描述。

染色体

骨髓细胞、转化的淋巴细胞和其他体内增殖细胞都有一系列的变化，包括随机断裂、浓聚减少、着丝粒的蔓延、继发性染色体缢痕增大和突出的卫星体。抗

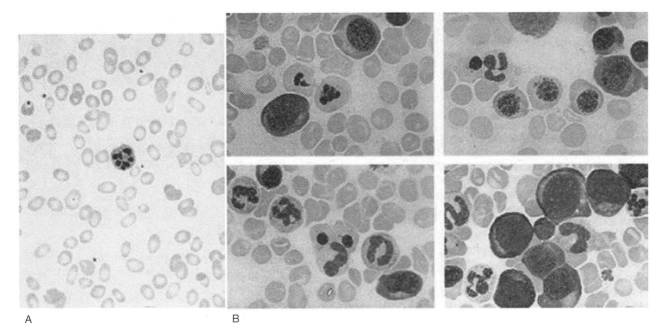

图 3-2（见书后彩图） **A.** 重度巨幼细胞贫血的外周血涂片。**B.** 重度巨幼细胞贫血的骨髓。（Reprinted from AV Hoffbrand et al [eds]: Postgraduate Haematology, 5th ed. Oxford, UK, Blackwell Publishing, 2005; with permission.）

代谢药物（如阿糖胞苷、羟基脲和甲氨蝶呤）干扰 DNA 复制或叶酸代谢，也可以造成相似的改变，细胞出现巨幼样表现。

无效造血

由于有核红细胞在骨髓内的死亡（无效造血），血浆间接胆红素升高。其他证据包括尿胆原升高，结合珠蛋白降低，尿含铁血黄素阳性，血清乳酸脱氢酶升高。由于补体激活，抗人球蛋白试验弱阳性，会导致误诊为自身免疫性溶血性贫血。

钴胺缺乏的原因

钴胺缺乏通常是吸收不良造成的。另一个原因是膳食内钴胺含量不足。

膳食摄入不足

成人 不吃肉、鱼、蛋、乳酪和其他动物制品的素食者会出现膳食钴胺缺乏。最大的素食者群体是印度教徒，数百万印度人因膳食习惯而有钴胺缺乏的风险。年轻成年印度素食者的随机抽样检测发现，血清钴胺低于正常水平者高达 50%，但这种程度的缺乏并不会进展为巨幼细胞贫血，因为大多数素食者的饮食中并不是完全没有钴胺的，钴胺的肠肝循环还是完整的。非素食者中很少出现膳食钴胺缺乏，除非是因贫困或心理疾病导致膳食不足的人群。

婴儿 钴胺缺乏也可见于严重钴胺缺乏母亲产下的婴儿。这些婴儿在出生 3～6 个月后会出现巨幼细胞贫血，推测可能是由于出生时钴胺储存量减少而母乳中钴胺含量不足。婴儿出现生长迟缓、精神运动发育障碍和其他神经学异常。

钴胺吸收不良的胃原因

见表 3-3 和 3-4。

恶性贫血 恶性贫血（pernicious anemia，PA）的定义是因胃黏膜萎缩导致内因子缺乏而造成的贫血。该病在北欧很常见，其他国家和人种也可患病。英国（UK）的总体发病率约为 120/100 000。白种人男性和女性发病率之比约为 1：1.6，发病高峰为 60 岁，只有

表 3-3	导致巨幼细胞贫血的严重钴胺缺乏的原因
营养性	严格素食
吸收不良	恶性贫血
胃原因	先天性内因子缺乏或功能异常 胃全切或次全切除
肠道原因	小肠肠袢淤滞综合征：空肠憩室病、回肠窦道、解剖盲袢、小肠狭窄等 回肠切除和克罗恩病 选择性吸收不良伴蛋白尿 热带口炎性腹泻 转钴胺素Ⅱ缺乏 阔节裂头绦虫感染

表 3-4	可能导致钴胺吸收不良的情况，但不严重和持久，不会导致巨幼细胞贫血

胃原因
    单纯萎缩性胃炎（食物钴胺吸收不良）
    Zollinger-Ellison 综合征
    胃改道手术
    质子泵抑制剂的使用
肠道原因
    麸质诱导的肠病
    重症胰腺炎
    HIV 感染
    放疗
    移植物抗宿主病
钴胺、叶酸、蛋白质、? 核黄素、? 烟酸缺乏
秋水仙碱、对氨基水杨酸、新霉素、缓释氯化钾、抗惊厥药物、二甲双胍、苯乙双胍、细胞毒性药物的治疗
乙醇

10％的患者<40 岁。在部分人种中，尤其是黑色人种和拉丁裔美国人，PA 的发病年龄普遍较低。该病在有 PA 亲属和有自身免疫性疾病的人群中更容易见到，这些自身免疫疾病包括甲状腺疾病、白癜风、甲状旁腺功能减退和 Addison 病等。它也与低丙种球蛋白血症、须发早白或蓝眼睛以及 A 型血有关。也有报道称人白细胞抗原（HLA）3 在部分人群中与 PA 有关，另外内分泌疾病及 HLA-B8、-B12 和-BW15 也与 PA 发病有关。一旦开始规律治疗，女性的寿命恢复正常。而由于胃癌的发病率高于对照人群，男性患者的寿命轻度缩短。胃分泌的胃酸、胃蛋白酶和 IF 明显减少。血清胃泌素水平升高，而血清胃蛋白酶原Ⅰ水平降低。

胃活检　如果确诊 PA，推荐进行内镜检查。胃活检常显示胃体和胃底全层萎缩，腺体消失，壁细胞和主细胞消失，只留下黏液细胞，炎症细胞散在浸润，还可以有肠化生。可见浆细胞和 CD4 阳性为主的淋巴细胞浸润。这些细胞直接对抗胃的 H/K-ATP 酶。胃窦黏膜常保留完好。幽门螺杆菌感染在 PA 不常见，但有研究证实幽门螺杆菌胃炎可以是萎缩性胃炎的早期，在年轻患者可表现为缺铁性贫血，在老年患者则表现为 PA。幽门螺杆菌被证实可以刺激针对壁细胞的自身免疫反应，幽门螺杆菌感染的部分患者，其壁细胞被自身免疫反应杀伤后被其他细胞取代。

血清抗体　PA 患者血清中有两种抗 IF 的 IgG 抗体。Ⅰ型为"阻断"抗体，抑制 IF 与钴胺结合，Ⅱ型为"结合"抗体，阻止 IF 黏附到回肠黏膜。约 55％的患者血清中有Ⅰ型抗体，而Ⅱ型抗体有 35％。IF 抗体可以穿过胎盘，导致新生儿出现短暂的 IF 缺乏。PA 患者也可出现抗 IF 的细胞免疫。Ⅰ型抗体偶尔可

以在有甲状腺功能亢进、黏液水肿、桥本病或糖尿病的非 PA 患者血清中或在 PA 患者亲属的血清中检测出来。约 80％PA 患者的胃液中可以检测出 IF 抗体。这些胃的抗体可以通过与残留的少量 IF 结合而减少膳食中钴胺的吸收。

90％的 PA 成年患者血清中有壁细胞抗体，在其他人群中也可以看到。在年龄＞60 岁的女性人群中随机抽检，有 16％的人抗体阳性。壁细胞抗体直接作用于胃质子泵（H/K-ATP 酶）的 α 和 β 亚单位。

青少年恶性贫血

通常发生于较大的儿童，与成人 PA 表现类似。胃萎缩、胃酸缺乏和血清 IF 抗体都可以出现，通常没有壁细胞抗体。约一半患者与内分泌疾病有关，例如自身免疫性甲状腺炎、Addison 病或甲状旁腺功能减退，部分患者还可出现皮肤黏膜念珠菌病。

先天性内因子缺乏或功能异常

患病儿童通常在 1～3 岁期间出现巨幼细胞贫血，少部分患者可以到 20 岁之后才发病。这些患儿通常没有 IF，但胃黏液正常，胃酸分泌正常。这种遗传是常染色体隐性遗传。无壁细胞和 IF 抗体。变异型可以表现为出生时有免疫学可检测出来的 IF，但 IF 不稳定或无功能，不能与钴胺结合或促进回肠受体摄取钴胺。

胃切除

全胃切除后，钴胺缺乏是不可避免的，必须在手术后立即开始预防性钴胺治疗。部分胃切除后，10％～15％的患者也会出现钴胺缺乏。钴胺缺乏的确切发病率和发病时间主要受到切除的胃大小和术前体内钴胺储存量的影响。

食物钴胺吸收不良

食物中与蛋白质结合的钴胺释放不良被认为会导致钴胺吸收不良，老年人中比较常见。这导致血清钴胺降低，伴或不伴血清 MMA 和同型半胱氨酸水平升高。当用结晶钴胺检测时，患者的钴胺吸收通常是正常的，但用含钴胺食物检测时表现出吸收不良。进展为严重钴胺缺乏的比例和进展的原因都还不清楚。

钴胺吸收不良的小肠原因

小肠肠袢淤滞综合征　粪便细菌在小肠上段定植后造成小肠损伤，也会出现钴胺吸收不良。空肠憩室、

肠吻合术或由克罗恩病、结核及手术造成的肠狭窄、窦道或解剖盲袢的患者，也可出现钴胺吸收不良。

回肠切除 ≥1.2 m 的末端回肠切除后会造成钴胺吸收不良。回肠切除的部分患者，特别是回盲瓣功能缺失的患者，结肠内的细菌反流可能造成钴胺缺乏加重。

伴蛋白尿的选择性钴胺吸收不良（Imerslund 综合征，Imerslund-Grasbeck 综合征，先天性钴胺吸收不良，常染色体隐性遗传的巨幼细胞贫血，MGA1） 这种常染色体隐性遗传疾病是西方国家钴胺缺乏导致的婴儿巨幼细胞贫血最常见的原因，已经在芬兰、挪威、中东和北非报道了 200 多例及相关家族。患者分泌正常数量的 IF 和胃酸，但不能吸收钴胺。在芬兰，发现遗传突变造成了 cubilin 的合成、翻译或配体结合发生异常。在挪威，发现了 *AMN* 基因突变。其他关于小肠吸收的试验都是正常的。超过 90% 的患者有非特异性蛋白尿，但肾功能正常，肾活检无肾疾病。少部分患者还有氨基酸尿和先天性肾异常，例如肾盂重复畸形。

热带口炎性腹泻 几乎所有患急性和亚急性热带口炎性腹泻的患者都会出现钴胺吸收不良，这可能是这种慢性疾病最主要的临床表现，患者可以出现巨幼细胞贫血或钴胺缺乏导致的神经病变。抗感染治疗后钴胺吸收多会改善，在早期阶段，叶酸治疗也可以改善钴胺的吸收。

阔节裂头绦虫感染 阔节裂头绦虫（*Diphyllobothriumlatum*）寄居在人的小肠，吸收食物中的钴胺，导致人体不能吸收钴胺。吃生肉或烹饪不足的鱼肉可以感染这种寄生虫。在斯堪的纳维亚、德国、日本、北美和俄罗斯的湖区，这种感染常见。只有在重症感染患者中才会出现巨幼细胞贫血或钴胺缺乏。

麸质诱导的肠病 约 30% 未经治疗的患者会出现钴胺吸收不良（主要是那些病变延伸到回肠的患者）。这些患者的钴胺缺乏并不严重，无麸质饮食可以纠正钴胺缺乏。

慢性重症胰腺炎 慢性重症胰腺炎的胰蛋白酶缺乏，被认为可以造成膳食中钴胺与胃的非 IF（R）结合蛋白结合而造成吸收不良。据推测，胰腺炎患者的回肠内钙离子浓度下降，低于维持正常钴胺吸收的阈值。

HIV 感染 HIV 感染患者的血清钴胺水平下降，AIDS 患者有 10%～35% 的钴胺水平低于正常。有部分血清钴胺水平低下患者的钴胺吸收不能被 IF 纠正。钴胺缺乏严重到引起巨幼细胞贫血或神经病变的患者非常罕见。

Zollinger-Ellison 综合征 在 Zollinger-Ellison 综合征中有钴胺吸收不良的报道。目前认为在高酸环境中胰腺分泌的胰蛋白酶失活，不能将钴胺从 R-结合蛋白中释放出来，同时也干扰了 IF 与钴胺的结合。

放疗 全身照射或局部回肠照射（如宫颈癌的放疗并发症）可以导致钴胺吸收不良。

移植物抗宿主病 通常影响小肠。肠道菌群失调和回肠黏膜损伤可以造成钴胺吸收不良，也很常见。

药物 有报道称部分药物可以造成钴胺吸收不良。但药物导致巨幼细胞贫血非常少见。

钴胺代谢异常

先天性转钴胺素（TC）Ⅱ 缺乏或异常 TC Ⅱ 缺乏婴儿常在出生后几周内出现巨幼细胞贫血。血清钴胺和叶酸水平正常，但在大剂量钴胺（如 1 mg 每周 3 次）注射后可以纠正贫血。部分病例有神经系统并发症。蛋白质有表达，但无活性。基因异常包括外显子内隐蔽剪接位点的突变、广泛的缺失、单核苷酸缺失、无意义突变和 RNA 编辑缺陷。所有患者都会出现钴胺吸收不良，血清免疫球蛋白通常减少。钴胺足量治疗或叶酸治疗不能改善神经损伤。

先天性甲基丙二酸血症和酸尿症 患有这种疾病的婴儿在出生后就出现呕吐、发育迟缓、严重的代谢性酸中毒、酮症和智力低下。如果出现贫血，多为正细胞贫血，幼红细胞增多。这种疾病可能是由于线粒体甲基丙二酰辅酶 A 变位酶或其辅因子腺苷钴胺发生功能缺陷引起的。甲基丙二酰辅酶 A 变位酶的突变可能对钴胺治疗无反应或反应很差。部分腺苷钴胺合成缺陷的婴儿对大剂量钴胺治疗有反应。部分儿童因这两种钴胺辅酶的功能缺陷而合并甲基丙二酸尿和同型半胱氨酸尿。在出生后的第一年中常表现为喂养困难、发育迟缓、小头畸形、癫痫、肌张力低下和巨幼细胞贫血。

获得性钴胺代谢异常：氧化亚氮吸入 氧化亚氮（N$_2$O）可以使甲钴胺不可逆地氧化成无活性前体，并灭活甲硫氨酸合酶。N$_2$O 麻醉延长（如重症监护病房）患者可以出现巨幼细胞贫血。反复暴露于 N$_2$O 的牙医和麻醉师也会出现类似钴胺缺乏神经病变的神经损伤。由于腺苷钴胺不会被 N$_2$O 灭活，不会出现甲基丙二酸尿。

叶酸缺乏的原因

（表 3-5）

营养因素

膳食叶酸缺乏常见。实际上，大多数叶酸缺乏患者都是营养原因。部分患者尤其会发生膳食中叶酸含

表 3-5	叶酸缺乏的原因

膳食[a]

特别是高龄、婴儿、贫穷、酗酒、长期残疾和精神异常，可能与坏血病或恶性营养不良有关

吸收不良

缺乏的主要原因

儿童和成人热带口炎性腹泻和麸质诱导的肠病、疱疹样皮炎相关疾病、特异性叶酸吸收不良、严重钴胺或叶酸缺乏导致的肠道巨幼细胞化生

缺乏的次要原因

空肠切除、克罗恩病、部分胃切除、充血性心力衰竭、Whipple病、硬皮病、淀粉样变、糖尿病肠病、全身细菌感染、淋巴瘤和柳氮磺吡啶（Salazopyrin）

使用或丢失过量

生理性

妊娠和哺乳、早产

病理性

血液病：慢性溶血性贫血、镰刀细胞贫血、地中海贫血重型、骨髓纤维化

恶性疾病：癌症、淋巴瘤、白血病、骨髓瘤

炎症性疾病：结核、克罗恩病、银屑病、剥脱性皮炎、疟疾

代谢性疾病：同型半胱氨酸尿

尿中丢失过多：充血性心力衰竭，急性肝病

血液透析、腹膜透析

抗叶酸药物[b]

抗癫痫药物（苯妥英钠、扑米酮、巴比妥类药物）、柳氮磺吡啶

呋喃妥因、四环素、抗结核药物（文献记载不多）

复合原因

肝病、酗酒、重症监护

[a] 伴随其他疾病的重度叶酸缺乏患者，常常存在饮食摄入不足。
[b] 抑制二氢叶酸还原酶的药物将在文中讨论

量不足。在美国和其他国家，已经采用了叶酸强化的膳食，叶酸缺乏的发病率明显降低，现在几乎只限于那些叶酸需求增加的高危人群。营养性叶酸缺乏常发生在恶性营养不良症、坏血病、反复感染的婴儿或那些只用羊奶喂养的婴儿，羊奶的叶酸含量很少。

吸收不良

热带口炎性腹泻和麸质诱导的肠病也会出现膳食叶酸吸收不良。质子偶联的叶酸转运蛋白（PCFT）突变造成的选择性叶酸吸收不良是非常罕见的先天性隐性遗传综合征，叶酸转运至脑脊液发生异常，患者出现巨幼细胞贫血，胃肠道外给生理剂量的叶酸治疗有效，而口服无效。患者也可以出现智力低下、抽搐和其他神经系统异常。空肠切除或胃部分切除后、克罗恩病和全身感染后也可以出现轻度的吸收不良，但在这些情况下，如果发生严重缺乏，主要是由于营养

不良。部分服用柳氮磺吡啶（Salazopyrin）、考来烯胺和氨苯蝶啶的患者也可以出现叶酸吸收不良。

需求或丢失增加

妊娠　正常妊娠时，叶酸的需要量由每天 $200\sim300\,\mu g$ 增加到每天约 $400\,\mu g$，部分原因是要把这种维生素运送给胎儿，主要原因是快速增殖组织中叶酸辅酶的裂解导致叶酸代谢亢进。可以通过预防性叶酸治疗来阻断叶酸缺乏导致的巨幼细胞贫血。英国和其他西方国家在预防性补充叶酸之前，约 0.5% 的妊娠妇女会发生叶酸缺乏，但在营养状态普遍较差的国家，发病率很高。

早产　不论足月还是早产，新生儿的血清和红细胞内的叶酸浓度都比成年人高。但新生儿按体重计算的叶酸需求量据估计是成年人的 10 倍，在出生 6 周内，新生儿的叶酸水平迅速降到最低点。早产儿的叶酸下降最迅速，很容易降低到正常水平以下，大部分发生巨幼细胞贫血的婴儿在叶酸治疗 $4\sim6$ 周后有反应。特别是超小婴儿（出生体重 $<1500\,g$）和那些有喂养困难或感染或经历多次换血疗法的婴儿，更容易发生叶酸缺乏。这些婴儿必须进行叶酸预防补充。

血液病　叶酸缺乏常见于慢性溶血性贫血，特别是镰刀细胞贫血、自身免疫性溶血性贫血和先天性球形红细胞增多症。在这些贫血和其他红细胞更新加速的疾病（如骨髓纤维化、恶性肿瘤），由于要发挥辅酶的功能，叶酸不能完全再利用，所以会导致缺乏。

炎症状态　由于食欲下降和叶酸需求增加，慢性炎症性疾病会出现叶酸缺乏，例如结核、类风湿关节炎、克罗恩病、银屑病、剥脱性皮炎、细菌性心内膜炎和慢性细菌感染等。全身感染也会造成叶酸吸收不良。只有疾病最活跃而膳食最差的患者才会出现严重的叶酸缺乏。

同型半胱氨酸尿症　这是一种罕见的同型半胱氨酸转换为胱硫醚的代谢缺陷。由于同型半胱氨酸代偿性转换为甲硫氨酸增多而导致叶酸用量过多，这些患者大多数会发生叶酸缺乏。

长期透析　由于叶酸与血浆蛋白的结合不紧密，很容易在透析时从血浆中清除出去。在厌食症、呕吐、感染和溶血患者，叶酸储备很容易被消耗掉。现在已经常规给予叶酸预防补充。

充血性心力衰竭、肝病　这些患者每天的叶酸丢失 $>100\,\mu g$。可以用受损肝细胞叶酸释放增加来解释。

抗叶酸药物

长期应用苯妥英钠、扑米酮加或不加巴比妥类药

物的大量癫痫患者会出现血清和红细胞内叶酸水平降低。确切机制不清楚。乙醇也是叶酸拮抗剂，酗酒患者会发生巨幼细胞贫血，如果戒酒，正常的膳食叶酸含量或生理剂量的叶酸可以纠正贫血。大红细胞增多与长期饮酒有关，叶酸水平可以是正常的。叶酸摄入量不足是酗酒患者叶酸缺乏的主要原因。部分国家的啤酒中叶酸含量相对丰富，这取决于酿造技术。

抑制 DHF 还原酶的药物包括甲氨蝶呤、乙胺嘧啶和甲氧苄啶。甲氨蝶呤的抗酶活性最强，而甲氧苄啶抗细菌酶的活性最强，只有在已存在叶酸或钴胺缺乏的患者中与磺胺甲噁唑联合时才会导致巨幼细胞贫血。乙胺嘧啶的活性居中。这些药物的拮抗剂是叶酸（5-甲酰基-THF）。

先天性叶酸代谢异常

部分叶酸酶（环水解酶或甲硫氨酸合酶）先天性缺陷的婴儿也会发生巨幼细胞贫血。

钴胺和叶酸缺乏的诊断

钴胺和叶酸缺乏的诊断依赖外周血涂片相关异常和血维生素分析。

钴胺缺乏

血清钴胺 自动化的酶联免疫吸附法（ELISA）或竞争结合发光法（CBLA）可用来检测血清钴胺。血清钴胺的正常值范围为 118～148 pmol/L（160～200 ng/L）到约 738 pmol/L（1000 ng/L）。钴胺缺乏导致的巨幼细胞贫血患者，血清钴胺通常<74 pmol/L（100 ng/L）。一般来说，钴胺缺乏越严重，血清钴胺水平越低。在钴胺缺乏导致脊髓损伤的患者，钴胺水平可以很低，但没有贫血。74～148 pmol/L（100～200 ng/L）被认为是边缘状态，可以发生在妊娠时，或叶酸缺乏导致的巨幼细胞贫血患者，也可以是编码结合咕啉（转钴胺素I）的 TCN1 基因突变的杂合子、纯合子或复合杂合子。没有临床或血液学异常。血清钴胺水平检测已经完全自动化，性价比高，在大多数怀疑有钴胺缺乏的患者中非常方便来排除钴胺缺乏。但商业 CBLA 在检测有血清内源性抗体的 PA 患者的内因子时还是存在一些问题。这些抗体可能导致近 50％的被检测患者被错误判定为血清维生素 B_{12} 水平正常。如果 PA 的临床表现明显，血清维生素 B_{12} 水平正常则不能排除疾病的诊断。PA 的血清 MMA 水平升高（见下文）。

血清甲基丙二酸和同型半胱氨酸 在钴胺缺乏导致贫血或神经病变的患者中，血清 MMA 水平升高。检测血清 MMA 和同型半胱氨酸的敏感方法已经被推荐用于钴胺缺乏的早期诊断，甚至在没有血液学异常或血清钴胺降低的情况下。肾衰竭患者的血清 MMA 水平是波动的。多达 30％的健康志愿者血清 MMA 和（或）同型半胱氨酸水平升高，但血清钴胺可达 258pmol/L（350 ng/L），叶酸水平正常；15％的老年健康志愿者钴胺>258 pmol/L（>350 ng/L），这种代谢产物也增高。这些结果带来了正常 MMA 和同型半胱氨酸水平准确界定的问题。目前尚不清楚这些轻度升高的代谢水平是否有临床意义。

血清同型半胱氨酸在钴胺和叶酸缺乏早期都可以升高，但在其他情况下也可以升高，如慢性肾病、酗酒、抽烟、吡哆醇缺乏、甲状腺功能减退及激素、环孢素和其他药物治疗时。血清水平比血浆水平高，男性比绝经前女性高；在激素替代治疗或口服避孕药的妇女、老年人，以及有多个影响同型半胱氨酸代谢的转硫途径中代谢酶先天缺陷的患者，这些情况下同型半胱氨酸的水平都会增高。因此在钴胺或叶酸缺乏的诊断中，必须谨慎解释同型半胱氨酸水平。

钴胺缺乏原因的检查 只有素食者、严格的素食主义者或生活在膳食完全不足地区的人群才会因摄入不足导致维生素 B_{12} 缺乏。钴胺吸收试验曾经广泛应用，但由于获得放射性钴胺很困难，而无病毒的 IF 已经制备成功，因此这些试验已经被淘汰了。诊断 PA 的检查包括血清胃泌素（升高）、血清胃蛋白酶原I（在 90％～92％的 PA 中降低）和其他检查，包括胃镜。也需要 IF 和壁细胞抗体检测，以及小肠疾病的相关检查。

叶酸缺乏

血清叶酸 血清叶酸也用 ELISA 方法检测。大多数实验室的正常值范围是 11 nmol/L（2 μg/L）至约 82 nmol/L（15 μg/L）。所有叶酸缺乏患者的叶酸水平都是降低的。它也反映了近期膳食的水平。因此，在出现叶酸缺乏的血液学或生化证据之前，血清叶酸水平就已经降低了。严重钴胺缺乏时血清叶酸会升高，这是因为细胞内 MTHF 向 THF 转化受阻；在小肠肠袢淤滞综合征时，由于细菌合成的叶酸被吸收，血清叶酸水平也可以升高。

红细胞叶酸 红细胞叶酸试验是评估体内叶酸储存的很好指标。与血清叶酸检测相比，它受近期膳食和微量溶血的影响很少。在正常成人，压积红细胞中的浓度为 880～3520 μmol/L（160～640 μg/L）。叶酸缺乏导致的巨幼细胞贫血患者的红细胞叶酸降低，严重钴胺缺乏的患者中有 2/3 也会出现红细胞叶酸降低。如果叶酸缺乏患者近期输血或患者的网织红细胞计数增高，就会得到假正常结果。血清同型半胱氨酸检测已经在上文中讨论过。

叶酸缺乏原因的检查 膳食史很重要。转谷氨酰胺酶抗体的检测可以确定或排除乳糜泄。如果阳性，需要做十二指肠活检。导致叶酸破坏增加的基础疾病也要排除。

治疗 钴胺和叶酸缺乏

通常可以判断贫血是由叶酸还是由钴胺缺乏引起，治疗上也只用合适的维生素。但是，如果患者入院时病情严重，就必须在采集血样进行钴胺和叶酸检测和骨髓活检标本（如果确实必要的话）之后开始两种维生素的大剂量治疗。通常不需要输血。如果病情需要，必须缓慢输注 1～2 单位的压积红细胞，并进行常规心力衰竭治疗。推荐补充钾，避免低钾血症的危险，但这不是必需的。治疗 1～2 周后，偶尔会有血小板计数升高超过正常范围。如血小板升高＞800×10⁹/L，应考虑抗血小板治疗，如阿司匹林。

钴胺缺乏

发生钴胺缺乏的患者往往需要终身进行钴胺定期注射。英国用羟钴胺素，美国用氰钴胺素。少数情况下，钴胺缺乏的基础疾病可以永久纠正，如阔节裂头绦虫感染、热带口炎性腹泻或外科手术可修复的小肠肠袢淤滞。开始钴胺治疗的指征包括明确的巨幼细胞贫血或其他钴胺缺乏导致的血液异常和神经病变。血清钴胺水平处于边缘但没有血液或其他异常的患者可以随访，以确保钴胺缺乏不会进展（见下文）。如果发现钴胺吸收不良或血清 MMA 水平升高，这些患者应常规给予维持剂量的钴胺治疗。全胃切除或回肠切除术后的所有患者都应常规给予钴胺治疗。接受控制肥胖的胃缩减术患者或接受长期质子泵抑制剂治疗的患者都应进行筛查，如果需要，进行钴胺替代治疗。

间隔 3～7 天、共 6 次肌内注射 1000 μg 的羟钴胺素可以完全补足体内储存。由钴胺缺乏导致神经病变的患者，给药可以更频繁，但没有证据表明疗效更好。过敏反应罕见，可能需要脱敏或抗组胺药物或糖皮质激素治疗。每 3 个月肌内注射一次 1000 μg 的羟钴胺素作为维持治疗可以获得满意的疗效。由于氰钴胺素药效维持时间短，剂量需要更大，给药更频繁，如维持治疗需要每月肌内注射 1000 μg。

由于小分子钴胺可以通过黏膜被动吸收，即使生理性 IF 依赖的吸收完全阻断，大剂量口服氰钴胺素（1000～2000 μg）也可用于 PA 的替代治疗，可以在食物钴胺吸收不良的情况下维持钴胺在正常状态。对于有出血倾向不能注射的患者和不能耐受口服治疗的患者，允许舌下含服。如果采用口服，要监测依从性，特别是老年健忘的患者。作者推荐初始治疗采用胃肠外治疗，特别是有严重贫血的患者，如果有神经病变，维持治疗也建议采用胃肠外给药。

对于血清维生素 B₁₂ 降低、MCV 正常、无中性粒细胞过多分叶、IF 抗体阴性而没有做 B₁₂ 吸收试验的患者，治疗还有争议。部分（约 15％）病例可能是因为 TC I（HC）缺乏。同型半胱氨酸和（或）MMA 检测有帮助，但是如果没有这些检测，且胃肠功能正常，每 6～12 个月复查血清 B₁₂ 有助于决定是否开始钴胺治疗。

尽管血清 B₁₂ 和叶酸水平正常，血常规也正常，也没有随机、双盲、对照研究的支持，维生素 B₁₂ 注射用于多种疾病，特别是神经系统疾病。这些疾病包括多发性硬化和慢性疲劳综合征/肌痛性脑脊髓炎（ME）。获益也可能是由于通常无痛的粉红色注射液的安慰剂效应。在 ME 中，口服 B₁₂ 治疗虽然与肌内注射的剂量一样，但却没有疗效，这也支持注射液只起了安慰剂作用。

叶酸缺乏

每日口服 5～15 mg 叶酸可以获得满意的疗效，即使是严重吸收不良的患者，这种大剂量口服也可以获得足够量的吸收。疗程的长短取决于基础疾病。通常会持续治疗 4 个月，而缺乏叶酸的红细胞已经被清除，代之以新的叶酸充足的红细胞。

在给予大剂量叶酸之前，必须排除钴胺缺乏，如果有的话，先纠正钴胺缺乏，否则钴胺缺乏导致的贫血在叶酸治疗后得到纠正，但会出现钴胺缺乏导致的神经病变。美国的研究表明，自从食物叶酸强化后，血清低钴胺和贫血的个体比例没有增加，但还不清楚食物强化是否改变了钴胺缺乏神经病变的发病率。

当基础疾病不能纠正，如长期透析或慢性溶血性贫血，叶酸缺乏会复发的时候，就需要叶酸长期治疗。在麸质诱导的肠病中，如果对无麸质饮食没有反应，也需要叶酸长期治疗。当发生轻度慢性叶酸缺乏时，最好在短期补充叶酸纠正缺乏之后鼓励膳食补充。在任何接受长期叶酸治疗的患者，定期（每年 1 次）检查血清钴胺水平非常重要，这样可以排除并发的钴胺缺乏。

亚叶酸（5-甲酰基-THF） 这是还原叶酸的稳定形式。口服或胃肠外给药用于克服甲氨蝶呤或其他 DHF 还原酶抑制剂的毒性，如甲氧苄啶或复方磺胺甲噁唑片。

叶酸预防

预防性叶酸治疗用于长期透析和胃肠外营养的患者。预防性叶酸治疗用于减少同型半胱氨酸水平，预防心血管疾病和改善老年人的认知功能，但没有强大的资料显示获益。

妊娠 超过 70 个国家（但没有一个是欧洲国家）采用叶酸强化食物（谷物或面粉）来减少 NTD 风险。即使是在食物叶酸强化的国家，在妊娠前和妊娠期，每日补充 400 μg 叶酸可以预防巨幼细胞贫血和降低 NTD 的发病率。在智利，每日叶酸强化可提供 400 μg 叶酸，但大多数国家为 200 μg，所以仍然需要在围妊娠期补充叶酸。早期妊娠的研究表明，补充叶酸的依从性很差，要强调食物强化的益处。补充叶酸降低了糖尿病母亲所产婴儿的出生缺陷发病率。对于那些生产过 NTD 胎儿的女性，推荐计划怀孕期间和妊娠期全程每日补充 5 mg 叶酸。

婴儿及儿童期 在出生 6 周内低体重早产婴儿的叶酸缺乏发病率非常高，因此在出生体重＜1500 g 的早产儿，及需要换血治疗或出现喂养困难、感染、呕吐或腹泻的体重较大的早产儿，都需要常规补充叶酸（每日 1 mg）。

世界卫生组织近来推荐在缺铁常见的国家和儿童死亡率（主要由于感染性疾病）高的国家，儿童常规补充铁和叶酸。但有部分研究表明，在疟疾高发的地区，这一建议增加了严重疾病的发病率和死亡率。即使在疟疾罕见的地区，这一建议似乎也没有生存获益。

非钴胺或叶酸缺乏或代谢异常导致的巨幼细胞贫血

抗代谢药物（如羟基脲、阿糖胞苷、6-巯嘌呤）抑制 DNA 的合成，也可以造成巨幼细胞贫血。用于治疗 HIV 感染的抗病毒的核苷类似物也可以造成大红细胞增多和骨髓的巨幼样改变。在罕见疾病乳清酸尿症中，有两种嘌呤合成中的关键酶发生缺陷。尿嘧啶核苷治疗有效，它可以绕过阻断的位点。在硫胺素治疗有效的巨幼细胞贫血中，高亲和力的硫胺素转运蛋白基因（SLC19A2）发生了遗传缺陷。由于转羟乙醛酶（一种戊糖循环中硫胺素依赖的酶）活性降低，导致 RNA 核糖的合成缺陷。这可能与糖尿病、耳聋以及骨髓中环状铁粒幼细胞增多有关。对于部分急性髓系白血病和骨髓增生异常患者的骨髓发生巨幼样改变，还没有合理的解释。

第四章 溶血性贫血和急性失血性贫血

Hemolytic Anemias and Anemia Due to Acute Blood Loss

Lucio Luzzatto

（石红霞 译 石红霞 校）

定义

红细胞的寿命有限。因此，在红细胞寿命的基础上将贫血分为三类：①红细胞生成减少；②红细胞破坏增加；③急性失血。生成减少在第一、三和五章讨论，本章讨论破坏增加和急性失血。

所有因红细胞破坏增加或急性失血导致贫血的患者都有一个重要的共同特点：外周血红细胞过度消耗而骨髓红细胞供给正常（实际上会增高）而导致贫血。另一方面，这两组的区别在于，红细胞从血流中或从机体中的生理性丢失是急性失血，而红细胞在体内破坏是溶血性贫血。因此，这两种贫血患者的临床表现和病理生理过程迥异，将分别讨论。

溶血性贫血

从病因来说，由于红细胞破坏增加导致的贫血，我们称为溶血性贫血（hemolytic anemia，HA），可以是遗传性的或者获得性的；从临床上来说，溶血性贫血可以是急性的或慢性的；表现可以从轻微到非常严重；溶血的场所可以主要在血管内或血管外。从机制上说，HA 可以分为血管内溶血机制和血管外溶血机制（见表 4-1）。但在分析 HA 亚型之前，更适合统一考虑。

表 4-1	溶血性贫血的分类[a]	
	细胞内缺陷	细胞外因素
遗传性	血红蛋白病 酶疾病 膜-细胞骨架缺陷	家族性（不典型）溶血-尿毒症综合征
获得性	阵发性睡眠性血红蛋 白尿（PNH）	机械性破坏（微血管病性） 毒素 药物 感染 自身免疫

[a] 遗传因素与细胞内缺陷相关，因为这些缺陷是由遗传突变造成的；一个例外是 PNH，这种缺陷是由于获得性体细胞突变。与此类似，获得性因素与细胞外因素相关，因为绝大多数这些因素都是外源性的；一个例外是家族性溶血-尿毒症综合征（HUS，通常也称不典型 HUS），由于这种遗传异常使得补体被过度激活，形成大量的膜攻击复合物，破坏正常的红细胞

临床和实验室特点

贫血患者的临床表现受到首发症状是突发的还是逐渐发生的影响，HA 也不例外。自身免疫性 HA 或蚕豆病患者是临床急症，而轻度遗传性球形红细胞增多症或冷球蛋白病患者往往在数年后诊断。这是由于疾病的慢性过程而机体对贫血有强大的适应能力。

HA 与其他贫血的区别在于患者有溶血直接导致的症状和体征（表 4-2）。在临床上，黄疸是主要的体征，另外患者往往诉尿色改变。多数 HA 患者的脾增大，这是因为脾是溶血的主要部位，一些患者的肝也会增大。在严重的先天性 HA 患者中，由于骨髓过度增生可以出现骨骼改变（但永远也不会像地中海贫血患者那样严重）。

HA 的实验室特点与溶血本身和骨髓红系造血反应有关。溶血通常会导致血清非结合胆红素和谷草转氨酶（AST）升高，尿和便中的尿胆原升高。如果溶

表 4-2	大多数溶血性疾病患者的共同特点。
一般检查	黄疸，皮肤苍白
其他体检发现	脾大，重症先天性病例可以有颅骨膨隆
血红蛋白水平	从正常到严重减低
MCV，MCH	通常升高
网织红细胞	升高
胆红素	升高（主要是非结合胆红素）
LDH	升高（血管内溶血时可达正常的 10 倍）
结合珠蛋白	减少到缺如（如果溶血部分发生在血管内）

缩写：LDH，乳酸脱氢酶；MCH，平均红细胞血红蛋白；MCV，平均红细胞体积

血主要发生在血管内，血红蛋白尿（常与含铁血黄素尿有关）是标志性特征，而血清中血红蛋白和乳酸脱氢酶（LDH）升高，结合珠蛋白降低。相反，胆红素水平可以是正常的或轻度增高。骨髓红系造血代偿的主要特征是网织红细胞增高（经常被贫血患者的首诊医生忽视的一个检验）。网织红细胞增高包括百分比（更常采用的参数）和绝对计数的增加（更准确的参数）。网织红细胞数量的增加与血常规中平均红细胞体积（MCV）增加有关。血涂片中出现大红细胞、嗜多色红细胞，有时还会发现有核红细胞。大多数患者都没有必要进行骨髓穿刺来诊断，如果做了骨髓穿刺，会显示红系增生明显活跃。在临床上，一旦怀疑 HA，为了明确诊断是哪种特殊类型的 HA，就需要进行特殊检验。

病理生理学

成熟红细胞是分化发育过程的终末产物。一系列有序事件后造成了同步化改变，大量血红蛋白在胞质中逐步聚集（终浓度可达 340 g/L，约为 5 mM），同时细胞内细胞器逐渐消失，生物合成能力也逐渐丧失。最后，红细胞经历凋亡过程，包括核固缩和核的完全消失。但最终结果并不是自杀性的，胞质内容物并没有破碎消失，而是在红细胞 120 天的寿命内为人类机体的所有细胞提供氧气。

作为这个独特的分化成熟过程的结果，成熟红细胞的内部代谢戏剧性地终止了（图 4-1）；举例来说，细胞色素介导的氧化磷酸化就随着线粒体的消失（通过生理性自吞噬过程）而终止，因此，红细胞就只能进行无氧酵解来产生三磷酸腺苷（ATP）。由于核糖体的丢失，也使细胞丧失了合成蛋白质的能力。这就将细胞内有限的代谢元件置于危险境地，因为如果任何蛋白质元件出现问题，将不能如其他大多数细胞那样被替代，大多数酶的活性将随着红细胞的衰老而降低。同时，随着在循环中的时间延长，红细胞内不同元件不可避免地累积损伤，在衰老的红细胞中，在细胞内与血红素结合的膜蛋白带 3 分子（见下文及图 4-1）很容易聚集。然后衰老的红细胞与抗带 3 IgG 抗体（多数人表达）和 C3 补体片段结合后调理化，最终被网状内皮系统通过吞噬作用清除。

红细胞代谢相对单一的另一个后果是在困难条件下应对压力的能力有限，任何代谢问题最终都将导致膜结构的损伤或离子泵功能的丧失。这两种情况都会导致红细胞寿命缩短，也就是溶血性疾病的定义。如果红细胞破坏超过了骨髓产生红细胞的能力，溶血性

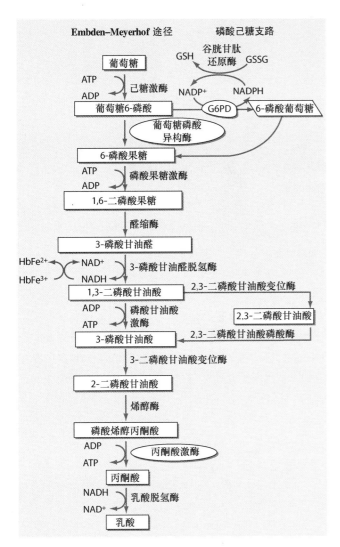

Embden-Meyerhof 途径　　磷酸己糖支路

图 4-1　红细胞（RBC）的代谢。Embden-Meyerhof 途径（糖酵解）产生 ATP 提供能量，并维持膜的稳定。NADPH 的产生维持血红蛋白处于还原状态。磷酸己糖支路产生 NADPH，可用于还原谷胱甘肽，谷胱甘肽可保护红细胞抵御氧化应激。2,3-二磷酸甘油酸水平的调节是血红蛋白氧亲和力的重要决定因素。酶缺陷病的发病率：葡萄糖 6-磷酸脱氢酶（G6PD）＞丙酮酸激酶＞葡萄糖-6-磷酸异构酶＞此通路上其他酶的罕见缺陷。最常见的酶缺陷都已包括

疾病就会表现为 HA。

所有 HA 病理生理过程的关键是红细胞更新加速；在多数 HA，至少有部分是上述的衰老过程加速导致的。证明红细胞寿命缩短的金标准是红细胞存活试验，可以通过标记[51]Cr 的红细胞进行检测，经过数天或数周检测残留的放射活性：这一经典试验只在少数中心进行，也不是特别必需的。如果溶血只是一过性的，就不会造成长期后果，除非对红细胞造血原料的需求增加，特别是叶酸。如果反复或长期溶血，胆红素产物增加有利于结石的形成。如果大部分溶血发生在脾，这也是很常见的，脾大就成为一个特征，也会发生脾功能亢进，

导致中性粒细胞减少和（或）血小板减少。

红细胞更新加快也造成代谢的问题。正常情况下，红细胞释放的铁足够机体代谢所需，但慢性血管内溶血时，持续的血红蛋白尿会导致大量的铁丢失，就需要补充。慢性血管外溶血常常会造成相反的问题：铁过载更常见，特别是当患者需要频繁输血时。长期铁过载会造成继发性血色病，可以损伤肝，最终导致肝硬化；损伤心肌，最终导致心力衰竭。

代偿的溶血和溶血性贫血　　红细胞破坏可以有效刺激造血，而肾产生的促红细胞生成素（EPO）可以介导造血。这一机制非常有效，多数病例的骨髓释放红细胞增加，很好地平衡了红细胞的破坏增加。这种情况下，我们说溶血被代偿了。代偿的溶血的病理生理与我们曾经描述的类似，除了没有贫血。这一点对诊断非常重要，因为有溶血的患者，即使是遗传性的，也可以不出现贫血；这对处理原则也很重要，因为代偿的溶血也可以变成"失代偿"，在某些情况下突然发生贫血，如怀孕、叶酸缺乏或肾衰竭导致 EPO 产生不足等。慢性 HA 的另一个特点是：当并发其他异常时，如急性感染时，会抑制造血。当发生这种情况时，虽然红细胞的更新都是增加的，但没有溶血的个体更新速度并没有这么明显。最显著的例子是细小病毒 B19 感染，导致血红蛋白陡降，某些时候称为再生障碍危象。

遗传性溶血性贫血

红细胞有三个关键组成部分：①血红蛋白；②膜-细胞骨架复合物；③维持血红蛋白和膜-细胞骨架复合物有效运转的代谢机制。血红蛋白异常导致的疾病或血红蛋白病见第二章。这里我们讨论其他两个组成部分造成的疾病。

膜-细胞骨架复合物异常导致的溶血性贫血　　红细胞膜的具体构造很复杂，但基本结构相对简单（图4-2）。脂质双层膜由磷脂和胆固醇组成，一定数量的蛋白质通过疏水的跨膜基团结合在膜上，大多数蛋白质同时向外（细胞外基团）或向细胞内（胞质基团）延伸。其他蛋白通过糖化磷脂酰肌醇（GPI）锚连在膜上，这些蛋白质只有细胞外基团，包括离子通道、补体受体和其他配体的受体。红细胞膜上数量最多的是血型糖蛋白和所谓的带 3 蛋白，一种阴离子转运蛋白。很多蛋白的细胞外基团是重度糖基化的，携带对应血型的抗原决定簇。在相对不重要的膜内面，是构成细胞骨架的其他蛋白形成的网络。细胞骨架蛋白主要是膜收缩蛋白，基本组成单位是 α-膜收缩蛋白和 β-膜收缩蛋白的二聚体。膜通过第三组蛋白（包括锚蛋

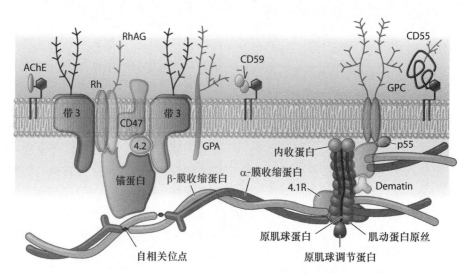

图 4-2　红细胞膜。 如图所示，在脂质双层膜中，有几个膜蛋白，其中带 3 蛋白［阴离子交换蛋白 1（AE1）］最为丰富；α-β 膜收缩蛋白二聚体形成了细胞骨架的主体；还有一些蛋白（如锚蛋白）连接膜和细胞骨架。另外，糖基磷脂酰肌醇（GPI）连接蛋白有几种，一种是乙酰胆碱酯酶，另外两个是补体调节蛋白 CD59 和 CD55。GPI 连接蛋白的蛋白质基团形状（非真实的）也提示它们彼此区别明显，全部多肽链都在细胞外，这与其他膜蛋白不同。树枝线条表示蛋白的碳水化物部分。分子也很明显地没有画成相同的比例。其他解释详见文中。（From N Young et al：Clinical Hematology．Copyright Elsevier，2006；with permission．）

白和所谓的带 4.1 和带 4.2 蛋白）与细胞骨架连接，最终紧密结合。

　　膜-细胞骨架复合物是一个整体，所有组成部分的任何异常都必然会干扰或破坏膜结构，最终导致溶血。这些异常几乎都是各种各样的遗传性突变，膜-细胞骨架复合物的疾病也属于遗传性 HA。红细胞在溶解前，常常表现出或多或少的形态改变，不再是正常的双凹圆盘形状。本组疾病主要是遗传性球形红细胞增多症和遗传性椭圆红细胞增多症，这些名称已经存在了一个世纪以上。在过去 20 年里，已经研究清楚了其分子发病机制，证实这两种疾病都是由相当多重叠的几个基因发生突变造成的（图 4-3）。

　　遗传性球形红细胞增多症　这是遗传性 HA 最常见的类型，发病率约为 1/5000。这一疾病由 Minkowksy 和 Chauffard 在 19 世纪末发现，报告了一些外周血中存在大量球形红细胞的家族（图 4-4A）。体外研究证实了红细胞在低渗液中溶解的异常敏感性，实际上渗透脆性试验已成为 HS 主要的诊断试验。现在我们知道，遗传性球形红细胞增多症（hereditary spherocytosis，HS）具有遗传异质性，可以由几个基因中的一个发生各种突变导致（表 4-3）。还发现 HS 的遗传并不总是常染色体显性的（患者是杂合子），实际上，多数严重病例反而是常染色体隐性遗传（患者是纯合子）。

　　临床表现和诊断　HS 的临床严重程度不一。严

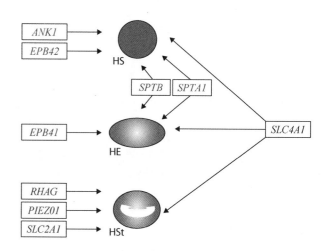

图 4-3　遗传性球形红细胞增多症（HS）、遗传性椭圆红细胞增多症（HE）和遗传性口形红细胞增多症（HSt）是三种形态独特的先天性溶血性贫血。 已经证实这几种疾病中，每一种疾病都是由于几个基因中的一个发生突变导致的，而同一基因的不同突变可以导致一种或几种疾病（也见表 4-3）

重病例可以表现为婴儿期就有重度贫血，而轻症患者可以在年轻成人或甚至较大年龄中发现。主要临床表现是黄疸、脾大和胆结石，实际上，有年轻人因发现胆结石而启动诊断性检查。

　　HS 患者临床表现的差异很大程度上是因为分子损伤的不同（表 4-3）。不仅累及的基因不同，而且同一基因的不同突变也会造成不同的临床表现。轻症患

表 4-3	红细胞膜-骨架复合物的遗传性疾病			
基因	染色体定位	产生的蛋白	特定突变（遗传性）疾病	注释
SPTA1	1q22-q23	α-膜收缩蛋白	HS（隐性） HE（显性）	罕见。 这种基因突变占 HE 的 65%。更重症的病例是由于两个等位基因同时发生静默突变造成的
SPTB	14q23-q24.1	β-膜收缩蛋白	HS（显性） HE（显性）	罕见。 这个基因突变占 HE 的 30%，包括部分重症
ANK1	8p11.2	锚蛋白	HS（显性）	可能占 HS 的大多数。
SLC4A1	17q21	带 3，也称为 AE（阴离子交换蛋白）或 AE1	HS（显性） 东南亚卵形红细胞增多症（显性） 口形红细胞增多症	此基因突变占 HS 的 25%。 多态性突变（9 个氨基酸缺失），临床上无症状，可以抵抗恶性疟原虫。 部分特异的错义突变使得蛋白质的功能由阴离子交换变成阳离子传递
EPB41	1p33-p34.2	带 4.1	HE（显性）	此基因突变占 HE 的 5%，大多数有显著的形态学特征，但杂合子没有溶血，纯合子会发生严重凝血
EPB42	15q15-q21	带 4.2	HS（隐性）	此基因突变约占 HS 的 3%
RHAG	6p21.1-p11	Rh 抗原	慢性非球形红细胞溶血性贫血（隐性）	非常罕见，与 Rh 抗原的完全缺失有关。 一种特殊突变可以导致过度水化的口形红细胞增多症
PIEZO1	16q23-q24	PIEZO1	脱水的遗传性口形红细胞增多症（显性）	也称为伴有假性高钾血症的干瘪细胞增多症。患者可表现为围生期水肿。PIEZO1 是一种机械敏感的阳离子通道。

缩写：HE，遗传性椭圆红细胞增多症；HS，遗传性球形红细胞增多症

者的溶血通常是代偿的（见上文），同一患者在不同情况下的表现也不同，因为并存的情况（如怀孕、感染）会导致失代偿。贫血通常是正细胞性的，有疾病名称提示的特征性的形态学改变。血常规报告中平均红细胞内血红蛋白浓度（MCHC）的增加要怀疑 HS，因为 HS 是导致这一异常的唯一疾病。很明显，脾在 HS 中通过双重机制发挥特殊作用。一方面，与其他 HA 类似，脾本身就是主要的破坏场所，另一方面，在脾循环内的逗留使得有缺陷的红细胞更容易变成球形，从而加速它们的消亡，在其他场所也会被破坏。

有家族史时，就容易在 HA 的临床表现和典型的红细胞形态基础上做出诊断。但是，至少有两个原因可以没有家族史。首先，患者是新发突变，如父母一方的生殖细胞或受精卵形成早期发生的突变。其次，患者具有 HS 的隐性遗传形式（表 4-3）。在这些病例中，需要更深入的实验室检测，包括渗透脆性、酸性甘油溶解试验、伊红-5'-马来酰亚胺（EMA）结合试验和膜蛋白 SDS 凝胶电泳，这些试验只在一些地区的特殊实验室进行。有些时候只能通过分子学研究证实 HS 相关基因突变才能确定诊断（表 4-3）。

治疗　遗传性球形红细胞增多症

我们不能对 HS 进行病因治疗，无法纠正膜-细胞骨架结构的基础缺陷。鉴于脾在 HS 中的特殊作用（见上文），很早以前脾切除就被认为是必需的治疗措施。由于手术可能造成三个后果，根据疾病的严重程度（已发现的、可能出现的、患者 HS 亲属中脾切除的结果等），现在我们有了更明确的推荐如下。轻症患者避免脾切除，中度患者延迟到青春期后，重症患者 4～6 岁后进行脾切除。脾切除前进行抗肺炎球菌疫苗接种。而脾切除术后预防性应用青霉素仍有争议。

遗传性椭圆红细胞增多症　从遗传学角度和临床角度来看，遗传性椭圆红细胞增多症（hereditary elliptocytosis，HE）与 HS 一样具有异质性（表 4-3，图 4-3）。而且，它也是因为红细胞的形状（图 4-4B）而得名，但在椭圆红细胞形态和临床严重程度之间没有直接关系。实际上，部分轻症甚至无症状患者的红细胞几乎 100% 为椭圆形，而在重症患者，各种类型的多形性红细胞占绝大多数。临床特点和治疗推荐与 HS 类似。虽然脾的作用不如 HS 中那么特殊，但重症

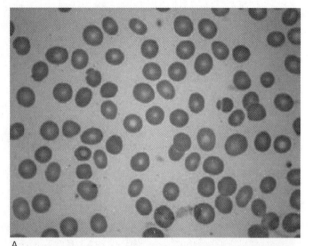

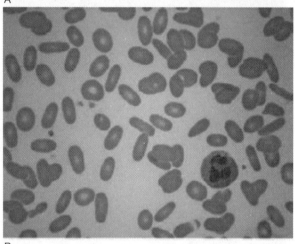

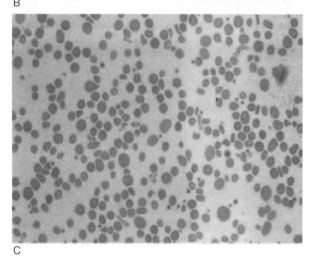

图 4-4（见书后彩图）　膜-细胞骨架疾病患者的外周血涂片。 **A.** 遗传性球形红细胞增多症。**B.** 遗传性椭圆红细胞增多症，杂合子。**C.** 椭圆红细胞增多症，α-膜收缩蛋白双等位基因突变

患者也可受益于脾切除。引起临床疾病的 HE 发病率与 HS 类似。但编码带 3 蛋白的 SLC4A1 基因的 9 个氨基酸框内缺失，导致所谓的东南亚卵形红细胞增多症，在特定人群中的携带率可达 7%，推测是疟疾选择的结果，杂合子无症状，纯合子可以致命。

阳离子泵疾病　这些常染色体显性遗传的罕见疾病是以红细胞内钠升高为特征的，同时有钾的丢失；实际上，有时候是通过血液检查出现血清高钾（假性高钾血症）而偶然发现这些疾病。某些家族患者的阳离子泵异常与水吸收有关，结果导致红细胞内水过多（低 MCHC），在血涂片上，正常红细胞的圆形中心浅染区消失，变成了线形的中心浅染区，因此得名口形红细胞增多症（图 4-3）。而其他家族的患者，红细胞脱水（高 MCHC），变得僵硬，因此把这种疾病称为干瘪红细胞增多症。推测这些疾病的主要缺陷在一种阳离子泵，实际上，干瘪红细胞增多症是由 PIEZO1 突变导致的。而其他口形红细胞增多症患者中，还发现了与溶质转运有关的其他基因突变（表 4-3），包括 SLC4A1（编码带 3 蛋白）、Rh 基因 RHAG 和葡萄糖转运蛋白基因 SLC2A1，后者导致低温水化红细胞增多症这一特殊类型疾病。溶血可以轻微，也可以非常严重。从实际操作的角度来说，口形红细胞增多症患者严格禁忌脾切除，因为切除后严重血栓栓塞并发症的比例太高，认识这一点非常重要。

酶异常　当膜或细胞骨架发生重要缺陷时，红细胞结构异常直接导致溶血。相反，如果酶发生缺陷，造成的后果与酶在红细胞代谢机制中的具体作用有关，简单来说，这些酶有两种主要功能：①提供 ATP 形式的能量；②通过提供足量的还原物质来保护血红蛋白和其他蛋白质不受氧自由基的攻击，其中的关键分子是 NADPH。

糖酵解途径异常　由于红细胞在分化过程中不仅丧失了细胞核及核糖体，也丧失了线粒体，只能通过糖酵解途径的无氧代谢来产生 ATP 提供能量。红细胞阳离子逆浓度梯度跨膜转运需要大量的 ATP。任何糖酵解途径中酶的缺陷导致不能产生足够的 ATP（表 4-4），就会导致溶血性疾病。

丙酮酸激酶缺乏症　糖酵解途径的异常都是遗传性的，也都很罕见。其中丙酮酸激酶（PK）的缺乏是相对常见的，估计的最大发病率是 1∶10 000。但是，最近在部分非洲人群中发现了 PK 的多态性突变（E277K），杂合子的发病率为 1%～7%，提示可能是疟疾相关的多态性。PK 缺乏纯合子（或双等位基因）的临床表现与 HA 类似，在新生儿期常表现为新生儿黄疸，黄疸持续存在，常伴有非常高的网织红细胞增多。贫血的严重程度不一，有时严重到需要规律输血，而有些很轻微，只有几乎完全代偿的溶血异常。因此，诊断常常会延迟，例如年轻女性在妊娠期间贫血加重后才被诊断出来。诊断的延迟也表明贫血被很好地耐受，由于代谢阻断在糖酵解的最后一步，引起二磷酸

表 4-4	红细胞酶异常导致的溶血			
酶（缩写）	染色体定位	酶缺陷疾病发病率（排序）	红细胞外临床表现	注释
糖酵解途径				
己糖激酶（HK）	10q22	非常罕见		已知有其他异构酶
葡萄糖 6-磷酸异构酶（G6PI）	19q31.1	罕见（4）[a]	NM，CNS	
磷酸果糖激酶（PFK）	12q13	非常罕见	肌病	
醛缩酶	16q22-24	非常罕见		
丙糖磷酸异构酶（TPI）	12p13	非常罕见	CNS（重症），NM	
3-磷酸甘油醛脱氢酶（GAPD）	12p13.31-p13.1	非常罕见	肌病	
二磷酸甘油酸变位酶（DPGM）	7q31-q34	非常罕见		红细胞增多而没有溶血
磷酸甘油酸酯激酶（PGK）	Xq13	非常罕见	CNS，NM	可能受益于脾切除
丙酮酸激酶（PK）	1q21	罕见（2）[a]		可能受益于脾切除
氧化还原				
葡萄糖-6-磷酸脱氢酶（G6PD）	Xq28	常见（1）[a]	粒细胞非常罕见	见于几乎所有病例，只有 AHA 是由于外源性诱因
谷胱甘肽合成酶	20q11.2	非常罕见	CNS	
γ-谷氨酰半胱氨酸合成酶	6p12	非常罕见	CNS	
细胞色素 b5 还原酶	22q13.31-qter	罕见	CNS	高铁血红蛋白血症而没有溶血
核酸代谢				
腺苷酸激酶（AK）	9q34.1	非常罕见	CNS	
嘧啶 5'-核苷酸酶（P5N）	3q11-q12	罕见（3）[a]		可能受益于脾切除

[a] 数字（1）到（4）是以这些酶疾病的发病率排序。

缩写：AHA，获得性溶血性贫血；CNS，中枢神经系统；NM，神经肌肉

甘油酸（或 DPG）增加（图 4-1），后者是血红蛋白-氧解离曲线的主要影响因素，然后运输到组织中的氧增加，产生明显的代偿。

治疗　丙酮酸激酶缺乏症

PK 缺乏症的治疗主要是支持治疗。考虑到红细胞更新加速，需要持续补充口服叶酸。必要时还可以输血，如果输血导致了铁过载，还要进行去铁治疗。重症患者可能受益于脾切除。现在只有一例 PK 缺乏症患者在 HLA 相合的、PK 正常的同胞供者的骨髓移植后获得治愈的报告。如果有同胞供者，这似乎也是一个很好的治疗选择。通过慢病毒介导的人 PK 基因转染治疗遗传性 PK 缺乏症已经在小鼠身上获得成功。如果已经生育了一个患儿的母亲需要进行产前诊断。

其他糖酵解酶异常　所有缺陷都很罕见或非常罕见（表 4-4），都会导致严重程度不一的溶血性贫血。新生儿期严重黄疸不常见，但需要换血；如果贫血不那么严重，可以较晚出现症状，或者维持无症状状态，因无关因素进行血常规检查时才被偶然发现。常伴有脾大。当有其他系统性表现时，可累及中枢神经系统（有时遗留严重的意识损害，特别是磷酸丙糖异构酶缺乏患者）或神经肌肉系统。如果考虑到这些都是看家基因，那就没什么好惊讶的了。由于有正细胞贫血、网织红细胞增多和高胆红素血症三联征，溶血性贫血的诊断并不困难。在 Coombs 阴性的慢性溶血性贫血的鉴别诊断中要包括酶疾病。与膜疾病表现为红细胞特征性的形态异常不同，糖酵解酶缺陷的大多数病例往往没有红细胞形态的异常。常需要进行个体的酶活性量化检查才能确诊，而这些检查只有极少数特殊实验室才能进行。如果家族中已知有某种分子学异常，可以直接进行 DNA 水平的检测，而不必进行酶学检查。当然，如果患者的表现符合已测序的外显子异常，就能比较快地诊断，而我们需要关注的是符合基因谱中哪个基因的表现。这些疾病的处理原则与 PK 缺乏症相似。有 1 例磷酸甘油酸激酶缺乏症患者在异基因骨髓移植（BMT）后有效控制了血液学表现，但没有逆转神经损伤。

氧化还原代谢异常·葡萄糖六磷酸脱氢酶缺乏
葡萄糖六磷酸脱氢酶（G6PD）是无氧细胞氧化还原代谢的关键看家酶（图 4-1）。在红细胞中，它的作用更加重要，因为它是 NADPH 的唯一来源，而

NADPH 直接或间接通过谷胱甘肽（GSH）保护细胞抵抗氧化应激（图 4-5）。G6PD 缺乏是细胞内因素和细胞外因素相互作用导致 HA 的主要例子，因为大多数溶血是由外源因素触发的。虽然 G6PD 缺乏患者的组织内 G6PD 活性多数都降低，但其他细胞内活性的降低不如红细胞内明显，但这似乎并没有影响到临床表现。

遗传背景　G6PD 基因是 X 连锁的，这是重要的临床特点。首先，由于男性只有一个 G6PD 基因（半合子），他们或者正常或者是 G6PD 缺乏。相反，女性有两个 G6PD 基因，可以是正常、缺乏（纯合子）或中间状态（杂合子）。由于存在 X 染色体失活现象，杂合子女性是基因嵌合状态，G6PD 正常的比例远高于缺乏的比例，临床表现迥异，部分杂合子女性可以生育半合子男性。G6PD 的活性酶形式为含 514 个氨基酸的单个肽链的二聚体或四聚体。已经在 G6PD 缺乏患者中发现了 G6PD 基因编码区的各种突变（图 4-5）。在近 180 种已知突变中，几乎都是单个错义点突变，导致 G6PD 蛋白单个氨基酸发生替换改变。在大多数病例中，这些突变通过降低蛋白的体内稳定性导致 G6PD 缺乏，随着红细胞的衰老，G6PD 活性的生理性降低也明显加速。在部分病例中，氨基酸替换也会影响酶的代谢功能。

在这些突变中，有潜在慢性非球形红细胞溶血性贫血的突变是单独的亚类。部分病例临床表现更严重的原因可以归结为质的不良改变（例如与底物 6-磷酸葡萄糖的亲和性下降）或简单的酶极度缺乏，后者源于酶的严重不稳定。例如，突变集中于或接近二聚体内表面时，就会明显抑制二聚体的形成。

流行病学　G6PD 缺乏广泛分布在热带和亚热带地区（非洲、南欧、中东、东南亚和大洋洲）（图 4-6），以及这些地区居民移民的地区。保守地估

计，至少有 4 亿人携带 G6PD 缺乏基因。在某些地区，G6PD 缺乏基因的携带率高达 20% 或以上。比较特别的是，可导致严重病理过程的基因携带者分布广泛，在多个群体中的携带率很高而没有干扰生物学优势。实际上，G6PD 是人类遗传多态性的最佳范例。临床和体外研究强烈支持 G6PD 缺乏是恶性疟原虫疟疾选择的结果，可以对这种高致命的感染产生一定的抗性。导致 G6PD 缺乏的 G6PD 变异在世界各地各不相同。部分分布广泛的变异包括 G6PD 地中海型（地中海沿岸、中东和印度）、G6PDA 型（非洲和南欧）、G6PDVianchan 和 G6PD Mahidol 型（东南亚）、G6PD 广东型（中国）、G6PD 联合型（遍布全球）。G6PD 多态性变异的异质性是其独立起源的证据，也支持了共同环境因素选择的观点，与共同演化的概念一致（图 4-6）。

临床表现　大多数 G6PD 缺乏患者终身无临床症状，但暴露于一定数量的氧化物后发生新生儿黄疸（neonatal jaundice，NNJ）和急性 HA（AHA）的风险增加。G6PD 缺乏相关的 NNJ 在出生时很少见，大多数病例发病的高峰期在出生后第 2 和第 3 天，贫血并不严重。然而，部分 G6PD 缺乏婴儿的 NNJ 可以非常严重，特别是在早产儿、感染和（或）环境因素（如萘樟脑球，用于婴儿床和衣服），严重 NNJ 的风险也因尿苷酰转移酶基因（UGT1A1；与 Gilbert 综合征相关的相同突变）单等位基因或双等位基因突变共存而增加。如果处理不当，G6PD 缺乏相关的 NNJ 可能造成核黄疸和永久的神经损害。

AHA 可因以下三个因素触发：①蚕豆，②感染，③药物（表 4-5）。典型的溶血发作表现为不适、虚弱、腹痛或腰疼。间隔数小时或 2～3 天后，患者出现黄疸，常伴尿色加深。起病通常是突发的，特别是蚕豆病儿童。贫血中到极重度，通常是正细胞正色素的，由于部分溶血发生在血管内，可以出现血红蛋白血症、血红蛋白尿、高 LDH、血浆结合珠蛋白降低或缺如。血涂片显示溶血性贫血的特点：红细胞大小不等、嗜多色红细胞和球形红细胞增多。G6PD 缺乏最典型的特征是出现多形红细胞、细胞内血红蛋白完全丢失的红细胞（鬼影细胞）和部分丢失的红细胞（咬细胞或水泡细胞）（图 4-7）。经典检验现在已经不做了：甲紫活细胞染色，如果操作迅速，可以发现 Heinz 小体（变性血红蛋白和血红素的沉淀物），后者被认为是红细胞氧化损伤的标志（也可见于不稳定血红蛋白）。LDH 增高，非结合胆红素升高，提示也存在血管外溶血。成人 AHA 最严重的威胁是发生急性肾衰竭（儿童非常罕见）。一旦急性贫血的威胁解除，又没有合并

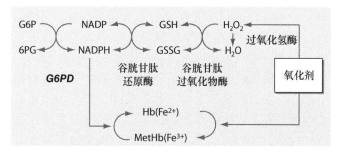

图 4-5　红细胞内氧化还原代谢示意图。6PG：6-磷酸葡萄糖酸盐；G6P：葡萄糖-6-磷酸；G6PD：葡萄糖-6-磷酸脱氢酶；GSH：还原型谷胱甘肽；GSSG：氧化型谷胱甘肽；Hb：血红蛋白；MetHb：高铁血红蛋白；NADP：烟酰胺腺嘌呤二核苷酸磷酸（辅酶Ⅱ）；NADPH，还原型辅酶Ⅱ

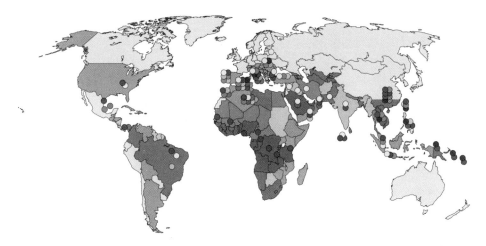

图 4-6 （见书后彩图） 葡萄糖-6-磷酸脱氢酶（G6PD）缺陷的全球分布图。不同阴影表示逐渐增高的流行率，最高可达 20%；不同颜色代表了 G6PD 的个体遗传变异，每种颜色代表不同的突变。（From L Luzzatto et al, in C Scriver et al ［eds］：The Metabolic & Molecular Bases of Inherited Disease，8th ed. New York，McGraw-Hill，2001.）

症，G6PD 缺乏相关的 AHA 可以完全恢复。

虽然因伯氨喹（PQ）发现了 G6PD 缺陷，但这个药物并不突出，因为它不是治疗致命的恶性疟疾所必需的。今天我们又对 PQ 产生了兴趣，这是因为它是清除恶性疟原虫配子母细胞（可以预防传播）和清除间日疟原虫休眠子（可以预防内源性复发）唯一有效的药物。在致力于消灭疟疾的国家中，会号召大量应用 PQ，也与 G6PD 检验有关。在相关药物治疗史上，最后一个导致溶血的药物是拉布立酶（表 4-5），由于有报告说这种药物可以造成新生儿的肾损害和成人的肿瘤溶解综合征，因此在给药前必须检测 G6PD。

有很少部分的 G6PD 缺乏患者有慢性非球形红细胞溶血性贫血（chronic nonspherocytic hemolytic anemia，CNSHA），严重程度不一。患者几乎都是男性，常有 NNJ 病史，表现为贫血、难以解释的黄疸或晚年的胆结石。脾常肿大。贫血的严重程度不一，可以是临界贫血，也可以是输血依赖的贫血。贫血通常是正细胞的，网织红细胞增多。胆红素和 LDH 升高。虽然从定义上来说，溶血是慢性的，但患者对急性氧化损害的抵抗脆弱，导致 G6PD 缺乏发生 AHA 的常见药物同样也会造成 G6PD 缺乏相关 CNSHA 患者急性加重。部分 CNSHA 病例，粒细胞内 G6PD 缺乏严重到成为氧化暴发作用的限速因子，导致对某些细菌感染的易感性增加。

表 4-5	葡萄糖-6-磷酸脱氢酶缺陷人群发生临床溶血的危险因素		
	确定的危险因素	可能的危险因素	疑似的危险因素
抗疟药	伯氨喹 氨苯砜/氯丙胍[a]	氯喹	奎宁
磺胺类药/砜类	磺胺甲噁唑 其他 氨苯砜	柳氮磺吡啶 磺胺二甲嘧啶	磺胺异噁唑 磺胺嘧啶
抗菌药物/抗生素	甲氧苄啶-磺胺甲噁唑 萘啶酸 呋喃妥因 尼立达唑	环丙沙星 诺氟沙星	氯霉素 对氨水杨酸
解热药/镇痛药	乙酰苯胺 非那吡啶	大剂量乙酰水杨酸（＞3 g/d）	乙酰水杨酸（＜3 g/d） 对乙酰氨基酚 非那西丁
其他	萘 亚甲蓝 拉布立酶	维生素 K 类似物 抗坏血酸（＞1 g）	多柔比星 丙磺舒

[a] 如 Lapdap 2003—2008 标记

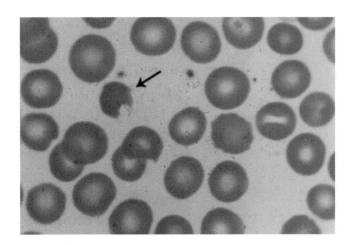

图 4-7 （见书后彩图） 正发生溶血的葡萄糖-6-磷酸脱氢酶（G6PD）缺陷男孩的外周血涂片。箭头所指的红细胞畸变，称为"咬"细胞。（From MA Lichtman et al：Lichtman's Atlas of Hematology：http：//www. accessmedicine. com. Copyright © The McGraw-Hill Companies，Inc. All rights reserved.）

实验室诊断 如果怀疑 G6PD 缺乏，可以通过半定量方法确认，通常作为筛查试验，适用于群体研究，并准确判定男性个体在稳定状态下是 G6PD 正常还是 G6PD 缺乏。但是在临床实践中，当患者有溶血发作时通常需要确诊试验，这意味着衰老的、G6PD 缺乏的红细胞会被选择性破坏，而年轻的 G6PD 活性高的红细胞会释放入血。在这些情况下，定量试验能提供确定的结果。在男性中，可以区分正常半合子和 G6PD 缺乏的半合子；而在女性中，会漏掉部分杂合子，但能发现那些有溶血危险的群体。当然，还可以通过 DNA 检测来诊断 G6PD 缺乏。

治疗 G6PD 缺乏

G6PD 缺乏的 AHA 可以通过避免暴露于预先筛查的触发因素而预防。当然，筛查的可操作性和性价比取决于每个国家 G6PD 缺乏的发病率。G6PD 缺乏亚类中的蚕豆病可以通过不吃蚕豆得到完全预防。药物诱导的溶血可以通过给药前作 G6PD 缺乏检测来预防，多数病例都能有替代药物。发生 AHA 时，一旦发现病因，大多数病例不需要特殊治疗。但是如果贫血严重，就变成了急症，特别是儿童，需要立即处理，包括输血。含氨苯砜的抗疟药物联合治疗（称为 Lapdap，2003 年开始推荐）曾在几个非洲国家导致疟疾儿童严重的急性溶血，几年后药物因此撤市。如果存在急性肾衰竭，就必须进行血浆置换，如果没有基础的肾疾病，都可以恢复。G6PD 缺乏相关的 NNJ 处理也与其他原因导致的 NNJ 没有差别。

在 CNSHA 病例中，如果贫血不严重，常规补充叶酸和常规血液监测就足够了。最重要的是避免暴露于可能导致溶血的药物，如果病情恶化，可以输血，此时常常伴有感染。少数病例可能需要定期输血，这些病例适合进行铁螯合治疗。与 HS 不同，没有脾破坏红细胞的证据，但在实践中，已经证实严重病例受益于脾切除。

氧化还原系统的其他异常 如上所述，GSH 是抵抗氧化应激的关键因素。GSH 代谢的遗传缺陷非常罕见，但每种都能引发慢性 HA（表 4-4）。一种罕见的、通常是自限性的、出生第一个月内发生的严重 HA 称为婴儿多形红细胞增多症，可能不仅与遗传性的谷胱甘肽过氧化物酶（GSHPX）缺乏有关，还与短暂的硒营养缺乏有关，硒是 GSHPX 活性的关键元素。

嘧啶 5'-核苷酸酶（P5N）缺乏 嘧啶 5'-核苷酸酶（P5N）是红细胞成熟终末阶段核酸降解产生的核苷酸代谢中的关键酶。它的缺乏如何导致溶血尚不清楚，但这种疾病的独特特征是红细胞嗜碱点彩的形态学异常。这种情况很罕见，但在红细胞酶缺陷中发病率排在第三位（紧随 G6PD 缺乏和 PK 缺乏之后）。终身有贫血，严重程度不一，也可能受益于脾切除。

家族性（不典型）溶血-尿毒症综合征 家族性（不典型）溶血-尿毒症综合征这个名词是用来描述一组罕见疾病，多数累及儿童，以外周血涂片出现红细胞碎片的微血管病 HA、血小板减少（常为轻度）和急性肾衰竭为特征。[不典型是组织学原因；由大肠埃希菌感染产生志贺毒素引发的溶血-尿毒症综合征（hemolytic-uremic syndrome，HUS）是典型疾病]。不典型 HUS（aHUS）的遗传基础已经明确。超过 100 个家庭的研究证实，发生 HUS 的家庭成员都有编码补体调节蛋白的几个基因之一的突变，包括补体因子 H（CFH）、CD46 或膜辅助因子蛋白（MCP）、补体因子 I（CF I）、补体成分 C3、补体因子 B（CFB）和血栓调节素。因此，不管其他遗传性 HA 是否由内源性红细胞异常引发，这组疾病的溶血都与红细胞外部的遗传性缺陷导致的溶血不同（表 4-1）。由于补体瀑布样反应的调节是相当宽泛的，在稳定状态下，上述的任何异常都可以被耐受。但反复感染或其他触发因素通过替代途径激活补体后，任何补体调节因子的缺乏就变得非常关键。内皮细胞发生损伤，特别是肾的内皮细胞，同时作为补体激活的部分后果，会发生溶血（最常见的是志贺毒素相关的 HUS，因此常常被当作是 aHUS 的表型模拟）。aHUS 是严重疾病，急性期死亡率达 15%，而进展到终末期肾病的患者死亡率高达 50%。虽然不常见，也可以自发缓解，但由于有遗传异常的基础，如果再次暴露于触发因素，症状会再次发作，而发作后的预后总是很差。血浆置换已经成为标准治疗，可以补充缺乏的补体调节因子。抗 C5 补体抑制剂依库珠单抗被证实可有效缓解微血管病症状，提高血小板数量，改善肾功能，因此降低了血浆置换的需求。依库珠单抗治疗需要维持多长时间以及它是否会影响肾（和肝）移植的争议，还需要观察。

获得性溶血性贫血

红细胞的机械性破坏 虽然红细胞有很好的变形性，可以在有生之年数千次通过比它窄的毛细血管，如果不是损耗，至少有两种情况它们会被剪切，导致血管内溶血，产生血红蛋白尿（表 4-6）。一种情况是急性的、自损性、行军性血红蛋白尿。为什么马拉松

表 4-6　血管内溶血的疾病和临床表现

	起病/病程	主要机制	适合的诊断手段	注释
血型不合输血	突发	几乎都是 ABO 不相容	重复交叉配血	
阵发性睡眠性血红蛋白尿（PNH）	伴有急性发作的慢性过程	补体介导的 CD59（一）红细胞的破坏	流式细胞术显示 CD59（一）红细胞群	任何途径的补体激活都可以造成急性发作
阵发性冷性血红蛋白尿（PCH）	急性	正常红细胞的免疫性溶血	检测 Donath-Landsteiner 抗体	常由病毒感染诱发
败血症	非常急性	产气荚膜梭状芽孢杆菌产生的外毒素	血培养	其他微生物也可致病
微血管病性	急性或慢性	红细胞碎片	外周血涂片红细胞形态	病因很多，包括内皮细胞损伤、血管瘤、人工心脏瓣膜等
行军性血红蛋白尿	突发	机械破坏	病史采集	
蚕豆病	急性	G6PD 缺陷的衰老红细胞的破坏	G6PD 检测	进食大量蚕豆诱发，但也可以因感染或药物诱发

缩写：G6PD，葡萄糖-6-磷酸脱氢酶

运动员有时会出现此并发症而有时不出现的原因还不清楚（可能需要关注球鞋）。相似的综合征出现在长期赤足跳乡间舞或用力击鼓后。另一种情况是慢性医源性的（也曾称为微血管病溶血性贫血）。它也可出现于心脏人工瓣膜的患者，特别是存在反流时。如果红细胞机械损伤造成的溶血是轻度的，铁供给充足，失血代偿就很好；如果贫血程度增加，就需要纠正反流。

感染　到目前为止，在大多数地区，导致 HA 的最常见感染性原因是疟疾。而在其他地区，最常见的直接原因是产毒大肠埃希菌 O157：H7，现在被当作是 HUS 的主要病因，儿童比成人多见。由卵磷脂酶活性毒素导致的致命性血管内溶血与产气荚膜梭状芽孢杆菌败血症同时发生，特别是在开放创伤、败血症流产或污染血输注的灾难性事件后。HA 也见于几种微生物导致的败血症或心内膜炎，但很罕见，而且只发生在儿童身上。另外，细菌和病毒感染还可以通过间接机制导致 HA（见 G6PD 缺乏部分和表 4-6）。

免疫性溶血性贫血　该病至少有两种发病机制。①有真正的自身抗体直接作用于红细胞抗原，如红细胞表面的分子。②当抗体直接与特定分子（如药物）作用时，红细胞会在反应中被捕获，然后损伤或破坏。由于抗体的最佳反应温度不同，分为"冷"或"温"抗体（表 4-7）。自身抗体介导的 HA 可以是单独的（称为特发性），也可以作为系统自身免疫性疾病（如系统性红斑狼疮）的一部分。我们在此讨论最独特的临床表现。

自身免疫性溶血性贫血　一旦红细胞被自身抗体包被（见上文），就会通过一种或多种机制被破坏掉。在大多数病例，抗体的 Fc 部分会被巨噬细胞的 Fc 受体识别，然后触发吞噬红细胞作用。红细胞在巨噬细

胞丰富的脾、肝或骨髓中被破坏，这就称为血管外溶血（图 4-8）。由于脾特殊的解剖结构，它可以非常有效地捕获抗体包被的红细胞，通常是红细胞破坏的主要场所。部分病例由于抗体的特性（通常是 IgM 抗

表 4-7　获得性免疫性溶血性贫血的分类

临床分类	抗体类型	
	冷抗体型，主要是 IgM，最适合温度 4～30℃	温抗体型，主要是 IgG，最佳温度 37℃ 或混合孵育
原发性	CAD	AIHA（特发性）
继发于病毒感染	EBV CMV 其他	HIV 病毒疫苗
继发于其他感染	支原体感染，阵发性冷性血红蛋白尿	
继发于其他疾病或与其相关	CAD 在 Waldenström 病 淋巴瘤	AIHA 在 SLE CLL 其他恶性肿瘤 慢性炎症性疾病（如 IBD）异基因 HSCT 后
继发于药物：药物诱发的免疫溶血性贫血	小部分（如来那度胺）	大部分：目前最常用的致病药物是头孢替坦、头孢曲松、哌拉西林
	药物依赖型：只有当药物存在时，抗体才破坏红细胞（如青霉素）不依赖药物型：即使药物不存在，抗体也会破坏红细胞（如甲基多巴）	

缩写：AIHA，自身免疫性溶血性贫血；CAD，冷凝集素病；CLL，慢性淋巴细胞白血病；CMV，巨细胞病毒；EBV，Epstein-Barr 病毒；HIV，人类免疫缺陷病毒；HSCT，造血干细胞移植；IBD，炎症性肠病；SLE，系统性红斑狼疮

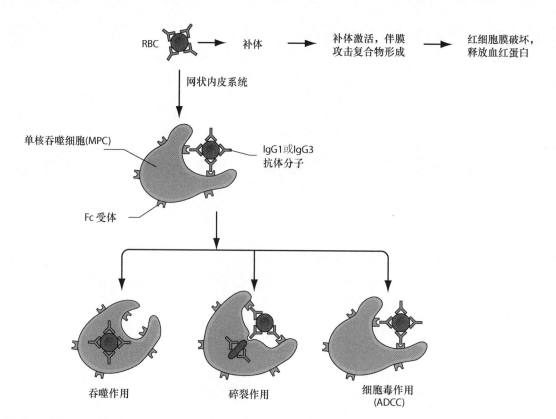

RBC → 补体 → 补体激活，伴膜攻击复合物形成 → 红细胞膜破坏，释放血红蛋白

网状内皮系统

单核吞噬细胞(MPC)

IgG1或IgG3抗体分子

Fc受体

吞噬作用　　碎裂作用　　细胞毒作用(ADCC)

图 4-8　抗体介导的免疫破坏红细胞（RBC）的机制。 ADCC，抗体依赖的细胞介导的细胞毒。（From N Young et al：Clinical Hematology. Philadelphia，Elsevier，2006；with permission.）

体），在红细胞表面形成抗原-抗体复合物激活补体（C），然后形成大量膜攻击复合物，直接破坏红细胞，这称为血管内溶血。

　　临床特点　自身免疫性溶血性贫血（autoimmune hemolytic anemia，AIHA）是重症，如果没有合适的治疗，会导致 10% 的患者死亡。起病常突发猛烈。血红蛋白在几天内迅速下降至 4 g/dl，红细胞的大量破坏造成黄疸，脾有时会肿大。如果出现三联征，就要高度怀疑 AIHA。如果溶血发生在血管内，突出的特征是血红蛋白尿，患者会报告，而我们应该关注或检测。AIHA 的诊断试验是直接抗人球蛋白试验，这是 1945 年由 R. R. A. Coombs 发明的，并以他的名字命名。这项试验的魅力在于它直接检测了疾病的致病介质，例如红细胞上抗体的存在。试验阳性可确定诊断，阴性时就不大可能诊断。但 Coombs 试验的敏感性取决于所用的技术，在疑似的病例中，需要特殊实验室重复检查，Coombs-阴性 AIHA 就是后一种情况。部分病例的自身抗体性质独特，对应特殊的 Rhesus 系统抗原。部分病例被认为是"非特异的"，这是因为对所有类型的红细胞都能反应。

　　如果患者有已知的疾病，如系统性红斑狼疮或慢性淋巴细胞白血病（表 4-7），出现溶血时，我们称为并发症；而只有 AIHA 时，就提示我们应该寻找基础

疾病。两种情况并存时，如同其他自身免疫性疾病，如何导致 AIHA 还不清楚。在部分病例中，AIHA 可能与自身免疫性血小板减少有关（首发或继发）（Evans 综合征）。

治疗　自身免疫性溶血性贫血

　　严重的急性 AIHA 是医学急症。应立刻开始各种治疗，包括红细胞输注。这也产生了特殊问题，如果抗体是非特异的，所有红细胞交叉配血都不相容。在这些病例中，常常需要矛盾地输入不相容的血，理论依据是输入红细胞虽然会被破坏，但破坏的程度低于患者自身的红细胞，同时患者能够存活下来。此时需要临床治疗患者与输血/血清学实验室之间密切联系并相互理解。贫血不是马上致命的时候，应该避免输血（因为随着每单位血的输注，相容问题会愈发严重），立即开始泼尼松治疗（每天 1 mg/kg），至少半数患者会获得迅速缓解。利妥昔单抗（抗 CD20）过去作为二线治疗，但目前小剂量（100 mg/w×4）联合泼尼松将成为一线标准治疗。复发率降低的结果令人鼓舞，而复发在 AIHA 中很常见。对于复发难治患者，可以考虑脾切除，虽然不能治愈疾病，但可以通过去除溶血的主要场所而

改善贫血和（或）减少其他治疗需求（如泼尼松的剂量），而使患者明显获益。利妥昔单抗、硫唑嘌呤、环磷酰胺、环孢素和静脉免疫球蛋白都是二线或三线治疗药物。在极少数非常严重的难治病例，可能不得不考虑自体或异基因造血干细胞移植。

阵发性冷性血红蛋白尿 阵发性冷性血红蛋白尿（paroxysmal cold hemoglobinuria, PCH）是 AIHA 中的少见类型，多见于儿童，特点是常由病毒感染诱发，通常自限，与所谓的 Donath-Landsteiner 抗体有关。抗体在体外有独特的血清学特点，有抗 P 特异性，只在低温时（4℃最佳）与红细胞结合，温度升高到 37℃时，有补体存在时才会发生红细胞溶解。体内是血管内溶血，导致血红蛋白尿。临床上鉴别诊断必须包括其他导致血红蛋白尿的情况（表 4-6），但 Donath-Landsteiner 抗体的存在才能确诊 PCH。积极进行支持治疗来控制贫血，包括输血，基本都可以恢复。

冷凝集素病 这一名词用于描述一种慢性 AIHA，通常影响老年人，有特殊的临床和病理特点。首先，冷是指这种抗体在 37℃反应很少或不反应，而在较低温度时反应强烈。因此暴露于低温时溶血明显。抗体通常是 IgM，有抗 I 特异性（I 抗原几乎在所有红细胞表面表达），滴度可以非常高（1：100 000 或更高）。其次，B 淋巴细胞扩增克隆产生这种抗体，有时血浆中的浓度很高，以致在血浆蛋白电泳中产生一个峰，类似单克隆丙种球蛋白。第三，由于抗体是 IgM，冷凝集素病（cold agglutinin disease, CAD）与 Waldenström 巨球蛋白血症（WM）（第十一章）相关，虽然大多数病例并没有其他临床表现。因此，CAD 必须被认为是 WM 的一种早期形式（低级别的成熟 B 细胞淋巴瘤），因为 IgM 的独特生物学特性导致临床上的慢性 HA。

轻度 CAD 患者，避免暴露于寒冷可能是患者拥有相当舒适的生活质量所必需的，但 CAD 的处理并不轻松。由于供者的红细胞是 I 阳性，很快被破坏，所以输血的疗效不佳。硫唑嘌呤或环磷酰胺的免疫抑制/细胞毒治疗可以降低抗体滴度，但临床疗效有限，考虑到疾病的慢性过程，副作用可能难以接受。与 AIHA 不同，泼尼松和脾切除无效。血浆置换可以去除抗体，从理论上来说是合理的措施，但实施困难，如果要获得疗效必须频繁进行。利妥昔单抗出现后，CAD 的治疗明显改观，虽然对 CAD 的作用不如 AIHA 明显，但高达 60%的患者有反应，利妥昔单抗-氟达拉滨联合治疗的缓解更持久。由于 CAD 的病程

长，这些药物的治疗方案或疗程都需要观察。

毒素和药物 一些有氧化活性的化学物质，不论是否用于医疗，可以导致 G6PD 缺乏人群的溶血（见上文）。例如高压氧（或 100%的氧气）、硝酸盐、氯化物、亚甲蓝、氨苯砜、顺铂和大量芳香族（环）化合物。其他化学物质可以通过非氧化途径导致溶血，多数机制不明，例如砷、氢化锑、铜和铅。铅中毒导致的 HA 以嗜碱点彩为特征，也可见于 P5N 缺乏（见上文），提示可能至少部分是由于铅抑制了酶的活性造成的。

在这些病例中，溶血是通过红细胞上的直接化学作用介导的。但药物导致溶血至少通过两种其他机制。①药物可以作为半抗原诱导抗体产生，产生这种少见情况的药物例如青霉素。再次暴露时，红细胞在青霉素和青霉素抗体相互作用时作为无辜旁观者被捕获。一旦停用青霉素，溶血也会减轻。②药物可以通过模仿抗原，诱发针对红细胞抗原的抗体产生。最显著的例子是甲基多巴，一种不再使用的抗高血压药物，可以刺激一小部分患者产生抗 Rhesus 的抗体抗 e。在有这种抗原的患者中，抗 e 是真正的自身抗体，可以导致自身免疫 HA（见下文）。一旦停用甲基多巴，抗体可以逐渐减少。

某些蛇毒（眼镜蛇和蝰蛇）可以导致严重的血管内溶血，蛇咬伤后发生 HA。

阵发性睡眠性血红蛋白尿症（PNH） 阵发性睡眠性血红蛋白尿症（paroxysmal nocturnal hemoglobinuria, PNH）是一种获得性的慢性 HA，以持续的血管内溶血反复恶化为特征。除溶血外，还常伴有全血细胞减少和静脉血栓形成风险。这三联征使得 PNH 的临床表现非常独特，当三个特点没有同时表现出来时，诊断常常被延误，在进行合适的实验室检查后可以确诊。

PNH 的男女发病率相同，全球各个民族均有发病，但很罕见，估计的发病率约为 5/1 000 000（东南亚和远东更低）。无遗传易感性证据。PNH 从来都没有先天性发病的报告，但可以在小童发病，也可以到 70 多岁发病，大多数患者是年轻成人。

临床特点 患者会因在某个早晨排出血尿而就医（图 4-9）。这种令人沮丧或恐慌的事件是疾病的经典表现，但这种症状常常未被注意到或被压抑了。实际上患者常常只表现出需要鉴别诊断的单纯的贫血问题，不管是有症状的还是偶然发现的。有时贫血还伴有中性粒细胞减少、血小板减少或二者均有，提示骨髓衰竭（见下文）。部分患者有反复发作的严重腹痛，需要就医鉴别，最终发现与血栓有关。如果血栓影响到肝静脉，可能造成急性肝大和腹水，如完全的 Budd-

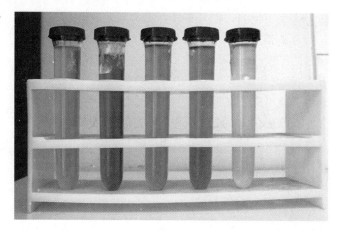

图 4-9（见书后彩图） 阵发性睡眠性血红蛋白尿（PNH）患者的连续尿样本。在数小时内血红蛋白尿的严重程度完全不同

Chiari 综合征，如果没有肝疾病，就要怀疑 PNH。

PNH 的自然病程可延续数十年。如果不治疗，中位生存期为 8～10 年，过去最常见的死因是静脉血栓、严重中性粒细胞减少继发感染和严重血小板减少继发出血。只有极少患者（估计 1%～2%）因急性髓系白血病死亡。另一方面，也有 PNH 自发恢复的报告，当然也是非常罕见的。

实验室检查和诊断 最常见的血液学表现是贫血，轻度、中度到重度。贫血通常是正细胞的，形态改变不明显。如果 MCV 升高，可能主要由于网织红细胞增多，可以是明显升高（高达 20% 或到 400 000/μl）。如果患者因血红蛋白尿导致经泌尿系统慢性失血而造成铁缺乏，就会出现小细胞贫血。非结合胆红素轻到中度升高，LDH 升高明显（常见几千）；结合珠蛋白往往测不到。所有这些结果都支持溶血性贫血的诊断。血红蛋白尿可以在偶然的尿检中发现，如果没有血红蛋白尿，多次尿样本会有帮助，因为血红蛋白尿可以在每天甚至每小时都完全不同。骨髓通常细胞增多，红系增生明显活跃，常伴轻到中度的红系增生异常特征（但没有到骨髓增生异常综合征的程度）。在疾病的某些阶段，骨髓可以增生低下，甚至明显的再生障碍（见下文）。

PNH 的确诊必须证实患者的部分红细胞因缺乏保护红细胞免受活化补体（C）破坏的表面蛋白（特别是 CD59 和 CD55）而对补体的敏感性增加。蔗糖溶血试验并不可靠，酸化血清（Ham）试验非常可靠，但只有少数实验室可以做。现在的金标准是流式细胞学，可以做粒细胞也可以做红细胞。细胞双峰分布，有明确的 CD59 和 CD55 阴性细胞群，就可以诊断 PNH。PNH 患者中，阴性的红细胞至少 5%，阴性的粒细胞至少 20%。

病理生理学 PNH 的溶血主要是在血管内，由于红细胞内源异常造成，使得其对激活的补体极度敏感，不管补体是通过替代途径还是通过抗原-抗体反应激活。前一种机制主要导致了 PNH 的慢性溶血，后一种机制解释了为什么在病毒或细菌感染后溶血会戏剧性恶化。对补体的高度敏感源于几种保护性膜蛋白的缺乏（图 4-10），其中 CD59 是最重要的，它可以抑制 C9 多聚体插入膜中。已经发现这些蛋白质缺乏的分子基础不仅与相关基因的缺陷有关，更主要是由于一种独特的糖脂分子 GPI（图 4-2）减少，GPI 可通过肽键将这些蛋白质锚定到细胞膜表面。GPI 的减少是由一种 X 连锁的 PIG-A 基因突变造成，在 GPI 生物合成早期需要这种基因的产物。实际上，每个患者的 PIG-A 突变都不同。因为这些突变是非遗传性的，都是造血干细胞发生的新突变（它们都是体细胞突变）。最终，患者的骨髓是突变和非突变细胞的嵌合体，外周血中有 PNH 细胞和正常（非 PNH）细胞。血栓是 PNH 会迅速致命的并发症之一，然而其发病机制还不甚清楚。PNH 血小板上 CD59 的缺乏会导致血小板异常激活，但也可能有其他机制。

骨髓衰竭（BMF）和 PNH 与再生障碍性贫血之间的联系 已确诊 PNH 的患者中有明确再生障碍性贫血（aplastic anemia，AA）病史者并不少见，实际上 PNH 发病前一般常有 BMF。另一方面，有时 PNH 患者的溶血减少，全血细胞减少增加，最终表现出 AA 的特点。由于 AA 可能是一种器官特异的自身免疫疾病，T 细胞导致造血干细胞损伤，PNH 也可能有相同的机制，只是 PNH 干细胞避开了损伤。正常人中可以发生 PIG-A 突变，大鼠模型证实如果骨髓剩余部分是正常的，PNH 干细胞就不会扩增。我们可以认为 PNH 总是有两种组成成分：正常造血的衰竭和 PNH 克隆的大量扩增。支持这一观点的证据包括 T 细胞库偏移和 PNH 患者 GPI 反应性 T 细胞的存在。

治疗 阵发性睡眠性血红蛋白尿

与其他获得性溶血性贫血不同，PNH 可以终生存在，多数患者仅进行支持治疗，包括洗涤红细胞的按需输注，部分患者需要频繁输注。哺乳期需补充叶酸（至少 3 mg/d），定期检查血清铁，适当补充铁剂。由于无证据表明糖皮质激素对慢性溶血有效，不建议长期应用，实际上由于副作用大且有潜在危险，应该禁忌。PNH 治疗的主要进展是人源单克隆抗体依库珠单抗的出现，它可以与补体成分 C5 的重要部位结合，而这个结合部位附近断裂后会诱发

A 正常，稳态

替代途径
经典途径
外源凝集素途径

生理性C3运转

C5转化酶

MAC

正常(CD55⁺,CD59⁺)红细胞
可以耐受补体激活的攻击

正常红细胞

完整正常红细胞
(CD55+/CD59+)

B PNH,稳态

替代途径
经典途径
外源凝集素途径

生理性C3运转

C5转化酶

MAC

异常(CD55⁻,CD59⁻)红细胞
(PNH细胞)在补体激活后或早
或晚都被溶解(血管内溶血)

MAC介导的血
管内溶血

C PNH，依库珠单抗治疗

替代途径
经典途径
外源凝集素途径

生理性C3运转

C5转化酶

依库珠单抗

MAC

C5被阻断后，PNH红细胞就免
于血管内溶血，但是一旦C3调
理化，就会被巨噬细胞所吞噬

RES巨噬细
胞(肝、脾)

C3调理化

图 4-10（见书后彩图） 补体级联反应和红细胞的命运。**A.** 正常红细胞通过 CD55 和 CD59 而免于补体激活和随后导致的溶血。由于编码 GPI 分子合成早期所需的一种蛋白、X 连锁的 *PIG-A* 基因发生了体细胞突变，PNH 患者的红细胞表面缺乏这两种 GPI 锚连蛋白。**B.** 在稳定状态下，PNH 红细胞会发生自发的（缓慢的）补体激活，形成膜攻击复合物（MAC）后导致血管内溶血；当更多的补体通过经典途径激活后，就导致了溶血加重。**C.** 用依库珠单抗后，PNH 红细胞就通过抑制 C5 裂解而避免被破坏；然而上游补体的激活也会导致 C3 调理化，导致血管外溶血。GPI，糖基磷脂酰肌醇；PNH，阵发性睡眠性血红蛋白尿。（From L Luzzatto et al：Haematologica 95：523，2010.）

补体远端瀑布样反应，导致膜攻击复合物（MAC）形成。在一项国际、安慰剂对照的随机试验中（到目前为止治疗 PNH 的唯一对照研究），87 例患者因严重溶血导致输血依赖而入选，结果证实了依库珠单抗的疗

效，并于 2007 年批准上市。依库珠单抗通过抑制补体依赖的血管内溶血，明显提高了 PNH 患者的生活质量。预期中应该可以减少输血需求，实际上只有半数患者获得了血红蛋白水平提高的疗效。剩下的患者，

贫血依然严重，需要输血。导致这种情况的一个原因是，一旦下游补体途径受阻，红细胞就不会因 MAC 被补体（C3）片段调理化而破坏，也就不会发生血管外溶血（图 4-10）。此过程的发生部分取决于补体受体 CR1 的基因多态性。根据半衰期，依库珠单抗每 14 天静脉输注一次。异基因 BMT 是治愈 PNH 的唯一方法。如果有合适的 HLA 相合的同胞供者，年轻重症 PNH 患者可以选择 BMT 治疗；依库珠单抗的应用明显降低了接受 BMT 患者的比例。

对于 PNH-AA 综合征患者，可以应用含抗胸腺细胞球蛋白和环孢素 A 的免疫抑制治疗，特别是为了治疗以严重血小板减少和（或）中性粒细胞减少为主要问题的患者；当然，这些治疗对溶血的作用很小或没有。在 PNH 之外有静脉血栓或先天易栓症的患者应常规抗凝预防。如果其他方式不能解决血栓并发症，就可以采用组织纤溶酶原激活物进行溶栓治疗。

急性失血性贫血

失血性贫血有两种机制：①红细胞的直接丢失；②如果出血不止，会逐渐消耗储存铁，最终导致铁缺乏。后一种贫血见第一章；我们这里关注的是前一种情况，如出血后贫血，在急性失血后出现。这可以是外源性的（如创伤或产科出血）或内源性的（如胃肠道出血、脾破裂、异位妊娠破裂、蛛网膜下腔出血等）。这些病例都有突发的大量失血，分为三个临床/病理生理阶段。①首先，最突出的特征是低血容量，对需要高血供的脏器产生威胁，如脑和肾；主要威胁是意识丧失和急性肾衰竭。需要注意的是，由于血红蛋白浓度还没有受累，在本阶段血常规可能不会显示贫血。②其次，作为急性反应，压力感受器和张力感受器会释放血管加压素和其他多肽，体液会从血管外转移到血管内，造成血液稀释，逐渐由低血容量变成贫血。贫血的程度反映了失血量。举例来说，如果 3 天后的血红蛋白是 7 g/dl，就意味着有半数的血液丢失。③如果出血停止，骨髓代偿会逐渐缓解贫血。

急性失血后贫血（APHA）通常是直接诊断的，虽然有时内出血（如创伤后）并不明显，甚至有时大量的内出血也不明显。如果发生血红蛋白骤降，不管患者是否有病史都要考虑 APHA。适当的问诊可以获得完整的病史，必须进行合适的检查（如超声或内镜）。

第一部分　造血系统疾病

治疗　急性失血性贫血

治疗方面，必须采用两种措施。①多数病例需要失血替代治疗。与许多慢性失血不同，首先要做的是发现贫血原因并纠正，由于机体可以迅速适应贫血，急性失血真正逆转后，不一定非要输血；如果机体不能适应贫血，就应马上输血。②面临急诊时，止血和清除病因势在必行。

APHA 的一种特殊类型是外科手术中和手术后的失血，可以是大量的（如根治性前列腺切除术后出血可以达 2L）。当然除了选择有效的外科操作外，还可以用患者储存的自体血（通过术前采集自体血），任何病例都应严密监测失血情况。医源性失血的事实提示需要进一步研究来优化治疗。

长久以来的一个急诊医学梦想是应用广泛、适用于所有患者的血液替代产品，产品本身易于储存和运输，安全有效。曾经有两种主要方式：①可与氧可逆结合的碳氟化合物；②人工修饰的血红蛋白，即所谓的血红蛋白类氧载体（HBOC）。虽然有大量的使用这两种措施的人类个案报道，HBOC 也进入了 2～3 期临床试验阶段，但血液替代产品并没有成为标准治疗。

第五章　骨髓衰竭综合征（包括再生障碍性贫血和骨髓增生异常）

Bone Marrow Failure Syndromes Including Aplastic Anemia and Myelodysplasia

Neal S. Young

（张乐　译　王景文　校）

低增生性贫血是正色素、正细胞性或大细胞性贫血，伴有网织红细胞计数下降。低增生性贫血也被认为是骨髓衰竭状态这类血液学疾病的突出特征，这类疾病包括再生障碍性贫血、骨髓增生异常综合征（myelodysplastic syndrome，MDS）、纯红细胞再生障碍性贫血（pure red cell aplasia，PRCA）和骨髓痨。

在这些疾病中，贫血通常不是单独或主要的血液学表现。骨髓衰竭通常表现为全血细胞减少：贫血、白细胞减少及血小板减少。骨髓衰竭疾病全血细胞减少是由于血细胞生成缺乏所致，可与外周血中红细胞（溶血性贫血）、血小板［免疫性血小板减少症（ITP）或脾大］及粒细胞（免疫性粒细胞减少）被破坏导致的血细胞减少相区别。骨髓损伤或功能障碍也可继发于感染、炎症反应或肿瘤。

造血衰竭综合征依据骨髓的主要形态学特征分类（表 5-1）。虽然这些综合征之间实际的区别很明确，但是有些疾病的进程密切相关而使诊断复杂。患者可能同时患有两种或三种相关疾病，或者一种疾病进展为另一种疾病。大多数骨髓衰竭综合征存在免疫介导的骨髓破坏，一些基因组不稳定因素导致较高的恶性转化率。

内科医师及全科医师识别骨髓衰竭综合征很重要，因为这类疾病未经治疗患者预后可能较差。内科及全科医师为患者选择并提供有效的治疗措施是可行的但非常复杂，因此需要血液科医师或肿瘤科医师的协助。

表 5-1	全血细胞减少的鉴别诊断
全血细胞减少合并骨髓增生低下	
获得性再生障碍性贫血	
先天性再生障碍性贫血（Fanconi 贫血、先天性角化不良）	
某些骨髓增生异常综合征	
少见的非白血病性白血病	
某些急性淋巴细胞白血病	
某些淋巴瘤累及骨髓	
全血细胞减少合并骨髓增生正常	
原发于骨髓的疾病	继发于系统性疾病
骨髓增生异常综合征	系统性红斑狼疮
阵发性睡眠性血红蛋白尿	脾功能亢进
骨髓纤维化	维生素 B_{12}、叶酸缺乏
某些非白血病性白血病	严重感染
骨髓痨	酗酒
骨髓淋巴瘤	布鲁杆菌病
毛细胞白血病	结节病
	结核
	利什曼病
骨髓增生低下±血细胞减少	
Q 热	
军团菌病	
神经性厌食、饥饿	
分枝杆菌属	

再生障碍性贫血

定义

再生障碍性贫血是伴有骨髓增生低下的全血细胞减少。获得性再生障碍性贫血不同于治疗引起的再生不良，即肿瘤接受密集化疗后所致的骨髓增生低下。再生障碍性贫血也可以是先天性的：遗传性疾病如 Fanconi 贫血和先天性角化不良，虽然通常伴有典型躯体异常表现和早期出现全血细胞减少，但是在外表正常的成人中也可以出现骨髓衰竭。再生障碍性贫血典型的临床表现是正常成人突发血细胞减少。血细胞减少发生前，患者可能患有血清学标志阴性的肝炎，或应用过导致血细胞减少的药物，在这些情况下诊断再生障碍性贫血并不复杂。血细胞减少有时出现缓慢，或并非三系同时发生，表现为贫血、白细胞减少及血小板减少的不同组合。再生障碍性贫血与阵发性睡眠性血红蛋白尿（PNH；第四章）及 MDS 相关，在某些病例中很难将三者明确区分开。

流行病学

在欧洲及以色列，再生障碍性贫血的发病率为每年 2/1 000 000，在泰国和中国为（5～7）/1 000 000。总体上，男女发病率相当，但是发病年龄分布呈双峰相，青少年发病率最高，其次是老年人。

病因学

再生障碍性贫血发生的原因被推测与某些临床因素相关（表 5-2）；不幸的是，这些相关性在个别患者中并不可靠，并且可能不会导致疾病发生。另外，尽管大多数再生障碍性贫血是特发性的，然而只不过是根据病史将这些患者与药物导致再生障碍性贫血等有可能诱因的患者区分开来。

辐射 再生障碍性贫血是辐射的主要急性后遗症。辐射造成 DNA 损伤，并且有丝分裂活跃的组织对其非常敏感。核事故不仅涉及发电厂工人，还有医院、实验室和工厂（食物消毒、金属透视检测等）的员工，以及暴露于核资源被盗、错误放置或使用的无辜者。鉴于辐射剂量可以由血细胞减少的速度和程度近似得到，通过暴露重建测得的曝光量可以帮助评估患者的预后，还能防止医务人员与放射性组织及排泄物接触。MDS 和白血病，而可能不是再生障碍性贫血，是辐射迟发的副作用所致。

表 5-2　　再生障碍性贫血与单一血细胞减少的分类	
获得性	**遗传性**
再生障碍性贫血	
继发性	Fanconi 贫血
辐射	先天性角化不良
药物和化学品	Shwachman-Diamond 综合征
常规影响	网状组织发育不良
特异质反应	无巨核细胞性血小板减少症
病毒	家族性再生障碍性贫血
EB 病毒（传染性单核细胞增多症）	白血病前期（7 号染色体单体等）
肝炎病毒（非甲、非乙、非丙型肝炎）	非血液系统综合征（Down、Dubowitz、Seckel）
细小病毒 B19（短暂的再生障碍性贫血危象，PRCA）	
HIV-1（AIDS）	
免疫性疾病	
嗜酸细胞性筋膜炎	
高免疫球蛋白血症	
大颗粒淋巴细胞增多症（LGL）	
胸腺瘤/胸腺癌	
免疫缺陷患者的移植物抗宿主病	
阵发性睡眠性血红蛋白尿（PNH）	
妊娠	
特发性	
血细胞减少	
PRCA（见表 5-4）	先天性 PRCA（Diamond-Blackfan 贫血）
中性粒细胞减少/粒细胞缺乏	
特发性	Kostmann 综合征
药物、毒物	Shwachman-Diamond 综合征
LGL	网状组织发育不良
纯白细胞再生障碍性贫血	
（＋/－胸腺瘤）	
血小板减少	
药物、毒物	无巨核细胞性血小板减少症
特发性无巨核细胞	桡骨缺乏的血小板减少症

缩写：PRCA，纯红细胞再生障碍性贫血

化学品　苯是导致骨髓衰竭的重要原因：流行病学、临床及实验室研究结果显示苯与再生障碍性贫血、急性白血病、血液及骨髓异常相关。对于白血病，发病率虽与累积暴露量相关，但组织敏感性也很重要，因为仅有少数暴露严重的工人出现骨髓毒性。患者的职业史很重要，特别是在将苯作为溶剂二次利用的工厂中。随着对工业暴露的管理，苯相关的血液病已经减少。苯已不再是家用溶剂，但在正常的饮食及环境中仍会接触到其代谢产物。骨髓衰竭与其他化学物质之间的联系仍有待证实。

药物（表 5-3）　许多化疗药物的主要副作用是骨髓抑制，其程度存在剂量依赖，并且出现在所有接受治疗的患者中。相比之下，多种不同药物的特异质反应导致再生障碍性贫血不存在明确的剂量-效应关系。这些相关性在很大程度上取决于积累的病例报告，直到 20 世纪 80 年代在欧洲进行了一项大型国际研究才

表 5-3　　与再生障碍性贫血相关的药物和化学品
在常用剂量或正常暴露时主要副作用为骨髓抑制的药物
用于肿瘤化疗的细胞毒性药物：*烷化剂、抗代谢药物、有丝分裂抑制剂、某些抗生素*
通常但非必然与再生障碍性贫血相关的制剂
苯
与再生障碍性贫血相关，但相关性较低的制剂
氯霉素
杀虫剂
抗原虫药：奎纳克林、氯喹、米帕林
非甾体抗炎药（包括*保泰松*、吲哚美辛、布洛芬、舒林酸、阿司匹林）
抗癫痫药（*妥因类*、卡马西平、苯乙酰脲、非尔氨酯）
重金属（金、砷、铋、汞）
磺胺类药物：某些抗生素，抗甲状腺药物（甲巯咪唑、甲硫氧嘧啶、丙硫氧嘧啶），抗糖尿病药物（甲苯磺丁脲、氯磺丙脲），碳酸酐酶抑制剂（乙酰唑胺、醋甲唑胺）
抗组胺药（*西咪替丁*、氯苯那敏）
α-青霉胺
雌激素（在妊娠期及含量较高的动物体内）
与再生障碍性贫血相关性更小的制剂
其他抗生素（链霉素、四环素、甲氧西林、甲苯咪唑、甲氧苄啶/磺胺甲噁唑、氟胞嘧啶）
镇静药和镇静剂（氯丙嗪、丙氯拉嗪、哌西他嗪、氯氮卓、甲丙氨酯、甲乙哌酮）
别嘌醇
甲基多巴
奎尼丁
锂剂
胍类
高氯酸钾
硫氰酸盐
卡比马唑

注：斜体显示的项目与再生障碍性贫血最为相关

将药物相关性进行了量化，尤其是对非甾体抗炎药、磺胺类药物、抗甲状腺药物、某些精神药物、青霉胺、别嘌呤醇和金。相关性不等同于因果关系：药物可能已经被用于治疗骨髓衰竭的首发症状（抗生素治疗发热或上述的病毒感染），或者引起原有疾病的第一个症状（血小板减少症患者应用非甾体抗炎药后出现瘀点）。在总的药物使用情况中，特异质反应尽管对个体来说是灾难性的，但仍是小概率事件，在基于人群的风险评估研究中其发生率通常较低。此外，绝对风险度较低更加凸显了以下情况：在一种罕见疾病中，尽管风险增加了 10 倍甚至 20 倍，但是在成千上万的暴露者中，仅有少数患者转化为药物诱导的再生障碍性贫血。

感染　病毒性肝炎是最常见的前驱感染，在大多数病因研究中，肝炎后骨髓衰竭约占 5%。患者通常为 1～2 个月前刚从肝炎中恢复的青年男性，随后发生了严重的全血细胞减少。患者肝炎血清学阴性（非甲、非乙、非丙型），可能由尚未发现的病原体所致。儿童暴发性肝衰竭也是由血清学阴性的肝炎所致，这些患者骨髓衰竭的发生率很高。再生障碍性贫血极少继发于传染性单核细胞增多症。微小病毒 B19 是溶血性贫血出现短暂再生障碍性贫血危象，以及某些 PRCA（见下文）的原因，但一般不引起骨髓衰竭。血细胞计数轻度下降在许多病毒及细菌感染过程中很常见，但在感染控制后可以恢复至正常。

免疫性疾病　在输注未经照射的血液制品后引发输血相关移植物抗宿主病（graft-versus-host disease, GVHD）的免疫缺陷患者中，再生障碍性贫血是其严重后果及导致死亡的必然原因。再生障碍性贫血与罕见的胶原血管病嗜酸细胞性筋膜炎密切相关，该病的特点是皮下组织出现疼痛性硬结。胸腺瘤和低免疫球蛋白血症与再生障碍性贫血偶有相关性。全血细胞减少伴骨髓增生低下也可见于系统性红斑狼疮（SLE）。

妊娠　再生障碍性贫血极少情况下可能发生或再发于怀孕期间，在分娩、自然流产或人工流产后可好转。

阵发性睡眠性血红蛋白尿　PNH 的发病必须依赖造血干细胞 *PIG-A* 基因获得性突变，但正常人也可能携带 *PIG-A* 基因突变。如果携带 *PIG-A* 基因突变的干细胞增殖，将造成糖基磷脂酰肌醇锚连的细胞膜表面蛋白的子代克隆缺陷（第四章）。这群小克隆缺陷细胞在半数或更多的再生障碍性贫血患者中通过敏感的流式细胞术可以被检测到。在对 PNH 患者骨髓功能的研究中发现，即使主要表现为溶血的患者也存在造血缺陷的证据。起初临床诊断为 PNH 的患者，尤其是青年患者，后期可能进展为明显的再生障碍性贫血和全血细胞减少；初期诊断为再生障碍性贫血的患者，可能在血细胞计数恢复多年后出现溶血性 PNH。

先天性疾病　Fanconi 贫血，为常染色体隐性遗传病，表现为先天性发育异常、进行性全血细胞减少及罹患恶性肿瘤的风险增加。鉴于 Fanconi 贫血患者的染色体对 DNA 交联剂异常敏感，可以作为诊断检测的依据。典型的 Fanconi 贫血患者身材矮小，可见咖啡牛乳色斑（café-au-lait spots）以及累及拇指、桡骨及泌尿生殖道的畸形。目前至少发现 16 种不同的基因缺陷（其中多数基因已明确）；最常见的 A 型 Fanconi 贫血，是由 *FANCA* 基因突变导致。大多数 Fanconi 贫血基因产物形成蛋白复合物，通过泛素化途径激活 FANCD2，影响细胞对 DNA 损伤、尤其是链间交联修复的反应。

先天性角化不良的三个特点是黏膜白斑、指（趾）甲营养不良及网状色素沉着，并且在儿童期出现再生障碍性贫血。先天性角化不良是由于端粒修复复合体基因突变所致，其作用为在 DNA 复制的细胞中保持端粒长度：X-连锁的类型与 *DKC1*（*dyskerin*）基因突变相关，更少见的常染色体显性遗传型是由于编码 RNA 模板的 *TERC* 和编码催化反转录酶、端粒酶的 *TERT* 的突变所致。*TNF2*，一种端粒蛋白复合体的组分、结合于端粒 DNA 的蛋白质，其突变也有报道。

Shwachman-Diamond 综合征表现为早期出现中性粒细胞减少、胰腺功能缺陷及吸收不良。大多数患者携带 *SBDS* 复合杂合子突变，影响核糖体的生物合成（如先天性纯红细胞再生障碍性贫血，见下文）以及骨髓基质细胞的功能。

尽管这些先天性疾病偶尔出现在成人，但基因突变也是导致骨髓衰竭的危险因素。近期研究发现，端粒异常，*TERT* 和 *TREC* 突变会对造血功能产生微妙的影响。典型表现包括不仅是重度、也可以是轻度再生障碍性贫血，它们可以是慢性的、非侵袭性的，以及单一的巨幼细胞性贫血或血小板减少。虽然早期出现头发灰白可以提示诊断，但这类患者通常不出现躯体异常。详细询问病史可以发现肺间质纤维化及肝硬化家族史。由于临床表型外显率不同，骨髓、肝及肺特殊受累情况在家庭内及家族之间呈现多样化。不同的外显率意味着 *TERT* 和 *TERC* 突变代表骨髓衰竭的危险因素，虽然携带相同突变的家庭成员其造血功能可以正常或仅有轻度异常，但存在更微妙的（补偿的）

病理生理学

骨髓衰竭是造血细胞严重损伤的结果。再生障碍性贫血患者骨髓活检形态学（图5-1）及脊柱磁共振成像（MRI）明显可以见到造血组织被脂肪组织替代。携带原始细胞标志 CD34 抗原的细胞大量减少，并且在功能研究中发现原始细胞几乎不存在。体外研究表明，重度再生障碍性贫血发生时干细胞池数量降低至正常范围1%以下。

先天性再生障碍性贫血患者存在固有的干细胞缺陷：Fanconi 贫血患者的干细胞暴露于某些化学品，出现染色体损伤和死亡。有些再生障碍性贫血患者由于端粒修复复合体基因杂合突变而致端粒缩短，也可能在有限的干细胞池内由于复制需要而致获得性骨髓衰竭患者的端粒生理性缩短。

药物损伤 大剂量物理或化学性损伤，如高剂量辐射和有毒化学品会对骨髓造成外源性损害。对于更常见的在常规用药剂量时出现的特异质反应，可能机制是药物代谢途径发生了改变。许多药物及化学物质的代谢途径，尤其是具有极性和水溶性较差的物质，涉及高活性亲电子化合物的酶促降解反应，由于这些中间产物易与细胞内大分子结合而具有毒性。例如，

衍生的对苯二酚和喹诺酮类是苯诱导组织损伤的原因。毒性中间物质产生过多或对它们解毒失败可能由基因决定，且明显地只针对特定药物；代谢途径的复杂性及特异性提示存在多个易感基因位点，同时也为出现罕见的特异性药物反应提供了一种解释。

免疫介导的损伤 患者在准备进行骨髓造血干细胞移植时应用抗淋巴细胞球蛋白后，其骨髓造血功能恢复首先提示再生障碍性贫血的发病可能是免疫介导所致。与这一假设一致的是，同卵双胞胎在不给予细胞毒性药物化疗的情况下进行造血干细胞移植很容易失败，亦论证了骨髓衰竭的发生不仅仅是由于造血细胞的缺乏，还存在宿主因素。实验数据支持免疫系统在再生障碍性贫血发病过程中起到的重要作用。在体外实验中，患者外周血和骨髓细胞能够抑制正常造血祖细胞的生长，并且在去除再生障碍性贫血患者骨髓中的 T 细胞后可以增加细胞集落的形成。在再生障碍性贫血患者中观察到活化的细胞毒性 T 细胞克隆数量增加，免疫抑制治疗成功后数量下降，并且涉及 1 型细胞因子，以及干扰素 γ（IFN-γ）诱导 Fas 在 CD34 细胞表面表达，导致细胞凋亡。再生障碍性贫血早期的免疫异常目前尚不明确，但是寡克隆 T 细胞反应提示存在抗原刺激。尽管危险因素（药物、血清学阴性肝炎）常见，但再生障碍性贫血极低的发病率表明其免疫反应的特点是由遗传学因素所决定，可以将正常

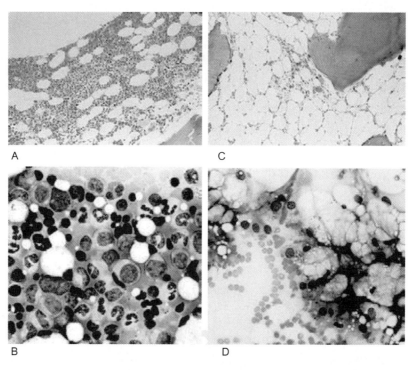

图 5-1（见书后彩图） **正常骨髓与再生障碍性贫血患者骨髓组织。A.** 正常骨髓活检组织。**B.** 正常骨髓穿刺涂片。细胞成分占骨髓的 30%～70%，可见髓系、红系及淋巴系细胞混杂。**C.** 再生障碍性贫血患者骨髓活检组织。**D.** 再生障碍性贫血患者骨髓涂片。涂片显示造血组织被脂肪组织替代，仅剩基质细胞和淋巴细胞

生理反应转变为持续异常的自身免疫反应，包括组织相容性抗原、细胞因子基因和调节 T 细胞分化基因以及效应器功能的多态性。

临床特征

病史　再生障碍性贫血可突发或隐匿起病。出血是最常见的早期症状；患者主诉持续数日至数周的易发瘀斑、牙龈渗血、鼻出血、月经量增多，及偶然发现出血点。虽然大出血少见，但随着血小板减少，中枢神经系统少量出血可以导致灾难性的颅内或视网膜出血。贫血症状也很常见，包括疲乏、无力、气短及耳鸣。感染是再生障碍性贫血少见的首发症状（与粒细胞缺乏症早期即可出现咽炎、肛门直肠感染及症状明显的脓毒血症不同）。再生障碍性贫血的一个显著特点是其症状局限于血液系统，患者尽管存在明显的全血细胞减少，但自我感觉及外表看起来无明显异常。系统性症状和体重下降提示全血细胞减少是由其他原因所致。药物应用、化学品暴露及病毒感染病史需要反复询问才能获得。若有血液系统疾病或血液异常、肺或肝纤维化，或早期出现头发灰白的家族史，则提示端粒病变。

体格检查　瘀点和瘀斑是典型体征，可能合并视网膜出血。盆腔及直肠检查常可推迟，在必须检查时需特别轻柔以避免造成外伤，若有出血通常来源于宫颈口或肠道。除急性再生障碍性贫血或已经接受输血治疗的患者外，皮肤和黏膜苍白常见。感染表现少见，但如果患者系统性症状已持续数周则可能出现。淋巴结肿大和脾大在再生障碍性贫血中十分罕见。咖啡牛乳色斑和身材矮小提示 Fanconi 贫血；指甲异常和黏膜白斑提示先天性角化不良；早期出现头发灰白（使用染发剂可能掩盖它！）提示端粒酶缺陷。

实验室检查

外周血　涂片可见大量红细胞、少量血小板和粒细胞。平均红细胞体积（MCV）通常增加，网织红细胞数量缺乏或极少，淋巴细胞数量正常或降低。出现未成熟粒细胞提示白血病或 MDS；有核红细胞（RBC）提示骨髓纤维化或肿瘤浸润；血小板形态异常提示外周破坏或 MDS。

骨髓　骨髓容易抽出，但涂片时也易稀释。由于脂肪组织丰富，骨髓活检标本取出时可能看起来很苍白。骨髓"干抽"提示骨髓纤维化或骨髓痨。重型再生障碍性贫血患者骨髓涂片可仅见红细胞、残存的淋巴细胞及基质细胞；骨髓活组织切片（长度应大于

1 cm）检查在确定细胞构成上优于骨髓涂片，且由于造血干细胞占骨髓组织的比例低于 25%，显微镜下显示主要为脂肪组织；在最严重的情况下，活检组织几乎全是脂肪。骨髓细胞构成与疾病严重性之间并不完全相关，部分是因为骨髓细胞随着年龄增长而出现生理性减少。此外，一些轻症患者活检时会出现髂骨空虚现象，而在重症患者中可见造血"热点"。如果从髂骨获取的标本量不足，也可以通过胸骨穿刺获得骨髓细胞。除了红细胞轻度巨幼样变外，残存的造血干细胞形态应该正常，但巨核细胞总是明显减少或通常缺如。肉芽肿可能提示感染是骨髓衰竭的原因。

辅助检查　在儿童和青年人中，用双环氧丁烷或丝裂霉素 C 进行外周血染色体断裂试验以除外 Fanconi 贫血。若通过家系研究或核苷酸测序发现端粒长度变短（已上市），则强烈提示存在端粒酶或端粒蛋白复合体突变。骨髓细胞染色体异常多见于 MDS，在典型的再生障碍性贫血中极其少见。流式细胞术为诊断 PNH 提供了一种敏感的检测方法。血清学研究可能会发现病毒感染的证据，如 EB 病毒和 HIV。肝炎后再生障碍性贫血血清学阴性。如果腹部查体不满意，需进行计算机断层扫描（CT）或超声检查确定脾大小。有时 MRI 可能有助于评估骨髓脂肪含量以鉴别再生障碍性贫血和 MDS。

诊断

基于全血细胞减少和骨髓脂肪浸润，诊断再生障碍性贫血通常不难。再生障碍性贫血是青年人易患的疾病，在全血细胞减少的青少年和年轻成人中应首先考虑再生障碍性贫血的诊断。如果是继发的全血细胞减少，通过病史或体格检查，患者原发病的诊断应该很明确：酒精性肝硬化患者出现巨脾，有转移癌或 SLE 病史，或胸片可见粟粒性肺结核表现（表 5-1）。

临床症状不典型，以及在相关的血液系统疾病中可出现诊断困难。全血细胞减少虽然最常见，但有些骨髓增生低下的患者早期仅出现一系或两系造血抑制，后期才进展为全血细胞减少。先天性再生障碍性贫血与获得性再生障碍性贫血依据骨髓形态学难以鉴别，家族史、童年时期存在血细胞计数异常或出现相关躯体异常表现有助于诊断。再生障碍性贫血与各种低增生 MDS 很难鉴别：发现造血细胞出现形态学异常，特别是巨核细胞和髓系前体细胞，以及典型的细胞遗传学异常，则更倾向于诊断 MDS（见下文）。

预后

重型再生障碍性贫血的自然病程会迅速恶化并导

致死亡。经验表明，先后输注红细胞、血小板以及使用有效抗生素虽有一定益处，但少有患者自发缓解。决定预后的主要因素是血细胞计数。以下三项中出现两项被定义为重型再生障碍性贫血：中性粒细胞绝对值<500/μl、血小板计数<20 000/μl，以及校正的网织红细胞计数<1%（或网织红细胞绝对值<60 000/μl）。在有效免疫抑制剂治疗时代，网织红细胞绝对值（>25 000/μl）或淋巴细胞计数（>1000/μl）可以更好地预测治疗反应和远期预后。

治疗	再生障碍性贫血

重症获得性再生障碍性贫血可以通过造血干细胞移植替代患者缺失的造血细胞（和免疫系统）治愈，或者通过抑制免疫系统而使患者残存的骨髓细胞功能恢复以缓解病情。糖皮质激素没有作为主要治疗药物的价值。停止应用可疑药物或停止接触化学制品；但是严重全血细胞减少的患者出现自发缓解很罕见，除非血细胞计数只是略有下降，否则在开始治疗前不推荐选择观察等待。

造血干细胞移植

这是有全相合同胞供者的年轻患者的最佳治疗方案（第十四章）。对于儿童和年轻成人再生障碍性贫血患者，在明确诊断后就应进行人类白细胞抗原（HLA）分型检测。对于移植候选人，虽然应避免输注家族成员的血液以防止组织相容性抗原致敏，但是少量输注这类血制品对预后可能不会产生大的影响。有全相合同胞供者进行异体造血干细胞移植，儿童患者的远期生存率接近90%。由于发生慢性GVHD和严重感染的风险在成人患者中更高，其移植相关疾病的发病率与死亡率高于儿童。

大多数患者没有合适的全相合同胞供者。有时在家庭成员中可以找到一个全相合亲属作为良好的供者。更好的替代供者，可以是非亲缘但组织相容性抗原匹配的志愿者，或者亲缘关系相近但不完全匹配的家庭成员。在这些接受替代供者进行移植的患者中，应用HLA高分辨配型、有效的预处理方案及GVHD的预防，可以提高患者的生存率，在有些病例中其预后接近传统的同胞供者。如果将放疗作为预处理的一部分，患者将会有发生晚期并发症的风险，尤其并发恶性肿瘤的发病率将会升高。

免疫抑制治疗

应用抗胸腺细胞球蛋白（antithymocyte globu-lin，ATG）联合环孢素A的标准方案治疗，可以使60%～70%的患者达到血液学缓解（不依赖输血以及白细胞计数足以预防感染）。儿童患者疗效很好，老年患者由于存在合并症常有并发症出现。早期血液学反应与远期生存相关。在治疗2个月内，粒细胞计数明显提高。大多数血液学缓解的患者持续存在不同程度的血细胞计数减低和MCV升高，骨髓细胞增生恢复至正常的过程非常缓慢。复发（再次出现全血细胞减少）很常见，通常在停用环孢素A后出现。大多数、但不是全部患者再次应用免疫抑制剂仍然有效，但其中一些患者需要长期应用环孢素A治疗。大约15%的患者治疗后进展为具有典型骨髓形态学或细胞遗传学异常的MDS，通常再次出现全血细胞减少，并且有些患者会进展为白血病。再生障碍性贫血发生时，通过流式细胞术可以明确PNH的实验室诊断，血液学缓解的患者如果PNH克隆增殖，可能出现明显的溶血现象。如果血细胞计数出现异常变化，应进行骨髓检查。

马ATG静脉输注应大于4天。ATG可与外周血细胞结合，因此在治疗过程中血小板和粒细胞数量可能进一步下降。血清病是一种出现特征性皮疹和关节痛的流感样疾病，通常在初始治疗10天后出现。ATG治疗中同时应用甲泼尼龙，是为了缓解异种蛋白输注引起的免疫反应。过度给予糖皮质激素治疗与股骨头坏死的发生相关。环孢素初始治疗应口服大剂量给药，每2周根据血药浓度调整用量，维持在150～200 ng/ml之间。最重要的副作用是肾毒性、高血压、癫痫和机会性感染，特别是卡氏肺孢子菌（推荐每月吸入喷他脒进行预防性治疗）。

大多数再生障碍性贫血患者缺乏合适的移植供者，免疫抑制治疗可以作为治疗选择。移植和免疫抑制治疗患者总生存期相近。但是，成功的造血干细胞移植可以治愈骨髓衰竭，而接受免疫抑制治疗的患者，即使血细胞计数恢复，仍有复发和进展为恶性肿瘤的风险。由于在儿童及年轻人中优势显著，如果有合适的同胞供者，应进行异体造血干细胞移植。在有匹配的家庭成员供者的成年人中，决定移植或免疫抑制治疗最重要的因素是年龄和中性粒细胞减少程度：老年患者应用ATG联合环孢素预后更好，但是如果出现严重的粒细胞减少，则更倾向于进行造血干细胞移植。

随着时间的推移，移植和免疫抑制治疗均已提高患者的疗效。有报道应用大剂量环磷酰胺而不进行造血干细胞挽救治疗，可以使患者获得长期的血液学缓解，且无复发或进展为MDS，但这种治疗会导致持续严重的致命中性粒细胞减少，且治疗反应常常被延迟。

其他治疗

雄激素的有效性尚未在对照试验中被证实，但是偶有患者对该治疗有反应，且血细胞计数依赖于维持治疗。性激素在体外能够上调端粒酶基因活性，这也可能是其能够提高骨髓造血功能的机制。对于中度、特别是存在端粒缺陷的患者，或者是免疫抑制治疗失败的重度全血细胞减少患者，可给予3~4个月的试验性治疗。

造血生长因子（hematopoietic growth factor，HGF）如促红细胞生成素和粒细胞集落刺激因子（granulocyte colony-stimulating factor，G-CSF）在重型再生障碍性贫血患者中的疗效不确定，并且作为免疫抑制治疗的辅助作用亦不明确。研究发现，促血小板生成素类似物在难治性再生障碍性贫血患者中显示出惊人的活性，从血细胞恢复模式可以提示其为造血干细胞兴奋剂。

支持治疗

细致的支持治疗是必需的，这样患者可能增加存活机会，从病因性治疗有效中获益，或治疗失败后能够理性面对全血细胞减少。首先而且最重要的是，严重中性粒细胞减少患者出现感染时必须积极治疗，立即给予静脉广谱抗生素，通常应用头孢他啶或联合氨基糖苷类、头孢菌素类及半合成青霉素。虽然特殊的感染部位如口咽部或肛门直肠脓肿、肺炎、鼻窦炎以及盲肠炎（坏死性结肠炎）应通过体格检查和影像学寻找证据，但无需等待培养结果回报即可给予经验性治疗。当留置导管被污染时需联合万古霉素。持续和反复发热提示真菌感染：最常见的是念珠菌和曲霉菌，特别是在应用多轮抗生素后。再生障碍性贫血患者预后改善的一个主要原因是已研发出更好的抗真菌药物，以及在怀疑真菌感染时及时进行抗真菌治疗。应用G-CSF动员的外周血粒细胞输注治疗重症及难治的感染时可能有效。洗手是最简单的防止感染传播的方法，但常常被忽视。应用非吸收性抗生素进行胃肠道清菌耐受性差，且无价值。完全保护性隔离不能降低感染死亡率。

血小板和红细胞数量可以通过输血维持。同种异源免疫反应曾经限制血小板输注效果，但现在可以通过几种策略降低影响，包括使用单一供者减少抗原暴露，以及物理或化学方法去除血液制品中的白细胞；对随机供者血制品输注无效的患者应用HLA匹配的血小板常常有效。纤溶抑制剂如氨基己酸不能缓解黏膜出血，使用小剂量糖皮质激素诱导"血管稳定性"也未被证实并且不作为推荐。血小板预防性输注或还是只在需要时输注，哪一种更好目前尚不明确。任何合理的预防性方案需要每周1~2次输注，维持血小板计数>10 000/μl（血小板计数<5000/μl时消化道出血风险明显升高）。应口服雌激素或吸入促卵泡激素/促黄体生成素（FSH/LH）拮抗剂抑制月经。阿司匹林及其他非甾体抗炎药抑制血小板功能，应避免使用。

输注红细胞以保持患者的日常活动，血红蛋白通常维持在70 g/L水平（如果合并心肺疾病维持在90 g/L）；每2周输注2单位红细胞的方案可以替代无骨髓功能的患者正常损失的红细胞。慢性贫血患者应在大约第15次输血后加用铁螯合剂去铁胺或地拉罗司，以避免继发性血色病。

纯红细胞再生障碍性贫血

其他更少见的骨髓衰竭类型，仅一系外周血细胞受影响，且骨髓相应的特异性前体细胞缺失或数量下降：如纯红细胞再生障碍性贫血（PRCA；见下文）、巨核细胞缺乏导致血小板减少（第十五章）、骨髓粒细胞减少导致粒细胞缺乏症。一般来说，与再生障碍性贫血和MDS不同，未受影响的其他两系血细胞数量及质量正常。粒细胞缺乏症在这些综合征中最常见，通常是药物（与导致再生障碍性贫血的药物相似）应用的并发症，通过药物直接化学毒性或免疫损伤机制之一所致。粒细胞缺乏症与再生障碍性贫血的发病率相近，但其在老年人及女性中更常见。停止药物应用后粒细胞缺乏症可以缓解，但老年及合并基础疾病的患者由于粒细胞缺乏导致死亡的发生率明显升高。纯白细胞发育不良（缺乏可疑药物接触史的中性粒细胞缺乏）和无巨核细胞性血小板减少极其罕见，并且像PRCA一样，似乎由于破坏性抗体或淋巴细胞所致，并对免疫抑制治疗有反应。所有单纯一系造血衰竭综合征，很少进展为全血细胞减少或白血病。

定义和鉴别诊断

PRCA的特点是贫血、网织红细胞减少，及骨髓缺乏或罕见红系前体细胞。PRCA分类见表5-4。在成人，PRCA为获得性。同样的综合征可以是先天性：

表 5-4	纯红细胞再生障碍性贫血的分类

自限性

　儿童短暂的幼红细胞减少症

　短暂的溶血再生障碍性贫血危象（急性细小病毒 B19 感染）

胎儿红细胞再生障碍性贫血

　非免疫性胎儿水肿（宫内细小病毒 B19 感染）

遗传性纯红细胞再生障碍性贫血

　先天性纯红细胞再生障碍性贫血（Diamond-Blackfan 贫血）

获得性纯红细胞再生障碍性贫血

　肿瘤

　　胸腺瘤

　　淋巴系统恶性肿瘤（其他更少见的血液系统疾病）

　　实体肿瘤的副瘤综合征

　合并免疫系统异常的结缔组织病

　　系统性红斑狼疮、幼年型类风湿关节炎、类风湿关节炎

　　多发性内分泌腺体功能不全

　病毒

　　持续感染的细小病毒 B19、肝炎病毒、成人 T 细胞白血病病毒、EB 病毒

　妊娠

　药物

　　特别是苯妥英钠、硫唑嘌呤、氯霉素、普鲁卡因胺、异烟肼

　促红细胞生成素抗体

　特发性

Diamond-Blackfan 贫血，或先天性 PRCA，在出生或儿童期早期就可以诊断，且对糖皮质激素治疗有反应，核糖体蛋白基因突变是致病原因。一过性红细胞造血衰竭发生在因急性细小病毒 B19 感染导致短暂再生障碍性贫血危象的溶血性贫血，以及在儿童短暂性幼红细胞减少症中，也可以发生在正常儿童。

临床相关性和病因学

　　PRCA 与免疫系统疾病关系密切。少数患者合并胸腺瘤。更常见的是，纯红细胞再生障碍性贫血是大颗粒淋巴细胞增多症或复杂慢性淋巴细胞白血病的主要表现。有些患者可能出现低丙种球蛋白血症。少见的是（相对于粒细胞缺乏症），PRCA 可由药物特异质反应所致，也可由于皮下注射促红细胞生成素（EPO）产生中和抗体所诱发。

　　如同再生障碍性贫血，PRCA 是由多种机制所致。虽然红细胞前体细胞抗体经常出现在外周血，但 T 细胞功能受抑可能是更常见的免疫机制。受限于组织相容性位点或人类 T 细胞白血病/淋巴瘤病毒 I 感染细胞特异的细胞毒淋巴细胞的活化，以及自然杀伤细胞活化抑制红细胞生成，已在较好的个案研究中被证实。

持续的细小病毒 B19 感染

　　慢性细小病毒感染是 PRCA 重要且可以治愈的原因。这种常见的病毒感染会引起儿童良性皮疹（传染性红斑）或成人多关节痛/关节炎综合征。在有溶血疾病的（或任何红细胞需求量增加的）患者中，细小病毒感染会引起一过性再生障碍性贫血危象，即由于红细胞生成衰竭引起突发但短暂的贫血加重现象。在正常人中，通过产生针对病毒的中和抗体可以抵御急性感染，但是在先天性、获得性或医源性因素导致免疫缺陷的患者中可能发生持续的病毒感染。骨髓出现纯红细胞再生障碍性贫血及巨大原红细胞（图 5-2），这是细小病毒 B19 感染的细胞病理特征。该病毒之所以趋向于人类红系祖细胞，是因为其利用红细胞 P 抗原作为受体而进入细胞。如果对红细胞的需求量增加，病毒的直接细胞毒性作用会导致贫血；在正常人，红系造血暂停的临床症状并不明显，皮肤和关节的症状由免疫复合物沉积所介导。

治疗	纯红细胞再生障碍性贫血

　　病史、体格检查及常规的实验室检查可能揭示出基础性疾病或用药史，影像学检查寻找胸腺瘤。肿瘤应切除，但手术并不一定能改善贫血。细小病毒感染需要进行外周血（通常不存在 IgG 和 IgM 抗体）病毒 DNA 序列的检测。特发性 PRCA 出现红细胞集落可以预测患者对免疫抑制治疗的反应。

　　纯红细胞再生障碍性贫血患者仅给予支持治疗即可以获得长期生存：红细胞输注联合祛铁。对于持续细小病毒 B19 感染，几乎所有患者对静脉输注丙种球蛋白治疗（例如，每日 0.4 g/kg，持续 5 天）有效，虽然疾病可能复发并需要再次治疗、特别是 AIDS 患者。大多数特发性 PRCA 患者对免疫抑制治疗具有良好的反应，多数患者首先接受糖皮质激素治疗。环孢素、ATG、硫唑嘌呤和环磷酰胺也有同样疗效。

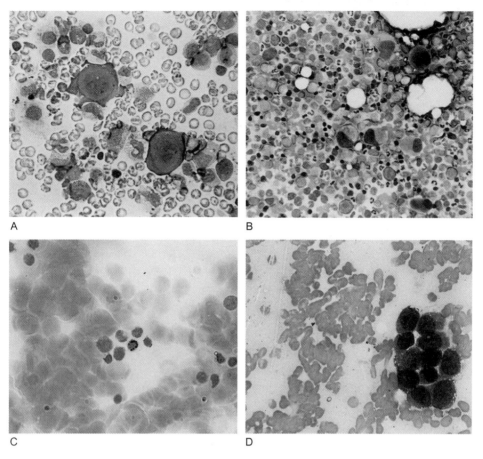

图 5-2　骨髓衰竭综合征中的特征性细胞。A. 巨原红细胞，红系祖细胞细小病毒 B19 感染的细胞病理效应。**B.** 5q-骨髓增生异常综合征中典型的单核巨核细胞以及小红系前体细胞。**C.** 环形铁粒幼红细胞出现核周铁颗粒。**D.** 转移癌患者骨髓活检组织印片中出现肿瘤细胞

骨髓增生异常综合征

定义

　　骨髓增生异常综合征（MDS）是一组异质性血液系统疾病，具有两种明显的特征：①骨髓衰竭导致全血细胞减少；②转化为急性髓细胞白血病（AML）的风险高。贫血，通常合并血小板减少及粒细胞缺乏，与病态造血（形态异常）及骨髓增生活跃同时出现，是无效造血的证据。在"低危"MDS患者，骨髓衰竭是主要临床特征。在其他患者，可在诊断时出现原始细胞，染色体异常和向白血病转化呈现"高危"。虽然MDS由于并发全血细胞减少或者白血病不可治愈而可能致命，但是大部分患者是死于典型的老年伴发疾病。在 1983 年，美英法协作组首次对这些易混淆的疾病进行了实用的临床分类。该疾病被分为以下五型：难治性贫血（RA），难治性贫血伴环形铁粒幼细胞（RARS），

难治性贫血伴原始细胞增多（RAEB），难治性贫血伴原始细胞增多转化型（RAEB-t）和慢性粒单核细胞白血病（CMML）。世界卫生组织（WHO）分类（2002）认为 RAEB-t 和 AML 分界不清，并将二者均划分为急性白血病，并认为 CMML 可以作为骨髓增殖性疾病；WHO 分型将难治性贫血限定于只存在红系病态造血而与其他伴随多系改变的疾病区分开。在 2008 年修订版中，加入了单系增生异常的特殊类型（表 5-5）。

　　MDS 的诊断可能是个挑战，因为有时必须分辨出疾病细微的临床和病理学特征，并且准确的分型诊断需要血液病理学家了解最新的分类方法。尽管如此，重要的是内科医师和社区医师应对 MDS 有充分的认识，并能迅速将患者转诊至血液科医师，因为目前有许多新的治疗方案可以改善患者的造血功能，并且给予恰当的支持治疗可以提高患者的生活质量。

表 5-5	骨髓增生异常综合征的世界卫生组织（WHO）分类		
名称	WHO 估计占 MDS 患者的比例	外周血主要特点	骨髓主要特点
难治性血细胞减少伴单系增生异常（RCUD）			
难治性贫血（RA）	10%～20%	贫血 原始细胞<1%	单一红系增生异常（在≥10%细胞中） 原始细胞<5%
难治性中性粒细胞减少（RN）	<1%	中性粒细胞减少 原始细胞<1%	单一粒系增生异常 原始细胞<5%
难治性血小板减少（RT）	<1%	血小板减少 原始细胞<1%	单一巨核系增生异常 原始细胞<5%
难治性贫血伴环形铁粒幼细胞（RARS）	3%～11%	贫血 无原始细胞	单一红系增生异常 ≥15%红系幼稚细胞为环形铁粒幼细胞 原始细胞<5%
难治性血细胞减少伴多系增生异常（RCMD）	30%	血细胞减少 原始细胞<1% 无 Auer 小体	多系增生异常±环形铁粒幼细胞 原始细胞<5% 无 Auer 小体
难治性贫血伴原始细胞增多 1 型（RAEB-1）	40%	血细胞减少 原始细胞<5% 无 Auer 小体	单系或多系增生异常
难治性贫血伴原始细胞增多 2 型（RAEB-2）		血细胞减少 原始细胞 5%～19% ±Auer 小体	单系或多系增生异常 原始细胞 10%～19% ±Auer 小体
单纯 del（5q）相关 [del（5q）] MDS	不常见	贫血 血小板正常或增多 原始细胞<1%	孤立 5q31 染色体缺失 贫血；巨核细胞分叶减少 原始细胞<5%
儿童 MDS，包括儿童难治性血细胞减少（暂定）（RCC）	<1%	全血细胞减少	原始细胞<5% 骨髓通常增生低下
MDS，不能分类（MDS-U）	?	血细胞减少 原始细胞≤1%	不符合其他分类标准 增生异常 原始细胞<5% 如无增生异常，需有 MDS 相关染色体核型

注：如果外周血原始细胞占 2%～4%，即使骨髓原始细胞<5%，仍诊断为 RAEB-1。若出现 Auer 小体，如果原始细胞比例<20%（甚至<10%），WHO 分型诊断为 RAEB-2；如果原始细胞比例≥20%，诊断为急性白血病（AML）。对于所有亚型，外周血单核细胞应<1×10⁹/L。RCUD 亚型中可见两系血细胞减少，但是全血细胞减少伴一系骨髓增生异常应归于 MDS-U。治疗相关 MDS（t-MDS），无论是应用烷化剂或拓扑异构酶 Ⅱ 抑制剂（t-MDS/t-AML），目前在 WHO 分类均为髓系肿瘤。本表中所列项目未包括 MDS/骨髓增殖性肿瘤的重叠类型，如慢性粒单核细胞白血病、幼年型粒单核细胞白血病和伴有血小板增多的 RARS 暂定类型。

缩略词：MDS，骨髓增生异常综合征。

流行病学

    特发性 MDS 是老年性疾病，中位发病年龄大于 70 岁，男性发病率略高于女性。MDS 是一种比较常见的骨髓衰竭类型，据报道在总人口中的发病率为每 100 万人 35～>100，而在老年人中为每 100 万人 120～>500。儿童 MDS 罕见，但可见单核细胞白血病。继发性或治疗相关 MDS 与年龄无关。MDS 发病率随着时间的推移而增加，是由于医生对该综合征有了更好的认识以及人口老龄化所致。

病因学和病理生理学

    MDS 的发生与环境因素相关，例如暴露于射线和苯，其他危险因素的报道尚不一致。继发性 MDS 是肿瘤治疗的晚期毒性效应，通常发生在放疗和类放射的烷化剂，例如白消安、亚硝基脲、丙卡巴肼（潜伏期 5～7 年）或 DNA 拓扑异构酶抑制剂（潜伏期 2 年）联合治疗之后。获得性再生障碍性贫血、Fanconi 贫血以及其他先天性骨髓衰竭性疾病均可进展为 MDS。然而，典型的 MDS 患者没有提示性的环境暴露史和既往血液系统疾病史。MDS 是一种衰老性疾病，提示随机累积的内源性和环境因素对骨髓细胞的损害。

MDS 是以细胞增生异常和分化障碍为特征的造血干细胞克隆性疾病，导致全血细胞减少和存在进展为白血病的风险。疾病的发生与染色体和遗传不稳定性密切相关，并且这二者可能均与衰老相关。细胞遗传学异常见于近半数患者，且某些同样的特定损害类型也可见于白血病；非整倍体（染色体丢失或增加）比染色体易位更常见。更敏感的检测方法，例如比较基因组杂交技术和单核苷酸多态性序列分析，可以在很大一部分常规细胞遗传学检测正常的患者中发现染色体异常。端粒缩短加速可能造成骨髓衰竭患者基因组不稳定，并使染色体易于损伤。细胞遗传学异常是非随机的（5、7 和 20 号染色体全部或部分丢失，8 号染色体三体），并且可能与病因学（拓扑异构酶 II 抑制剂治疗后出现 11q23 染色体异常）相关。细胞遗传学异常的类型和数量，与白血病的转化率及患者的生存率密切相关。

基因组学阐明了点突变在 MDS 病理生理学中的地位，已经确定近 100 个基因在异常骨髓细胞而非生殖细胞中表达重复性体细胞突变。许多相同的基因在没有 MDS 的 AML 也发生突变，而其他基因突变是不同 MDS 亚型所特有的，其中一个著名的例子是 RNA 剪接体基因突变，特别是 SF3B1 与铁粒幼细胞性贫血密切相关。某些突变与预后相关：剪接体缺陷提示预后良好，EZH2、TP53、RUNX1 和 ASXL1 突变提示预后较差。基因突变和细胞遗传学异常相互关联：TP53 突变与复杂细胞遗传学异常相关，而 TET2 突变者细胞遗传学正常。基因突变模式的相关性和排斥性反映了基因组结构的功能。对 MDS 进展为 AML 的患者进一步测序分析后发现了克隆演变的证据，初始克隆获得突变并发展成为优势克隆。此外，流行的异常细胞形态学低估了通过 MDS 克隆累及骨髓进行判断，因为外观正常的细胞明显来源于异常克隆。患者血液学表现的出现及演变是由多基因损伤累积所致：肿瘤抑制基因缺失、癌基因突变激活、影响 mRNA 合成及甲基化状态的表观遗传学通路改变，或其他不利的突变。在某些特定 MDS 亚型，其病理生理学改变与基因突变及染色体异常相关联。5q-缺失导致核糖体蛋白基因杂合丢失，在 Diamond-Blackfan 贫血存在同样的突变，二者均以红系造血缺陷为特点。免疫病理生理学改变可能是 8 号染色体三体 MDS 的基础，这类患者给予免疫抑制治疗常可改善血细胞计数；而针对造血祖细胞的 T 细胞活性由于细胞遗传学异常克隆而不受影响。不管怎样，总体上对于 MDS 来说，免疫

系统、免疫细胞及细胞因子的作用，造血干细胞龛、造血微环境及细胞与细胞之间的相互作用，正常细胞在以达尔文进化论为基础的增生异常骨髓环境中的命运，以及 MDS 中突变细胞如何导致骨髓衰竭等尚不明确。

临床特征

贫血是疾病早期的主要症状。大多数有症状的患者主诉逐渐出现疲劳、无力、呼吸困难和面色苍白，但至少半数患者无症状，仅在血常规检查时偶然发现了 MDS。既往应用过化疗和放疗在病史采集中很重要。发热和体重下降更倾向于骨髓增殖性疾病而不是 MDS。MDS 在儿童罕见，若诊断 MDS，则增加合并基础遗传性疾病的可能性。唐氏综合征患儿易患 MDS，且其家族史提示有环形铁粒幼细胞性贫血、Fanconi 贫血或端粒病等遗传性疾病。遗传性 GATA 2 基因突变，如在 MonoMAC 综合征（增加病毒、分枝杆菌及真菌感染的易感性，且合并单核细胞、自然杀伤细胞及 B 淋巴细胞数量减少），会导致年轻患者发生 MDS。

体格检查以贫血体征为著；大约 20% 患者出现脾大。一些特殊的皮肤损害，包括 Sweet 综合征（急性发热性嗜中性粒细胞皮肤病）伴发于 MDS。伴发自身免疫性疾病并不少见。在年轻患者，典型异常表现提示存在先天性疾病（Fanconi 贫血患者身材矮小、拇指畸形；端粒病患者年轻时出现头发灰白；GATA2 缺陷患者出现皮肤疣）。

实验室检查

外周血 贫血见于大多数病例，可单独或作为两系或全血细胞减少的一部分；单独中性粒细胞减少或血小板减少更为少见。大细胞常见，外周血涂片可见一群形态特殊的大红细胞。血小板体积增大并且缺乏颗粒，功能明显异常，尽管患者表面上看来血小板数量足够，但有出血表现。中性粒细胞颗粒减少，分叶过少、细胞核呈环状或异常分叶，含有杜勒小体，并且可能有功能缺陷。外周血循环原始细胞数量通常与骨髓中原始细胞数量相关，并且其数量在分型和预后判断中很重要。除慢性粒单核细胞白血病外，白细胞总数通常正常或降低。和再生障碍性贫血类似，MDS 可能与 PNH 细胞克隆相关。检测先天性疾病遗传基因的试剂盒已上市。

骨髓 骨髓增生正常或增生活跃，但大约 20% 患者骨髓增生明显减低，与再生障碍性贫血难以鉴别。MDS 缺乏有鉴别意义的单一骨髓形态学特征，但常见以下表现：红系中出现红系前体细胞病态改变（特别是细胞核畸形）和环形铁粒幼细胞；粒系前体细胞低

颗粒及少分叶，伴原始细胞增多；巨核细胞出现数量下降和细胞核异常。红系中出现与血红蛋白合成缺陷相关的巨幼红细胞核亦常见。疾病预后与骨髓原始细胞比例密切相关。细胞遗传学检测和荧光原位杂交可以发现染色体异常。

鉴别诊断

维生素 B_{12} 或叶酸缺乏需通过适当的血液学检查来排除。如果骨髓中出现环形铁粒幼细胞，通过给予维生素 B_6 的试验性治疗可评估是否存在维生素 B_6 缺乏。骨髓增生异常可在急性病毒性感染、药物反应或化学毒性损伤中见到，但持续时间很短。更困难的是低增生 MDS 与再生障碍性贫血、难治性贫血伴原始细胞增多与早期急性白血病之间的鉴别。WHO 分型将骨髓中出现 20% 原始细胞作为区别 AML 和 MDS 的诊断标准。在年轻患者，应考虑潜在的、源于遗传性的疾病（见上文）。

预后

患者中位生存期差别很大，从 5q-或环形铁粒幼细胞性贫血患者的数年，到难治性贫血伴原始细胞增多或 7 号染色体单体相关的严重全血细胞减少患者的几个月；国际预后评分系统（IPSS；表 5-6）有助于评价预后。即使是"低危" MDS，也有较高的并发症和死亡率。大多数患者死于全血细胞减少而非疾病向白血病转化的并发症；约三分之一患者死于其他疾病，与 MDS 无关。全血细胞减少迅速恶化、连续细胞遗传学检测发现新的染色体异常、原始细胞数量增加和骨髓纤维化，均为不良预后因素。无论何种类型的治疗相关性 MDS，预后均非常差，大多数患者在数月内进展为难治性 AML。

治疗　骨髓增生异常综合征

MDS 治疗既往一直不理想，但近期数种新药已用于该病。几种治疗方案不仅能提高血细胞数量，而且推迟了白血病的发病，延长了总生存期。对于一个患者的治疗选择、治疗实施及药物毒副作用的管理很复杂，需要血液学的专业知识。

造血干细胞移植是治愈 MDS 的唯一方法，在选定的患者队列，目前 3 年生存率约为 50% 且正在逐步提高。目前无关供者移植与同胞供者移植的结果相似，并且在 50～60 岁患者中已经成功进行移植。当然，治疗相关并发症和死亡率随受者年龄的增加而增加。决定是否进行移植的复杂情况是，对于明显应该选择移植治疗的高危患者，由于移植相关死亡或疾病复发导致预后不良的概率更高；然而对于更易耐受移植治疗的低危患者，应用相对不积极的治疗也可能维持长达数年。

MDS 被认为是化疗特别难治性疾病，与老年 AML 一样，易出现致命的药物毒副作用，并且即使疾病得到缓解也比较短暂。由于其"分化"潜能可以给予小剂量化疗药物，据此经验已有嘧啶类似物的药物，即为表观遗传学调节剂，通过去甲基化作用改变基因调控，使异常 MDS 造血干细胞（尽管其全部甲基化的状态与临床疗效无关）分化为成熟的血细胞。阿扎胞苷和地西他滨是临床上在骨髓衰竭中常用的两种表观遗传学调节剂。与最好的支持治疗相比，阿扎胞苷可以提高 MDS 患者血细胞数量及总生存率。阿扎胞苷通常为皮下注射给药，每日 1 次持续 7 日，间隔 4 周，至少应用 4 个周期后评价疗效。总体而言，在已发表的临床试验中，约 50% 患者血细胞数量全面提高以及输血需求下降。疗效的维持依赖于持续给药，并且大多数患者

表 5-6	国际预后评分系统（IPSS）				
预后因素	**评分**				
	0	**0.5**	**1**	**1.5**	**2**
骨髓原始细胞（%）	<5%	5%～10%		11%～20%	21%～30%
染色体核型[a]	好	中等	差		
血细胞减少[b]（受累细胞系）	0 或 1	2 或 3			
危险分层	**评分**				
低危	0				
中危-1	0.5～1				
中危-2	1.5～2				
高危	≥2.5				

[a] 好：正常，-Y，del（5q），del（20q）；差：复杂核型（≥3 种异常）或 7 号染色体异常；中等：所有其他异常。
[b] 血细胞减少定义为：血红蛋白<100 g/L，血小板<100 000/μl 和中性粒细胞绝对值<1500/μl

最终治疗无效，再次出现血细胞减少或进展为 AML。地西他滨与阿扎胞苷非常类似，但作用更强。30%～50%患者出现血细胞数量上升，反应持续时间接近 1 年。地西他滨通常持续静脉输注给药，在重复的治疗周期中，不同剂量的方案持续 3～10 天。阿扎胞苷和地西他滨主要的毒性反应是骨髓抑制，导致血细胞减少加重。其他肿瘤化疗相关的症状也经常出现。去甲基化药物常用于不适合造血干细胞移植治疗的高危患者；在低危患者也有效，但其他可选的治疗方案应考虑。

来那度胺，一种沙利度胺衍生物，毒性更小，在 5q-综合征的 MDS 患者中逆转贫血尤为有效，不仅使大部分患者血红蛋白水平恢复正常或接近正常而脱离输血依赖，而且可以使其细胞遗传学恢复正常。该药具有许多目前尚不明确的生物学活性，其对临床疗效至关重要。来那度胺通过口服给药，大多数患者在初始治疗后 3 个月内起效。药物毒性包括骨髓抑制（加重血小板减少和粒细胞减少，必须监测血常规）、增加深静脉血栓和肺栓塞的风险。

免疫抑制剂，和再生障碍性贫血中所用的相近，也能使患者持续脱离输血依赖，并提高总生存率。ATG、环孢素和抗 CD52 单克隆抗体阿仑珠单抗，在 IPSS 评分良好并且表达组织相容性抗原 HLA-DR15 的年轻 MDS 患者（＜60 岁）中疗效尤其明显。

HGF 可以提高血细胞数量，但和大多数其他骨髓衰竭状态类似，获益最大的是轻症全血细胞减少患者。EPO 单独使用或联合 G-CSF 可以提高患者血红蛋白水平，但主要在不需要或偶尔需要输血的血清 EPO 水平低的患者中有效。G-CSF 单独使用似乎不能提高生存率，但促红细胞生成素及贫血改善可加强其效用而延长生存率。在对照试验中，单独使用 G-CSF 治疗未能提高患者的生存率。

再生障碍性贫血中提到的支持治疗原则同样适用于 MDS。尽管治疗药物不断改进，但很多患者的贫血状态仍会持续多年。红细胞输注同时应给予祛铁治疗，以防止继发性血色病。

骨髓痨性贫血

骨髓发生纤维化（见图 4-2），常伴有外周血涂片中出现幼红、幼粒细胞增多的特征，如为原发的血液系统疾病，称为骨髓纤维化或髓样化生（第六章）；如为继发过程，称为骨髓痨。骨髓痨，或继发性骨髓纤维化，是反应性的。纤维化可能是对侵犯的肿瘤细胞的一种反应，常见的有乳腺癌、肺癌、前列腺癌或神经母细胞瘤等上皮癌。骨髓纤维化可能发生在分枝杆菌（结核分枝杆菌和鸟分枝杆菌）、真菌或 HIV 感染及结节病中。Gaucher 病细胞内脂质沉积，以及先天性骨硬化病因破骨细胞缺乏导致骨髓腔闭塞也可导致纤维化。继发性骨髓纤维化是放疗或应用类放射药物治疗的晚期副作用，通常感染性或恶性过程比较明显。骨髓纤维化还可以是各种血液系统综合征的特征之一，尤其是慢性粒细胞白血病、多发性骨髓瘤、淋巴瘤和毛细胞白血病。

病理生理学具有三个明显的特点：骨髓腔中成纤维细胞增殖（骨髓纤维化）；造血扩展至长骨及髓外部位，通常是脾、肝及淋巴结（髓样化生）；红系无效造血。骨髓纤维化的病因尚不明确，但最可能涉及生长因子产生失调：包括血小板源性生长因子和转化生长因子 β。其他造血因子调控异常会导致造血细胞出现在非造血组织中，并破坏造血干细胞增殖与分化的平衡过程。尽管循环血中存在大量造血祖细胞，但全血细胞减少仍是骨髓纤维化的显著特征。

贫血是继发性骨髓纤维化的主要表现，通常为正细胞正色素性。外周血涂片中出现特征性的幼红、幼粒细胞增多（见图 4-1）可以提示该诊断。红细胞形态各异，可见有核红细胞、泪滴样和畸形的红细胞。白细胞数量增多，有时出现类白血病反应，可见中幼粒细胞、早幼粒细胞和原始粒细胞。血小板增多且体积增大。穿刺时无法抽出骨髓，特征性的"干抽"可以在活检脱钙前恰当地推测该病诊断。

继发性骨髓纤维化的病程由其病因所决定，常见的是转移性肿瘤或进展期的血液恶性肿瘤。能治疗的病因必须排除在外，特别是结核和真菌感染。输血支持可以缓解症状。

第六章　真性红细胞增多症和其他骨髓增殖性肿瘤

Polycythemia Vera and Other Myeloproliferative Neoplasms

JerryL．Spivak

（张乐　译　王景文　校）

世界卫生组织（WHO）分类中慢性骨髓增殖性肿

表6-1	慢性骨髓增殖性肿瘤 WHO 分类

慢性髓细胞白血病，bcr-abl 阳性

慢性中性粒细胞白血病

慢性嗜酸性粒细胞白血病，未特指

真性红细胞增多症

原发性骨髓纤维化

原发性血小板增多症

肥大细胞增多症

骨髓增殖性肿瘤，未分类

瘤（myeloproliferative neoplasm，MPN）包括8种疾病，其中一些疾病很罕见或缺乏特征性表现（表6-1），但每种疾病均起源于一个多能造血干细胞；一种或多种血液的有形成分产生过多且不伴明显的形态异常；易出现髓外造血、骨髓纤维化以及以不同速度转化为急性白血病。当然，在这种粗分类法中存在着明显的表型异质性。一些疾病如慢性髓细胞白血病（CML）、慢性中性粒细胞白血病（CNL）和慢性嗜酸性粒细胞白血病（CEL）等疾病主要表达髓系表型，而在其他疾病如真性红细胞增多症（polycythemia vera，PV）、原发性骨髓纤维化（primary myelofibrosis，PMF）和特发性血小板增多症（essential thrombocytosis，ET）则以红系和巨核细胞增生为主。与前三种疾病相比，后三种疾病之间也可以出现相互转化。

这种表型异质性存在遗传学基础；CML 是9号和22号染色体［t(9;22)(q34;11)］之间发生平衡易位的结果；CNL 与 t(15;19) 易位相关；CEL 涉及 PDGFRα 基因缺失或平衡易位。相比之下，PV、PMF 和 ET 在不同程度上是以基因突变为特征，V617F 突变导致酪氨酸激酶 JAK2 组成性激活，在促红细胞生成素受体和促血小板生成素受体中很重要，但对粒细胞集落刺激因子受体没有作用。这个重要区别还体现在 CML、CNL 和 CEL 的自然病程通常以年为单位计算，并且有较高的白血病转化率。相比之下，PV、PMF 和 ET 的自然病程通常持续数十年，并且在不暴露于致突变药物的情况下，PV 和 ET 转化为急性白血病不常见。因此在这一章中只将重点放在 PV、PMF 和 ET 上，因为尽管它们的临床表现明显不同，但在临床特征和基因学改变上仍有大量的重叠。

其他慢性骨髓增殖性肿瘤将会在第八章和第十章中讨论。

真性红细胞增多症

PV 是涉及多能造血干细胞的克隆性疾病，在缺乏可识别的生理刺激情况下出现表型正常的红细胞、粒细胞和血小板增多。PV 是最常见的慢性 MPN，发病率为 2.5/100 000，成年组发病率高，并且随着年龄增加发病率超过 10/100 000。家族遗传少见，在散发病例中女性患者占优势。

病因学

PV 的病因尚不明确。尽管在多达30%未经治疗的 PV 患者中存在诸如 20q 缺失、8号和9号染色体三体的非随机染色体异常，但与 CML 不同的是，缺乏与该疾病相关的、共有的细胞遗传学异常。然而，发生在酪氨酸激酶 JAK2 假性激酶抑制区域的基因突变——苯丙氨酸取代缬氨酸（V617F），导致组成性激酶活化，在 PV 的发病过程中起到重要作用。

JAK2 是进化上非常保守的、非受体酪氨酸激酶家族成员之一，并作为促红细胞生成素和促血小板生成素受体的同源酪氨酸激酶。JAK2 还可以在高尔基体中作为这些受体必需的伴侣蛋白，并在细胞表面表达中起作用。在与促红细胞生成素和促血小板生成素相应的同源配体结合后，促红细胞生成素受体及促血小板生成素受体出现构象改变，导致 JAK2 自体磷酸化、受体磷酸化，以及参与细胞增殖、分化和抗凋亡的蛋白质磷酸化。JAK2 缺乏的转基因动物在胚胎期死于重度贫血。另一方面，JAK2 组成性活化可以解释 PV 患者红系祖细胞在体外的特征性行为，包括对促红细胞生成素高度敏感、不依赖促红细胞生成素的红系集落形成、快速终末分化、Bcl-X$_L$ 表达增加，以及促红细胞生成素缺乏时出现凋亡抑制。

重要的是，JAK2 基因位于9号染色体短臂，由于有丝分裂重组导致染色体 9p 杂合性丢失是 PV 患者最常见的细胞遗传学异常。9p 段包含 JAK2 基因位点，该区域的杂合性丢失导致 JAK2V617F 纯合体。超过95%的 PV 患者表达该突变，约50%的 PMF 和 ET 患者也表达该突变。纯合突变发生在约30%的 PV 患者及60%的 PMF 患者，但在 ET 患者中极少。随着时间的推移，部分 JAK2V617F 杂合子由于有丝分裂重组会成为纯合子，但该变化通常出现在疾病发生10年以后。大多数不表达 JAK2V617F 的 PV 患者表达该激酶外显子12突变，二者在临床上无明显区别，并且 JAK2 V617F 杂合突变与纯合突变的患者在临床上也没有区别。有趣的是，JAK2 突变的易感性与特定的 JAK2 基因单倍体 GGCC 相关。JAK2V617F 是 PV 许多表型和生物学特征的基础，例如白细胞碱性磷酸酶（LAP）积分升高；然而，仅有该突变并不能导致所有 PV 表型的出现，并且其可能不是三种 MPN 的病因。首先，具有相同表型、并且有明确克隆性病变的 PV 患者缺乏 JAK2 突变；第二，具有相同突变的 ET 和 PMF 患者临床表现不同；第三，没有发生基因突变也可以出现家族性 PV，甚至在同一家族其他成员也表达该突变时；第四，并不是所有的恶性克隆细胞均表达 JAK2V671F；第五，在长期患有特发性红细胞增多症患者中观察到 JAK2V617F；第六，某些患者 JAK2V617F 突变是在其他突变出现后获得的；最后，在某些 JAK2V617F 阳性的 PV 或 ET 患者中，急性白血病发生在 JAK2V617F 阴性的原始细胞中。总之，虽然仅有 JAK2V617F 可能不足以导致 PV 的发生，但其在 ET 转化为 PV 而非 ET 转化为 PMF 时似乎是必需的。

临床特征

虽然单一的血小板增多、白细胞增多或脾大可能是 PV 患者起初出现的临床表现，但该病通常来说是因为偶然发现血红蛋白或血细胞比容升高而被诊断。除了水源性瘙痒症，没有其他症状可以将 PV 与其他原因导致的红细胞增多症区分开。

失去控制的红细胞增多引起高黏滞血症，导致神经系统症状，例如眩晕、耳鸣、头痛、视力障碍和短暂性脑缺血发作（TIA）。收缩压升高也是红细胞增多的特征之一。在某些患者，静脉或动脉血栓形成是 PV 的首发表现。任何血管都可以受累，但脑、心脏或肠系膜血管最常受累。腹腔内静脉血栓在年轻女性中尤为常见，如果突然出现肝静脉完全阻塞，其后果严重。事实上，在每个肝静脉血栓形成的患者中均应怀疑存在 PV 的可能性。血管淤滞或血小板增多可能导致指尖缺血、容易出现擦伤、鼻出血、消化性溃疡或胃肠道出血。四肢远端出现红斑、烧灼感和疼痛为红斑性肢痛病的一组症候群，是 PV 患者血小板增多、血小板黏滞性增加引起的其他并发症。由于大量造血细胞的更新，高尿酸血症导致继发性痛风、尿酸结石，以及高代谢引起的相关症状，而使疾病复杂化。

诊断

当 PV 患者出现红细胞增多合并白细胞增多、血小板增多或脾大时，诊断显而易见。但当患者仅表现为血红蛋白或血细胞比容升高，由于存在许多诊断的可能性，而使诊断更为复杂（表 6-2）。此外，除非血红蛋白水平≥20 g/dl（血细胞比容≥60%），否则很难

将真正的红细胞增多与导致血液浓缩的疾病区分开。这是因为 PV 的独特性，与其他导致红细胞增多的原因相比，其血浆容量增加掩盖了红细胞数量增多；因此，需要确定红细胞总量及血浆容量以证实绝对红细胞增多症的存在，并区分因血浆容量下降导致的相对红细胞增多症（也称为应激性或假性红细胞增多症，或 Gaisböck 综合征）。在动脉血氧饱和度正常的患者中，JAK2 突变检测可作为红细胞总量及血浆容量检测不可行时的替代诊断方法。血清促红细胞生成素水平正常不能除外 PV，但是其升高与继发性红细胞增多症的原因更为一致。

其他有助于诊断的实验室检查包括红细胞计数、平均红细胞体积和红细胞分布宽度（RDW），特别是在血细胞比容或血红蛋白量分别低于 60% 或 20 g/dl 时。仅有三种情况会出现小细胞性红细胞增多症：β 地中海贫血、低氧性红细胞增多症和 PV。β 地中海贫血患者 RDW 正常，而低氧性红细胞增多症和 PV 患者因相关的铁缺乏可能导致 RDW 升高。不管怎样，目前应用 JAK2V617F 检测诊断 PV 已经取代其他方法。当然，在合并消化性溃疡的患者中，隐匿性胃肠道出血会导致小细胞低色素性贫血表现，并掩盖 PV

表 6-2	红细胞增多症的原因
相对红细胞增多症	
继发于脱水、使用利尿剂、乙醇滥用、雄激素或烟草滥用的血液浓缩	
绝对红细胞增多症	
低氧	**肿瘤**
一氧化碳中毒	肾上腺样瘤
高氧亲和力血红蛋白	肝细胞瘤
高海拔	小脑血管母细胞瘤
肺疾病	子宫肌瘤
心脏或血管右向左分流	肾上腺肿瘤
睡眠呼吸暂停综合征	脑膜瘤
肝肺综合征	嗜铬细胞瘤
肾疾病	**家族性（血红蛋白功能正常）**
肾动脉狭窄	
局灶硬化性或膜性肾小球肾炎	促红细胞生成素受体基因突变
肾移植	VHL 突变（Chuvash 红细胞增多症）
肾囊肿	
Bartter 综合征	2,3-BPG 基因突变
药物	**真性红细胞增多症**
雄激素	
重组人促红细胞生成素	

缩写：2,3-BPG，2,3-二磷酸甘油酸；VHL，von Hippel-Lindau

的存在。

骨髓穿刺和骨髓组织活检不能提供明确的诊断信息，因为其可能正常，或者不能与 ET 或 PMF 相鉴别。同样，由于该疾病缺乏相关的、明确的细胞遗传学异常，所以细胞遗传学标志缺乏不能排除诊断。

并发症

PV 的许多临床并发症与红细胞数量增多导致血液黏滞性增高直接相关，并与红细胞、白细胞和血小板更新加快，以及随之而来的尿酸和细胞因子产生增加间接相关，后者是导致主要临床症状出现的原因。幽门螺杆菌感染可以导致消化性溃疡，其在 PV 中发病率升高，而与 PV 相关的瘙痒症可能是 JAK2V617F 致肥大细胞活化的结果。脾突然增大可能与脾梗死相关。骨髓纤维化是该病自然病程的一部分，但为一个反应性的、可逆的过程，不影响造血，也没有预后意义。但是，约 15% 患者的骨髓纤维化合并明显的髓外造血、肝脾大及输血依赖性贫血，为造血干细胞衰竭的临床表现。脏器肿大可以引起明显的不适症状、门静脉高压及进展性恶病质。虽然 PV 患者急性非淋巴细胞白血病的发病率升高，但不暴露于放疗或化疗的患者急性白血病的发病率很低。有趣的是，化疗，包括羟基脲，在某些 JAK2V617F 阴性造血干细胞的 PV 患者中与急性白血病相关。红斑性肢痛病是一种奇怪的、原因不明的、与血小板增多相关的综合征，主要累及下肢，通常表现为受累肢体出现红斑、皮温升高及疼痛，偶发肢端梗死。该综合征发生频率不一，通常应用水杨酸治疗有效。某些 PV 患者可以出现中枢神经系统症状，例如视觉性偏头痛，为红斑性肢痛病的一个变异类型。

如果不加控制，红细胞增多症会导致如肝、心、脑或肺等重要脏器的血栓形成。患者伴有巨脾极易出现血栓事件，因为相关的血浆容量增加会掩盖由血细胞比容或血红蛋白水平检测出的红细胞数量增多的真实程度。巨脾的 PV 患者出现"正常的"血细胞比容或血红蛋白水平应考虑是红细胞数量增多，除非有证据表明并非如此。

治疗　真性红细胞增多症

总的来说，PV 是一种惰性疾病，病程以数十年计算，对 PV 的治疗应反映其疾病进展过程。由于红细胞增多导致血栓形成是 PV 最显著的并发症，同时也是最明显的临床表现，应维持男性血红蛋白 ≤140 g/L（14 g/dl；血细胞比容 <45%）及女性血红蛋白 ≤120 g/L（12 g/dl；血细胞比容 <42%），以防止血栓性疾病并发症。放血治疗首先将红细胞数量降至正常范围，并扩大血浆容量来降低血液黏滞性。其后，定期的放血治疗可以将患者的红细胞数量维持在正常范围，并诱发铁缺乏，以防止红细胞数量突然再次升高。在大多数 PV 患者中，一旦达到铁缺乏状态，通常只需每 3 个月进行一次放血治疗。相对于疾病本身的影响，放血治疗或铁缺乏不能提升血小板数量，并且在 PV 患者中，与红细胞增多和血栓形成明确相关不同，血小板增多与血栓形成缺乏相关性。如果放血治疗不能控制红细胞数量，给 PV 患者应用水杨酸作为抗血栓的辅助治疗不仅可能有害，而且是未被证实的治疗方案。血栓形成是应用抗凝治疗的唯一指征，但在对 PV 患者外周血标本检测凝血酶原或部分凝血活酶活性时，如果由于人为原因造成采血管中抗凝剂与血浆不平衡导致红细胞数量明显升高，则难以监测抗凝治疗。无症状的高尿酸血症（<10 mg/dl）无需治疗，但是为了减轻脾大、降低白细胞数量或治疗瘙痒症而给予化疗时，应服用别嘌醇，以避免尿酸进一步升高。抗组胺药物或抗抑郁药物（如多塞平）治疗无效的全身性瘙痒症是 PV 治疗的难题，干扰素 α（IFN-α）、补骨脂素联合 A 波段紫外线（PUVA）以及羟基脲是其他的缓解方法。无症状性血小板增多症不需要治疗，除非血小板计数明显升高引起高分子量 von Willebrand 因子（VWF）多聚体吸附和水解，出现获得性血管性血友病而导致出血。有症状的脾大可以应用聚乙二醇 IFN-α 治疗。聚乙二醇 IFN-α 也可以诱导 PV 患者出现血液学和分子学完全缓解，其作用目前正在研究中。阿那格雷，一种可以降低血小板数量的磷酸二酯酶抑制剂，由于其无骨髓毒性并能预防静脉血栓形成，若能耐受则优于羟基脲。如果水杨酸治疗红斑性肢痛病或视觉性偏头痛无效，或血小板数量足够高以至于出血风险增加时，有必要进行降低血小板数量的治疗，但仅降至症状达到缓解的程度即可。烷化剂和放射性磷酸钠（^{32}P）可以导致白血病，PV 患者应避免使用。如果必须使用细胞毒性药物，羟基脲是首选，但该药不能预防 PV 患者血栓形成或骨髓纤维化的发生。羟基脲本身也可引发白血病，应用时间应尽可能缩短。以前，合并巨脾的 PV 患者若化疗或干扰素治疗无效，则需要进行脾切除术。现在随着非特异性 JAK2 抑制剂 ruxolitinib 的应用，使得大多数合并骨髓纤维化和髓样化生的 PV 患者脾体积缩小，同

时由于细胞因子的释放也使全身症状得以减轻成为可能。该药目前正在不能耐受羟基脲的 PV 患者中进行临床试验。某些终末期患者，由于骨髓纤维化或髓外造血可导致肺动脉高压。异基因造血干细胞移植在 PV 治疗中的地位尚不明确。

如果只用放血治疗就可以使患者红细胞数量得到有效控制，多数 PV 患者可以达到无功能障碍的长期生存。除非放血治疗静脉通路受限，否则决不建议应用化疗控制红细胞数量。

原发性骨髓纤维化

慢性 PMF（又称特发性骨髓纤维化、病因不明的髓样化生，或骨髓纤维化伴髓样化生），是一种病因未明的多能造血干细胞克隆性疾病，以骨髓纤维化、髓外造血及脾大为特征。PMF 是最少见的慢性 MPN，在缺乏一种特异性克隆标志时确立诊断很困难，因为骨髓纤维化和脾大也是 PV 和 CML 的特征。此外，骨髓纤维化和脾大也可以发生在各种各样的良性和恶性疾病（表 6-3），其中许多疾病可以应用对 PMF 无效的特异性治疗。与其他可以发生在任何年龄段的慢性 MPN 和所谓的急性或恶性骨髓纤维化相比，PMF 主要发生在 60 岁以上的男性。

病因学

 PMF 病因不明。非随机染色体异常，例如 9p、20q-、13q-、8 或 9 号染色体三体、或 1q 部分三

表 6-3	导致骨髓纤维化的疾病
恶性疾病	**非恶性疾病**
急性白血病（淋巴细胞性、髓细胞性、巨核细胞性）	HIV 感染
	甲状旁腺功能亢进
慢性髓性白血病	肾性骨病
毛细胞白血病	系统性红斑狼疮
霍奇金病	结核
原发性骨髓纤维化	维生素 D 缺乏
淋巴瘤	二氧化钍暴露
多发性骨髓瘤	灰色血小板综合征
骨髓增生异常综合征	
转移癌	
真性红细胞增多症	
系统性肥大细胞增多症	

体很常见，但目前尚未发现该疾病特异的细胞遗传学异常。大约 50% 的 PMF 患者存在 JAK2V671F 突变，约 5% 发生促血小板生成素受体 Mpl 突变，其余大部分患者存在钙网蛋白基因（CALR）突变，即改变了基因产物羧基端部分。骨髓纤维化程度与髓外造血程度无关。纤维化与转化生长因子 β 及金属蛋白酶组织抑制因子产生过多相关，而骨质硬化与破骨细胞抑制因子骨保护素产生过多相关。骨髓血管增生是由于血管内皮生长因子产生增加所致。重要的是，PMF 中的成纤维细胞是多克隆的，并非肿瘤克隆的一部分。

临床特征

PMF 无特异性症状或体征。多数患者发病时无症状，通常是在常规检查中发现脾大和（或）血细胞计数异常而发现此病。但与其他 MPN 相比，盗汗、乏力和体重下降是该病患者常有的主诉。血涂片可见髓外造血的特点：泪滴样红细胞、有核红细胞、中幼粒细胞及早幼粒细胞；也可以见到原粒细胞（图 6-1）。贫血多见，疾病初期常为轻度贫血，但白细胞和血小板计数可正常或升高，也可以下降。轻度肝大可能伴随脾大出现，但在脾大小正常时则很少见；单独淋巴结肿大提示存在其他疾病。血清乳酸脱氢酶和碱性磷酸酶水平升高。LAP 积分可降低、正常或升高。由于骨髓纤维化（图 6-2），骨髓通常难以抽出，并且骨 X 线显示骨质硬化。旺盛的髓外造血可引起腹水、肠梗阻或输尿管梗阻、心脏压塞、脊髓受压或皮肤结节，及门静脉、肺动脉或颅内高压。脾迅速增大会引发脾

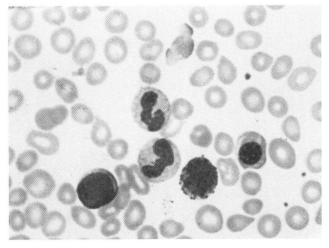

图 6-1（见书后彩图）　泪滴样红细胞提示红细胞通过脾造成细胞膜损伤，有核红细胞和未成熟的粒细胞提示髓外造血。任何原因引起的髓外造血均有该外周血涂片的表现

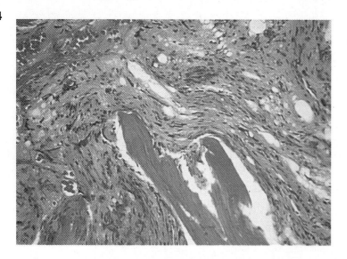

图 6-2（见书后彩图） 骨髓切片显示骨髓腔被网状纤维和胶原组成的纤维组织取代。当该纤维化由原发血液系统疾病所致时，称为骨髓纤维化。当该纤维化继发于肿瘤或肉芽肿性疾病，则称为骨髓痨

梗死，伴随发热和胸膜炎性胸痛。高尿酸血症和继发性痛风可能随之出现。

诊断

虽然上述临床特点是 PMF 的特征，但所提到的临床特征也可以出现在 PV 或 CML。巨脾常会掩盖 PV 患者的红细胞增多，PMF 患者腹腔内发现血栓形成是最能表明存在未识别 PV 的实例。在某些 PMF 患者，病程中已经出现红细胞增多。此外，许多疾病与 PMF 在特征上存在重叠，但治疗方案完全不同。因此，PMF 的诊断是除外诊断，需排除表 6-3 所列出的疾病。

泪滴样红细胞、有核红细胞、中幼粒细胞及早幼粒细胞的出现提示存在髓外造血；而白细胞增多、血小板增多伴大而异型的血小板，以及外周血中幼粒细胞的出现提示存在 MPN，而不是继发的骨髓纤维化（表 6-3）。由于骨髓网状蛋白增多，骨髓通常难以抽出，但骨髓活检可见骨髓增生活跃伴三系增生，特别是成簇的、具有大而异型细胞核的巨核细胞数量增多。但是，PMF 缺乏可以与其他慢性 MPN 相区分的特征性骨髓形态学异常。由于髓外造血所致的脾大，可能足以导致门静脉高压及食管静脉曲张形成。在某些患者，旺盛的髓外造血是主要的临床表现。PMF 中一个有趣的现象是出现自身免疫异常，例如免疫复合物、抗核抗体、类风湿因子或 Coombs 试验阳性。这些异常是宿主对疾病的反应，还是与其发病机制相关，目前尚不明确。血细胞遗传学分析对于排除 CML 及评估预后均有作用，复杂核型异常提示 PMF 预后不良。

不知什么原因，PMF 的循环 CD34+ 细胞数量比其他慢性 MPN 明显增多（>15 000/μl），除非后者也存在髓样化生。

重要的是，约 50% 的 PMF 患者与其他骨髓增殖性疾病 PV 和 ET 患者相似，表达 JAK2V617F 突变，且常为纯合子。与 JAK2V617F 阴性患者相比，该类患者通常年龄较大，且血细胞比容更高，而表达 MPL 突变的 PMF 患者，则更易出现贫血，且白细胞数量更低。大多数缺乏 JAK2 或 MPL 突变的 PMF 和 ET 患者存在钙网蛋白基因（CALR）9 号外显子的体细胞突变，并且与表达 JAK2 或 MPL 突变的患者相比，其临床过程更为惰性。

并发症

PMF 患者的生存期根据诊断时特定危险因素而不同（表 6-4 和表 6-5），但短于大多数 PV 或 ET 患者。PMF 的自然病程为伴有输血依赖性贫血的渐进性骨髓衰竭，以及因髓外造血而渐增的器官肿大。与 CML 一样，PMF 可以由慢性期进展至出现全身症状和骨髓衰竭增加的加速期。约 10% 患者自发转化为侵袭性急性白血病，且通常治疗无效。其他影响 PMF 进入加

表 6-4	现有的三种 PMF 患者预后评分系统		
危险因素	IPSS（2009）[a]	DIPSS（2010）[b]	DIPSS Plus（2011）[c]
贫血（<10 g/dl）	×	×	×
白细胞增多（>25 000/μl）	×	×	×
外周血原始细胞（≥1%）	×	×	×
全身症状	×	×	×
年龄（>65 岁）	×	×	×
不良核型			×
血小板计数（<100 000/μl）			×
输血依赖			×

[a] Blood 113：2895，2009.

[b] Blood 115：1703，2010.

[c] J Clin Oncol 29：392，2011.

注：制订动态国际预后评分系统（DIPSS）是为了说明，如果在诊断原发性骨髓纤维化（PMF）时，国际预后评分系统（IPSS）可以作为重要的评估患者生存的方法，其也可以被用于疾病过程中患者逐渐获得该危险因素后的危险分层。IPSS 评分中，每个危险因素各占 1 分。DIPSS 与之相同，但年龄>65 岁、贫血、外周血出现原始细胞及全身症状各占 2 分。DIPSS Plus 评分系统加入了不良核型、血小板减少和输血依赖，并增加了相应的评分（表 6-5），提高了对 DIPSS 危险分层的认识。近期研究表明，对 ASXL1、EZH2、SRSF2 和 IDH1/2 基因突变分析进一步从生存期和白血病转化方面完善了疾病的危险分层（Leukemia 27：1861，2013）

表 6-5	IPSS 和 DIPSS 危险分层系统		
	危险因素数量		
危险分层[a]	IPSS	DIPSS	DIPSS PLUS
低危	0	0	0
中危-1	1	1～2	1
中危-2	2	3～4	2～3
高危	≥3	>4	4～6

[a] 每个危险分层对应的生存曲线见于表 6-4 脚注中所引用的文献。
缩写：DIPSS，动态国际预后评分系统；IPSS，国际预后评分系统

速期的重要预后因素包括出现复杂细胞遗传学异常、血小板减少及输血依赖性贫血。近期，*ASXL1*、*EZH2*、*SRSF2* 和 *IDH1/2* 基因突变被确认为早期死亡或转化为急性白血病的危险因素，并且被证实对 PMF 进行风险评估时可能优于任何临床评分系统。

治疗　原发性骨髓纤维化

　　PMF 缺乏特异性治疗。贫血原因多种多样，包括髓外造血不能代偿的无效造血、脾大导致血液稀释、脾隔离作用、血小板减少或门静脉高压继发失血、叶酸缺乏、全身性炎症以及自身免疫性溶血。重组人促红细胞生成素和雄激素（如达那唑）均未被证实在贫血治疗中有稳定疗效。促红细胞生成素可能使脾大恶化，并且在血清促红细胞生成素水平 >125 mU/L 时无效。鉴于 PMF 的炎性环境特点，糖皮质激素可以改善贫血及全身症状，如发热、寒战、盗汗、厌食和体重下降，低剂量沙利度胺联合泼尼松也被证实同样有效。血小板减少是由骨髓功能受损、脾隔离作用或自身免疫破坏所致，低剂量沙利度胺联合泼尼松可能也有效果。脾大是目前为止对 PMF 患者最困扰和最棘手的问题，它可引起腹痛、门静脉高压、易产生饱腹感以及恶病质，而手术切除巨脾与严重的术后并发症相关，包括肠系膜静脉血栓形成、出血、反弹的白细胞增多和血小板增多，以及肝髓外造血，后者不能改善已存在的贫血或血小板减少。脾切除会增加疾病向白血病转化的风险，原因尚不清楚。脾放疗最多暂时缓解症状，且与中性粒细胞减少、感染以及随后需要进行脾切除术时术中出血的重大风险相关。别嘌醇能控制严重的高尿酸血症，局部放射治疗可以缓解骨痛。IFN-α 的作用尚不明确；其副作用在老年患者中更为明显，并且可能使骨髓衰竭恶化。JAK2 抑制剂 ruxolitinib 已被证实对大多数进展期 PMF 患者减轻

脾大及缓解全身症状有效，并能延长总生存率，但其对 *JAK2V617F* 等位基因载量无明显影响。虽然贫血和血小板减少是该药的主要副作用，但其为剂量依赖性的，并且随着时间的推移，贫血会趋于稳定，血小板减少可能得到改善。异基因造血干细胞移植是治愈 PMF 的唯一方法，应在年轻患者中加以考虑；非清髓预处理方案可使造血干细胞移植治疗的范围扩展至老年患者，但该方法目前仍在研究中。

特发性血小板增多症

　　特发性血小板增多症（ET；又称原发性血小板增多症和出血性血小板增多症）是一种涉及多能造血干细胞的克隆性疾病，以血小板生成过多为临床表现，病因不明。ET 是一种罕见病，发病率为（1～2）/100 000，女性患者明显占多数。由于缺乏可用的克隆标志将 ET 与其他更常见的、非克隆性的、反应性血小板增多（表 6-6）相区别，故增加了诊断难度。ET 曾被认为是一种老年性疾病，并将其高发病率归因于出血或血栓形成，但随着电子细胞计数器的广泛使用，目前已经明确，ET 可以发生在任何年龄的成年人，患者通常无临床症状或凝血功能异常。与不存在性别差异的 PMF 或反应性血小板增多相比，ET 的发病存在明显的女性优势，且原因不明。由于缺乏特定的克隆性标志，已提出区分 ET 与其他慢性 MPN 的临床标准，虽然后者也可表现为血小板增多，但预后和治疗不同（表 6-6）。这些标准不能确定克隆类型，因此，其真正的用处仅在于识别可以伪装成 ET 的疾病，如

表 6-6	血小板增多的原因
组织炎症反应：胶原血管病、炎症性肠病	出血
恶性肿瘤	缺铁性贫血
感染	手术
骨髓增殖性疾病：真性红细胞增多症，原发性骨髓纤维化，特发性血小板增多症，慢性髓细胞白血病	反跳性：维生素 B₁₂ 或叶酸缺乏纠正后，乙醇滥用后
骨髓增生异常综合征：5q-综合征，特发性难治性铁粒幼细胞性贫血	溶血
脾切除术后或脾功能减退	家族性：促血小板生成素产生过多，*MPL* 突变

CML、PV 或骨髓增生异常综合征，从而反过来确立 ET 的诊断。此外，如同"特发性"红细胞增多症一样，由于目前缺乏合适的诊断方法，存在未被广泛识别的非克隆性良性血小板增多症（例如遗传性促血小板生成素产生过多）。约 50% 的 ET 患者携带 JAK2V617F 突变，但突变阴性不能除外该疾病。

病因学

巨核细胞生成和血小板的产生依赖于促血小板生成素及其受体 Mpl。如同早期的红系及粒系祖细胞一样，早期巨核系祖细胞增殖除了促血小板生成素外，还需要白介素 3（IL-3）和干细胞因子，随后的发育还要基质细胞来源的趋化因子 1（SDF-1）所促进。总之，巨核细胞的成熟需要促血小板生成素。

巨核细胞在造血祖细胞中是独特的，因为其基因组复制是核内有丝分裂而不是细胞有丝分裂。在促血小板生成素缺乏的情况下，核内有丝分裂的巨核细胞复制，及与之相关的血小板产生所必需的胞质发育受到损害。与促红细胞生成素相同的是，促血小板生成素也是在肝和肾生成，并且血小板数量与血浆促血小板生成素活性之间存在负相关。与促红细胞生成素不同的是，促血小板生成素只是组成性产物，并且血浆促血小板生成素水平受其祖细胞池大小的控制。另外，与促红细胞生成素不同，但类似于髓系对应物粒细胞及粒细胞-巨噬细胞集落刺激因子，促血小板生成素不仅促进其靶细胞的增殖，而且也增强终末产物血小板的反应性。除了在血小板生成中起作用以外，促血小板生成素还可以提高多能造血干细胞的生存及其在骨髓中的驻留。

ET 的克隆性本质，是通过分析葡萄糖-6-磷酸脱氢酶同工酶基因在半合子患者中的表达、女性患者 X-连锁 DNA 多态性，以及多变但非随机的细胞遗传学异常的表达而得以明确。虽然血小板增多是主要临床表现，但和其他慢性 MPN 一样，ET 的发病涉及多能造血祖细胞。此外，在一些家族中已证实 ET 是遗传性疾病，其中一个实例为常染色体显性遗传。除 ET 之外，PMF 和 PV 也在一些家族中被发现。与 PMF 类似，大多数 JAK2 突变阴性的患者具有 CALR 突变。

临床特征

临床上，ET 通常是在常规检查中偶然发现血小板升高而被诊断。有时回顾患者之前的血常规会发现，血小板升高，但被忽视已经多年。ET 无特征性症状

和体征，但患者可有出血或血栓形成倾向，前者表现为易出现瘀伤，后者为出现微血管闭塞事件，例如红斑性肢痛病、视觉性偏头痛或 TIA。体格检查除了偶有轻度脾大外，常无明显体征。脾大提示其他的 MPN，特别是 PV、PMF 或 CML。

贫血少见，但常有轻度中性粒细胞增多。血涂片中最引人注目的是血小板数量，其中有些数量巨大。由于血液凝固时血小板释放钾离子，大量循环中的血小板可能会影响对血清钾离子的准确检测。这种类型的高钾血症是实验室造成的假象，与患者心电图的异常改变无关。同样，除非血小板增多的血样是收集在冰上，否则患者的动脉血氧检测也不准确。凝血酶原和部分凝血活酶时间正常，但可能存在血小板功能异常，如出血时间延长及血小板聚集障碍。总之，尽管有很多研究，但是 ET 缺乏特征性的血小板功能异常，并且缺乏用以预测临床明显出血或血栓风险的血小板功能试验。

血小板数量增多可能使骨髓抽吸困难，但骨髓活检常见巨核细胞过度增大、超常增生，以及骨髓细胞过度增生。如果骨髓中网状蛋白增多，则应考虑其他诊断。骨髓可染铁缺乏需要加以解释，因为单纯铁缺乏可以导致血小板增多。骨髓增生活跃伴骨髓铁缺乏是 PV 的特征。

ET 中存在非随机细胞遗传学异常，但不常见，并且没有特异的或一致的遗传学异常值得注意，甚至包括促血小板生成素及其受体 Mpl 基因分别定位的 3 号和 1 号染色体。

诊断

血小板增多见于多种临床疾病（表 6-6），其中许多疾病细胞因子的产生增加。血小板绝对数量在区分良性和克隆性血小板增多时没有辅助诊断作用。大约 50% 的 ET 患者表达 JAK2 V617F 突变，在缺乏 JAK2 V617F 突变时必须进行细胞遗传学检测，以确定血小板增多是否由 CML 或骨髓增生异常综合征（如 5q-综合征）所致。由于 Ph 染色体缺失时可以出现 bcr-abl 易位，并且 bcr-abl 反转录酶聚合酶链反应存在假阳性结果，故对于细胞遗传学检测 Ph 染色体阴性的血小板增多患者推荐 bcr-abl 荧光原位杂交（FISH）分析。大多数 JAK2 突变阴性的患者存在 CALR 突变，但该突变的检测方法目前还未被广泛使用。贫血及环形铁粒幼细胞不是 ET 的特点，但它们是特发性难治铁粒幼细胞性贫血的特点，并且在该类疾病的某些患者中，血小板增多与 JAK2 V617F 突变

相关。脾大可能提示其他 MPN，在这种情况下应进行红细胞数量测定，因为脾大可以掩盖红细胞增多。重要的是，ET 在许多年后似乎可以演变为 PV 或 PMF，显示出其潜在的 MPN 本质。由于 *JAK2* V617F 中性粒细胞等位基因载量在 ET 和 PV 之间有相当的重叠，所以使其不能作为二者鉴别诊断的特点；仅用红细胞数量和血浆容量测定就可以从 ET 区分出 PV，这一点非常重要，当进行红细胞数量及血浆容量检测时，事实上 64％ 的 *JAK2* V617F 阳性 ET 患者被证实患有 PV。

并发症

也许在临床实践中，与其他疾病相比，血小板增多症（尤其是血小板超过 $1 \times 10^6/\mu l$）是最常被内科医生干预的疾病。普遍认为，血小板增多会导致血流淤滞及血栓形成；但是还没有临床对照研究确立这种联系，并且在年龄小于 60 岁的血小板增多症患者中，血栓形成的发生率不高于年龄匹配的对照组，而吸烟似乎是 ET 患者血栓形成最重要的危险因素。

相反，非常高的血小板计数由于获得性血管性血友病而主要与出血相关。这并不意味着一个 ET 患者血小板数量升高不会引起症状，而是更确切地说，关注点应集中于患者，而不是血小板数量。例如，ET 患者最引人注目的神经系统症状与偏头痛相关，并且只对降低血小板数量有效，而其他症状，例如红斑性肢痛病，仅对血小板环氧化酶-1 抑制剂阿司匹林或布洛芬治疗有效，无需降低血小板数量。还有学者提出动脉血管系统粥样硬化与高血小板数量之间存在相互作用，而另有学者认为其与血小板数量无任何关系。由于认识到 PV 可以表现为单独的血小板增多，以及发现了之前不为人知的高凝原因（第十七章），使得先前关于血小板增多之并发症的文献资料变得不够可靠。

ET 也可以发展成为 PMF，但这是 ET 的特点，还是代表 PMF 初发时表现为孤立的血小板增多，目前尚未知晓。

治疗　特发性血小板增多症

ET 患者的生存期与一般人群无差异。血小板计数升高在无症状且没有心血管危险因素的患者中无需治疗。确实，血小板增多症患者在开始任何治疗前，必须明确血小板增多是引起症状的原因。当血小板数量升至大于 $1 \times 10^6/\mu l$ 时，大量高分子量 von Willebrand 多聚体从循环中被清除，并被增大的血小板团块所破坏，导致获得性血管性血友病，

这可以通过利托菌素辅因子活性降低来证实。在这种情况下，阿司匹林会促进出血。应用 ε-氨基己酸治疗这种出血通常有效，可于择期手术前或手术后预防性给予。血小板单采去除最多是一种临时且无效的治疗方法，且极少需要使用。重要的是，ET 患者应用 ^{32}P 或烷化剂治疗缺乏获益的证据，并且存在进展为急性白血病的风险；两者之中任一联合羟基脲治疗会增加这种风险。如果单独应用水杨酸难以缓解症状而需要降低血小板数量时，聚乙二醇IFN-α、喹唑啉衍生物、阿那格雷或羟基脲可用于降低血小板数量，但以上药物没有一种是肯定有效或者没有明显副作用。在预防 TIA 方面，羟基脲联合阿司匹林效果优于阿那格雷联合阿司匹林，但对预防其他类型动脉血栓无明显优势，而且事实上对预防静脉血栓形成不太有效。羟基脲预防 TIA 有效是因为它是一氧化氮的提供者。血小板数量降至正常也不能预防动脉或静脉血栓形成。应用阿司匹林联合阿那格雷时，消化道出血风险更高。

随着越来越多的临床经验，ET 似乎比以前认为的更为良性，且其进展为急性白血病更像是治疗的结果而非疾病本身所为。因此，在管理血小板增多症时，医生的首要职责是不对患者造成伤害。

第七章　急性髓系白血病

Acute Myeloid Leukemia

Guido Marcucci，Clara D. Bloomfield
（主鸿鹄　译　主鸿鹄　校）

发病率

急性髓系白血病（acute myeloid leukemia，AML）是一组以异常增生、分化不良的细胞浸润外周血、骨髓和其他组织为特征的造血系统的恶性疾病，疾病进展有快慢之分。2013 年美国新发 AML 病例大约有 14 590 例。AML 每年的发病率约为 3.5/100 000，其中男性略高于女性（4.5∶3.1）。AML 的发病率随年龄增长而升高，在 <65 岁的人群中发病率为 1.7/100 000，而 >65 岁的人群中为 15.9/

100 000。诊断 AML 的中位年龄为 67 岁。

病因学

遗传因素、电离辐射、化学因素及其他的职业暴露和药物在 AML 的发生发展中起一定作用。目前，并没有直接证据表明 AML 由病毒感染所致。

遗传学　与体细胞染色体非整倍性相关的某些综合征与 AML 发病率增高相关，如 21 号染色体三体改变的唐氏综合征。与 DNA 修复缺陷有关的遗传性疾病，如 Fanconi 贫血、Bloom 综合征、共济失调-毛细血管扩张症均与 AML 的发生有关。先天性粒细胞缺乏症（Kostmann 综合征）是一种编码粒细胞集落刺激因子（G-CSF）受体和粒细胞弹性蛋白酶的基因突变所致的疾病，其可能会进展为 AML。CCAAT/增强子结合蛋白 α（CEBPA）、人类相关转录因子 1（RUNX1）和肿瘤蛋白 p53（TP53）的种系突变者有高倾向发展为 AML。

电离辐射　高剂量的辐射有致白血病作用，在日本原子弹轰炸后或核反应堆泄露事件的幸存者中，髓系白血病的患病风险明显增高，发病高峰在射线暴露后的 5～7 年。然而，治疗剂量的辐射似乎很少增加患 AML 的风险，但若同时应用烷化剂，发病风险可能会有所增加。

化学因素及其他暴露因素　苯是一种在化学制剂、塑料、橡胶及制药工业常用的有机溶剂，接触苯与 AML 发病率增加有关。吸烟及接触石油产品、油漆、尸体防腐剂、环氧乙烷、除草剂及杀虫剂亦与 AML 发生相关。

药物　抗肿瘤药是治疗相关 AML 的主要病因。烷化剂相关的白血病在用药后平均 4～6 年发生，受累患者通常有 5 号染色体和 7 号染色体异常。拓扑异构酶 II 抑制剂相关的白血病通常在用药 1～3 年后发生，该类患者常涉及 11q23 的染色体异常。治疗其他造血系统恶性肿瘤和实体肿瘤的新药也被关注是否增加患 AML 的风险。氯霉素、保泰松和不常用的氯喹及甲氧沙林能导致骨髓衰竭，可能演变为 AML。

分类

当前 AML 的分类主要采用世界卫生组织（WHO）分类法（表 7-1），包含基于临床特点、形态学、细胞遗传学和分子学异常所作出的生物学特征不同的分类。与以前采用法-美-英（FAB）协作组分类法相比，WHO 分类较少依赖细胞化学。WHO 和 FAB 分类最主要的差别在于诊断 AML 的原始细胞比

表 7-1	WHO AML 及相关肿瘤分类[a]

AML 伴重现性基因异常

　　AML 伴 t(8;21)(q22;q22)；*RUNX1-RUNX1T1*[b]

　　AML 伴 inv(16)(p13.1q22) 或 t(16;16)(p13.1;q22)；*CBFB-MYH11*[b]

　　急性早幼粒细胞白血病伴 t(15;17)(q22;q12)；*PML-RARA*[b]

　　AML 伴 t(9;11)(p22;q23)；*MLLT3-MLL*

　　AML 伴 t(6;9)(p23;q34)；*DEK-NUP*214

　　AML 伴 inv(3)(q21q26.2) 或 t(3;3)(q21;q26.2)；*RPN1-EVI1*

　　AML（原始巨核细胞）伴 t(1;12)(p13;q13)；*RBM*15-*MKL*1

　　暂定病种：AML 伴 NPM1 突变

　　暂定病种：AML 伴 CEBPA 突变

AML 伴 MDS 相关改变

治疗相关的髓系肿瘤

AML，非特指型

　　AML 微分化型

　　AML 不成熟型

　　AML 成熟型

　　急性粒-单核细胞白血病

　　急性原始单核细胞白血病和急性单核细胞白血病

　　急性红白血病

　　急性原始巨核细胞白血病

　　急性嗜碱性粒细胞白血病

　　急性全髓增殖症伴骨髓纤维化

髓细胞肉瘤

唐氏综合征相关的髓系增殖病

　　短暂的异常髓系增生

　　唐氏综合征相关的髓系白血病

母细胞性浆细胞样树突细胞肿瘤

[a]From SH Swerdlow et al（eds）：*World Health Organization Classification of Tumours of Haematopoietic and Lymphoid Tissues*. Lyon, IARC Press, 2008.
[b]忽略原始细胞计数，诊断为 AML

例，在 WHO 分类中为 20%，而在 FAB 分类中为 30%。然而，在 WHO 分类中，如果存在特定的染色体重排如 t(8;21)(q22;q22)、inv(16)(p13.1q22)、t(16;16)(p13.1;q22) 以及 t(15;17)(q22;q12)，即使原始细胞比例小于 20% 亦可诊断 AML。

免疫表型及与 WHO 分类的相关性　利用多参数流式细胞仪，选用与细胞表面抗原相关的单克隆抗体，可以对人类白血病细胞的免疫表型进行检测，对于从急性淋巴细胞白血病（ALL）中鉴别出 AML 及确定 AML 的某些亚型有重要意义。以 AML 微分化型为例，因其具有不成熟的细胞形态和缺乏特异性化学反

应的特点，可通过流式细胞术识别髓系特异性抗原 CD13 或 CD117 加以鉴别。与之相似，急性巨核细胞白血病的诊断依赖是否存在血小板特异性抗原 CD41 和（或）CD61 的表达。尽管流式细胞术被广泛应用，甚至在某些病例中对诊断 AML 必不可少，然而，它在 WHO 分类中对于明确 AML 不同亚型仅具有辅助价值。

临床特点和与 WHO 分类的相关性　WHO 分类法在对 AML 进行细分亚型的过程中结合了临床特点。例如，它将发生于先前治疗（如烷化剂、拓扑异构酶 Ⅱ 抑制剂、电离辐射）之后的治疗相关 AML 定义为一个独立的亚型。对于部分有 MDS 病史或骨髓增生异常/骨髓增殖性肿瘤的病例定义为 AML 伴 MDS 相关改变。因此，在分类中结合临床特点，有助于判断 AML 的预后。

遗传学发现和与 WHO 分类的相关性　WHO 分类对于 AML 亚型的确立，是基于临床特点、形态学、细胞遗传学和（或）分子学的标准制订而成的，有助于临床医生采取适当的方法对每个患者做出正确诊断，并制订出针对性的治疗方案。WHO 分类法是第一个包含遗传学（染色体和分子）信息的 AML 分类方法。在这个分类法中，特定的重现性基因异常的存在或缺失有利于 AML 亚型的确定。例如，急性早幼粒细胞白血病（acute promyelocytic leukemia，APL）的诊断是基于 t(15;17)(q22;q12) 细胞遗传学重排或易位所致的 PML-RARA 融合基因。同样，目前定义的核心结合因子（core binding factor，CBF）AML 是基于 t(8;21)(q22;q22)、inv(16)(p13.1q22) 或 t(16;16)(p13.1;q22)，或者各自的融合基因产物 RUNX1-RUNX1T1 和 CBFB-MYH11。

WHO 分类法在 AML 分类中包含了识别 AML 伴重现性遗传学异常和 AML 伴 MDS 相关改变的细胞遗传学（表 7-1）。后者的分类诊断不只依赖于形态学变化，还部分依赖于某些 MDS 相关的细胞遗传学异常（如复杂核型和 5 号、7 号、11 号染色体的平衡和不平衡易位）。只有伴 t(15;17)(q22;q12) 的 APL，细胞遗传学异常肯定与特定的细胞形态学特点相关。而其他的染色体异常主要与一种形态/免疫表型相关，包括：AML 伴异常骨髓嗜酸性粒细胞与 inv(16)(p13.1q22) 相关；t(8;21)(q22;q22) 与细长的 Auer 小体、CD19 表达、正常嗜酸性粒细胞增加相关；t(9;11)(p22;q23) 及其他涉及 11q23 的异位是单核细胞系的特征。AML 的重现性染色体异常可能也与特定的临床特点相关。年轻患者多伴 t(8;21) 和 t(15;17)，而高龄患者多伴 del(5q) 和 del(7q)。髓系肉瘤（如下所述）与 t

(8;21) 相关，而弥散性血管内凝血（DIC）与 t(15;17) 相关。

通过识别可能参与白血病生成的重现性遗传学异常产物的融合基因或已经被证实发生突变的基因，WHO 分类还进行分子异常的分类。例如，t(15;17) 形成的 PML-RARA 融合基因，早幼粒细胞白血病（Pml）-维 A 酸受体 α（Rarα），是由 17 号染色体的维 A 酸受体 α（RARA）基因与 15 号染色体的早幼粒细胞白血病（PML）基因融合而成。RARA 基因编码转录因子核激素受体家族的一员。结合维 A 酸后，RARA 可以促进多种基因的表达。t(15;17) 易位使得 PML 和 RARA 在 PML 的转录调控下以头接尾的形式并列。PML 基因的 3 个不同断裂点形成多种融合基因亚型。Pml-Rarα 融合蛋白倾向于抑制基因转录和阻碍细胞分化。药理学剂量的 Rarα 配体-全反式维 A 酸解除了这种阻碍，并促进细胞分化（如下所述）。类似 AML 伴重现性遗传学异常中所包含的分子生物学亚型还包括 t(8;21)、inv(16) 或 t(16;16)、t(9;11) 以及 t(6;9)(p23;q34) 所形成的引起白血病的融合基因 RUNX1-RUNX1T1、CBFB-MYH11、MLLT3-MLL 和 DEK-NUP214。

两种新的暂定亚型包括 AML 伴核仁磷酸蛋白突变（核磷蛋白 B23，numatrin）（NPM1）和 AML 伴 CEBPA 突变，二者是根据基因突变定义，被归入 AML 伴重现性遗传学异常类型。由于相对常见的 fms 相关酪氨酸激酶 3（FLT3）-内部串联重复（ITD）提示预后不良，并与临床预后密切相关，WHO 推荐在细胞遗传学正常的 AML（CN-AML）患者中应该检测这种突变，但是 AML 伴 FLT3-ITD 并没有被定义为一个新的亚型。FLT3 编码的酪氨酸激酶受体在髓系和淋系的发生发展中起重要作用。由于跨膜区 ITD 或激酶活化环点突变（被称作酪氨酸激酶结构域突变）的存在，活化的 FLT3 突变存在于约 30% 的成人 AML 患者中。FLT3 编码蛋白的异常活化促进髓系祖细胞的增殖并抑制其凋亡。FLT3 突变中较常见的 FLT3-ITD 通常发生在 CN-AML 中，FLT3-ITD 不仅有益于评估疾病的预后，在临床研究中也可以用来判断白血病细胞对于特定的治疗如酪氨酸激酶抑制剂的反应性。因此，检测 FLT3-ITD 对于 AML 至关重要。

预后因素

多种因素可用来评估 AML 化疗患者的预后，可以根据这些因素进行预后分层和指导治疗。

初诊时的染色体异常通常是最重要的独立预后因

素。目前 AML 可根据染色体核型分析将其分为良好、中等、不良三个不同的预后组。伴 t(15；17)染色体异常的患者预后很好（治愈率约 85%），伴 t(8；21)或 inv(16)染色体异常者预后良好（治愈率约 55%），正常核型患者预后中等（治愈率约 40%）。伴有复杂核型、t(6；9)、inv(3)、-7 染色体异常的预后则非常差。单体核型 AML 预后不良，单体核型的定义是至少出现两个常染色体单体（常染色体缺失，而不是 X 或 Y 染色体缺失），或只出现一个常染色体单体伴有染色体结构性异常。

对于缺乏预后相关细胞遗传学异常的患者，例如 CN-AML（细胞遗传学正常的 AML），可采用基因突变及异常表达的基因来判断其预后。不伴有 *FLT3-ITD* 的 *NPM*1 突变、*CEBPA* 突变（双突变）预后较好，而 *FLT3-ITD* 患者预后不良。*NPM*1、*CEBPA* 及 *FLT3-ITD* 突变对于指导预后具有重要意义，在诊断白血病时对这些基因的分子学测定已被纳入美国国立综合癌症网（NCCN）、欧洲白血病网（ELN）推荐的急性髓系白血病治疗指南中。这些标志物也纳入了 ELN 的标准化报告系统中遗传学分组的定义。ELN 是在细胞遗传学、分子生物学异常的基础上，比较不同研究中报道的患者亚群的临床特点及治疗反应（表 7-2）。最近，ELN 采用的遗传学分组对预后的影响已得到证实。由此可见，遗传学分组也可以进行危险度分层及指导治疗。

除了 *NPM*1、*CEBPA* 及 *FLT3-ITD* 突变以外，其他分子学异常（表 7-3）将来也可能成为 AML 常规的预后指标，并纳入 WHO 分类及 ELN。这些预后相关的突变基因主要有：编码酪氨酸激酶受体的基因（如 *KIT*）、转录因子（如 *RUNX*1 和 Wilms 肿瘤 1 基因 *WT*1）、表观遗传修饰基因 [如 *ASXL*1 和 DNA（5 胞嘧啶）甲基转移酶 3α（DNMT3A）]、异柠檬酸脱氢酶 1（NADP+）、可溶性 *IDH*1、异柠檬酸脱氢酶 2（NADP+）、线粒体 *IDH*2、赖氨酸（K）特异性甲基转移酶 2A（KMT2A，即 MLL）、tet 甲基胞嘧啶双加氧酶 2（TET2）。KIT 突变几乎只出现在 CBF-AML 中，并且提示预后不良，其余的突变主要存在于 CN-AML 中。有些基因突变经多变量分析被证实是独立的预后因素。然而一些基因对预后是否影响（例如，*TET2* 突变）或影响预后（如 *IDH*1 和 *IDH*2）的方式（好还是差）只是在多数的研究中发现，并非所有研究都发现一致的结论。

这些突变基因对预后的独立影响还有待证实。它们既非主要相关的预后不良的细胞遗传学改变（如 *TP*53），

第一部分 造血系统疾病

表 7-2	ELN 的标准化报告系统 AML 细胞遗传学及分子遗传学数据与临床数据的关系[a]
基因学分组	亚型
预后良好	t(8；21)(q22；q22)；*RUNX*1-*RUNX*1*T*1
	inv(16)(p13.1q22)或 t(16；16)(p13.1；q22)；*CBFB-MYH*11
	不伴有 *FLT3-ITD* 的 *NPM*1 突变（正常核型）
	CEBPA 突变（正常核型）
预后中等-Ⅰ型	伴有 *FLT3-ITD* 的 *NPM*1 突变（正常核型）
	伴有 *FLT3-ITD* 的野生型 *NPM*1 突变（正常核型）
	不伴有 *FLT3-ITD* 的野生型 *NPM*1 突变（正常核型）
预后中等-Ⅱ型	t(9；11)(p22；q23)；*MLLT3-MLL*
	细胞遗传学异常不能归入预后良好或预后不良组
预后不良	inv(3)(q21q26.2)或 t(3；3)(q21；q26.2)；*RPN*1-*EVI*1
	t(6；9)(p23；q34)；*DEK-NUP*214
	t(v；11)(v；q23)；*MLL* 重组
	-5 或 del(5q)；-7；17p 异常；复杂核型（≥3 种异常）

[a] HDöhner et al：Blood 115；453，2010.

缩写：ITD，内部串联重复

也不是 AML 中很少出现的编码表观修饰子的基因 [如果蝇 zeste 基因增强子人类同源物 2（EZH2）]、磷酸酶 [蛋白酪氨酸磷酸酶非受体型 11（PTPN11）]、转录因子 [如 PHD 指蛋白 6（PHF6）]、剪接子 [U2 小核 RNA 辅助因子 1（U2AF1）]、与染色体分离和基因组稳定性有关的蛋白 [染色体结构维持蛋白 1A（SMC1A）、染色体结构维持蛋白 3（SMC3）]。另外，还有些突变基因可以预测不同治疗的反应而非预后，例如成纤维细胞瘤 RAS 病毒（v-ras）癌基因同源物（NRAS）和 Kirsten 大鼠肉瘤病毒癌基因同源物（KRAS）预示着 CBF AML 对大剂量阿糖胞苷治疗反应好。

目前有报道认为，对编码基因表达水平的异常调节和一些小的非编码 RNA（microRNA）可以预测预后（表 7-3）。已有研究发现一些基因过表达常提示预后较差，尤其是在 CN-AML 中，例如脑和急性白血病胞质基因（BAALC）、v-ets 禽幼红细胞增多症病毒 E26 癌基因同源物（禽）（ERG）、脑膜瘤（平衡易位中断）基因 1（MN1）、MDS1 和 EVI1 复合位点（MECOM，即 EVI1）。与之类似，microRNA 表达水平的调节也与 AML 预后有关，这些自然出现的非编码 RNA 能够调节

表 7-3	AML 分子学预后标志物	
基因标志	**基因位点**	**预后影响**
WHO 分类和 ELN 报告系统中的基因		
NPM1 突变	5q35.1	好
CEBPA 突变	19q13.1	好
FLT3-ITD	13q12	差
编码受体酪氨酸激酶的基因		
KIT 突变	4q12	差
FLT3-KTD	13q12	差
编码转录因子的基因		
RUNX1 突变	21q22.12	差
WT1 突变	11p13	差
编码表观遗传修饰的基因		
ASXL1 突变	20q11.21	差
DNMT 3A 突变	2p23.3	差
IDH 突变（IDH1 和 IDH2）	2q34 或 15q26.1	差
MLL-PTD	11q23	差
TET2 突变	4q24	差
过表达基因		
BAALC 过表达	8q22.3	差
ERG 过表达	21q22.3	差
MN1 过表达	22q12.1	差
EVI1 过表达	3q26.2	差
过表达 microRNA		
miR-155 过表达	21q21.3	差
miR-3151 过表达	8q22.3	差
miR-181a 过表达	1q32.1 和 9q33.3	好

缩写：AML，急性髓系白血病；ELN，欧洲白血病网；ITD，内部串联重复；PTD，部分串联重复；TKD，酪氨酸激酶结构域；WHO，世界卫生组织

造血分化相关蛋白的表达，降解生存通路或抑制特定编码 RNA 的转录。目前发现在 CN-AML 中 miR-155 和 miR-3151 过表达提示预后不良，而 miR-181a 过表达在 CN-AML 及细胞遗传学异常的 AML 中均提示预后较好。

上述分子标志物在 AML 预后因素中并不相互排斥，而且经常同时出现（＞80％的患者同时出现至少两个或更多预后相关基因突变）。由此可见，结合多种标志物可能会比单个标志物为临床提供更多信息。

表观遗传学改变（如 DNA 甲基化）和 microRNA 通常与造血相关基因的异常调控有关，影响白血病发生的同时也与上述的预后基因突变有关。这不仅为白血病发病机制提供全新的生物学视角，还提供独立的预后信息。随着 DNA、RNA 测序技术的进步，我们希望发现更多的遗传学及表观遗传学改变，以助于白血病分类、报告系统和危险度分层。

除了细胞遗传学、分子学改变外，其他因素也和 AML 预后相关。其中初诊年龄是最重要的危险因素，年龄越大预后越差，不仅因为诱导治疗中并发症的影响，而且随着年龄增加，白血病对药物的耐药性也增加。对于老年患者，大多在初诊前已经有长期进行性血细胞减少，以及发病前有血液学异常病史，其临床特征多为完全缓解率低、生存时间短。有贫血、白细胞减少和（或）血小板减少＞3 个月的初诊 AML 患者，比没有类似病史的患者完全缓解（complete remission，CR）率低。发病前血象异常持续的时间越长，对化疗的反应性越差。在其他恶性肿瘤应用细胞毒性药物治疗后诱发的 AML，通常治疗难度较大。因此，老年 AML 与不良预后可能相关，因其具有不同的生物学特点，可能增加疾病的侵袭性，从而降低治疗反应。老年 AML 患者常表达多耐药基因 1（MDR1）外排泵，对首次治疗中包括的天然产物衍生剂如蒽环类药物产生耐药性。另外，年龄大的患者常不伴有预后好的细胞遗传学异常［如 t(8;21)、inv(16)或 t(16;16)］，却多存在预后差的细胞遗传学（复杂核型或单倍体核型）或分子学异常（如 ASXL1、IDH2、RUNX1、TET2）。

其他与不良预后独立相关的因素包括体能状况和对治疗的反应。在某些类型 AML 中白细胞计数高对获得完全缓解是一个不良预后因素。对于高白细胞血症（＞100 000/μl）的患者，初次治疗期间早期中枢神经系统浸润和肺白细胞淤滞常提示预后不良。

达到完全缓解（CR）的患者预后较好，生存期更长。CR 的定义是基于血液和骨髓检查：①外周血中性粒细胞计数≥1000/μl，血小板计数≥100 000/μl（不包括血红蛋白浓度），外周血循环中没有原始细胞。②骨髓中原始细胞＜5％，不含 Auer 小体，无髓外白血病。在骨髓重建过程中可能会检测到少数原始细胞，而在后续检测中可能会消失。一次诱导治疗获得 CR 者比多个诱导周期达 CR 者维持缓解的时间更长。

临床表现

症状 AML 患者临床表现主要与贫血、血小板减少以及白细胞增多、减少或功能异常有关，症状多无特异性。约半数病例被诊断为 AML 前这些症状出现的时间不足 3 个月。

半数患者以疲乏为首发症状，而多数患者在疾病确诊时才出现疲倦或乏力。食欲欠佳和体重减轻也很常见。约 10％的患者以伴或不伴有感染的发热为早期表现。5％的患者首先表现为凝血功能异常（出血、皮肤瘀斑）。也有患者表现出骨痛、淋巴结肿大、非特异性

咳嗽、头痛或出汗。

极少数患者出现髓系肉瘤，以骨髓原始细胞出现在皮肤、淋巴结、胃肠道、软组织和睾丸为特征，通常存在染色体异常〔如，−7、＋8、MLL 重排、inv（16）、＋4、t(8;21)〕，症状可发生于 AML 之前或与 AML 同时出现。

体格检查　AML 患者查体时通常会有发热、肝脾大、淋巴结肿大、胸骨压痛及感染和出血迹象。严重的消化道、肺或颅内出血最常见于 APL。与凝血功能紊乱相关的出血也可能发生在单核细胞型 AML 及伴白细胞明显增多或血小板明显减少的其他 AML 亚型。15% 的患者出现视网膜出血。急性单核细胞白血病及伴 11q23 染色体异常的亚型在诊断时多发现白血病细胞浸润齿龈、皮肤、软组织或脑膜。

血液学检查　半数患者就诊时已有重度贫血。贫血严重程度不一，且与其他的血液学表现、脾大或症状持续时间无关。贫血常呈正细胞正色素性，主要与红细胞生成减少导致网织红细胞计数减少、红细胞破坏增加以及活动性出血有关。

中位白细胞计数约为 15 000/μl，25%～40% 的 AML 患者白细胞＜5000/μl，20% 的患者白细胞＞100 000/μl。白血病细胞在不同的 AML 亚型中形态不一，低于 5% 的患者血液中检测不到白血病细胞。AML 细胞质中常含有原始（非特异性）颗粒，而细胞核显示细丝状染色体及一个或多个核仁，为不成熟细胞的特征。Auer 小体并非在所有白血病细胞中均出现，但这种异常的杆状颗粒一旦出现便可确诊 AML（图 7-1）。AML 还存在中性粒细胞功能低下，可表现为吞噬、迁移、形态异常以及分叶和颗粒形成受损。

约 75% 的 AML 患者诊断时血小板计数＜100 000/μl，约 25% 的患者 PLT＜25 000/μl。AML 可检测到形态和功能异常的血小板，包括伴异常颗粒的大血小板和不规则形状血小板及无功能血小板聚集或相互黏附。

治疗前评估　一旦怀疑 AML，应尽快评估病情并开始治疗。除了对 AML 亚型进行分类外，还应评估患者主要器官的功能完整性，包括心血管系统、肺、肝及肾系统（表 7-4）。评估影响预后的因素包括细胞遗传学和分子学标志（见上文）。无论是否达到 CR 还

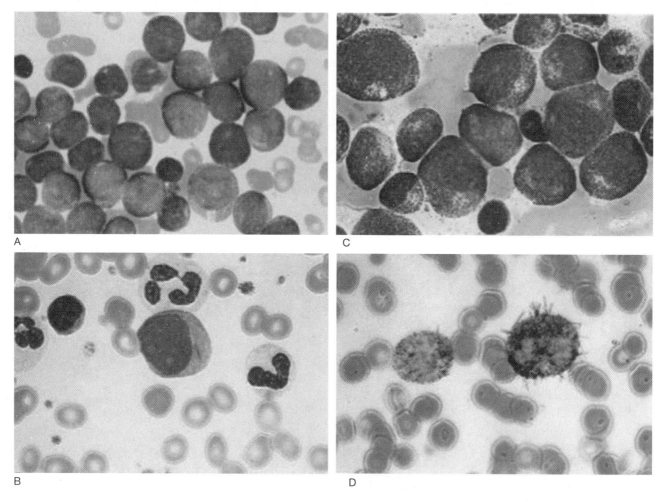

图 7-1（见书后彩图）　　**AML 细胞形态学改变。A.** 原始粒细胞群伴不成熟染色质，一些细胞可见核仁和原始胞质颗粒。**B.** 含 Auer 小体的白血病细胞。**C.** 含异常颗粒的早幼粒白血病细胞。**D.** 过氧化物酶染色示 AML 小颗粒的过氧化物酶特征性深蓝染色。

表7-4	成人 AML 的初步诊断评估及管理

病史

易疲劳或活动耐量减低（贫血）

出血过多或出血部位异常（DIC，血小板减少症）

发热或复发性感染（中性粒细胞减少症）

头痛，视觉异常，神经系统异常（CNS 白血病或出血）

腹胀（巨脾）

AML 家族史（Fanconi、Bloom 或 Kostmann 综合征或共济失调-毛细血管扩张症）

肿瘤病史（烷化剂化疗、放疗、拓扑异构酶Ⅱ抑制剂治疗）

职业暴露（辐射、苯、石油制品、吸烟、杀虫剂）

体格检查

体力状态（预后因素）

淤血和渗出（DIC，急性早幼粒细胞白血病可能）

发热和心动过速（感染征象）

视神经盘水肿、视网膜渗出、脑神经异常（CNS 白血病）

牙列不齐、牙脓肿

齿龈增生（白血病浸润，多见于单核细胞白血病）

皮肤浸润或结节（白血病浸润，多见于单核细胞白血病）

淋巴结病，巨脾，肝大

背痛，下肢无力［脊髓性粒细胞肉瘤，多见于 t(8;21)患者］

实验室和影像学研究

CBC 伴手工细胞计数

血生化（电解质、肌酐、BUN、血钙、血磷、尿酸、肝酶、胆红素、LDH、淀粉酶、脂肪酶）

凝血功能（凝血酶原时间、部分凝血活酶时间、纤维蛋白原、D-二聚体）

病毒全套（CMV、HSV-1、水痘-带状疱疹病毒）

红细胞类型和表型

HLA 分型以备异基因造血干细胞移植

骨髓穿刺活检（形态学、细胞遗传学、流式细胞术、NPM1 和 CEBPA 突变及 FLT3-ITD 的分子研究）

存活白血病细胞的冷冻保存

心肌功能（超声心动图和 MUGA 扫描）

正侧位胸片

建立中心静脉通路

特定患者的干预

牙科评估（对于牙列不齐患者）

腰椎穿刺（对于存在 CNS 症状的患者）

脊髓 MRI 检查（对于背痛、下肢无力、感觉异常的患者）

社会关爱和家庭心理支持

咨询服务

向患者提供疾病相关信息、财务咨询，介绍相关资助机构

缩写：AML，急性髓系白血病；BUN，尿素氮；CBC，全细胞计数；CMV，巨细胞病毒；CNS，中枢神经系统；DIC，弥散性血管内凝血；HLA，人白细胞抗原；HSCT，造血干细胞移植；HSV，单纯疱疹病毒；IV，静脉注射；LDH，乳酸脱氢酶；MRI，磁共振成像；MUGA，多门控采集

是预测 CR 的持续时间，均应该在治疗前完成评估。诊治过程中应获取所有患者的白血病细胞并冷藏，以备新的实验室检测及实施治疗方案时应用。所有的患者还应评估是否合并感染。

临床上大多数患者表现为贫血和血小板减少。必要时应立即给予成分输血治疗。因部分血小板功能障碍或合并感染可能会增加出血风险，即使血小板计数只是中度减少，一旦有出血的迹象也应立即行血小板输注。

约50%的患者血尿酸有轻至中度的升高。只有10%的患者明显升高，尿酸沉积所致的肾病是少见的严重并发症。白血病的化疗可能会加重高尿酸血症，因此，在 AML 诊断时应给予患者别嘌醇口服并持续静脉补液。拉布立酶（重组尿酸氧化酶）也可用于治疗尿酸性肾病，用单剂量治疗往往可以使血清尿酸水平在几小时内降至正常。治疗中产生的高浓度溶菌酶，是一种单核细胞分化的标志物，可能会导致肾小管功能障碍，并且会加重在治疗期间出现的其他肾病变。

治疗 急性髓系白血病

新确诊的 AML 患者的治疗通常分为两个阶段：诱导缓解和缓解后治疗（图7-2）。初始目标是诱导 CR。一旦达到 CR，进一步的治疗需延长生存期和达到治愈。初始诱导治疗和缓解后治疗通常是根据患者的年龄来选择。对于年轻的 AML 患者（<60岁），采用传统的化疗药阿糖胞苷和蒽环类药物强化治疗可以增加治愈率。而对老年患者行强化治疗是否获益目前仍存在争议；用于预测治疗反应的新方法和新的治疗方案仍需进一步探求。

诱导缓解治疗

最常用的诱导缓解方案（对除 APL 以外的 AML 患者）是由阿糖胞苷和一种蒽环类药物（如柔红霉素、伊达比星、米托蒽醌）联合组成。阿糖胞苷是一种细胞周期 S 期特异性抗代谢药，在胞内磷酸化后转为活化的三磷酸盐以干扰 DNA 的合成。蒽环类药物是 DNA 嵌入剂，其主要作用方式是抑制拓扑异构酶Ⅱ从而导致 DNA 断裂。

对于成人（年龄<60岁），阿糖胞苷的应用可以标准剂量（$100\sim200$ mg/m^2）连续静脉滴注7天或高剂量（2 g/m^2）每12小时一次静脉滴注6天。联合标准剂量的阿糖胞苷，蒽环类药物的应用通常为第1、2、3天静脉滴注柔红霉素（$60\sim90$ mg/m^2）或伊达比星（12 mg/m^2）（7+3方案）。若柔红

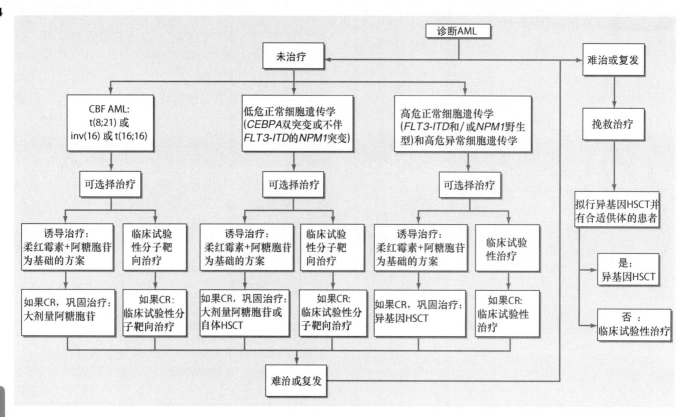

图 7-2 初次诊断 AML 的治疗流程图。 除急性早幼粒细胞白血病（APL）外，所有类型 AML 的标准治疗方案包括阿糖胞苷 7 日连续输注（每日 100～200 mg/m²）＋3 日柔红霉素（每日 60～90 mg/m²）联合或不联合其他药物。伊达比星（每日 12～13 mg/m²）可替代柔红霉素。获得完全缓解（CR）的患者，接受缓解后巩固治疗，包括大剂量阿糖胞苷、自体造血干细胞移植（HSCT）、异基因 HSCT 或新的疗法（如危险分层治疗）。APL 患者（见文中治疗方法）常使用维 A 酸、三氧化二砷为基础的治疗方案，有或无蒽环类化疗药物，并用维 A 酸维持治疗。CBF，核心结合因子；ITD，内部串联重复。

霉素为 60 mg/m²，方案中可以加入其他的药物（如克拉立滨）。

已证实以大剂量阿糖胞苷（HD-Ara-c）为基础的诱导方案可获得较高的 CR 率。当给予 HD-Ara-c，细胞内阿糖胞苷的浓度升高，从而使阿糖胞苷钝化酶达到饱和，并增加细胞内 1-β-D-阿拉伯呋喃胞嘧啶-三磷酸盐的水平，活化代谢产物进入 DNA。因此，HD-Ara-c 可能通过增强抑制 DNA 合成的作用，从而克服细胞对标准剂量阿糖胞苷的耐药。HD-Ara-c 通常与柔红霉素 60 mg/m² 或伊达比星 12 mg/m² 联合应用。

以 HD-Ara-c 为基础的诱导治疗方案的血液毒性比 7＋3 方案更大。HD-Ara-c 可导致肺毒性和少见的不可逆的小脑毒性。所有应用 HD-Ara-c 治疗的患者均应密切监测是否出现小脑毒性。每次用药前均应行全小脑功能测试，一旦出现小脑毒性，应立即停药。这种毒性通常发生于肾功能不全的患者及年龄超过 60 岁的老年患者。为此，大剂量阿糖胞苷在老年 AML 患者的应用受到限制。

联合新型分子靶向药物的治疗方案尚在研究中。目前，已开展酪氨酸激酶抑制剂治疗 AML 伴 *FLT3-ITD* 突变的临床试验。CBF AML 患者可能会获益于吉姆单抗奥佐米星（GO），一种 CD33 单克隆抗体，联合诱导缓解和巩固化疗。GO 最初被批准应用于复发的老年患者，尽管最初推荐的高剂量应用对临床获益不少，考虑到产品的毒性，包括骨髓抑制、浸润毒性和血管闭塞性疾病，该药已经在美国 FDA 的要求下撤出美国市场。然而，最近报道的 GO 有效性的新结果，使得有学者支持该药重新引入 AML 的治疗体系。

老年 AML 患者（年龄≥60 岁）的治疗效果往往较差，可能是因为较高的治疗相关死亡率及较多的难治性 AML 病例，尤其是由其他血液疾病进展而来的 AML（MDS 或骨髓增殖性疾病），或因其他恶性疾病接受过化疗的患者，或有影响临床治疗效果的细胞遗传学和分子生物学异常的患者，应被视作临床试验的对象。老年患者也可以采用 7＋3 方案，即标准剂量的阿糖胞苷联合伊达比星（12 mg/

m^2）或柔红霉素（45～90 mg/m^2）或米托蒽醌（12 mg/m^2）。超过 65 岁的老年患者不推荐应用大剂量柔红霉素（90 mg/m^2），因为增加的细胞毒性并不能使患者获益。吉姆单抗奥佐米星联合化疗降低了 50～70 岁未经治疗 AML 患者的复发率。此外，老年患者也可考虑用氯法拉滨或去甲基化药物（即 5-阿扎胞苷和地西他滨）单药治疗，后者通常用于不宜行强化治疗的患者。

一个疗程的 7＋3 诱导化疗方案后，如果未达 CR，可行原方案再次治疗 5＋2 天（阿糖胞苷和蒽环类）。不过我们推荐更换新方案。

缓解后治疗

诱导治疗后获得持久的 CR 对 AML 患者的长期无病生存至关重要。然而，若没有进一步的治疗，几乎所有的患者都会复发。因此，缓解后治疗是为了消除残留的白血病细胞从而减少复发和延长生存期。AML 缓解后治疗方案的选择通常是根据患者年龄、细胞遗传学和分子学危险度。

对于年轻患者，缓解后治疗方案包括强化治疗和异体或自体造血干细胞移植（hematopoietic stem cell transplantation，HSCT）。癌症和白血病协作组 B（CALGB）进行了研究，将缓解患者随机分配至不同剂量的阿糖胞苷组，对比各组 CR 持续时间，包括 4 个疗程的大剂量组（3 g/m^2，在化疗第 1、3、5 天每 12 小时用一次）、中等剂量组（400 mg/m^2 持续输注 5 天），或标准剂量组（每天 100 g/m^2 持续输注 5 天）。结果显示在缓解后治疗中，大剂量阿糖胞苷组比标准剂量更有效。而年龄不超过 60 岁的 AML 患者对阿糖胞苷呈剂量-效应关系。大剂量阿糖胞苷显著延长了 CR，并可增加良好核型 [t(8;21)和 inv(16)] 及正常核型患者的治愈率，但对其他异常核型 AML 患者并无显著疗效。老年患者应用大剂量阿糖胞苷增加了化疗毒性。因此，针对不伴有 CBF 突变的老年 AML 患者，阿糖胞苷是否应该减量应用仍需进一步探讨。由于老年患者的疗效较差，若条件允许，应考虑异基因 HSCT。缓解后治疗也有待引入新药（表 7-5）。

1～2 个疗程大剂量阿糖胞苷治疗后行自体 HSCT 也是强化巩固治疗的一个选择。自体 HSCT 通常被用于参与临床试验的 AML 患者或反复强化治疗的风险高于自体 HSCT 的患者（如严重的血小板异源免疫的患者），或考虑到其他因素如患者的年龄、合并症及生育能力。

异基因 HSCT 用于伴有高危的细胞遗传学改变，并有人类白细胞抗原（HLA）相配的供者，且年龄小于 70～75 岁的 AML 患者。被选择的高危患者也可以选择不同的供者移植（如不全相合非血缘供体，半相合有血缘的供体，及无血缘的脐血供体）。异基因 HSCT 临床试验更适合 CN-AML 及有高危分子生物学异常如 FLT3-ITD 的 AML 患者，而疗效未知。对于老年患者，探索低强度的异基因 HSCT 已推行。

对比强化治疗、自体 HSCT 和异基因 HSCT 疗效的试验结果显示，与自体 HSCT 和单用化疗相比，异基因 HSCT 延长了缓解期的持续时间，而总体生存率并无明显差别。异基因 HSCT 对疾病控制的获益被移植本身增加的毒性所抵消。事实上，异基因 HSCT 后仅有一小部分患者复发，但治疗相关的毒性相当高；移植并发症包括血管闭塞性疾病、移植物抗宿主病（GVHD）和感染。自体 HSCT 多用于年轻和老年患者，采用相同的预处理方案，患者随后输入在缓解期采集的自身干细胞。自体 HSCT 的毒性相对较小（5％的死亡率），但由于其缺少异基因 HSCT 的移植物抗白血病（graft-ver-sus-leukemia，GVL）效应和自体造血干细胞可能含有残存的白血病细胞，与异基因 HSCT 相比，其复发率较高。

预后因素有助于首次 CR 的患者选择合适的缓解后治疗方案，包括异基因造血干细胞移植用于不伴有利细胞遗传学改变和基因型（如患者无 CEB-PA 双等位基因突变或无 FLT3-ITD 的 NPM1 突变）的首次 CR 患者和（或）伴其他不良风险因素（如先前有血液系统疾病或一疗程的诱导缓解治疗未能达到完全缓解）的患者。如果没有合适的 HLA 供体，应该考虑研究性的治疗方法。缓解后治疗过程中也可以引入新药（表 7-5）。由于已经合成 FLT3-ITD 的新型靶向抑制剂，伴 FLT3-ITD 分子生物学异常的患者可以考虑加入这种制剂的临床试验。

多个疗程的大剂量阿糖胞苷治疗 CBF AML 患者 [如 t(8;21)、inv(16)或 t(16;16)]，很少发生移植相关疾病的风险，并获得了较高的治愈率。伴有 t(8;21)和 inv(16)的 AML 患者若存在 KIT 突变则预后较差，需要考虑包括酪氨酸激酶抑制剂在内的新型治疗策略。有报道认为，在这类患者的诱导缓解和巩固治疗的化疗方案中加入 GO 单抗有益于疗效。

对于形态学达 CR 的 AML 患者，可以采用免疫

表7-5	研究中的治疗 AML 可选择的药物
药品分类	**分类中的具体药物**
突变蛋白抑制剂	
酪氨酸激酶抑制剂	达沙替尼、米哚妥林、奎扎替尼、索拉非尼
IDH2 突变抑制剂	AG-221
表观遗传靶向化合物	
去甲基化制剂	S 110（地西他滨二核苷酸）、口服阿扎胞苷
组蛋白去乙酰化酶抑制剂	辛二酰苯胺异羟肟酸（SA-HA）、MS275、LBH589
细胞增殖抑制剂	
细胞周期抑制剂	Flavopiridol、CYC202（R-roscovitine）、SNS-032
法尼基转移酶抑制剂	R115777、SCH66336
极光激酶抑制剂	AZD1152、MLN-8237、AT 9283
蛋白合成和降解抑制剂	
氨肽酶抑制剂	Tosedostat
HSP-90 拮抗剂	17-AAG、DMAG 或衍生物
Nedd8 活化酶（NAE）抑制剂	MLN4924
细胞毒性化合物	
核苷类似物	氯法拉滨、曲沙他滨、艾西拉滨、沙帕他滨
免疫介导机制相关复合物	
抗体	CSL362（抗 CD123）、抗 CD33（SGN33）、抗 KIR
免疫调节剂	来那度胺、白介素-2、二盐酸组胺

第一部分 造血系统疾病

表型检测少量的原始细胞或敏感的分子学分析方法［如反转录聚合酶链反应（RT-PCR）］检测 AML 相关的分子学异常（如 *NPM1* 突变、CBF AML 的 *RUNX1/RUNX1T1* 和 *CBFB/MYH11* 转录产物，APL 的 *PML/RARA* 转录产物），及荧光原位杂交法（FISH）检测 AML 细胞分裂中期和分裂间期的细胞遗传学异常，从而评估微小残留病灶（minimal residual disease，MRD）在治疗中或治疗后持续存在是否具有临床意义。检测 MRD 可有效区分维持 CR 和复发的患者，复发前应给予早期的干预治疗。尽管目前临床上 APL 患者 CR 期骨髓和（或）外周血的 MRD 评估已经常规用于预测疾病的临床复发和挽救治疗，但对于 AML 的其他细胞遗传学和分子学亚型而言，MRD 仍在研究中。

支持治疗

对白细胞和血小板减少的患者行对症支持治疗是 AML 治疗成功的关键。AML 患者应该在有能力提供支持措施的医疗机构进行治疗。一旦诊断 AML，待患者稳定后应立即行中心静脉置管，用于静脉药物注入、输液，以及静脉抽血。

充分和及时的血制品输入对 AML 的治疗起决定性作用。必要时应输注血小板以维持血小板计数≥10 000/μl。发热、有活动性出血或合并 DIC 的患者血小板计数应维持在较高的水平。输注血小板后血小板计数增加较少的患者可能会有利于 HLA 相配供者来源的血小板输注。输红细胞以维持血红蛋白水平＞80 g/L（8 g/dl），而对于有活动性出血、DIC 或充血性心力衰竭的患者，血红蛋白需要达到更高的水平。血液制品应过滤去除白细胞后输入，以避免或延迟异源免疫反应及发热反应。输血前应照射以避免输血相关 GVHD 的发生。巨细胞病毒（CMV）阴性的血制品应该用于有可能行异基因 HSCT 的 CMV 血清反应阴性的 AML 患者。若 CMV 阴性的血制品缺乏，去除白细胞的血制品对这类患者也是有效的。

中性粒细胞减少（中性粒细胞＜500/μl，或＜1000/μl 并预测在 48 h 内会下降至＜500/μl），可以是部分 AML 患者的早期表现和（或）化疗的副作用所致。因此，中性粒细胞缺乏所致的感染仍然是 AML 诱导治疗和缓解后治疗过程中发病和死亡的主要原因。抗细菌药（如喹诺酮类）和抗真菌药（即泊沙康唑）在无发热的情况下预防性应用可能有效。对于单纯疱疹病毒或水痘-带状疱疹病毒血清学反应阳性的患者，应预防性抗病毒治疗（如阿昔洛韦、伐昔洛韦）。

大部分 AML 患者出现发热症状，但只有一半的发热患者明确存在感染。经验性广谱抗菌药和抗真菌药的早期应用，能显著减少感染并发症的死亡率。针对革兰氏阴性菌的抗生素选择应该建立在中性粒细胞减少的患者出现发热的一系列临床评估后，包括详细的体格检查、留置导管出口部位的检查、直肠周围的检查，以及取得为确诊发热原因所进行的各种培养和 X 线结果。具体的抗生素治疗方案应该根据患者所在医疗机构中获得的抗生素敏感数据而定。经验性抗生素治疗可选择的方案包括单用亚胺培南-西司他丁、美罗培南、哌拉西林/他唑巴坦，或广谱抗假单胞菌头孢菌素（头孢吡肟或头孢他啶）。复杂或耐药病例可以考虑氨基糖苷类和抗假单胞菌青霉素的组合（如哌拉西林）或广谱抗假单胞菌头孢菌素类联合氨基糖苷类。肾功能不全患者应尽可能避免应用氨基糖苷类药物。中性粒细胞减少的患者出现以下情况应经验性加用万古霉素：伴导管相关的感染，血培养提示革兰氏阳性菌感染，低血压或休克，或青霉素和头孢菌素耐药的肺炎球菌或耐甲氧西林金黄色葡萄球菌感染。在特殊的情况下，如万古霉素敏感性低、万古霉素耐药菌或有明确的万古霉素副作用出现，可考虑其他的抗菌药如利奈唑胺、达托霉素和奎奴普丁/达福普汀。

若经验性抗生素治疗开始后患者仍发热持续4～7天，应该考虑采用卡泊芬净（或类似的棘白菌素）、伏立康唑或两性霉素 B 脂质体抗真菌治疗。两性霉素 B 一直用于抗真菌治疗。尽管脂质体形式降低了其毒性反应，在具有高风险或已被证实有霉菌（mold）感染的情况下仍被限制使用。卡泊芬净已被批准用于经验性的抗真菌治疗。研究显示伏立康唑具有较低的毒性，但与两性霉素 B 具有同等的疗效。无论是否找到发热的原因，抗细菌药和抗真菌药均应持续应用，直到患者中性粒细胞恢复。

重组造血生长因子已经被纳入 AML 的临床试验中。其目的是降低化疗后的感染率。G-CSF 和粒细胞-巨噬细胞集落刺激因子（GM-CSF）缩短了中性粒细胞恢复的平均时间。然而，这种中性粒细胞加速的恢复并没有显著降低感染率或缩短住院时间。在大多数的随机对照研究中，G-CSF 和 GM-CSF 均未能提高 CR 率、无病生存期或总生存期。尽管 AML 原始细胞表面存在 G-CSF 和 GM-CSF 的受体，这些药物却既无增强也无抑制 AML 的治疗效果。目前，生长因子用于 AML 患者的支持治疗仍存在争议。而我们支持生长因子用于伴随复杂病因的老年患者、接受强化治疗方案的患者、伴感染不能控制的患者，或纳入临床试验的患者。

难治的或复发 AML 的治疗

65%～75%的年轻初诊 AML 患者和 50%～60%的老年初诊 AML 患者采用 7＋3 治疗方案可达到 CR。2/3 的患者化疗一个疗程即获得 CR，而 1/3 的患者需要两个疗程。未获得 CR 的患者，大约 50%存在耐药，而另 50%的患者未达 CR 是因为发生了骨髓抑制或正常干细胞修复受损的致命性并发症。诱导治疗后确定为难治性 AML 的患者应该考虑挽救性治疗，在接受异基因 HSCT 之前优先进行

临床试验有助于患者达到无病生存。由于这些患者即使通过挽救性治疗获得二次 CR 仍然不能治愈，异基因造血干细胞移植是一种必要的治疗策略。

对于获得 CR 后复发的患者而言，首次 CR 的维持时间可以用于预测患者对挽救性治疗的反应。首次 CR 维持较长时间（＞12 个月）的患者通常对化疗药物敏感，并且复发后即使采用第一次诱导缓解治疗相同的化疗药物亦有较高的机会再次获得 CR。患者采用一个疗程或两个疗程的化疗获得 CR 及缓解后治疗方案的选择也可以用于预测二次 CR。与难治性 AML 相似，复发的 AML 患者采用挽救性治疗很少能够治愈。因此，最终获得二次 CR 并有条件行异基因 HSCT 的患者应选择移植。

采用常规的挽救性治疗获得第二次 CR 者较为少见，尤其是获得首次 CR 后很快复发（＜12 个月）的患者，这些患者和缺乏 HLA 相合供体的患者或不适合行异基因 HSCT 的患者都应该考虑临床试验的创新方法（表 7-5）。提供可行的治疗靶点的新基因突变和白血病发病机制的发现，促进了新的靶向药物的发展。除了靶向 FLT3-和 KIT-突变 AML 的酪氨酸激酶抑制剂以外，其他化合物靶向突变蛋白的异常活化（如 IDH2 抑制剂）或表观遗传学生物学机制改变（如组蛋白去乙酰化和 DNA 甲基转移酶抑制剂）、细胞增殖（如法尼基转移酶抑制剂）、蛋白质合成（如氨肽酶抑制剂）和折叠（如热休克蛋白抑制剂）以及泛素化，或新的细胞毒性机制（如氯法拉滨、沙帕他滨），正在进行临床试验。此外，针对多数白血病细胞表面抗原（如 CD33）或白血病起始细胞表面抗原（如 CD123）的抗体及免疫调节剂（如来那度胺）也在研究中。一旦单药治疗的安全性和活性被证实，应对这些化合物与其他分子靶向制剂和（或）化疗的联合应用进行深入研究。

急性早幼粒细胞白血病的治疗

APL 是一种高度可治愈的 AML 亚型，大约 85%的患者采用目前的治疗方法能够获得长期生存。已证实 APL 对阿糖胞苷和柔红霉素的治疗有效，但是单用这两种药治疗的患者通常死于化疗后白血病细胞释放的颗粒成分所诱发的 DIC。维 A 酸的应用使得 APL 的预后发生显著改善。染色体异位 t(15;17)使得编码维 A 酸受体的 RARA 基因断裂，维 A 酸可以诱导 t(15;17)的 APL 细胞分化，降低了 DIC 的发生率。但是维 A 酸的副作用是分化综合征，治

疗的前 3 周易出现，以发热、体液潴留、呼吸困难、胸痛、肺浸润、胸腔和心包积液，及低氧血症为特征。这与分化的肿瘤细胞黏附于肺血管内皮有关。糖皮质激素、化疗和（或）支持治疗措施对分化综合征的治疗有效。严重分化综合征患者（例如，患者发展为肾衰竭或因呼吸窘迫需要入住 ICU）需要暂停维 A 酸，其死亡率约为 10%。

维 A 酸（推荐 45 mg/m^2 口服直至疾病缓解）联合蒽环类（如伊达比星或柔红霉素）是 APL 最有效的治疗方案，CR 率达 90%～95%。目前，在 APL 的诱导和巩固治疗中阿糖胞苷的作用仍有争议。研究显示化疗方案中加入阿糖胞苷并未增加 CR 率，但似乎降低了复发风险。在获得 CR 之后，患者应接受至少 2 个周期蒽环类药物为基础的化疗。

三氧化二砷具有显著的抗白血病活性，是 APL 临床试验初始治疗的一部分。在一项随机试验中，获得 CR 之后及蒽环类化疗药物巩固治疗前应用三氧化二砷改善了 APL 患者的治疗效果。同样三氧化二砷也有发生 APL 分化综合征的风险，尤其在疾病复发后用于诱导缓解或挽救性治疗时。此外，三氧化二砷可能延长 QT 间期，有增加心律失常的风险。

目前 APL 已经获得很高的治愈率，近年来的研究方向是识别低复发风险患者（如患者初诊时白细胞计数≤10 000/μl）以减少治疗，识别高危复发患者（如患者初诊时白细胞计数≥10 000/μl）以采用新方案来提高治愈率。有研究比较了初诊的非高危 APL 采用标准治疗方案（维 A 酸联合化疗）与无化疗的单独维 A 酸联合亚砷酸治疗的疗效，两组间治疗效果无明显差别，无化疗方案将有可能成为非高危 APL 患者的新标准。

维 A 酸、亚砷酸和（或）化疗和（或）GO 单抗的联合应用，对高危 APL 患者已经显示出良好的疗效。

在巩固化疗结束后需要通过 RT-PCR 扩增来评价 t(15;17) 融合基因转录本 PML-RARA。PML-RARA 转阴与长期无病生存相关，间隔 2 周连续两次检测到 PML-RARA 常预示疾病复发。目前 RT-PCR 定期监测 PML-RARA 成为标准，尤其是对于高危患者。

采用维 A 酸进行维持治疗的益处结论不一致。因此，维 A 酸的应用决定于诱导缓解和巩固治疗所采用的治疗方案以及患者的风险类别，高危 APL 患者似乎从维持治疗中获益最多。

分子学复发、遗传学复发或临床复发的患者，应该采用亚砷酸/维 A 酸的挽救性治疗；多达 85% 的患者对这种治疗有较好的反应，随后可行自体 HSCT，或者 RT-PCR 检测 PML-RARA 仍阳性的患者可行自体 HSCT。

第八章　慢性髓系白血病
Chronic Myeloid Leukemia

Hagop Kantarjian，Jorge Cortes
（主鸿鹄　译　主鸿鹄　校）

慢性髓系白血病（chronic myeloid leukemia，CML）是一种克隆性造血干细胞疾病。人类 9 号染色体和 22 号染色体长臂发生平衡易位，即 t(9;22)(q34;q11.2)，细胞遗传学检测为费城染色体（Ph 染色体），由此形成一种组成性激活的酪氨酸激酶，即 *BCR-ABL1* 融合基因产物，并引发 CML（图 8-1）。自然病程中，CML 常为双相或三相，表现为早期无进展期或慢性期，随后为加速期和最终急变期。在选择性 BCR-ABL1 酪氨酸激酶抑制剂（tyrosine kinase inhibitor，TKI）应用于临床之前，CML 的中位生存时间为 3～7 年，10 年生存率≤30%。自从 2000 应用于临床以来，TKI 已革命性地改变了 CML 的治疗、自然病程和预后。目前，随着首个 BCR-ABL1 TKI 药物甲磺酸伊马替尼的应用，CML 的 10 年生存率预计可达 85%。异基因造血干细胞移植（Allo-HSCT）作为一种能治愈但风险较高的治疗方式，常作为 TKI 治疗失败后的二线或三线治疗方案。

发病率和流行病学

CML 占全部白血病病例的 15%。男性发病患者数稍多（男/女比例为 1.6：1）。中位诊断年龄为 55～65 岁。儿童罕见，只有 3% 的 CML 患者小于 20 岁。CML 的发病率随着年龄增长而缓慢增加，在 40～50 岁后发病率显著增加。CML 的年发病率为 1.5/100 000。在美国，每年有 4500～5000 个新发病例。几十年来，CML 的发病率未见明显变化。由此推测，世界范围内 CML 每年新发患者数约为 100 000 例。2000 年以前，其中位生存时间为 6 年。在美国，其患病率为 20 000～30 000 例。通过 TKI 药物治疗，CML 的死亡率由之前的 10%～20% 下降到 2%。因此，美国 CML 的患病率预计将会持续增加（2013 年约有 80 000 例），并且将于 2030 年达到大约 180 000 例患者的平台期。全球患病率将取决于 TKI 治疗的普及率及它们降低全球年死亡率的作用。理想情况下，在 TKI 完全普及的情况下，全球患病率最高将达发病率的 35 倍，大约 300 万患者。

病因学

CML 无家族聚集性。发生 CML 的风险在单卵双胞胎或患者亲属中未见增加。无相关病因，与暴露于苯或其他有毒物质、化肥、杀虫剂或病毒亦无明显相关性。CML 并非常见的继发性白血病，即继发于应用烷化剂和（或）放疗治疗其他肿瘤后的 CML 并不常见。电离辐射（如核泄漏、强直性脊柱炎或宫颈癌的放疗）增加了 CML 的发病率，常在暴露 5～10 年后达到顶峰，并呈剂量依赖性。在原子弹爆炸幸存者中，CML 的中位发病时间为 6.3 年。切尔诺贝利核电站事故发生后，CML 的发病率未见增加，这说明只有大剂量的放射才能够造成 CML。因为受益于足够的防辐射保护，现在从事核电事业或放射科的人们未见 CML 的发病率增加。

病理生理学

大于 90% 的典型 CML 病例存在人类 9 号染色体和 22 号染色体长臂发生平衡易位，即 t(9;22)(q34;q11.2)。这多见于造血细胞（骨髓、红细胞、巨噬细胞、单核细胞；成熟 B 淋巴细胞次之，成熟 T 淋巴细胞少见，不发生于基质细胞），不发生于人体其他细

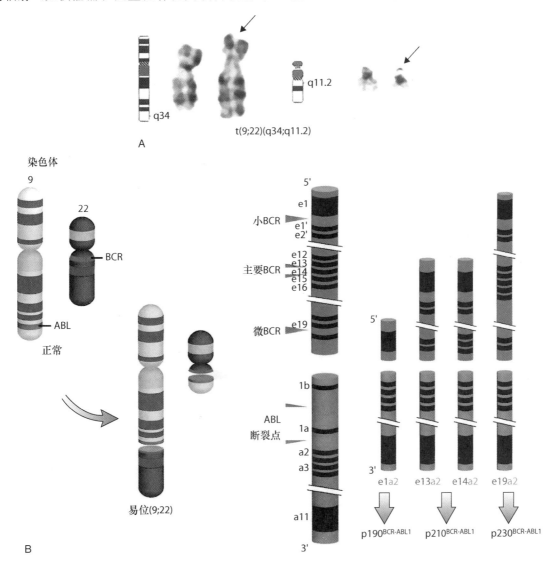

图 8-1（见书后彩图）　**A.** Ph 染色体的细胞遗传学异常。**B.** 9 号染色体长臂（*ABL* 位点）和 22 号染色体长臂（*BCR* 区）的不同断裂点形成三种不同的 BCR/ABL 转录本，即 p210^BCR/ABL1（CML 中最常见）、p190^BCR/ABL1（见于 2/3 的 Ph 染色体阳性 ALL 患者，CML 中罕见）、p230^BCR/ABL1（CML 中很少出现，与惰性病程相关）。（© 2013 The University of Texas MD Anderson Cancer Center.）

胞。易位发生后，来自细胞癌基因 *ABL1* 的 DNA 片段与 22 号染色体上的主要断裂点簇集区（*BCR*）基因相邻，形成融合基因 *BCR-ABL1*。这一融合基因编码一种新的分子量为 210 000 的癌蛋白，即 p210^{BCR-ABL}（图 8-1B）。BCR-ABL1 癌蛋白具有组成性激酶活性，促进 CML 细胞过度增殖，抑制其凋亡，赋予 CML 细胞相对于正常状态更强的生长优势。随着时间的推移，正常的造血细胞被抑制，但是正常的干细胞能够继续增殖，并且能够在 TKI 等有效治疗后重获生机。在 Ph⁺ 急性淋巴细胞白血病（ALL）和极少一部分 CML 患者中，*BCR* 的断裂点更加靠近着丝粒区域，这一区域常被称为小 BCR 区域（mBCR）。最终，*BCR* 的短片段与 *ABL1* 相融合，生成一个更小的 BCR-ABL1 融合蛋白，即 p190^{BCR-ABL1}。在 ph⁺ CML 中，这种易位预示着预后较差。BCR 第三个罕见断裂点发生在 BCR 主干区的末端着丝粒，即微 BCR 区（μ-BCR）。*BCR* 基因的一个更大区域与 *ABL1* 相连，产生一个更大的 p230^{BCR-ABL1}，这种易位使 CML 病程更偏于惰性。

BCR-ABL1 基因的激活引发多种下游信号通路的自体磷酸化和活化，进而调节基因转录、凋亡、骨架形成、抑制性蛋白的降解。这些转导途径包括 RAS、丝裂原活化蛋白（MAP）激酶、信号传导与转录活化因子（STAT）、磷脂酰肌醇 3-激酶（PI3 k）、MYC 等。这些信号分子之间的相互作用主要通过酪氨酸磷酸化调节，并且需要通过 BCR-ABL1 与接头蛋白如 GRB-2、CRK、CRK 样蛋白、Src 同源蛋白（SHC）相连接。BCR-ABL1 TKI 与 BCR-ABL1 激酶区域连接，进而阻止转化途径的激活，抑制下游信号通路传导。最终，抑制 CML 细胞增殖，诱导其凋亡，导致造血功能恢复。许多信号通路与 BCR-ABL1 介导的细胞信号转导密切相关。它们之间是复杂而冗余的信号通路网。CML 分化细胞和早期祖细胞之间信号转导的不同进一步增加了信号通路的复杂性。β-catenin、Wnt1、Foxo3a、转化生长因子-β、白细胞介素-6、PP2A、SIRT1 等与 CML 干细胞生存密切相关。

研究表明 Ph 相关的 *BCR-ABL1* 分子事件与 CML 的发生存在因果关系。在动物模型中，正常造血细胞中 *BCR-ABL1* 的表达引起 CML 样异常或者淋巴细胞样白细胞，表明 *BCR-ABL1* 作为一种致癌基因具有白血病潜质。

导致 *BCR-ABL1* 分子发生重排的原因尚不明确。在高达 25% 的成人和 5% 的婴儿血液样本中，分子技术能够在 1/10⁸ 水平发现 *BCR-ABL1* 分子重排，但在脐带血样本中不能测到。这表明对于 CML，*BCR-ABL1* 不能作为充分证据。因为 CML 每年仅在 1.5/

100 000 人中发病，显而易见，其他分子事件或者对于发生重排细胞的免疫识别减弱参与 CML 的发生。

骨髓增殖性肿瘤患者中出现 *BCR-ABL1* 异常而被确诊 CML。在一些发生典型 CML 形态学特征的患者中，标准细胞遗传学分析未见 Ph 染色体异常，但是荧光原位杂交（FISH）和分子生物学研究［聚合酶链反应（PCR）］能检测到 *BCR-ABL1*。这些患者病程类似于 Ph⁺ CML，并且 TKI 治疗对其有效。另外的一些患者形态学特征或者临床特点不典型，归类于其他诊断，如不典型 CML 或慢性粒单核细胞性白血病。这些患者 TKI 治疗无效，并且预后较差，中位生存时间为 2～3 年。在慢性中性粒细胞白血病和一些不典型 CML 患者中可见粒细胞集落刺激因子受体（CSF3R）发生突变，不典型 CML 患者中可检测到 *SETBP1* 突变，这表明它们是不同的疾病。

CML 从慢性期到加速-急变期的过渡机制尚不明了。它们常与特征性的染色体异常，如双 Ph 染色体、8 号染色体三体、17 号染色体等臂、17p 缺失（*TP53* 缺失）、20q-等相关。分子事件与转化（慢粒加速或急变）相关，包括 *TP53* 基因突变、视网膜母细胞瘤基因 1（*RB1*）、髓细胞转录因子如 Runx1 以及细胞周期调节因子如 p16。很多其他突变或者功能异常与急变相关，除了 *BCR-ABL1* 之外未见统一的表述，*BCR-ABL1* 引发遗传不稳定性，进而出现额外突变，最终导致急变。TKI 类药物的一个关键效应是它们能够稳定 CML 基因组，并由此大大降低转化率。特别是，之前的突然急变（例如，存在细胞遗传学缓解的患者突然转变为急变期）变得不常见，并且极少发生在年轻患者 TKI 治疗的前 1～2 年内（通常突然发生急淋变）。连续 TKI 治疗 3 年后极少发生急变。而且，与先前应用羟基脲/白消安治疗对比，基于 TKI 方案治疗的患者，初期特征表明 CML 变得具有惰性，即使在没有产生遗传学缓解的 CML 患者也是如此（CML 变得偏惰性）。

在一些出现 TKI 耐药的患者中，发现一些耐药机制。最具临床相关性的机制是，不同 *ABL1* 激酶结构域突变的发生阻止了 TKI 与激酶催化区域（ATP 连接位点）的作用。超过 100 种 *BCR-ABL1* 突变被报道，其中很多对于伊马替尼相对或者绝对耐药。由此，推进了第二代 TKI 类药物（如达沙替尼、尼洛替尼、波舒替尼）和能够有效地选择性抑制 T315I 的第三代 TKI 类药物（如 ponatinib）的研发，T315I 是导致对所有其他 TKI 类药物耐药的激酶的管家基因残基突变。

临床表现

CML 的症状和体征取决于医疗资料的采集，包括体格检查资料和筛查资料。在美国，由于较易获得医疗保健筛查和体格检查，50%～60%的患者因为常规的血液检查或者出现例如疲乏无力等轻微的症状而诊断。在其他国家和地区，卫生保健措施的不完善，导致患者常表现出巨脾、贫血和相关症状（腹痛、体重减轻、疲乏无力）的高 CML 负荷表现，及更常见的高危 CML。关于美国诊断的患者的相关资料如表 8-1 所示。

症状 绝大多数（90%）CML 患者表现为惰性或慢性期。由于及时的诊断，很多患者常没有症状（患者在健康体检时被确诊），CML 的一般表现为贫血和巨脾。还有疲乏无力、身体不适、体重减轻（当白血病负荷较高时），或者早饱、左上腹部疼痛或包块（因巨脾引起）。少见的一些症状包括血栓形成或血管阻塞

表 8-1	新诊断的 Ph 染色体阳性 CML 慢性期的症状和体征
参数	**百分比（%）**
年龄≥60 岁（中位年龄）	18（46）
女性	35～45
脾大	30
肝大	5
淋巴结疾病	5
其他髓外疾病	2
血红蛋白＜10 g/dl	10～15
血小板	
≥450×10⁹/L	30～35
＜100×10⁹/L	3～5
白细胞≥50×10⁹/L	35～40
骨髓	
原始细胞≥5%	5
嗜碱性粒细胞≥5%	10～15
外周血	
原始细胞≥3%	8～10
嗜碱性粒细胞≥7%	10
Ph 染色体以外的细胞遗传学克隆性改变	4～5
Sokal 危险度	
低危	60～65
中危	25～30
高危	10

事件（包括严重的白细胞增多或血小板增多）。具体表现为阴茎持续勃起、心血管并发症、心肌梗死、静脉血栓形成、视觉障碍、呼吸困难、肺功能不全、嗜睡、协调障碍、意识混乱、脑血管意外等。易出血性常表现为视网膜出血、胃肠出血等。当患者处于或即将进入加速期或急变期时，还会表现为无法解释的高热、体重明显减轻、严重乏力、骨或关节疼痛、出血、血栓性事件和感染。

体格检查 巨脾是最常见的体征，20%～70%的患者因经常性体检而发现。其他较少见的体征包括肝大（10%～20%）、淋巴结疾病（5%～10%）和髓外疾病（皮肤或皮下组织病变）。当活检涂片发现原始细胞时，后者体征的出现表明 CML 已发生转化。其他体征包括早期高肿瘤负荷并发症的表现，如心血管疾病、脑血管疾病、出血等。嗜碱性粒细胞增多与组胺产生过多有关，并导致瘙痒、腹泻、皮肤发红，甚至消化道溃疡。

血液及骨髓检查 CML 未治疗前，白细胞增多常见〔（10～500）×10⁹/L〕。外周血分类表现为核左移，及杆状核细胞、晚幼粒细胞、早幼粒细胞、原始细胞（通常≤5%）的出现。嗜酸性细胞和（或）嗜碱性细胞通常增多。血小板增多较为常见，但是血小板减少较为罕见，并且血小板减少常表明预后较差、疾病进展或为无关病因。1/3 患者出现贫血。25%未行治疗的患者出现血细胞计数的周期性波动。生化异常表现为白细胞碱性磷酸酶积分低，维生素 B₁₂、尿酸、乳酸脱氢酶、溶菌酶升高。不明原因的持续白细胞增多，无论有无巨脾，均应行骨髓检查和细胞遗传学分析。

骨髓检查常表现为明显的骨髓增生和骨髓粒：红比增高〔（15～20）：1〕。骨髓原始细胞≤5%，当比例升高时，常提示预后较差或者进展加速（当比例＞15%时）。网状纤维化（Snook 银染）增多较为常见，30%～40%的患者表现出 3～4 级网状纤维化。这些在 TKI 药物问世之前被认为是不利因素。应用 TKI 药物治疗之后，大多数患者体内网状纤维解体，并且不再是预后较差的标志。初诊时胶原纤维化（Wright-Giemsa 染色）罕见。在白消安治疗中，20%～30%的患者进展到"无药可救期"，即骨髓纤维化，但在 TKI 治疗中罕见。

遗传学和分子学表现 CML 的诊断直接依靠 t(9;22)(q34;q11.2)的发现，在 90%的患者中可见这种异位。这被称为费城染色体（发现于费城）异常，起初认为是染色体减短，后来明确为 22 号染色体（22q⁻）（图 8-1）。一些患者出现复杂易位（Ph 染色体变异），

第八章

慢性髓系白血病

包括 9 号染色体、22 号染色体及 1 个或者更多其他染色体发生 3 个及以上的易位。另外，还有"不明的 Ph 染色体"，是指 9 号染色体与 22 号染色体以外的染色体发生易位。这些患者的预后及对于 TKI 治疗的反应性与发生典型 Ph 染色体易位的患者类似。5%～10% 的患者在 Ph 染色体阳性细胞中出现附加染色体异常，包括 8 号染色体三体改变、双 Ph 染色体、17 号等臂染色体或 17p 缺失、20q-等。这些被认为是克隆演变，通常被认为是预后较差的信号，特别是发现 8 号染色体三体改变、双 Ph 染色体或者 17 号染色体异常时。

现在 FISH 和 PCR 技术被用于辅助诊断 CML。它们能够对 TKI 治疗患者的 CML 负荷做出更敏感的评估。它们能够通过外周血样本完成，因此疼痛更小并且更加方便。如果 FISH 用于替代骨髓细胞遗传学分析来监测治疗的反应，那么在诊断 CML 时，需行 FISH 分析对于 Ph+ 细胞的百分比进行定量。FISH 可能检测不到额外的染色体异常（克隆演变），因此，诊断 CML 时推荐采用细胞遗传学分析。BCR-ABL1RNA 信息常有两种变异体：e13a2（原来的 b2a2）和 e14a2（原来的 b3a2）。2%～5% 的患者有其他 RNA 融合类型（如 e1a2、e13a3 或 e14a3）。对于这些患者，常规 PCR 引物不能扩增 BCR-ABL1 转录本，由此导致假阴性结果。因此，分子研究对于阐明转录本类型和检出 BCR-ABL1 具有重要意义，同时可以避免错误地"未检出"BCR-ABL1 转录本，或者在随访时误认为达到完全分子学反应。

FISH 和 PCR 研究在低水平表达时容易出现假阳性或者由于技术原因出现假阴性。因此，在缺乏常规细胞遗传学分析时，骨髓分析对于诊断 CML 是必需的。骨髓诊断证实了 Ph 染色体的出现，发现了克隆演变，即 Ph+ 细胞的染色体异常（具有预后相关性），并且能够确定骨髓原始细胞和嗜碱性粒细胞的比例。在 10% 的患者中，骨髓原始细胞和嗜碱性粒细胞的比例明显高于外周血，表明预后更差，甚至出现疾病的转化。

通过细胞遗传学、FISH 和分子学研究监测接受 TKI 治疗的患者，已经成为一个重要的评估治疗反应的标准方法，强调规范性，评估可能的治疗阻力，调节 TKI 治疗方案，突变分析研究有序化。因此，重要的是认识到这些措施在监测反应中的可比性。部分细胞遗传学缓解是指常规细胞遗传学分析发现小于 35% 的 Ph 阳性中期细胞。这大致等同于经国际标准（IS）化后 BCR-ABL1 转录本≤10%。完全细胞遗传学缓解指找不到 Ph 阳性中期细胞（0%Ph 阳性细胞），大致相当于≤1% 的 BCR-ABL1 转录本（IS）。主要分子学缓解是指 BCR-ABL1 转录本（IS）≤0.1%，或者相对基数降低 3 个对数级以上的 CML 负荷。完全分子学缓解通常是指 BCR-ABL1 转录本（IS）<0.0032%（目前技术检测不到），大致相当于相对基数降低 4.5 个对数级以上的 CML 负荷。

CML 转化表现　CML 的进展通常与白细胞增多且出现耐药、贫血加重、发热、全身症状及外周血或骨髓中原始细胞和嗜碱性粒细胞升高有关。CML 加速期中位生存期常小于 1.5 年，其标准包括外周血原始细胞≥15%、外周血原始细胞和早幼粒细胞≥30%、外周血嗜碱性粒细胞≥20%、细胞遗传学克隆演变（出现除 Ph 以外的染色体异常）和血小板计数<100×10^9/L（与治疗无关）。5%～10% 的患者可以再次表现为加速期或急变期。接受 TKI 方案治疗的再次加速期的病程改善明显，8 年生存率约为 75%。70% 的患者接受 TKI 方案治疗后，慢性期逐渐进展成加速期的中位生存期从之前的 18 个月上升到现在的大约 4 年。因此，CML 加速期的标准需要重新制订，因为大部分标准已失去其预后意义。急变期 CML 的诊断标准为外周血或骨髓原始细胞≥30%，或者出现髓外原始细胞（常为皮肤、软组织或溶骨性病变）。急变期 CML 多数为急粒变（60%），但是少数也可出现红细胞、早幼粒细胞、单核细胞或巨核细胞类型的急变。约 25% 患者表现为急淋变。原始淋巴细胞表现为末端脱氧核苷酸转移酶阳性、过氧化物酶阴性（虽然偶尔低阳性表达 3%～5%），并且表达淋巴细胞标志物（CD10、CD19、CD20、CD22）。但是，它们也表达髓系抗原（50%～80%），最终导致诊断困难。这很重要，因为不像其他类型急变，CML 急淋变期对于 ALL 化疗方案［如 hyper-CVAD（环磷酰胺、长春新碱、多柔比星、地塞米松）］联合 TKI 治疗相当敏感。

预后和 CML 病程

在伊马替尼时代之前，CML 在前 2 年的年死亡率为 10%，2 年以后为 15%～20%。CML（羟基脲-白消安和干扰素-α 联合治疗）的中位生存时间为 3～7 年。如果未进行异基因造血干细胞移植，CML 病程不可逆地进展并死于加速期或急变期。CML 的病程进展难以预测，有患者病程中突然进展为急变期。使用伊马替尼治疗后，CML 患者在观察的前 12 年内年死亡率降低至 2%。超过一半的死因为非 CML 所致，包括老龄、意外、自杀、其他肿瘤、其他病因（感染、手术）。如果仅考虑 CML 所致死亡，那么 8～10 年生存率约为 85%，甚至达到 93%（图 8-2）。CML 的病程已在相当程度上可预测。在 TKI 方案治疗的前 2 年，极少（1%～2%）有报道 CML 病程突然进展，通常是异基因造血干细胞移植后对 TKI 联合化疗有效的患者发生急淋变。突然恶变的内在机制存在于那些对于 TKI 尤其是伊马替尼抑制作用不敏感的 CML 克隆中可以解释这一现象。第二代 TKI（尼洛替尼、达沙替尼）应用于一线治疗后已将前 2～3 年疾病转化概率由应用伊马替尼治疗时的 6%～8% 降低至 2%～4%。长期持续 TKI 治疗，疾病极少转化为加速期或急变期，在最初伊马替尼临床试验连续治疗 4～8 年后，估计每年转化率<1%。患者耐药常以遗传学复发的形式出现，随后是血液学复发，最后是进展转化，而不像之前所担心的突然出现转化时没有细胞遗传学或血液学复发的预警信号。

在伊马替尼应用于临床前，一些治疗前的相关预后因子预示 CML 预后较差，并且列入了预后模式和分期系统。这些因子包括老龄、显著巨脾、贫血、血小板减少或血小板增多、骨髓纤维化、9 号染色体长臂缺失、克隆演变，及原始细胞、嗜酸性粒细胞（和/或嗜碱性粒细胞）比例增多等。多变量分析组成的不同类型风险模型和评分系统用来界定不同的风险组。就像顺铂应用于睾丸癌治疗，TKI 应用于 CML 治疗后抵消或者减弱了这些预后因子中大部分的预后效果，及 CML 模型的临床意义［例如，Sokal、Hasford、欧洲治疗和预后研究（EUTOS）］。在伊马替尼时代，治疗相关预后因子已成为最重要的预后因子。实现完全细胞遗传学缓解已经成为主要治疗终点，并且是唯一与生存率改善相关的终点。实现主要分子学缓解与复

发风险降低和 CML 的进展风险降低相关，并且能够预示无事件生存率的差别（取决于如何定义事件）和转化率的细微差别，但不能解释生存期延长。在达到完全细胞遗传学缓解的患者，生存率类似，不管他们是否达到了主要分子学反应。这些取决于挽救性 TKI 治疗的功效，挽救性治疗应该在刚一发现细胞遗传学复发证据时便开始治疗。实现完全分子学缓解（检测不到 *BCR-ABL*1 转录本），特别是长期病变（>2 年），或许能够达到长期分子学缓解（分子治愈而非功能治愈）；在女性有怀孕需求时可以暂时停药。没有达到主要/完全分子学缓解不应该作为单独 TKI 疗法的"失败"和（或）更换 TKI 药物或考虑进行异基因造血干细胞移植的依据。

治疗前预后因素和预后模型已失去其预测预后及选择不同治疗方案的临床意义。但是 TKI 相关治疗反应与临床相关性强，能够指导规范化监测以优化患者治疗方案。

治疗　慢性髓系白血病

2001 年首次使用 TKI（甲磺酸伊马替尼）治疗，彻底改变了 CML 的治疗和病程。在 2000 年以前，当条件允许时，因为异基因造血干细胞移植具有治愈潜能，所以其作为一线治疗。没有条件时，患者使用干扰素-*a* 治疗（于 1986 年被批准用于 CML 的治疗），有一定的疗效（使中位生存期由羟基脲-白消安治疗时的 3～4 年提高到 6～7 年），但也存在明显的副作用。其他治疗有羟基脲、白消安和一些非特异性化疗。自从应用 TKI 治疗后，预计

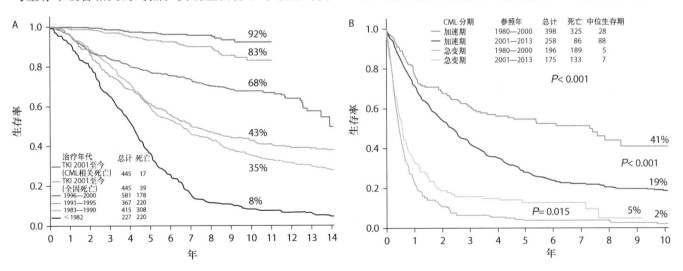

图 8-2（见书后彩图）　**A.** 初诊的 CML 慢性期不同时期治疗方法下生存期比较（安德森肿瘤中心自 1965 年至今）。非 CML 原因致死的 22 个病例中，死因分别为其他肿瘤（7 例）、外科手术并发症（3 例）、交通事故（2 例）、自杀（1 例）、神经系统疾病（3 例）、心脏病（3 例）、肺炎（1 例）、不明原因（2 例）。**B.** 初诊的 CML 加速期、急变期不同时期治疗方法下生存期比较。TKI 时代 CML 加速期生存期明显延长，CML 急变期生存期略有延长。所列病例包括原发的和由慢性期进展而来的病例

第八章　慢性髓系白血病

10 年生存率达到 85%。2001 年起，美国食品和药品监督管理局（FDA）批准 6 种药物用于 CML 的治疗。其中包括 5 种口服的 BCR-ABL1 选择性 TKI：伊马替尼（Gleevec）、尼洛替尼（Tasigna）、达沙替尼（Sprycel）、波舒替尼（Bosulif）、普纳替尼（lclusig）。伊马替尼 400 mg 每日口服 1 次，尼洛替尼 300 mg 每日口服 2 次（其中 1 次为空腹），达沙替尼 100 mg 每日 1 次作为 CML 的一线治疗。三者都可以作为挽救治疗（尼洛替尼 400 mg 每日 2 次，波舒替尼 500 mg 每日 1 次，普纳替尼 45 mg 每日 1 次）。伊马替尼、达沙替尼（140 mg 每日 1 次口服）、波舒替尼及普纳提尼同样被批准作为 CML 转化期（加速期、急变期）的治疗。而尼洛替尼只被批准用于慢性期和加速期。达沙替尼、尼洛替尼、波舒替尼作为 TKI 的二代药物，普纳替尼为第三代药物。第六个被批准的药物为高三尖杉酯（高三尖杉酯碱），一种蛋白质合成抑制剂，可能更选择性地抑制 BCR-ABL1 癌蛋白合成。它被批准用于慢性期和加速期 CML 使用 2 种及 2 种以上 TKI 药物治疗失败以后，剂量为 1.25 mg/m² 皮下注射每天 2 次，前 14 天诱导，后 7 天巩固维持治疗。尼洛替尼与伊马替尼分子结构相似，但疗效是其 30 倍。达沙替尼和波舒替尼是双重 SRC-ABL1 TKI（据报道，达沙替尼疗效是伊马替尼疗效的 300 倍，波舒替尼是其 30～50 倍）。普纳替尼对野生型和突变型 BCR-ABL1 克隆有效，是现在唯一对 T315I 突变有效的 TKI，T315I 是一种对其他四种 TKI 都耐药的管家基因突变（表 8-2）。

伊马替尼、尼洛替尼、达沙替尼均应用于 CML 的一线治疗。伊马替尼的长期效果显著。8 年随访结果显示累积完全细胞遗传学反应率（至少一次达到）为 83%，而 5 年随访完全细胞遗传学反应率为 60%～65%。预计 8 年无事件生存率为 81%，总生存率为 85%。在持续伊马替尼治疗的患者中，4～8 年间加速期-急变期的年转化率＜1%。在两组随机研究中，一组比较尼洛替尼 300 mg 每日 2 次或伊马替尼 400 mg 每日 2 次（ENEST-nd），另一组比较达沙替尼 100 mg 每日 1 次和伊马替尼（DASISION），第二代 TKI 在早期替代终点预后更佳，包括更高的完全细胞遗传学反应率（85%～87% vs. 77%～82%）、主要分子学反应率（65%～76% vs. 46%～63%）、检测不到 BCR-ABL1 转录本（IS）（32%～37% vs. 15%～30%），及更低的转化为加速期-急性期的转化率（2%～4% vs. 6%）。但是，两组研究均未见二代 TKI 对于生存期的获益（中位随访时间为 4～5 年）。这或许是因为联合其他 TKI（密切监测和进展时及时改变治疗）的挽救治疗使治疗更加有效，从而抵消了复发的影响。

在慢性期应用达沙替尼、尼洛替尼、波舒替尼或普纳替尼实行挽救性治疗，患者完全细胞遗传学反应率为 30%～60%，这一结果与挽救治疗时的疾病状态（细胞遗传学复发还是血液学复发）、之前对于其他 TKI 的治疗反应性以及复发时发生的突变相关。完全细胞遗传学反应一般都是长期的，特别是在不发生克隆演变和突变的情况下。普纳替尼是对 T3151 突变唯一有效的 TKI 活性药物，其完全细胞遗传学反应率为 50%～70%。应用新型 TKI 类药物作为挽救治疗，估计 3～5 年生存率为 70%～80%（在这些药物应用于临床前，3～5 年生存率＜50%）。例如，CML 慢性期伊马替尼治疗失败后挽救性行达沙替尼治疗，主要分子学反应率为 40%～43%，估计 6 年生存率为 74%～83%，无进展生存

表 8-2	CML 的药物治疗选择			
药物（商品名）	适应证	剂量方案		主要毒性
伊马替尼（格列卫）	所有时期	400 mg/d		见下文
达沙替尼（Sprycel）	所有时期	一线治疗：100 mg/d 挽救治疗：140 mg/d		骨髓抑制、胸腔积液、心包积液、肺动脉高压
尼洛替尼（Tasigna）	不用于急变期	一线治疗：300 mg，每天 2 次 挽救治疗：400 mg，每天 2 次		糖尿病、血管闭塞性疾病、胰腺炎
波舒替尼（Bosulif）	不作为一线治疗	500 mg/d		腹泻
普纳替尼（lclusig）	不作为一线治疗	45 mg/d（以后可能考虑初始剂量减量，如 30 mg/d）		皮疹、胰腺炎、血管闭塞性疾病（10%～20%）
高三尖杉酯碱（Synribo）	两种以上 TKI 治疗失败后	1.25 mg/m² 皮下注射，每天 2 次，诱导治疗 14 天；维持治疗 7 天，每月 1 次		骨髓抑制

率为 40%～51%。因此，TKI 的挽救性治疗已将 CML 的每年死亡率从 10%～15% 降至现在的≤5%。

在实验研究和临床治疗的不同背景下，CML 治疗的目标是不同的。现代实践中，治愈定义为 CML 患者的生存与正常人的生存时间大致相同，是现在 CML 治疗的目标。CML 为惰性疾病，通过合适的 TKI 治疗、提高治疗依从性、密切随访观察、有进展征象时早期及时更换其他类型 TKI 药物治疗，能够达到像正常人一样生存。因此，在临床治疗中，达到并维持完全细胞遗传学反应是治疗目标，因为完全细胞遗传学缓解是唯一与患者生存期延长相关的治疗相关因素。当不能达到主要分子学反应（防止复发；与更长的无事件生存期相关）或 BCR-ABL1 转录本阴性（通过调查研究提供中断 TKI 治疗的可能），并不应作为改变 TKI 疗法或尝试异基因造血干细胞移植的标准。一般的治疗原则是，尽可能长地以最大耐受剂量应用特定的 TKI 药物治疗，而不伴随 3～4 级不良反应或麻烦的慢性不良反应，除非出现细胞遗传学复发或持续存在不能接受的不良反应。这两个因素（例如，由主治医师确定的细胞遗传学复发和患者不可承受的不良反应）是特定 TKI 治疗"失败"的标志。因为 CML 患病率升高（TKI 治疗的后果）和逐渐暴露出的长期严重器官毒性低发生率，在研究中 CML 治疗的最终目标是长期持久地根治疾病（分子治愈），停止 TKI 治疗后无肿瘤复发、无克隆性造血异常。第一步就是最大程度获得 BCR-ABL1 转录本阴性 2 年以上。

美国国立综合癌症网（NCCN）、欧洲白血病网（ELN）推荐，在 TKI 治疗期间的不同时间点探讨最佳/预期、次佳/警告及失败处理方案。不幸的是，在现代实践中他们或许已经被误解，因为肿瘤学家常常报道他们的治疗目标是实现主要分子学反应或治愈。特别是，当完全细胞遗传学缓解的患者出现"主要分子反应丧失"时 [BCR-ABL1 转录本（IS）由 <0.1%升到>0.1%]，相当大比例的肿瘤学家会考虑改变 TKI 治疗。这一观念或许是因为对于 NCCN 和 ELN 指南的误解，这些指南在采用成熟数据和对于多个治疗终点的考虑下不断改进。虽然这些终点已经被指南建议作为治疗失败的可能标准，但是更需要强调的是没有任何随机研究表明在达到完全细胞遗传学反应的患者中因为主要分子学反应的丧失而改变 TKI 治疗方案，而不是在细胞遗传学复发时改变，后者被证明能够提高生存率。这可能是因为在细胞遗传学复发时 TKI 挽救疗法具有高效性。

TKI 的不良反应通常较轻，即便是 TKI 长期治疗

会影响患者的生存质量。不到 5%～10% 的患者出现严重的不良反应。伊马替尼治疗，通常的轻中度不良反应包括液体潴留、体重增加、恶心、腹泻、皮疹、眶周水肿、骨或肌肉疼痛、疲劳等（占 10%～20%）。一般来说，二代 TKI 这些不良反应较少。但是，达沙替尼常导致骨髓抑制（20%～30%），特别是血小板减少症，及胸腔积液（10%～25%）或心包积液（≤5%）。尼洛替尼更易致高血糖（10%～20%）、瘙痒、皮疹和头痛，同时易致胰腺炎（<5%）。波舒替尼更易致早期自限性胃肠并发症，如腹泻等（50%～70%）。普纳替尼更易致皮疹（10%～15%）、胰腺炎（<5%）、淀粉酶/脂肪酶升高（10%）、血管痉挛/脉管闭塞事件（10%～20%）。尼洛替尼和达沙替尼能够导致 QTc 间期延长，所以应谨慎应用于心电图显示 QTc 间期延长（>470～480 ms）的患者，其他疾病的治疗也应尽量用对 QTc 影响小或无影响的药物。这些副作用常为剂量依赖性，并且治疗停止或剂量减小后具有可逆性。剂量减少具有个体化特征。但是，TKI 最低有效剂量（由不同的研究和临床试验得知）为伊马替尼 300 mg 每天 1 次、尼洛替尼 200 mg 每天 2 次、达沙替尼 20 mg 每天 1 次、波舒替尼 300 mg 每天 1 次、普纳替尼 15 mg 每天 1 次。

长期随访发现，极少但临床相关的严重毒性反应逐渐出现。2%～3% 的患者可见肾功能障碍和肾衰竭（肌酐升高>2～3 mg/dl），随着停服 TKI 药物和经验性应用其他 TKI 药物可以好转。肺动脉高压见于服用达沙替尼（<1%～2%），当患者在胸片正常时出现呼吸短促需考虑肺动脉高压（超声心动图可测量肺动脉压力）。停服达沙替尼和偶尔口服枸橼酸西地那非时可逆转。系统性高血压较常见于普纳替尼治疗。高血糖和糖尿病常见于尼洛替尼治疗。最后，中小血管发生血管痉挛/脉管闭塞事件较少见但特征性地发生于尼洛替尼和普纳替尼，并且应该考虑到与 TKI 治疗相关，代表此时需要停止或减少 TKI 的剂量。这些事件包括心绞痛、冠心病、心肌梗死、周围动脉闭塞性疾病、短暂性脑缺血发作、脑血管意外、雷诺征和动脉粥样硬化加速。虽然这些事件不常见（<5%），但是对于长期病程患者具有临床意义，并且相比于一般人发生比例高很多（常为 5～20 倍）。

异基因干细胞移植

异基因干细胞移植（Allo-SCT）可使 CML 患者根治，CML 慢性期时接受移植的患者有 40%～60%

获得长期生存。其早期（1年）死亡率为5％～30％。虽然据报道5～10年生存率（被认为等同于治愈率）为50％～60％，但是10％～15％的患者在随后的10～20年死于移植的长期并发症（而不是CML复发）。这些与慢性移植物抗宿主病（GVHD）、器官功能障碍、继发第二肿瘤相关，并且死亡的风险比普通人更高。其他主要的疾病包括不育、慢性免疫介导的并发症、白内障、股骨头坏死等。CML慢性期的治愈率和早期死亡率与以下因素有关：患者年龄、慢性期维持时间、供体是否亲属、配型相合程度、预处理方案等。在CML加速期，根据加速期的定义，异基因造血干细胞移植的治愈率为20％～40％。将克隆演变作为唯一标准的患者治愈率高达40％～50％。在第二次慢性期行异基因干细胞移植的治愈率为40％～50％。急变期CML，异基因造血干细胞移植的治愈率为≤15％。现在异基因造血干细胞移植后的治疗策略也用来解决分子学、细胞遗传学复发，及血液学复发/转化。这些包括使用TKI用于防止或治疗复发、供者淋巴细胞输注、二次异基因造血干细胞移植等。在异基因造血干细胞移植后细胞遗传学或分子复发时，TKI可高度成功地再次诱导细胞遗传学/分子学缓解。

Allo-SCT的选择和时机 2000年以前，异基因造血干细胞移植作为CML的一线治疗方案。目前已将异基因造血干细胞移植作为一线TKI药物治疗失败后的二线治疗。其中一个重要问题是选用TKI和异基因造血干细胞移植的最佳时机和先后顺序（是否异基因造血干细胞移植应该被用来作为二线或三线治疗）。对于处于或即将发展为急变期的患者，应联合应用化疗和TKI诱导缓解，随后尽快行异基因干细胞移植。这同样适用于由慢性期进展至加速期的患者。再次加速期的CML患者对于长期TKI治疗反应良好（预计8年生存率为75％），异基因造血干细胞移植的时机取决于患者对于TKI治疗处于最佳反应的时期（达到完全细胞遗传学反应）。对于慢性期复发的患者，治疗顺序取决于以下因素：①患者的年龄和其是否有合适的供体；②异基因干细胞移植的风险；③是否存在克隆演变或激酶突变；④病史及合并症；⑤患者和医生的选择（表8-3）。患者复发时出现T315I突变，应该给予普纳替尼治疗，并应该考虑异基因造血干细胞移植（因为普纳替尼仅是短期随访）。发生Y253H、E255K/V和F359V/C/I突变的患者对于达沙替尼或波舒替尼反应更佳。发生V299L、T315A和F317L/F/I/C突变的患者对于尼洛替尼反应更佳。糖尿病、高血压、肺动脉高压、慢性肺疾病、心脏病和胰腺炎等并发症

表 8-3	CML 患者 TKI 和 Allo-SCT 的选择建议	
CML 分期	应用 TKI	考虑 Allo-SCT
加速期或急变期	过渡时期治疗以达到微小 CML 负荷	尽快（除非是第二次加速期）
慢性期伊马替尼治疗失败；发生 T315I 突变	应用普纳替尼达到微小 CML 负荷	取决于普纳替尼疗效的长期随访结果
慢性期伊马替尼治疗失败；无克隆演变及激酶突变，初始治疗反应良好	二线激酶抑制剂长期应用	二线 TKI 治疗失败的三线治疗
慢性期伊马替尼治疗失败；有克隆演变或激酶突变，或对二线 TKI 无细胞遗传学反应	过渡时期治疗以达到微小 CML 负荷	二线治疗
老年患者（≥65～70 岁）慢性期伊马替尼治疗失败后	长期挽救性 TKI 治疗	因 TKI 治疗生活质量高，慢性期维持时间长，不考虑 Allo-SCT

注：出现 Y253H、E255 K/V、F359V/C/I 突变，首选达沙替尼或波舒替尼；出现 V299L、T315A、F317L/F/I/C 突变，首选尼洛替尼

能够影响是否选择某种TKI药物。对于发生克隆演变、不利突变或在TKI挽救治疗1年内未达到主要/完全细胞遗传学反应的患者，缓解期持续时间短，并且作为补救方案，异基因造血干细胞移植更加紧急。未发生克隆演变或突变且在TKI补救治疗后出现完全细胞遗传学反应的复发患者，完全缓解期持续时间更长，并将延迟异基因造血干细胞移植作为三线治疗。最后，老年患者（65～70岁或更老）和对异基因造血干细胞移植有较高死亡率的患者会放弃这一治愈性选择，能够使患者处于慢性期很多年，无论是否有细胞遗传学缓解（表8-3）。在TKI药物应用于临床治疗以前，使用干扰素-a或羟基脲不能达到细胞遗传学缓解的患者预计有较短的中位生存时间（2～3年），且预计会很快发生疾病转化。TKI的广泛应用经验指向了另外一种不同的情况，在TKI为基础的治疗（可以联合羟基脲、阿糖胞苷、地西他滨）下，有或无细胞遗传学缓解，同样会维持在慢性期很多年。表8-3总结了对于TKI和异基因造血干细胞移植对比选择的一般指导原则。

CML 的监测治疗

伊马替尼治疗12个月达到完全细胞遗传学反应，并且持续保持，是与生存期相关的唯一预后因素，现在已成为CML主要的治疗终点。12个月未能实现完

全细胞遗传学反应或之后出现细胞遗传学或血液学复发被认为是治疗失败，并提示更换治疗方案。因为利用其他 TKI 进行挽救治疗可以恢复良好的预后，保证患者持续 TKI 治疗的依从性并在出现细胞遗传学复发迹象时及时改变治疗方案非常重要。接受伊马替尼一线治疗的患者应该被严密随访，直到证实获得完全细胞遗传学反应，随后可以每 6 个月行外周血 FISH 和 PCR 研究进行随访（检查结果的一致性），如果关注 BCR-ABL1 转录本变化随访应该更加频繁（例如每 3 个月一次）。只监测分子研究只有在达到主要分子学反应的患者中可行。伊马替尼治疗时细胞遗传学复发是治疗失败并应改变治疗方案的指征。在这种情况下，突变分析有助于下一种 TKI 药物的选择，并能够在 30%～50% 的患者中确定发生突变。在完全细胞遗传学缓解的患者（那些担心 BCR-ABL1 转录本升高的患者）中进行突变研究，只能发现突变≤5%，因此没有指示作用。早期应答被作为是长期生存的预后因子，包括在 3～6 月治疗后实现部分细胞遗传学反应（BCR-ABL1 转录本≤10%）。伊马替尼治疗未能实现这种反应与一些研究中预后明显较差相关（尤其当二代 TKI 药物不能作为挽救治疗时），但是在二代 TKI 药物可作为挽救治疗时与之无关。

二代 TKI（尼洛替尼、达沙替尼）作为一线治疗的应用，悄悄地改变了监测方式。在 3～6 个月治疗后，我们期望患者能够实现完全细胞遗传学反应。如果不能达到完全细胞遗传学反应，将会导致更低的无事件生存率、转化率和生存率。但是，在这些患者中，3～5 年预计生存期仍高达 80%～90%，这较之前需要考虑进行异基因造血干细胞移植好很多。因此，这些治疗的不良反应常作为一个警告信号，但是此时改变为其他 TKI 药物进行治疗能否改善长期预后尚不得知。

加速期和急变期的治疗

处于加速期或急变期的患者接受 TKI 治疗，最好是二代或三代 TKI（达沙替尼、尼洛替尼、波舒替尼、普纳替尼）单独应用或与其他化疗方案联合使用，以此在接受异基因造血干细胞移植前来降低 CML 负荷。单独应用 TKI 治疗加速期 CML，其缓解率在 30%～50% 之间，治疗急变期 CML 其缓解率在 20%～30% 之间。细胞遗传学反应，特别是完全细胞遗传学反应不常见（10%～30%），仅在急变期短暂出现。TKI 联合化疗的研究正在进行，一般的研究表明 TKI-化疗联合治疗方案能够提高缓解率和患者的耐受

性，并能提高生存期。在 CML 急淋变时，TKI 和抗 ALL 化疗方案联合治疗能够使得完全缓解率达到 60%～70%，中位生存期为 2～3 年（之前缓解率为 40%～50%，中位生存期为 12～18 个月）。这样就使得很多患者在微小 CML 负荷或二次慢性期的情况下接受异基因造血干细胞移植，并有更高的治愈率。在 CML 非淋系急变期，应用抗 AML 化疗与 TKI 联合治疗使得 CR 为 30%～50%，中位生存时间为 9～12 个月（之前缓解率为 20%～30%，中位生存时间为 3～5 月）。在加速期，对于单一 TKI 治疗的反应在更加"温和"的加速期（如单纯克隆演变、单纯血小板增多、明显巨脾或抵抗羟基脲，但是没有原始细胞或嗜碱性细胞比例增加的证据）表现更加明显。在加速期，联合治疗常包括 TKI 和低强度化疗如低剂量阿糖胞苷、低剂量伊达比星、地西他滨、干扰素-a、羟基脲等。

其他治疗及特殊治疗

干扰素-a 在 2000 年以前，干扰素-a 作为标准治疗。现在，常与 TKI 联合应用（一种研究方法），有时在 TKI 治疗失败后应用，偶尔用于妊娠期患者，或者作为研究计划的一部分与 TKI 联合应用来消除残留分子疾病。

化疗药物 在过去，羟基脲和白消安是常用的化疗药物。羟基脲仍然安全有效（每日剂量为 0.5～1.0 g），用以减少最初 CML 的负荷，当用以维持完全血液学或细胞遗传学反应时，其常作为确切方案或与 TKI 联合应用之间的临时治疗方法。白消安常作为异基因造血干细胞移植的前期准备。因为其副作用（延迟性骨髓抑制、Addison 样病、心肺纤维化、骨髓纤维变性），现在很少用于 CML 慢性期的控制。低剂量阿糖胞苷、地西他滨、蒽环类药物、6-硫嘌呤、6-硫鸟嘌呤、塞替派、阿那格雷等化疗药物有益于控制不同 CML 阶段的疾病负荷。

其他 脾切除术有时被用以缓解巨脾和（或）脾功能亢进症状。脾放疗因为照射后粘连及其并发症而很少应用。出现白细胞增多和白细胞淤滞并发症的患者极少应用白细胞单采。单剂量服用大剂量阿糖胞苷或大剂量羟基脲，加上预防肿瘤溶解的措施，将会更加有效简便。

特殊情况 CML 妇女怀孕应及时终止 TKI 治疗。对于 125 个得知怀孕后及时终止 TKI 治疗的 CML 妇女患者所产婴儿中，3 例婴儿有眼、骨骼和肾畸形，提示伊马替尼致畸不常见。对于其他 TKI

药物相关研究极少，甚至没有。对于怀孕的 CML 患者，在其前三个月可通过白细胞单采控制严重的症状性白细胞增多，并随之应用羟基脲治疗，直至分娩。干扰素-α 治疗有成功怀孕并产下健康宝宝的个案报道和关于原发性血小板增多症安全性的研究，但是干扰素-α 抗血管增生，并将增加自发流产的风险。

TKI 治疗患者可能会在 Ph 阴性细胞中出现染色体异常，包括 Y 染色体缺失、8 号染色体三体、20q-、5 号或 7 号染色体异常等。在随访过程中，很多染色体异常自发消失，表明造血干细胞的遗传不稳定性从而使患者更易发展成为 CML。5 号或 7 号染色体异常极少发展成为骨髓增生异常综合征或急性髓系白血病。人们曾认为这是那些原发病被控制并长期生存以致患其他恶性血液病的 CML 自然进程。

CML 的全球情况

在美国和其他发达国家行常规体检和血常规检查使得很多患者能够在早期发现 CML。50%～70% 的患者被无意中诊断，高危 CML（像 Skoal 风险组）仅占 10%～20%。在新兴国家（如印度、中国、非洲国家、中东）并非如此，大多数患者常在出现症状后被确诊，很多患者有着高瘤负荷，如巨脾、CML 高级阶段（高风险 CML 占 30%～50%）。因此，对于这些患者施行 TKI 治疗，预后将比之前介绍的差。

TKI 治疗的花费甚高（在美国每年花费 90 000 到 140 000 美元，其他国家稍低但不尽相同）使得一般家庭难以承受。虽然在一些国家 TKI 治疗的花费可以承受且普及率较高（如瑞典、欧盟），但是对于其他国家并非如此，甚至是一些发达国家如美国，自费治疗将会限制一些患者（10%～20%）使用。虽然伊马替尼在世界范围内销售，并有着慈善免费赠药活动，但是不足 30% 的患者长期服用伊马替尼（或其他 TKI）。虽然单中心（如 M.D. 安德森肿瘤中心）研究发现 CML 预期 10 年生存率为 85%，但是全球研究中包括 TKI 可承受国家（瑞典）（图 8-2 和图 8-3）或公司赞助的研究（所有患者基于他们的资助得以接受 TKI 治疗），即使是在 TKI 方案用于治疗的 12 年以后，仍发现世界范围的预期 10 年生存率小于 50%。据美国 SEER（随访、流行病学和终点事件结果）数据报道显示 TKI 用于治疗后，预计 5 年生存率为 60%。

当今 TKI 治疗的高费用引发了我们另外的两种思考。其一是在个人或医保制度不能承担 TKI 治疗费用

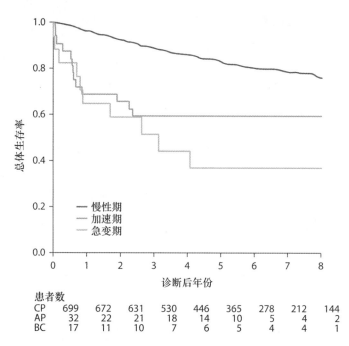

图 8-3（见书后彩图） CML 慢性期（CP）、加速期（AP）、急变期（BC）的生存率比较（瑞典国家注册研究）。（With permission from Dr. Martin Hoglund，Swedish CML Registry，2013.）

的国家如何制订治疗途径和治疗指南。在这些情况下，尽管会伴随死亡率和发病率增高，推荐治疗途径为一线使用异基因造血干细胞移植（一次花费 30 000～50 000 美元）。第二个是在伊马替尼变得普及时（有望每年花费更低，如 2000～10 000 美元）一线 TKI 药物的选择。这取决于有关二代 TKI 治疗与伊马替尼对比的随机研究的大量数据。这些随机研究关系到重要的长期观察终点，特别是生存期、无事件生存期和无转化生存期结果的随机研究。

第九章　淋巴系统恶性肿瘤
Malignancies of Lymphoid Cells

Dan L. Longo

（杨申森　译　杨申森　校）

淋巴系统恶性肿瘤涵盖了人类恶性肿瘤中最惰性和最具侵袭性的类型。这些肿瘤起源于不同分化阶段的免疫系统细胞，从而导致它们在形态学、免疫学和临床表现上的多样性。幸而，人们对正常免疫系统的

认知已经允许我们更好地理解这些有时容易被混淆的疾病。

在多样的临床表现中，一些淋巴系统恶性肿瘤几乎总是表现为白血病（即主要累及骨髓和血液），而另一些几乎总是表现为淋巴瘤（即免疫系统的实体肿瘤）。然而，还有些淋巴系统恶性肿瘤既可以表现为白血病，也可以表现为淋巴瘤。此外，在疾病过程中临床表现也可以不断变化，淋巴瘤患者在疾病的过程中出现白血病的症状也很常见。

淋巴系统恶性肿瘤的生物学：世界卫生组织淋巴系统恶性肿瘤分类的概念

淋巴系统肿瘤的分类在整个 20 世纪稳步发展。白血病和淋巴瘤很早就被区分开来，并制订了各自单独的分类系统。白血病首先根据平均生存率分为急性和慢性两个亚型。慢性白血病根据形态特征，很容易被分为淋巴系或髓系起源。其中，以往称为慢性淋巴细胞白血病的情况目前已知是由一系列疾病组成（表9-1）。急性白血病通常是具有鉴别意义的原始细胞形成的恶性肿瘤。当细胞化学染色应用于实践后，人们可以把急性白血病客观分为急性髓系白血病和急性淋巴细胞白血病。法国-美国-英国（FAB）工作组基于形态特征将急性淋巴细胞白血病进一步分型（表9-2）：小的、原始细胞大小均一的淋巴系统恶性肿瘤（例如，典型的儿童急性淋巴细胞白血病）称为 L1，较大的细胞大小不均一的淋巴系统恶性肿瘤称为 L2，细胞均一的、胞质嗜碱性、有时有空泡的淋巴系统恶性肿瘤称为 L3（例如，典型的 Burkitt 淋巴瘤细胞）。急性淋巴细胞白血病也可根据免疫学（即，T 细胞与 B 细胞）和细胞遗传学异常（表9-2）进一步分型。主要细胞遗传学亚型包括 t(9;22)（例如，费城染色体阳性的急性淋巴细胞白血病）和在 L3 或 Burkitt 白血病中可见的 t(8;14)。

表 9-1	可以表现为"慢性白血病"和易与经典 B 细胞慢性淋巴细胞白血病相混淆的淋巴系统疾病
滤泡性淋巴瘤	幼淋巴细胞白血病（B 细胞或 T 细胞）
脾边缘区淋巴瘤	淋巴浆细胞淋巴瘤
结边缘区淋巴瘤	Sézary 综合征
套细胞淋巴瘤	冒烟型成人 T 细胞白血病/淋巴瘤
毛细胞白血病	

表 9-2	急性淋巴细胞白血病（ALL）的分类		
免疫亚型	病例（%）	FAB 亚型	细胞遗传学异常
前 B 细胞 ALL	75	L1，L2	t(9;22)，t(4;11)，t(1;19)
T 细胞 ALL	20	L1，L2	14q11 或 7q34
B 细胞 ALL	5	L3	t(8;14)，t(8;22)，t(2;8)

缩写：FAB，法-美-英分类

20 世纪初，通过识别 Sternberg-Reed 细胞，非霍奇金淋巴瘤从霍奇金淋巴瘤中被区分出来。非霍奇金淋巴瘤的组织学分类一直是肿瘤学中最有争议的问题之一。不完善的形态分类系统被不完善的免疫分类系统所取代，并且诊断可重复性差，阻碍了分类的进步。1999 年，血液病理学和临床肿瘤学国际领导者在发展共识的过程中制订了世界卫生组织（WHO）淋巴系统肿瘤分类。WHO 分类综合考虑了形态学、临床、免疫学和遗传学信息，并尝试将非霍奇金淋巴瘤和其他淋巴系统恶性肿瘤分入具有独特临床和治疗特点的临床/病理亚型。这一体系详见表 9-3，与之前使用的分类体系相比，其临床相关性更好，诊断的准确性更高。淋巴系统恶性肿瘤进一步分型的可能性是很大的。表 9-3 中以加粗字体标注了在全部淋巴瘤中比例大于 1% 的恶性肿瘤。特殊淋巴瘤亚型在后文中将会详细阐述。

发生率小于 1% 的伴有淋巴细胞增生的淋巴瘤将在第十章讨论。与 HIV 感染相关的淋巴瘤在《哈里森内科学》（第 19 版）其他部分讨论。

淋巴系统恶性肿瘤总论

病因和流行病学

各种淋巴系统恶性肿瘤的构成比参见图 9-1。慢性淋巴细胞白血病（chronic lymphoid leukemia，CLL）是西方国家具有最高罹患率的白血病类型。最常见于老年人，在儿童中极为罕见。2014 年，美国新诊断 15 720 例新病例，但由于这种疾病生存期长，总罹患率要高出许多倍。CLL 患者男性多于女性，白人多于黑人。它在亚洲不属于常见恶性肿瘤。经典 CLL 的病因仍不清楚。

与 CLL 相反，急性淋巴细胞白血病（acute lymphoid leukemias，ALL）主要发生于儿童和年轻成人。在发展中国家儿童中发生的 L3 或 Burkitt 白血病

表 9-3	WHO 淋巴系统恶性肿瘤分类		
B 细胞	**T 细胞**	**霍奇金淋巴瘤**
前体 B 细胞瘤	前体 T 细胞瘤	结节性淋巴细胞为主型霍奇金淋巴瘤
前体 B 淋巴母细胞性白血病/淋巴瘤（前体 B 细胞急性淋巴细胞白血病）包括具有可重现性遗传学异常的亚型	**前体 T 淋巴母细胞淋巴瘤/白血病（前体 T 细胞急性淋巴母细胞白血病）**	
成熟（外周）B 细胞瘤	成熟（外周）T 细胞瘤	经典霍奇金淋巴瘤
B 细胞慢性淋巴细胞白血病/小淋巴细胞淋巴瘤	T 细胞幼淋细胞白血病	结节硬化型经典霍奇金淋巴瘤
B 细胞幼淋细胞白血病	T 细胞大颗粒淋巴细胞白血病	富含淋巴细胞的经典霍奇金淋巴瘤
淋巴浆细胞性淋巴瘤（原发性巨球蛋白血症）	侵袭性 NK 细胞白血病	混合细胞型经典霍奇金淋巴瘤
脾边缘区 B 细胞淋巴瘤（±绒毛状淋巴细胞）	成人 T 细胞淋巴瘤/白血病（HTLV-1+）	淋巴细胞削减型经典霍奇金淋巴瘤
毛细胞白血病	结外 NK/T 细胞淋巴瘤，鼻型	
浆细胞骨髓瘤/浆细胞瘤	肠病 T 细胞淋巴瘤	
MALT 型结外边缘区 B 细胞淋巴瘤	肝脾 γδ T 细胞淋巴瘤	
套细胞淋巴瘤	皮下脂膜炎样 T 细胞淋巴瘤	
滤泡性淋巴瘤	蕈样真菌病/Sézary 综合征	
结边缘区 B 细胞淋巴瘤（±单核 B 细胞）	间变性大细胞淋巴瘤，原发皮肤类型	
弥漫大 B 细胞淋巴瘤（包括亚型）	**外周 T 细胞淋巴瘤，非特指型（NOS）**	
Burkitt 淋巴瘤/Burkitt 淋巴细胞白血病	血管免疫母细胞 T 细胞淋巴瘤	
原发纵隔大 B 细胞淋巴瘤	**间变性大细胞淋巴瘤，ALK+**	
浆母细胞淋巴瘤	原发性皮肤 γδ T 细胞淋巴瘤	
原发性渗出性淋巴瘤		
HHV-8+ 多中心型 Castleman 病引起的大 B 细胞淋巴瘤		
血管内大 B 细胞淋巴瘤		
ALK+ 大 B 细胞淋巴瘤		

注意：标粗体的恶性肿瘤发生率≥1%。

缩写：HHV，人类疱疹病毒；HTLV，人嗜 T 淋巴细胞病毒；MALT，黏膜相关淋巴组织；NK，自然杀伤；WHO，世界卫生组织。

来源：Adapted from SH Swerdlow et al：*WHO Classification of Tumours of Haematopoietic and Lymphoid Tissues*，4th ed. World Health Organization，2008.

似乎与在婴儿期感染 Epstein-Barr 病毒（EBV）相关。然而，其他更常见的 ALL 亚型的病因更加不确定。儿童 ALL 在社会经济状况好的人群中更易发生。伴有 21 三体（唐氏综合征）的儿童发生儿童期 ALL 以及急性髓性白血病（AML）的风险增加。在童年早期暴露于高能辐射会增加患 T 细胞 ALL 的风险。

成人 ALL 的病因也不明确。ALL 在中年人中少见，在老年人中发病率增加。而 AML 在老年患者中远多于 ALL。环境暴露，包括某些工业、农业化学品和吸烟可能会增加成人 ALL 发生的风险。

在美国 2014 年 ALL 诊断 6020 例，AML 诊断 18 860 例。

大量证据表明，霍奇金淋巴瘤来源于 B 细胞。霍奇金淋巴瘤的发病率似乎相当稳定，2014 年在美国新确诊 9190 例。霍奇金淋巴瘤的患者白人多于黑人，男性多于女性。诊断年龄呈双峰分布，一个发病高峰出现在二十多岁的时候，另一个在八十多岁的时候。老年高峰可能来源于具有类似表现的疾病的误诊，如间变性大细胞淋巴瘤和富 T 细胞的 B 细胞淋巴瘤。在美国，低年龄组患者大多是结节硬化型霍奇金淋巴瘤。

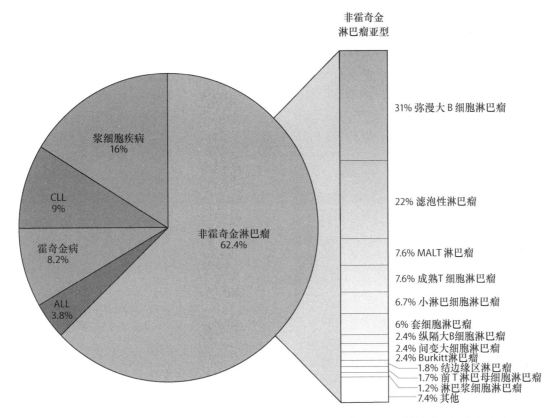

图 9-1　淋巴系统恶性肿瘤的相对发生率。 ALL，急性淋巴细胞白血病；CLL，慢性淋巴细胞白血病；MALT，黏膜相关淋巴组织

老年患者、HIV 感染患者和在第三世界国家的患者中更常见的有混合细胞型霍奇金淋巴瘤和淋巴细胞削减型霍奇金淋巴瘤。HIV 感染是罹患霍奇金淋巴瘤的危险因素。此外，霍奇金淋巴瘤可能与 EB 病毒感染相关。20％～40％的霍奇金淋巴瘤患者存在 EB 病毒感染细胞的单克隆或寡克隆增殖，提示此病毒在霍奇金淋巴瘤病因学中起作用。但是，这个说法还没有得到完全证实。

不知什么原因，在 20 世纪 50 年代和 90 年代末之间，非霍奇金淋巴瘤在美国的增加率为 4％，而每年全球的增幅是 2％～8％。在过去几年增加速度似乎降低。2014 年新诊断的非霍奇金淋巴瘤在美国大约有 70 800 例，全球有近 360 000 例。非霍奇金淋巴瘤在老年人中更常见，男性更常见。伴有原发性和继发性免疫缺陷状态的患者易患非霍奇金淋巴瘤。免疫缺陷患者包括：HIV 感染患者、接受器官移植的患者，以及患有遗传性免疫缺陷、干燥综合征和类风湿关节炎的患者。

非霍奇金淋巴瘤的发生率和各种亚型的比例会有地域差异。T 细胞淋巴瘤在亚洲国家比西方国家更常见，而某些 B 细胞淋巴瘤亚型如滤泡性淋巴瘤在西方国家更常见。一个非霍奇金淋巴瘤的特殊亚型，称为血管中心鼻型 T/自然杀伤（NK）细胞淋巴瘤亚型的发生具有惊人的地域性，最常见于南亚和拉丁美洲的部分地区。另一种人类嗜 T 淋巴细胞病毒（HTLV）-1 感染相关的非霍奇金淋巴瘤亚型仅见于日本南部和加勒比地区。

许多环境因素与非霍奇金淋巴瘤的发生相关，包括感染原、化学相关暴露和药物治疗。许多研究已经证明农业化学用品相关暴露可以增加非霍奇金淋巴瘤的发生率。经治疗的霍奇金淋巴瘤患者可以发展为非霍奇金淋巴瘤，目前还不清楚这是霍奇金淋巴瘤进展的结果还是治疗的后果。而许多非霍奇金淋巴瘤与感染相关（表 9-4）。在一小部分受感染的患者中，HTLV-1 感染 T 细胞并直接导致成人 T 细胞淋巴瘤。感染患者发展为淋巴瘤的终生累积风险是 2.5％。该病毒通过感染的淋巴细胞经哺乳、输血或性生活进行传播。成年 T 细胞淋巴瘤患者的中位年龄约为 56 岁，提示较长的潜伏期。HTLV-1 也导致热带痉挛性截瘫——在某种程度上比淋巴瘤更常见的神经性疾病，潜伏期较短，并通常来自于输血传播的病毒。

表 9-4	与淋巴系统恶性肿瘤发病有关的感染性病原体
感染原	淋巴系统恶性肿瘤
Epstein-Barr 病毒	Burkitt 淋巴瘤
	器官移植后淋巴瘤
	原发中枢神经系统弥漫大 B 细胞淋巴瘤
	霍奇金淋巴瘤
	结外 NK/T 细胞淋巴瘤，鼻型
HTLV-1	成人 T 细胞白血病/淋巴瘤
HIV	弥漫大 B 细胞淋巴瘤
	Burkitt 淋巴瘤
丙型肝炎病毒	淋巴浆细胞性淋巴瘤
幽门螺杆菌	胃 MALT 淋巴瘤
人类疱疹病毒 8	原发性渗出性淋巴瘤
	多中心 Castleman 病

缩写：CNS，中枢神经系统；HIV，人类免疫缺陷病毒；HTLV，人嗜 T 淋巴细胞病毒；MALT，黏膜相关淋巴组织；NK，自然杀伤。

表 9-5	可以增加恶性淋巴瘤发生风险的疾病或暴露
遗传性免疫缺陷疾病	自身免疫性疾病
Klinefelter 综合征	干燥综合征
Chédiak-Higashi 综合征（先天性白细胞颗粒异常综合征）	乳糜泻
	类风湿关节炎和系统性红斑狼疮
共济失调性毛细血管扩张症	化学或药品暴露
Wiskott-Aldrich 综合征（湿疹血小板减少伴免疫缺陷综合征）	苯妥英钠
	二𫫇英、苯氧除草剂
常见的各种免疫缺陷病	辐射
获得性免疫缺陷病	既往化疗和放疗史
医源性免疫抑制	
HIV-1 感染	
获得性低丙种球蛋白血症	

EB 病毒在中非与 Burkitt 淋巴瘤的发病相关，在西方国家与侵袭性非霍奇金淋巴瘤相关。大多数原发性中枢神经系统（CNS）的淋巴瘤与 EBV 相关。在亚洲和南美，EBV 感染与结外鼻型 NK/T 细胞淋巴瘤高度相关。HIV 感染可能通过被感染的巨噬细胞过度表达白细胞介素 6，诱发侵袭性 B 细胞非霍奇金淋巴瘤。胃部幽门螺杆菌感染会诱发胃黏膜相关淋巴组织（mucosa-associated lymphoid tissue，MALT）淋巴瘤，通过抗生素治疗根除幽门螺杆菌，患者的 MALT 淋巴瘤会回退是这一关联的有力证据。幽门螺杆菌并不会把淋巴细胞转变为淋巴瘤；相反，是针对幽门螺杆菌的强有力的免疫应答和慢性抗原刺激导致了肿瘤。皮肤的 MALT 淋巴瘤可能与伯氏疏螺旋体感染相关，眼部的 MALT 淋巴瘤与鹦鹉热衣原体感染相关，小肠 MALT 淋巴瘤与空肠弯曲菌感染相关。

慢性丙型肝炎病毒感染与淋巴浆细胞性淋巴瘤发病相关。人类疱疹病毒 8 在 HIV 感染者与原发渗出性淋巴瘤和多中心 Castleman 病（弥漫性淋巴结肿大，伴有发热、乏力、体重减轻等系统性症状）相关。

除了感染原，其他疾病或环境暴露也可能诱发淋巴瘤（表 9-5）。

免疫学

所有的淋巴细胞来源于一个共同的造血祖细胞，可以产生淋系、髓系、红细胞、单核细胞和巨核细胞系。通过一系列转录因子有序和连续激活，细胞首先具有淋巴系特异性，然后产生 B 和 T 细胞。大约 75% 的淋巴细胞白血病和 90% 的淋巴瘤是 B 细胞来源。当细胞开始免疫球蛋白基因重排时，就具有了 B 细胞系特异性。包括具有正常 B 细胞发育特点的细胞表型变化顺序见图 9-2。当细胞迁移到胸腺发生 T 细胞抗原受体基因重排，细胞开始向 T 细胞分化。T 细胞发育的特征性事件顺序见图 9-3。

虽然淋巴系统恶性肿瘤常常保留某些特定分化阶段的淋巴细胞表型，但该信息并不重要。所谓的恶性淋巴瘤分化阶段并不预示它的自然发展过程。例如，临床上侵袭性最强的淋巴细胞白血病是 Burkitt 白血病，就具有成熟滤泡中心表达 IgM 的 B 细胞表型。具有更加原始的免疫细胞膜表型的白血病（例如，前 B-ALL、CD10⁺）比具有"更成熟"表型的 Burkitt 白血病侵袭度反而更低，对治疗反应更好。此外，恶性细胞显示出的分化阶段并不代表导致肿瘤发生的遗传病变所发生的阶段。例如，滤泡性淋巴瘤具有滤泡中心细胞的细胞膜表型，但其特征性的染色体易位——t(14;18)，涉及抗凋亡 bcl-2 基因易位到免疫球蛋白重链基因旁（见下文）——作为免疫球蛋白基因重排过程中发生的错误需要发生在个体发育的早期。T(14;18)进一步如何在滤泡中心细胞的分化中导致细胞转化、产生症状还不明了。

细胞膜表型的主要价值在于有助于对光学显微镜下看上去相似的淋巴系统肿瘤进一步鉴别诊断。例如，良性滤泡性增生与滤泡性淋巴瘤相似；然而，所有细胞都具有相同的免疫球蛋白轻链型，将强烈提示包块为克隆性增殖，而不是外源刺激的多克隆反应。

淋巴系统恶性肿瘤与可重现性的遗传学异常相关。

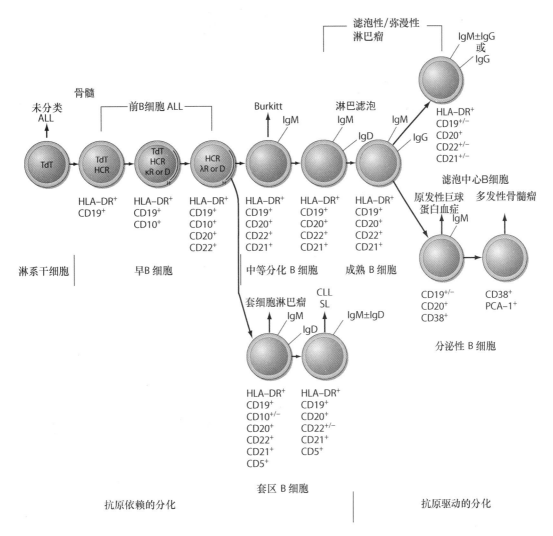

图 9-2 (见书后彩图)　正常 B 细胞分化通路以及与 B 细胞淋巴瘤的关系。HLA-DR、CD10、CD19、CD20、CD21、CD22、CD5 和 CD38 是用来区分发展阶段的细胞标志物。末端转移酶 （TdT） 是细胞酶。免疫球蛋白重链基因重排（HCR）以及轻链基因重排或缺失（κR 或 D，λR 或 D）发生在 B 细胞发育的早期。图示淋巴瘤特异性对应的正常分化阶段。ALL，急性淋巴细胞白血病；CLL，慢性淋巴细胞白血病；SL，小淋巴细胞淋巴瘤

虽然淋巴系统恶性肿瘤所有亚型的特异性遗传学异常尚不明确，但还是推测它们存在。遗传学异常可在不同层次被识别，包括体细胞的染色体异常（如易位、增加或缺失）、细胞遗传学研究中可能出现或不出现的特异性基因的重组，以及过度表达、低表达或特异性癌基因的突变。特异性蛋白质的表达改变或突变尤为重要。许多淋巴瘤包含涉及抗原受体基因、B 细胞中染色体 2、14 和 22 上的免疫球蛋白基因，以及 T 细胞中染色体 7 和 14 上的 T 细胞抗原受体基因的染色体易位。染色体片段重排产生成熟的抗原受体，必须要形成趋于发生异常重新组合的位点。B 细胞在生发中心成熟过程中更易获得突变；产生更高亲和力的抗体，需要在生发中心内将突变引入到可变区基因中。其他非免疫球蛋白基因，例如 BCL-6，也有可能

获得突变。

在弥漫大 B 细胞淋巴瘤病例中，约 30％的患者存在 t(14;18) 易位，导致 18 号染色体上 bcl-2 基因的过度表达。一些没有易位的患者也会过表达 BCL-2 蛋白。这种蛋白质与抑制凋亡相关，凋亡是一种细胞的死亡机制，最常见于细胞毒性化学药物诱导后。在 BCL-2 蛋白过表达的肿瘤患者中观察到较高的复发率，而在那些只发生易位的淋巴瘤患者中则没有发现复发率的变化。因而，特殊的遗传学机制可以影响临床结果。

表 9-6 列出了淋巴系统恶性肿瘤的各亚型中最常见的易位和相关癌基因。在大多数情况下某些诊断与遗传学异常具有相关性，滤泡性淋巴瘤患者具有 t(14;18)，间变性大 T/null 细胞淋巴瘤患者具有 t(2;

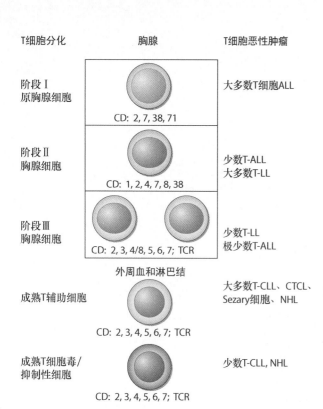

T细胞分化　　　　　胸腺　　　　T细胞恶性肿瘤

阶段Ⅰ
原胸腺细胞　　　　　　　　　　大多数T细胞ALL
CD: 2, 7, 38, 71

阶段Ⅱ
胸腺细胞　　　　　　　　　　　少数T-ALL
　　　　　　　　　　　　　　　大多数T-LL
CD: 1, 2, 4, 7, 8, 38

阶段Ⅲ
胸腺细胞　　　　　　　　　　　少数T-LL
　　　　　　　　　　　　　　　极少数T-ALL
CD: 2, 3, 4/8, 5, 6, 7; TCR

外周血和淋巴结

成熟T辅助细胞　　　　　　　　大多数T-CLL、CTCL、
　　　　　　　　　　　　　　　Sezary细胞、NHL
CD: 2, 3, 4, 5, 6, 7; TCR

成熟T细胞毒/
抑制性细胞　　　　　　　　　　少数T-CLL, NHL
CD: 2, 3, 4, 5, 6, 7; TCR

图 9-3　正常 T 细胞分化通路以及与 T 细胞淋巴瘤的关系。 CD1、CD2、CD3、CD4、CD5、CD6、CD7、CD8、CD38 和 CD71 是用来区分发育阶段的细胞标志物。胸腺内 T 细胞抗原受体（TCR）重排，成熟 T 细胞转移到淋巴结和外周血。ALL，急性淋巴细胞白血病；T-ALL，T 细胞 ALL；T-LL，T 细胞淋巴母细胞淋巴瘤；T-CLL，T-细胞慢性淋巴细胞白血病；CTCL，皮肤 T 细胞淋巴瘤；NHL，非霍奇金淋巴瘤

5），Burkitt 淋巴瘤患者具有 t(8;14)，套细胞淋巴瘤患者具有 t(11;14)。其他类型的淋巴瘤中，少数患者肿瘤表达特殊的遗传学异常，而这些缺陷可能有预后意义。除了非整倍体，在霍奇金淋巴瘤中没有发现特异性的遗传学异常。

　　在经典 B 细胞 CLL 中，12 号染色体三体提示预后不良。在成人和儿童 ALL 中，遗传学异常具有重要的预后意义。肿瘤细胞具有 t(9;22) 和涉及染色体 11q23 上 *MLL* 基因易位的患者比没有这些易位的患者预后要差许多。在成人 ALL 中其他频发的遗传异常包括 t(4;11) 和 t(8;14)。t(4;11) 与低龄、女性为主、高白细胞计数和形态学具有 L1 特点等相关。t(8;14) 与老年、男性优势、常有中枢神经系统累及以及形态学具有 L3 特点相关。二者都预后不良。在儿童 ALL 中，超二倍体具有良好预后。

表 9-6	淋巴系统恶性肿瘤常见的细胞遗传学易位及相关癌基因	
疾病	细胞遗传学异常	癌基因
CLL/小淋巴细胞淋巴瘤	t(14;15)(q32;q13)	—
MALT 淋巴瘤	t(11;18)(q21;q21)	API2/MALT, BCL-10
前 B 细胞急性淋巴细胞白血病	t(9;22)(q34;q11) 或变异型	BCR/ABL
	t(4;11)(q21;q23)	AF4, MLLI
	t(12;21)	TEL, AML1
前体急性淋巴细胞白血病	t(9;22)	BCR, ABL
	t(1;19)	E2A, PBX
	t(17;19)	HLF, E2A
	t(5;14)	HOX11L2, CTIP2
套细胞淋巴瘤	t(11;14)(q13;q32)	BCL-1, IgH
滤泡性淋巴瘤	t(14;18)(q32;q21)	BCL-2, IgH
弥漫大 B 细胞淋巴瘤	t(3;—)(q27;—)[a]	BCL-6
	t(17;—)(p13;—)	p53
Burkitt 淋巴瘤, Burkitt 白血病	t(8;—)(q24;—)[a]	C-MYC
CD30⁺ 间变性大细胞淋巴瘤	t(2;5)(p23;q35)	ALK, NPM
淋巴浆细胞性淋巴瘤	t(9;14)(p13;q32)	PAX5, IgH

[a]许多易位位点可能与这些基因相关。
缩写：CLL，慢性淋巴细胞白血病；IgH，免疫球蛋白重链；MALT，黏膜相关淋巴组织

　　基因芯片技术允许对数以千计的基因的表达同时进行检测。该技术提供了识别淋巴瘤中具有病理意义的新基因的可能，可以识别具有诊断和（或）预后意义的基因表达谱，并且确定新的治疗靶点。基因表达谱的识别是复杂的，需要复杂的数学技术。在淋巴瘤研究中应用该技术获得的早期成功包括发现弥漫性大 B 细胞淋巴瘤以往未曾识别的亚型：滤泡中心 B 细胞样的基因表达谱或活化的外周血 B 细胞样的基因表达谱。具有生发中心 B 细胞基因表达谱的淋巴瘤患者比那些具有活化外周血 B 细胞样表达谱的患者有更好的预后。二者间的预后差异与其他已知的预后因素无关。在滤泡性淋巴瘤和套细胞淋巴瘤中也有类似的信息。目前的挑战仍然是，在具有临床意义的系列观察点上应用基因芯片技术提供信息。

患者处理方法：
淋巴系统恶性肿瘤

无论哪种类型的恶性淋巴瘤，患者的初步评估应包括详细的病史和体格检查。这有助于复核诊断，识别出可能需要及时关注的疾病表现，并有助于选择进一步的检查来确切地反映患者的状态，从而做出最佳的治疗选择。详细询问病史和体格检查的重要性再怎么强调都不为过。它可能会提供一些思路，来审慎考虑诊断意见，为病因提供线索，明确分期，并允许医生与患者建立融洽关系，从而能够制订和实施治疗方案。

对于 ALL 患者，应该在完成全血细胞计数、反映主要器官功能的生化检测、骨髓活检标本的遗传学和免疫学检查以及腰椎穿刺等辅助检查之后进行整体评估。腰椎穿刺对排除隐匿性中枢神经系统受累非常必要。之后，绝大多数患者就可以开始治疗了。ALL 预后取决于肿瘤遗传学特点、患者的年龄、白细胞计数，以及患者的整体临床状态和主要器官功能。

对于 CLL，患者评估应包括全血细胞计数、评估主要器官功能的生化检测、血清蛋白质电泳以及骨髓活检。但是一些医生认为，并不总是需要进行骨髓活检进行诊断。患者通常进行胸部和腹部影像学检查以寻找肿大的淋巴结。经典 B 细胞 CLL 患者可以细分为预后不同的三个亚组。那些只有血液和骨髓有白血病累及，但无淋巴结、器官肿大，无骨髓衰竭证据的患者预后最好。那些有淋巴结、器官肿大的患者预后中等，而那些骨髓衰竭，定义为血红蛋白 < 100 g/L（10 g/dl）或血小板计数 < 100 000/μl 的患者预后最差。鉴别贫血或血小板减少症的发病机制十分重要。如果单独或者同时发生贫血和（或）血小板减少是由于骨髓进行性浸润，破坏造血功能导致的，提示预后不良。但是，贫血或者血小板减少可以单独或者同时由于自身免疫现象或在疾病过程中出现的脾功能亢进造成。这些血细胞减少的机制常常是完全可逆的（糖皮质激素治疗自身免疫性疾病，脾切除术治疗脾功能亢进），并不会影响疾病的预后。

两个常用分期系统用以进行预后分组（表 9-7）。经典 B 细胞 CLL 患者在疾病过程可以合并免疫异常，包括自身免疫性溶血性贫血、自身免疫性血小板减少症和低丙种球蛋白血症。低丙种球蛋白血症的患者可以获益于规律（每月）的 γ 球蛋白输注。由

分期	临床特征	中位生存（年）
表 9-7 经典 B 淋巴细胞白血病分期		
Rai 分期		
0：低危	外周血和骨髓淋巴细胞增多	>10
Ⅰ：中危	淋巴细胞增多＋淋巴结肿大	7
Ⅱ：中危	淋巴细胞增多＋淋巴结肿大＋脾大±肝大	
Ⅲ：高危	淋巴细胞增多＋贫血	1.5
Ⅳ：高危	淋巴细胞＋血小板减少	
Binet 分期		
A	初诊淋巴结肿大少于 3 个区域；无贫血或血小板减少	>10
B	≥3 个淋巴结区域累及；无贫血或血小板减少	7
C	血红蛋白≤10 g/dl 和（或）血小板<100 000/μl	2

于费用原因，γ 球蛋白通常在患者发生严重感染时才会使用。这些异常不具有明确的预后意义，因而不能用于划分出更高分期。

还有两个特点被用来评估 B 细胞 CLL 的预后，但均未被纳入分期分类系统。这两个生物学特点，一个基于胞质内 ZAP-70 表达，该蛋白质通常在 T 细胞中表达，提示预后较差。另一个预后意义略弱的是 CD38 表达。CD38$^+$CLL 往往比 CD38$^-$CLL 预后差。免疫球蛋白可变区基因突变不太容易检测应用，但是也能够区分预后；具有免疫球蛋白可变区基因突变的患者对治疗更敏感，比那些未突变的患者生存更好。

霍奇金淋巴瘤或非霍奇金淋巴瘤的患者的早期评估是相似的。在这两种疾病状态下，准确的解剖学分期是评估的重要组成。分期采用为霍奇金淋巴瘤制订的 Ann Arbor 系统（表 9-8）来完成。

霍奇金淋巴瘤患者评估通常包括全血细胞计数、红细胞沉降率、反映主要器官功能的生化检测、骨髓活检，以及胸部、腹部和盆腔的 CT。正电子发射断层扫描（PET）或镓扫描对于初始分期都不是绝对必需的，但在治疗结束后可以评估出持续的影像学异常，特别是纵隔。因此治疗前已知的 PET 扫描或镓扫描异常会有助于评估。在大多数情况下，这些检查可以确定分期，并指导治疗。

第九章

淋巴系统恶性肿瘤

表9-8	霍奇金淋巴瘤 Ann Arbor 分期系统
分期	定义
Ⅰ	单个淋巴结区域或淋巴样结构的累及（如脾、胸腺、韦氏环）
Ⅱ	在横膈同侧的≥2个淋巴结区域受累（纵隔是单个部位；肺门淋巴结应该被认为是"单侧"，而当累及两侧时，构成Ⅱ期）
Ⅲ	淋巴结区域或淋巴样结构的累及在横膈的两侧
Ⅲ₁	横膈下的累及仅限于脾、脾门淋巴结、腹腔淋巴结或肝门淋巴结
Ⅲ₂	横膈下累及包括主动脉旁、髂或肠系膜淋巴结加上Ⅲ₁中的结构
Ⅳ	结外部位的累及超出指定部位为"E" 任意部位>1个结外部位的累及 肝或骨髓累及
A	无症状
B	在进行分期前6个月存在不明原因的体重减轻>10% 进行分期前1个月不明原因、持续或反复发热，并且体温>38℃ 进行分期前1个月反复盗汗
E	淋巴外组织局限的、孤立的累及，但不包括肝和骨髓

第一部分

造血系统疾病

在非霍奇金淋巴瘤患者中，评估通常与霍奇金淋巴瘤相同。此外，血清乳酸脱氢酶（LDH）、β_2 微球蛋白和血清蛋白质电泳一般也包含在评估中。非霍奇金淋巴瘤的解剖学分期与霍奇金淋巴瘤采用相同的方式。但是，非霍奇金淋巴瘤患者的预后应用国际预后指数（international prognostic index, IPI）可以得到最佳评估（表9-9）。这是非霍奇金淋巴瘤所有亚型治疗转归的强大的预测因素。基于五个不良预后因素进行患者IPI评分，可以有0～5分。图9-4显示了在1300例各种非霍奇金淋巴瘤亚型患者中，IPI评分的预后意义。CHOP（环磷酰胺、多柔比星、长春新碱和泼尼松）加上利妥昔单抗，改善了治疗结果，从而使原来的IPI失去了一些区分能力。校正后的IPI可以更好地预测利妥昔单抗联合化疗治疗下的预后（表9-9）。CT扫描在非霍奇金淋巴瘤的所有亚型患者中常规使用，但PET和镓扫描在侵袭性亚型如弥漫性大B细胞淋巴瘤中比在惰性亚型如滤泡性淋巴瘤或小淋巴细胞淋巴瘤中有更大价值。虽然IPI评分确实将滤泡性淋巴瘤患者分为具有不同预后的亚组，但这些患者倾向集中在低危分布。滤泡性淋巴瘤特异性的IPI（FLI

PI）用血红蛋白水平 [<120 g/L（<12 g/dl）] 替代一般状态，用淋巴结累及部位的数量（>4）替代结外累及部位的数量。低危（0或1个因素）占36%，中危（2个因素）占37%，而高危（>2个因素）占27%。

表9-9	非霍奇金淋巴瘤国际预后指数

5个临床危险因素：

年龄≥60岁

血清乳酸脱氢酶水平升高

体能状态≥2（ECOG）或≤70（Karnofsky）

Ann Arbor 分期 Ⅲ或Ⅳ期

>1处结外部位受累

患者每有1项危险因素记1分

基于不同的淋巴瘤类型进行患者分层

对于弥漫性大B细胞淋巴瘤：

0、1个因素＝低危：	占35%；5年生存率，73%
2个因素＝低中危：	占27%；5年生存率，51%
3个因素＝高中危：	占22%；5年生存率，43%
4、5个因素＝高危：	占16%；5年生存率，26%

R-CHOP 方案治疗的弥漫性大B细胞淋巴瘤：

0个因素＝非常好：	占10%；5年生存率，94%
1、2个因素＝好：	占45%；5年生存率，79%
3、4、5个因素＝差：	占45%；5年生存率，55%

缩写：ECOG，东部肿瘤协作组；R-CHOP，利妥昔单抗、环磷酰胺、多柔比星、长春新碱、泼尼松

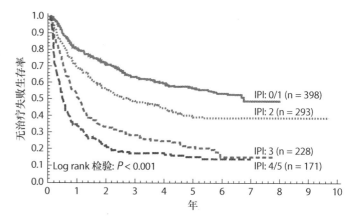

图9-4（见书后彩图）　国际预后指数（IPI）与生存率的关系。1300例各种类型淋巴瘤患者根据IPI分层的 Kaplan-Meier 生存曲线

特殊类型淋巴系统恶性肿瘤的临床特征、治疗和预后

前体细胞 B 细胞肿瘤

前体 B 细胞淋巴母细胞白血病/淋巴瘤 在儿童中最常见的肿瘤是 B 细胞 ALL。虽然这种疾病可在成人或儿童中表现为淋巴瘤，但非常罕见。

前体 B 细胞淋巴母细胞白血病患者的恶性细胞通常都是前 B 细胞来源的。患者典型的表现是骨髓衰竭的症状，如苍白、疲劳、出血、发热和与外周血细胞减少相关的感染。外周血细胞计数经常显示贫血和血小板减少，但可以有白细胞减少、正常或增多，白细胞数量很大程度上取决于外周血肿瘤细胞的数量（图9-5）。白血病患者髓外病变部位包括淋巴结肿大、肝大或脾大、中枢神经系统疾病、睾丸肿大和（或）皮肤浸润。

通常通过骨髓活检标本显示恶性淋巴母细胞的浸润而进行诊断。通常由前 B 细胞免疫表型（图9-2）以及常见的特征性的细胞遗传学异常（表9-6）来进一步确定诊断。前 B 细胞 ALL 患者的不良预后因素包括非常高的白细胞计数、有症状的中枢神经系统疾病以及预后不良的细胞遗传学异常。例如，t(9;22)经常在成人 B 细胞 ALL 中出现，提示预后非常差。BCR/ABL 激酶抑制剂改善了这组疾病的预后。

治疗 前体 B 细胞淋巴细胞白血病

前体 B 细胞 ALL 患者的治疗涉及联合化疗诱导缓解，巩固阶段包括使用高剂量系统性治疗和清除 CNS 疾病的用药，以及持续治疗以防止复发并达到治愈。儿童的总体治愈率为 90%，而成人仅有约 50% 可以达到长期无病生存。这与前体 B 细胞 ALL 成人患者中高比例的不良细胞遗传学异常相一致。

前体 B 细胞淋巴母细胞淋巴瘤是前体 B 细胞淋巴母细胞恶性肿瘤的罕见表现。这些患者往往快速转变为白血病，并且应当按照白血病进行治疗。只有疾病仅限于淋巴结的少数患者有较高的治愈率。

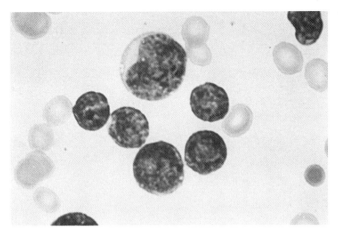

图 9-5（见书后彩图） 急性淋巴细胞白血病。细胞大小不一，并有圆形或扭曲的细胞核，高核/质比，细胞质内无颗粒

成熟（外周）B 细胞肿瘤

B 细胞慢性淋巴细胞白血病/小淋巴细胞淋巴瘤

B 细胞 CLL/小淋巴细胞淋巴瘤是最常见的淋巴细胞白血病，当表现为淋巴瘤时，占到非霍奇金淋巴瘤的约 7%。可以表现为白血病或淋巴瘤。B 细胞 CLL/小淋巴细胞淋巴瘤的主要临床特点见表 9-10。

经典 B 细胞 CLL 的诊断通过外周血淋巴细胞的数量增加（即，$>4\times10^9/L$，通常 $>10\times10^9/L$）（图9-6）来诊断，它们是表达 CD5 抗原的单克隆 B 细胞。在骨髓中出现相同细胞的浸润可以证实诊断。在这些患者外周血涂片的典型表现有许多"污迹"或"篮状"细胞，源于血涂片制备过程中的物理剪切应力破坏了细胞核。细胞遗传学检查可见 25%～30% 的患者具有 12 号染色体三体异常。13 号染色体的异常也可见。

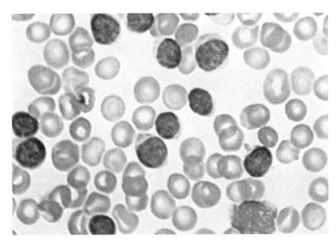

图 9-6（见书后彩图） 慢性淋巴细胞白血病。由于体积小、高分化、外观正常的淋巴细胞数量增加，外周血白细胞计数高。白血病淋巴细胞脆弱，并且大量破坏，血涂片上也可见到污迹细胞

表 9-10	非霍奇金淋巴瘤（NHL）常见类型患者的临床特征							
疾病	中位年龄（岁）	儿童发病率	男性（%）	I/Ⅱ期 vs. Ⅲ/Ⅳ期（%）	B 症状（%）	骨髓浸润（%）	消化道累及（%）	5 年生存率（%）
B 细胞慢性淋巴细胞白血病/小淋巴细胞淋巴瘤	65	罕见	53	9 vs. 91	33	72	3	51
套细胞淋巴瘤	63	罕见	74	20 vs. 80	28	64	9	27
MALT 型结外边缘区 B 细胞淋巴瘤	60	罕见	48	67 vs. 33	19	14	50	74
滤泡性淋巴瘤	59	罕见	42	33 vs. 67	28	42	4	72
弥漫大 B 细胞淋巴瘤	64	儿童 NHL 中占约 25%	55	54 vs. 46	33	16	18	46
Burkitt 淋巴瘤	31	儿童 NHL 中占约 30%	89	62 vs. 38	22	33	11	45
前体 T 细胞淋巴母细胞淋巴瘤	28	儿童 NHL 中占约 40%	64	11 vs. 89	21	50	4	26
间变性大 T/null 细胞淋巴瘤	34	常见	69	51 vs. 49	53	13	9	77
外周 T 细胞淋巴瘤	61	儿童 HNL 中占约 5%	55	20 vs. 80	50	36	15	25

缩写：MALT，黏膜相关淋巴组织

如果主要表现是淋巴结肿大，并且做淋巴结活检，基于形态学结果和免疫表型，病理学家通常很容易做小淋巴细胞淋巴瘤的诊断。然而，即使在这些患者中，70%～75%经常发现有骨髓受累和循环单克隆 B 淋巴细胞存在。

经典 B-CLL 的鉴别诊断很广泛（表 9-1）。免疫表型可以排除 T 细胞疾病，也往往可以帮助鉴别出其他类型 B 细胞恶性肿瘤。例如，只有套细胞淋巴瘤和经典的 B 细胞 CLL 通常是 CD5 阳性。经典的 B 细胞小淋巴细胞淋巴瘤可以与其他 B 细胞疾病混淆，包括淋巴浆细胞淋巴瘤（即原发性巨球蛋白血症的组织表现）、结边缘区 B 细胞淋巴瘤和套细胞淋巴瘤。此外，一些小淋巴细胞淋巴瘤具有大细胞区域，可以与弥漫性大 B 细胞淋巴瘤混淆。由血液病理学专家作出鉴别至关重要。

经典 B 细胞 CLL 通常在由于其他原因做全血细胞计数时偶然被发现。但是，患者前来诊断的主诉可以有乏力、频繁感染以及新发淋巴结肿大。在自身免疫性溶血性贫血或自身免疫性血小板减少症患者需要考虑经典 B 细胞 CLL 的诊断。B 细胞 CLL 也可以与纯红细胞再生障碍性贫血相关。以淋巴瘤为主要表现时，最常见的异常是无症状性淋巴结肿大，伴或不伴脾大。经典 B 细胞 CLL（表 9-7）患者的分期系统可以提示预后。新诊断的经典 B 细胞 CLL/小淋巴细胞淋巴瘤

患者的评估包括应用于其他类型非霍奇金淋巴瘤患者的检查（表 9-11）。此外，特别要注意检测到的免疫异常，如自身免疫性溶血性贫血、自身免疫性血小板减少症、低丙种球蛋白血症，以及纯红细胞再生障碍性贫血。在 CLL 中免疫球蛋白基因序列的分子检测表明，大约一半患者表达突变的免疫球蛋白基因，还有一半患者的肿瘤表达未突变的免疫球蛋白序列。具有未突变免疫球蛋白的患者具有更侵袭的临床过程，并且对治疗反应不佳。不幸的是，免疫球蛋白基因测序不能常规应用。在预后较好的免疫球蛋白突变的患者中 CD38 表达低下，而在预后较差的免疫球蛋白未突变的患者中 CD38 表达高，但 CD38 表达的意义尚未在可靠的预后分组中得到证实。ZAP-70 的表达与未突变的免疫球蛋白基因相关，但检测尚未标准化，未得到广泛使用。

治疗 B 细胞慢性淋巴细胞白血病/小淋巴细胞淋巴瘤

经典 B 细胞 CLL 患者，如除外了骨髓受累和淋巴细胞增多（即，Rai 分期 0 和 Binet 分期 A；表 9-7），则可以观察随访，不做针对恶性肿瘤的特殊治疗。这些患者中位生存期 >10 年，有些人会终生不需要针对 CLL 的治疗。如果患者有适当的正常血

表 9-11	非霍奇金淋巴瘤的分期评估

体格检查

B 症状记录

实验室检查

    全血细胞计数

    肝功能检查

    尿酸

    钙

    血清蛋白质电泳

    血清 β_2 微球蛋白

胸片

腹部、盆腔和胸部 CT 扫描

骨髓活检

淋巴母细胞、Burkitt 和骨髓活检阳性的弥漫性大 B 细胞淋巴瘤患者的腰椎穿刺

大细胞淋巴瘤的镓扫描（SPECT）或 PET 扫描

缩写：CT，计算机断层扫描；PET，正电子发射断层扫描；SPECT，单光子发射计算机断层扫描。

液细胞数量，并且无症状，许多医生不会对表现为淋巴结肿大和（或）肝脾大的中期阶段的患者启始治疗。但是，这些患者的中位生存期约为 7 年时间，绝大部分患者都会在最初几年的随访中开始治疗。几乎所有的骨髓衰竭（即，Rai Ⅲ 或 Ⅳ 期或 Binet C 期）患者都需要开始治疗。这些患者病情严重，中位生存期仅有 1.5 年。必须铭记，经典 B 细胞 CLL 的免疫学症状不应依赖于特异性的抗白血病治疗进行纠正。例如，无论是否给予抗白血病治疗，都应该用糖皮质激素治疗自身免疫性血细胞减少，应用 γ 球蛋白替代治疗血丙种球蛋白减低症。

以淋巴瘤起病且有较低的 IPI 评分的患者 5 年生存率约为 75%，但那些具有高 IPI 评分的患者 5 年生存率<40%，有可能需要及早治疗。

经典 B 细胞 CLL/小淋巴细胞淋巴瘤患者最常见的治疗方法为苯丁酸氮芥或氟达拉滨，单药或联合应用。苯丁酸氮芥可以口服，即刻副作用小，而氟达拉滨为静脉滴注，并具有显著的免疫抑制。然而，氟达拉滨是迄今为止活性更好的药物，并且能够使完全缓解率明显升高。利妥昔单抗（375～500 mg/m² 第 1 天）、氟达拉滨（25 mg/m²，第 1 周期的第 2～4 天，随后周期的第 1～3 天）和环磷酰胺（250 mg/m²，与氟达拉滨联用）联合方案完全缓解率为 69%，其中一半的病例获得分子学缓解。一半患者出现 Ⅲ 或 Ⅳ 级中性粒细胞减少。对

于需要治疗的年轻白血病患者，含氟达拉滨方案是首选。苯丁酸氮芥往往是需要治疗的老年患者的药物选择，而氟达拉滨是对苯丁酸氮芥反应不佳的患者的有效二线药物。苯达莫司汀，是结构上与氮芥相关的烷化剂，高效，和氟达拉滨一样是首选的药物之一。淋巴瘤（而非白血病）患者也对苯达莫司汀高度敏感，部分患者可以接受其他淋巴瘤中使用的联合化疗方案如利妥昔单抗联合 CVP（环磷酰胺、长春新碱和泼尼松）或 CHOP。阿仑珠单抗（抗 CD52）对本病有效，但是它杀死 B 细胞和 T 细胞，与利妥昔单抗相比免疫抑制更加严重。年轻患者可能获益于骨髓移植。同种异体骨髓移植可以治愈疾病，但治疗相关死亡率显著升高。免疫抑制为主的"小移植"，非清髓性剂量的预处理正在研究之中（第十四章）。这些患者自体移植疗效不佳。

至少有两个新的抗 CD20 单克隆抗体获批可用，即奥法木单抗（ofatumumab）和阿托珠单抗（obinutuzumab）。两者在经治患者中均有活性。信号通路靶向制剂，如依鲁替尼（ibrutinib，一种 Bruton 酪氨酸激酶不可逆抑制剂），以及艾代拉里斯（idelalisib，一种磷酸肌醇-3-激酶 δ 抑制剂），也具有抗肿瘤作用。这些药物的理想组合和顺序尚不明确。

MALT 型结外边缘区 B 细胞淋巴瘤　MALT 型结外边缘区 B 细胞淋巴瘤（MALT 淋巴瘤）占非霍奇金淋巴瘤的约 8%。这种小细胞淋巴瘤发生在结外部位。以前它被认为是小淋巴细胞淋巴瘤或有时是假性淋巴瘤。这种淋巴瘤的胃部表现与幽门螺杆菌感染相关，这是确定 MALT 淋巴瘤为一个独立疾病的重要证据。MALT 淋巴瘤的临床特征列于表 9-10。

MALT 淋巴瘤的诊断可以由血液病理学专家根据 CD5 阴性的单克隆小 B 淋巴细胞浸润的特征准确做出。在某些情况下，可以转化为弥漫性大 B 细胞淋巴瘤，并且可以在同一次的活检中表现出两种淋巴瘤特点。鉴别诊断包括结外器官的良性淋巴细胞浸润和其他小细胞 B 细胞淋巴瘤。

在胃、眼眶、肠、肺、甲状腺、唾液腺、皮肤、软组织、膀胱、肾和 CNS 中都可能发生 MALT 淋巴瘤。它可以表现为通过常规影像学检查发现的新包块，或者与局部症状如上腹部不适（胃淋巴瘤）相关。大多数 MALT 淋巴瘤起源于胃。胃 MALT 至少有两个

遗传类型：一种具有特征性 t(11;18)(q21;q21)（约占病例的 50%），API2 基因的氨基末端与 MALT1 基因的羧基末端并列形成 API2/MALT1 融合产物；另一种特征在于多位点的遗传学不稳定，其中包括 3、7、12 和 18 号染色体三体。约 95% 的胃 MALT 淋巴瘤与幽门螺杆菌感染相关，一般不表达 t(11;18)。t(11;18) 通常会导致细胞的生存因子——核因子-κB（NF-κB）的活化。伴 t(11;18) 易位的淋巴瘤遗传稳定，并且不会转化为弥漫性大 B 细胞淋巴瘤。相反，t(11;18) 阴性的 MALT 淋巴瘤常获得 BCL6 基因异常，并且进展为侵袭性的淋巴瘤。MALT 淋巴瘤局限于原发器官的病例约占 40%，约 30% 的患者局限于原发器官和所在区域的淋巴结。然而，也可能会发生远处转移，特别是转化为弥漫性大 B 细胞淋巴瘤的时候。许多发生这种淋巴瘤的患者具有自身免疫或炎症过程，如干燥综合征（唾液腺 MALT）、桥本甲状腺炎（甲状腺 MALT）、幽门螺杆菌胃炎（胃 MALT）、鹦鹉热衣原体结膜炎（眼 MALT）或伯氏疏螺旋体皮肤感染（皮肤 MALT）。

MALT 淋巴瘤患者的评估采用非霍奇金淋巴瘤患者的分期模式（表 9-11）。特别的是，胃淋巴瘤患者必须进行幽门螺旋杆菌感染存在与否的检测。内镜检查，包括超声波，可以帮助确定胃的累及程度。多数患者 MALT 淋巴瘤预后良好，5 年生存率约 75%。IPI 评分低的患者，5 年存活率约 90%，IPI 评分高的患者则降为约 40%。

治疗　黏膜相关淋巴组织淋巴瘤

MALT 淋巴瘤往往局部侵犯。感染幽门螺杆菌的胃 MALT 淋巴瘤患者 80% 可以通过根除感染获得缓解。这种缓解可以持久，但肿瘤持续存在的分子证据并不少见。幽门螺杆菌根除后，症状一般迅速改善，但持续性疾病的分子证据可保持 12~18 个月。除非疾病进展，否则不需要其他治疗。更广泛的疾病或侵袭性疾病患者最常见的是应用单药化疗，如苯丁酸氮芥。包括利妥昔单抗的联合治疗方案也高度有效。共存了弥漫性大 B 细胞淋巴瘤的患者，必须通过联合化疗进行治疗（见下文）。介导组织学进展的其他获得性突变也可以不通过幽门螺杆菌促进肿瘤生长。

套细胞淋巴瘤　套细胞淋巴瘤占所有非霍奇金淋巴瘤的约 6%。这种淋巴瘤以前被划入过其他的淋巴瘤亚型。14 号染色体上的免疫球蛋白重链基因和

11 号染色体上 bcl-1 基因间发生的 t(14;11) 易位重组，这一特征性染色体易位的发现确定了这种疾病的存在。它常常过度表达 BCL-1 蛋白质，也被称为 cyclin D1。表 9-10 展示了套细胞淋巴瘤的临床特点。

套细胞淋巴瘤的诊断可以准确地由血液病理学专家进行。与所有淋巴瘤的亚型一样，活检很重要。套细胞淋巴瘤的鉴别诊断包括其他小细胞 B 细胞淋巴瘤。特别是，套细胞淋巴瘤和小淋巴细胞淋巴瘤都特征性表达 CD5。套细胞淋巴瘤通常有一个微呈锯齿状的核。

套细胞淋巴瘤最常见的表现是可触及的淋巴结肿大，常伴有全身症状。中位年龄 63 岁，男性发病是女性的 4 倍。大约 70% 的患者诊断时是 Ⅳ 期，常常有骨髓和外周血的累及。在可累及的结外器官中，识别出胃肠道受累尤为重要。在大肠上淋巴瘤息肉病的患者通常有套细胞淋巴瘤。表 9-11 概括了套细胞淋巴瘤患者的评估。胃肠道受累患者常有韦氏环累及，反之亦然。所有套细胞淋巴瘤患者 5 年生存率约为 25%，偶尔有高 IPI 评分的患者存活 5 年，约 50% 低 IPI 评分的患者生存期为 5 年。

治疗　套细胞淋巴瘤

当前套细胞淋巴瘤的治疗不断发展。局部疾病的患者可通过联合化疗后放疗进行治疗；然而，这种患者极其罕见。对于播散性疾病患者，标准淋巴瘤治疗效果一直不理想，少数患者能达到完全缓解。对年轻患者，常常采用大剂量联合化疗方案后自体或异基因骨髓移植。偶尔有老年无症状患者，观察或单药化疗可能是最实际的方法。最初在急性白血病的治疗中使用的一个剂量密集型化疗方案，HyperC-VAD（环磷酰胺、长春新碱、多柔比星、地塞米松、阿糖胞苷和甲氨蝶呤）与利妥昔单抗联合，似乎有更好的反应率，尤其在治疗年轻患者时。交替两种方案，HyperC-VAD 加利妥昔单抗（R-hyperC-VAD）和利妥昔单抗＋高剂量的甲氨蝶呤和阿糖胞苷，可以获得＞80% 的完全缓解，8 年生存率为 56%，疗效堪比大剂量化疗方案加自体造血干细胞移植。苯达莫司汀加利妥昔单抗可以获得约 31% 的完全缓解，但缓解一般不持久。硼替佐米和西罗莫司单药在少数患者能诱导短暂的部分缓解，正在尝试添加到主要的联合方案中。

滤泡性淋巴瘤 世界范围内滤泡性淋巴瘤占非霍奇金淋巴瘤的 22%，在美国诊断的非霍奇金淋巴瘤中至少占到 30%。这种类型的淋巴瘤可以仅仅通过形态学检查准确地进行诊断，而在以往的临床试验中多数患者被诊断为"低级别"淋巴瘤。滤泡性淋巴瘤的临床特点列于表 9-10。

由血液病理学专家对活检进行评估足以诊断滤泡性淋巴瘤。肿瘤是由小有裂细胞和大细胞组成，在生长的滤泡中呈现不同的组成比例（图 9-7）。B 细胞免疫表型、t(14;18) 的存在和异常表达的 BCL-2 蛋白用于确定诊断。滤泡性淋巴瘤主要要鉴别反应性滤泡增生。共存弥漫性大 B 细胞淋巴瘤的可能性必须加以考虑。滤泡性淋巴瘤患者通常被细分为主要是小细胞的、小细胞和大细胞混合的和大细胞为主的三种。虽然这种区别不能非常精确地进行，但这些细分确实有预后意义。大细胞为主型的滤泡性淋巴瘤具有更多的增殖活跃成分，进展更为迅速，简单的化疗方案只可获得较短的总体生存。

滤泡性淋巴瘤最常见的表现是新发的无痛性淋巴结肿大。典型表现为多部位淋巴结受累，包括一些少见的部位，如肱骨内上髁淋巴结。但是，基本上任何器官均可受累，也出现结外累及。大部分患者没有发热、盗汗或体重减轻，并且 IPI 评分为 0 或 1 的患者约占 50%。少于 10% 的患者有较高的（即 4 或 5）IPI 评分。表 5-11 列出了滤泡性淋巴瘤患者的分期评估检查项目。

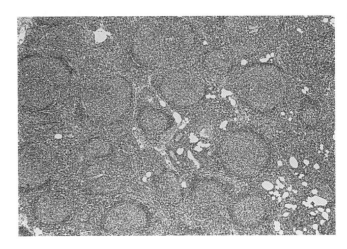

图 9-7（见书后彩图） 滤泡性淋巴瘤。正常淋巴结的结构由肿瘤细胞的结节分布替代。结节大小不一，主要由含有裂细胞核的小淋巴细胞和数量不定的含有泡状染色质和明显核仁的大细胞组成

治疗 滤泡性淋巴瘤

滤泡性淋巴瘤是对化疗和放疗最敏感的恶性肿瘤之一。此外，多达 25% 的患者肿瘤自发消退，通常是短暂的，且无需治疗。对无症状的患者，不启动治疗和观察等待是适当的管理策略，特别是老年晚期患者。对于需要治疗的患者，常用方案为单药苯丁酸氮芥或环磷酰胺或 CVP 或 CHOP 联合化疗。通过适当的治疗，50%～75% 的患者将获得完全缓解。虽然大多数患者复发（中位缓解持续时间约为 2 年），但至少 20% 获得完全缓解的患者将持续 >10 年。对于罕见的（15%）局灶的滤泡性淋巴瘤患者，大多通过受累野放疗可获得长期无病生存。

许多疗法对滤泡性淋巴瘤患者有效，包括细胞毒性药物如氟达拉滨、生物制剂如 α-干扰素、带或不带放射性核素的单克隆抗体以及淋巴瘤疫苗。在含多柔比星联合化疗方案治疗的患者中，给予完全缓解的患者 α-干扰素治疗似乎能延长生存期，但干扰素毒性可能影响生活质量。单克隆抗体利妥昔单抗可以在复发滤泡性淋巴瘤患者中获得 35%～50% 的客观反应率，放射性标记的抗体似乎具有超过 50% 的反应率。CHOP 加利妥昔单抗注射液和其他有效的联合化疗方案能延长总生存期，并降低组织学进展的风险。R-CHOP 方案治疗的患者可获得 ≥85% 的完全缓解，并且中位缓解时间可以超过 6 或 7 年。间断应用利妥昔单抗维持疗法可以进一步延长缓解期，尽管总生存期是否可以延长还不完全清楚。一些肿瘤疫苗的试验也是令人鼓舞的。自体和同种异体造血干细胞移植，在复发滤泡性淋巴瘤患者中获得高完全缓解率，而且 ≥40% 的患者可获得长期缓解。

大细胞为主的滤泡性淋巴瘤患者，单药化疗治疗只有较短的生存期，但似乎能从蒽环类药物加利妥昔单抗联合化疗方案中获益。当进行强烈治疗时，这些患者的总生存率不比其他滤泡性淋巴瘤患者低，且无失败生存率更优。

滤泡性淋巴瘤患者转化为弥漫性大 B 细胞淋巴瘤的比例很高（每年 5%～7%）。在疾病过程中通过重复活检，发现率约 40%，并且在几乎所有的患者尸检中都可以见到。这种转化通常预示着淋巴结快速增长，常在局部，伴全身症状，如发热、盗汗、体重减轻。虽然这些患者的预后很差，强的联合化疗方案有时能取得弥漫性大 B 细胞淋巴瘤的完全缓解，常常仅留下持续存在的滤泡性淋巴瘤。随着诊断后更多应用 R-CHOP 治疗滤泡性淋巴瘤，组织学进展率似乎正在降低。R-CHOP 或苯达莫司汀加利妥昔单抗及间断应用利妥昔单抗维持 2 年是最常用的治疗方法。

弥漫大B细胞淋巴瘤 弥漫性大B细胞淋巴瘤是最常见的非霍奇金淋巴瘤类型，约占所有病例的三分之一。这种淋巴瘤早期在临床试验中占到"侵袭性"或"中等级别"淋巴瘤病例的大多数。表9-10展示了弥漫性大B细胞淋巴瘤的临床特点。

弥漫性大B细胞淋巴瘤的诊断可以由血液病理学专家准确地做出（图9-8）。细胞遗传学和分子遗传学研究对于诊断没有必要性，但是越来越多的证据表明肿瘤过表达BCL-2蛋白的患者可能更容易复发。部分患者的肿瘤有 *BCL6* 基因突变和累及 *MYC* 的易位；这些被称为"双打击"淋巴瘤，通常侵袭性生长，而且与其他弥漫性大B细胞淋巴瘤相比对治疗更不敏感。主要为纵隔受累的患者有时诊断为独立的亚型，即原发性纵隔弥漫性大B细胞淋巴瘤。后者的患者中位年龄更小（37岁），且以女性为主（66%）。弥漫性大B细胞淋巴瘤的其他亚型，包括免疫母细胞亚型和广泛纤维化的肿瘤，是病理学家所认可的，但没有重要的独立预后意义。

弥漫性大B细胞淋巴瘤可以原发于淋巴结或结外部位。50%以上的患者在诊断时有结外受累，最常见的部位是胃肠道和骨髓，15%～20%的患者存在上述之一部位的累及。基本上任何器官均可受累，使得诊断性活检势在必行。例如，胰腺的弥漫性大B细胞淋巴瘤具有比胰腺癌更好的预后，但不活检就可能会被误诊。原发脑部的弥漫性大B细胞淋巴瘤诊断率正在提高。其他不常见的弥漫性大B细胞淋巴瘤亚型，如胸膜渗出性淋巴瘤和血管内淋巴瘤等很难诊断，并且预后非常差。

表9-11列出了弥漫性大B细胞淋巴瘤患者的初步评估。仔细分期评估后，约50%的患者处于Ⅰ期或Ⅱ期，约50%属于弥散性淋巴瘤。骨髓活检显示约15%

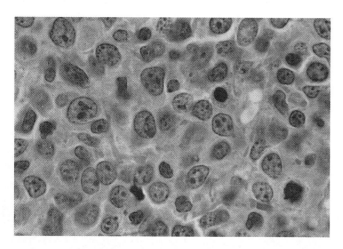

图9-8（见书后彩图） **弥漫性大B细胞淋巴瘤。** 瘤细胞具有异质性，但以具有泡状染色质和大核仁的大细胞为主

的病例有淋巴瘤累及，骨髓浸润小细胞比大细胞更多。

治疗　弥漫性大B细胞淋巴瘤

所有弥漫性大B细胞淋巴瘤患者的初始治疗都应该是联合化疗。尽管其他许多含蒽环类药物的联合化疗方案也同样有效，但在美国最流行的方案是CHOP加利妥昔单抗（R-CHOP）。Ⅰ期或无包块Ⅱ期患者，可通过3～4个疗程的联合化疗，加或不加累及部位的放射治疗，得到有效治疗。放射治疗的必要性尚不清楚。Ⅱ期患者的治愈率是70%～80%，Ⅰ期患者的治愈率是85%～90%。

对于有包块的Ⅱ期、Ⅲ期或Ⅳ期患者，通常需要6～8个疗程的R-CHOP方案。一项大型随机研究表明在老年患者中R-CHOP优于CHOP。常见的做法是治疗4个疗程后进行再评估。如果患者在4个疗程的治疗后达到完全缓解，再进行≥2个疗程的治疗，然后停止治疗。在这种治疗策略下，70%～80%的患者能获得完全缓解，50%～70%的患者可以达到治愈。IPI评分可预测治疗效果。事实上，IPI原本就是基于应用CHOP样方案治疗的弥漫性大B细胞淋巴瘤的数据制订的。对于35%的低IPI评分（分数为0～1）的患者，5年生存率为＞70%，而对于20%的高IPI评分（分数为4～5）的患者，5年生存率约为20%。利妥昔单抗联合CHOP方案已经将上述生存结果都提高了15%。其他一些因素，包括肿瘤的分子特征、循环细胞因子和可溶性受体的水平，及其他替代标志物，都是影响预后的因素。但是，它们并没有像IPI一样被严格验证，也没有得到广泛的临床应用。

因为一些弥漫性大B细胞淋巴瘤患者属于难治性的，或是治疗有效后再复发，因此30%～40%的患者会在某个时间点上进入挽救治疗。在这些患者中，联合化疗方案可诱导多达50%的患者完全缓解，但长期无病生存率≤10%。自体移植优于常规剂量的挽救性化疗，并且对那些复发后仍对化疗敏感的淋巴瘤患者可以带来约40%的长期无病生存率。

Burkitt淋巴瘤/白血病 在美国成年人中，Burkitt淋巴瘤/白血病是一种罕见疾病，在非霍奇金淋巴瘤中占＜1%，但占到儿童非霍奇金淋巴瘤的30%。Burkitt白血病或L3型ALL，占儿童和成人急性白血病的一小部分。表9-10显示了Burkitt淋巴瘤的临床特点。

第一部分　造血系统疾病

血液病理学家能通过形态学高度精确地诊断 Burkitt 淋巴瘤。细胞在大小和形状上均匀一致（图 9-9）。非常高的增殖指数和遗传学异常包括 t(8;14)易位、t(2;8)（*c-myc* 和 λ 轻链基因）或 t(8;22)（*c-myc* 和 κ 轻链基因）其中之一存在，可以确定诊断。Burkitt 白血病的形态学特点包括：圆形核、多个核仁、有空泡的嗜碱性胞质，及典型的单形性中等大小细胞等。免疫球蛋白的胞膜表达和上文提到的任一细胞遗传学异常可以明确诊断。

Burkitt 淋巴瘤三种不同的临床表现形式已经得到确认：流行性、散发性和免疫缺陷相关性。在非洲的儿童中，Burkitt 淋巴瘤患者中最常见的是流行性和散发性两种临床形式，而在西方国家出现的是散发性。免疫缺陷相关的 Burkitt 淋巴瘤常见于 HIV 病毒感染患者。

病理学家有时很难区分 Burkitt 淋巴瘤和弥漫性大 B 细胞淋巴瘤。在过去，认为一个非霍奇金淋巴瘤亚型介于二者之间。当进行一般检查的时候，这一亚型不能准确诊断。有时，Burkitt 淋巴瘤患者会出现因 *c-myc* 失调引起的极高的增殖指数（例如，在循环中的肿瘤细胞达到 100%），借此可以对这两种主要的侵袭性 B 细胞非霍奇金淋巴瘤类型进行鉴别。

美国大多数 Burkitt 淋巴瘤患者都存在周围淋巴结肿大或腹内肿块。该疾病进展快速，并具有中枢转移的倾向。因此，除了在表 9-11 提到的其他分级评估，最初的评估还应该包括脑脊液的检查，以排除转移。一旦怀疑是 Burkitt 淋巴瘤，必须及时作出诊断，并迅速完成分期评估。这是人类进展最快的肿瘤，在初始治疗时，任何延迟都会对患者的预后产生不利影响。

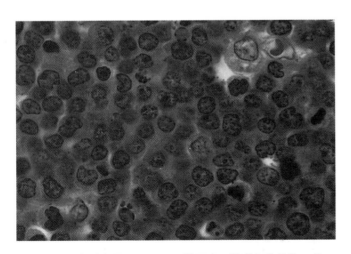

图 9-9（见书后彩图） **Burkitt 淋巴瘤。**肿瘤细胞是均一的、中等大小的 B 细胞，常见有丝分裂象，这是高增殖相关的形态学特点。反应性的巨噬细胞散在，巨噬细胞的苍白胞质在蓝色的肿瘤细胞背景中呈现出所谓的星空现象

治疗 Burkitt 淋巴瘤

儿童和成人 Burkitt 淋巴瘤的治疗，应在诊断后 48 h 内开始，使用含高剂量环磷酰胺的强联合化疗方案。必须进行中枢神经系统淋巴瘤的预防。Burkitt 淋巴瘤是最早报道可通过化疗治愈的肿瘤之一。如今，给予有效的精确治疗，70%～80% 的儿童和成人患者可以被治愈。挽救性治疗对于初始治疗失败的患者来说一般无效，因此要强调初始治疗方法的重要性。

其他 B 细胞淋巴系统恶性肿瘤　B 细胞幼淋细胞白血病是具有明显核仁的大淋巴细胞的外周血和骨髓浸润。患者通常有高白细胞计数，脾大和淋巴结肿大不明显。治疗获得完全缓解的概率很小。

毛细胞白血病是一种罕见的疾病，主要发生在老年男性中。典型表现包括全血细胞减少，偶尔有患者表现为白血病。脾大常见。在光学和电子显微镜下，恶性肿瘤细胞似乎有"毛发样"突起，并显示耐酒石酸酸性磷酸酶的特征性染色阳性。骨髓容易发生干抽，活检可见肿瘤细胞弥漫浸润并伴有纤维化。这种疾病的患者单核细胞减少，而且容易发生包括鸟型分枝杆菌的感染，以及血管炎综合征。含有 α-干扰素、喷司他丁和克拉立滨的化疗方案对治疗毛细胞白血病有效，通常含有克拉立滨的化疗是优先选择的治疗方案。大部分患者通过克拉立滨治疗可以获得完全临床缓解，有许多患者获得长期无病生存。许多肿瘤有 V600E *BRAF* 突变，因此对 BRAF 抑制剂如 vemurafenib 治疗有反应。

脾边缘区淋巴瘤是单克隆小 B 细胞的脾白髓浸润，这是一种罕见的疾病，可表现为白血病和淋巴瘤。明确诊断通常要做脾切除，这也是一种有效的治疗。这是一个极其惰性的疾病，当需要化疗时，苯丁酸氮芥是最常用的治疗。

淋巴浆细胞淋巴瘤是原发性巨球蛋白血症的组织表现（第十一章）。这类肿瘤伴有特异性的 *MYD88* 基因的 L265P 突变，可以引发 NF-κB 信号活化。淋巴浆细胞淋巴瘤与慢性丙型肝炎病毒感染有关，而且可能是淋巴瘤的致病原因。患者的典型表现为淋巴结肿大、脾大、骨髓受累，并且偶尔有外周血累及。肿瘤细胞不表达 CD5。患者通常存在单克隆 IgM 蛋白，高 IgM 蛋白血症可以导致高黏滞综合征。淋巴浆细胞淋巴瘤的治疗目标主要是降低异常蛋白，但也会经常涉及化疗。常用药物有苯丁酸氮芥、氟达拉滨和克拉立滨。

患者 5 年的中位生存率约为 60%。

结边缘区淋巴瘤，也叫单核细胞样淋巴瘤，占非霍奇金淋巴瘤的约 1%。这种淋巴瘤以女性居多，并且在 75% 的患者中呈弥散性（即 Ⅲ 或 Ⅳ 期）。大约三分之一的患者骨髓受累，而且偶尔出现白血病的表现。分期评估和治疗应该与滤泡性淋巴瘤患者相同。诊断后结边缘区淋巴瘤患者的 5 年生存率大约为 60%。

更多不常见的其他 B-细胞恶性肿瘤在第十章中讨论。

前体 T 细胞恶性肿瘤

前体 T 细胞淋巴母细胞白血病/淋巴瘤　前体 T 细胞恶性肿瘤可以表现为 ALL 或者侵袭性淋巴瘤。这种恶性肿瘤在孩子和年轻人身上尤为常见，男性发病率高于女性。

前体 T 细胞 ALL 可表现为骨髓衰竭，但贫血、中性粒细胞减少和血小板减少的严重程度往往比前体 B 细胞 ALL 轻。这些患者有时具有很高的白细胞计数、纵隔肿块、淋巴结肿大、肝脾大。前体 T 细胞淋巴母细胞淋巴瘤，最常发生于年轻男性，表现为纵隔大肿块和胸腔积液。疾病的两种状态都有向中枢神经系统转移的倾向，并且中枢神经系统受累经常在诊断时就已经存在。

治疗　前体 T 细胞淋巴母细胞白血病/淋巴瘤

儿童前体 T 细胞 ALL 可以从强诱导缓解和巩固方案中受益。以这种方式治疗大多数患者可以治愈。年长儿童和年轻成人的前体 T 细胞淋巴母细胞淋巴瘤患者也常常应用"白血病样"方案治疗。局限性疾病患者的预后非常好。但是，年龄增加是预后不良因素。前体 T 细胞淋巴母细胞淋巴瘤的成人患者诊断时，如 LDH 水平升高或者骨髓或中枢神经系统受累，骨髓移植常会作为主要治疗的一部分。

成熟（外周）T 细胞疾病

蕈样真菌病　蕈样真菌病，也叫表皮 T 细胞淋巴瘤。这种淋巴瘤往往皮肤科医生比内科医生见得多。发病的中位年龄是五十多岁，并且这种疾病常见于男性和黑人。

蕈样真菌病是一种惰性淋巴瘤，患者在最终诊断之前，往往有好几年湿疹或皮炎皮损。皮损从斑片进展到斑块期，再到皮肤肿瘤。这种疾病早期，活检往往难以诊断，只有通过对患者一段时间的观察，才会获得典型表现。在晚期，淋巴瘤可以扩散到淋巴结和内脏器官。这种淋巴瘤患者可能发展成广泛的红皮病，并且外周血出现肿瘤细胞，被称为 Sézary 综合征。

很少数早期局部蕈样真菌病的患者能通过放疗治愈，通常用全皮肤电子束照射。更晚期的疾病治疗包括：外用糖皮质激素、外用氮芥、光疗、补骨脂素加紫外线 A（PUVA）、体外循环光照治疗、维 A 酸（贝沙罗汀）、电子束照射、干扰素、抗体、融合毒素、组蛋白去乙酰酶抑制剂以及系统性细胞毒治疗。不幸的是，这些治疗方法都仅限于缓解症状。

成人 T 细胞淋巴瘤/白血病　成年 T 细胞淋巴瘤/白血病是由 HTLV-1 反转录病毒感染引起的一组症状。患者可以通过胎盘传播、母乳、输血以及性传播被感染。从母乳中感染这种病毒的患者，最有可能发展成淋巴瘤，但概率也仅有 2.5%，并且潜伏期平均为 55 年。全国 HTLV-1 抗体检查和积极实行公共卫生措施，理论上可以消除成年 T 细胞淋巴瘤/白血病。热带痉挛性截瘫，是 HTLV-1 感染的另一种表现形式，可在较短的潜伏期（1～3 年）之后出现，且最常见于在成年后通过输血或者性传播感染病毒的患者。

血液病理学专家根据典型形态学特点、T 细胞免疫表型（即 CD4 阳性）以及血清里存在 HTLV-1 抗体，可以做出成人 T 细胞淋巴瘤/白血病的诊断。外周血液检查通常会检出特征性的、多形性异常 CD4 阳性细胞，具有锯齿状细胞核，被称为"花"样细胞（图 9-10）。

部分患者具有冒烟性的临床过程和长生存期，但是绝大部分患者具有侵袭性疾病的症状：淋巴结肿大、肝脾大、皮肤浸润、肺浸润、高钙血症、溶骨性病变、以及 LDH 水平升高。皮损可以是丘疹、斑块、肿瘤

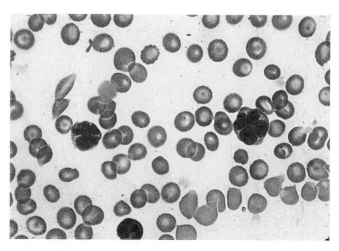

图 9-10（见书后彩图）　成人 T 细胞白血病/淋巴瘤。外周血液涂片显示白血病细胞具有典型的"花形"核。

和溃疡。肺部病变可以是肿瘤或者基于疾病潜在的免疫缺陷而发生的机会性感染。骨髓受累通常并不严重，而且贫血和血小板减少也不显著。尽管联合化疗方案治疗有效，但是真正的完全缓解很少见，患者中位生存时间约为 7 个月。一个小型 II 期临床研究报道，干扰素加齐多夫定和三氧化二砷具有高反应率。

间变性大 T/null 细胞淋巴瘤 间变性大 T/null 细胞淋巴瘤以前常被诊断为未分化癌或者恶性组织细胞增生症。CD30（Ki-1）抗原的发现，并且在以前未分类的恶性肿瘤患者可以存在 CD30 表达，确定了这种新的淋巴瘤类型。接着，发现 t(2;5) 以及由此导致的间变性淋巴瘤激酶（ALK）蛋白的频繁过度表达，确认了这是独立的疾病。这种淋巴瘤约占所有非霍奇金淋巴瘤的 2%。表 9-10 列出了间变性大 T/null 细胞淋巴瘤患者的临床特征。

血液病理学专家识别出具有典型形态的图片和 CD30 阳性的 T/null 细胞免疫学特征时，才能诊断间变性大 T/null 细胞淋巴瘤。t(2；5) 的存在和（或）ALK 蛋白的过度表达更能确认诊断。一些弥漫性大 B 细胞淋巴瘤也有一个间变性的外观，但具有一般弥漫性大 B 细胞淋巴瘤的临床过程和治疗反应，可予鉴别。小部分间变性淋巴瘤是 ALK 阴性的。

间变性 T/null 细胞淋巴瘤的患者通常是年轻（中位年龄 33 岁）男性（约 70%）。约 50% 的患者处于 I / II 期，其余表现为更广泛的疾病。系统性症状和 LDH 水平升高见于约一半的患者。骨髓和胃肠道很少受累，但是皮肤常常有累及。一些患者疾病局限于皮肤，具有不同的更加惰性的进程，被称作皮肤间变性大 T/null 细胞淋巴瘤，可能与淋巴瘤样丘疹病有关。

治疗 **间变性大 T/null 细胞淋巴瘤**

适用于其他侵袭性淋巴瘤（如弥漫性大 B 细胞淋巴瘤）的治疗方案，也应该用于间变性大 T/null 细胞淋巴瘤患者，只是免去 B 细胞特异性抗体利妥昔单抗。意外的是，由于间变性的表现，这种疾病反而在所有侵袭性淋巴瘤中具有最好的生存率。5 年生存率 >75%。传统的预后因素，例如 IPI，能预测治疗结果；ALK 蛋白过表达也是重要的预后因素，只要患者有这种蛋白过表达就会有更好的治疗结果。ALK 的抑制剂克唑替尼（crizotinib）显示很高的疗效。此外，CD30 的免疫毒素 brentuximab vedotin，对疾病也具有疗效。

外周 T 细胞淋巴瘤 外周 T 细胞淋巴瘤组成了一组形态各异却具有相同成熟 T 细胞免疫表型的侵袭性肿瘤。它们约占所有非霍奇金淋巴瘤的 7%。该组疾病有许多不同的临床症状。表 9-10 列出了外周 T 细胞淋巴瘤患者的临床特征。

外周 T 细胞淋巴瘤，或者其任何亚型，需要血液病理学专家通过适当的活检标本以及免疫表型确诊。绝大多数外周 T 细胞淋巴瘤是 CD4+，一些是 CD8+，CD4、CD8 双阳性，或者具有 NK 细胞免疫表型。无特征性遗传学异常，但是可以检出 7 号或者 14 号染色体上涉及 T 细胞抗原受体基因的易位。外周 T 细胞淋巴瘤患者的鉴别诊断包括反应性 T 细胞浸润。某些病例中，要用 T 细胞受体基因重排检测来确定存在单克隆 T 细胞，从而明确诊断。

外周 T 细胞淋巴瘤患者的初始评估应该参考表 9-11 中对于非霍奇金淋巴瘤患者的分期评估。不幸的是，外周 T 细胞淋巴瘤患者常存在不良预后因素，>80% 的患者 IPI 评分 ≥2，>30% 的患者 IPI 评分 ≥4。正如预测，外周 T 细胞淋巴瘤治疗结果差，诊断后 5 年生存率只有 25%。治疗方案与弥漫性大 B 细胞淋巴瘤（不用利妥昔单抗）相同，但外周 T 细胞淋巴瘤患者对治疗的反应性更差。因此，年轻患者往往早期考虑造血干细胞移植。

外周 T 细胞淋巴瘤中有各种特异性的临床症状。血管免疫母细胞 T 细胞淋巴瘤是较常见的亚型之一，约占 T 细胞淋巴瘤的 20%。这些患者一般表现为全身淋巴结肿大、发热、消瘦、皮疹和多克隆高球蛋白血症。在某些病例中，很难把反应性疾病与真正的淋巴瘤鉴别开。

结外鼻型 NK/T 细胞淋巴瘤，也被称作血管中心性淋巴瘤，以前称作致死性中线肉芽肿。这种疾病在亚洲和南美洲较欧美更为常见。EB 病毒具有致病作用。尽管 EB 病毒最常引起上呼吸道感染，但也能累及其他器官。本病是侵袭性过程，患者通常发生噬血细胞综合征。当骨髓和外周血累及时，鉴别淋巴瘤还是白血病比较困难。部分患者对强联合化疗方案有治疗反应，但是总体转归不佳。

肠病型肠道 T 细胞淋巴瘤是一种罕见的疾病，在未经治疗的麸质敏感性肠病患者中发生。患者常常极度消瘦，有时表现为肠穿孔。预后差。肝脾 γδT 细胞淋巴瘤是一种系统性疾病，表现为恶性 T 细胞肝窦内、脾和骨髓浸润。一般不出现肿瘤包块。该疾病与系统性症状相关，经常难以诊断。治疗结果差。皮下脂膜炎样 T 细胞淋巴瘤是一种罕见疾病，经常与脂膜炎混淆。患者表现为多个皮下结节，进一步进展可以发生溃疡。一般还会有噬血细胞综合征。患者对治疗的反应较差。在任何外周 T 细胞淋巴瘤的治疗过程中发生噬血细胞综合征（严重贫血、单核细胞和巨噬细胞吞噬红细胞、铁蛋白升高）一般都有致命性的危险。

霍奇金淋巴瘤

经典型霍奇金淋巴瘤 在美国，每年有 9000 例霍奇金淋巴瘤患者，而疾病的发病率并未增加。大多数患者表现为可触及的无痛淋巴结肿大，绝大多数患者淋巴结病变位于颈部、锁骨上区和腋窝。超过一半的患者在诊断时存在纵隔淋巴结肿大，有些以此作为首发症状。霍奇金淋巴瘤的横膈下累及少见，仅在老年男性中稍多。1/3 的患者会出现发热、盗汗和（或）体重减轻——Ann Arbor 分期中的 B 症状（表 9-8）。该病偶尔可表现为原因不明的发热，常见于腹部混合细胞型霍奇金淋巴瘤的老年患者。极少情况下，发热可持续几天至几周，然后体温正常，间隔一段时间后又复发。这种热型被称为 Pel-Ebstein 热。霍奇金淋巴瘤偶尔出现的异常表现还包括严重的不明原因的瘙痒、皮肤疾病（如结节性红斑和鱼鳞癣样萎缩）、副肿瘤性小脑退化以及对中枢神经系统的其他远隔影响、肾病综合征、免疫溶血性贫血和血小板减少、高钙血症，还有乙醇摄入性淋巴结痛。

血液病理学专家通过查看合适的活检样本可以诊断霍奇金淋巴瘤。在美国，大多数患者属于结节硬化型霍奇金淋巴瘤，少数患者属于混合细胞型霍奇金淋巴瘤。淋巴细胞为主型和淋巴细胞削减型霍奇金淋巴瘤罕见。混合细胞型和淋巴细胞削减型霍奇金淋巴瘤在感染了 HIV 的患者中更常见（图 9-11）。霍奇金淋

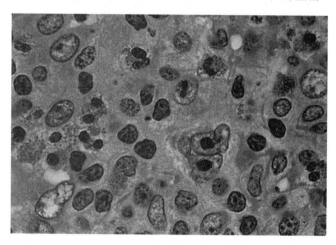

图 9-11（见书后彩图） **混合细胞型霍奇金淋巴瘤。** Reed-Sternberg 细胞在视野中心附近；一个有着双叶形细胞核和明显核仁的大细胞，呈"鹰眼"外观。大部分细胞是正常的淋巴细胞、中性粒细胞和嗜酸性粒细胞，形成了多形性细胞浸润。

巴瘤的特征是 B 细胞来源的罕见的肿瘤细胞（免疫球蛋白基因的重排，但不表达），瘤块内出现大量多克隆炎症侵犯，可能是肿瘤细胞对细胞因子产生的反应。淋巴结活检疑诊为霍奇金淋巴瘤时，鉴别诊断还包括炎症过程、单核细胞增生、非霍奇金淋巴瘤、苯妥英钠诱导的淋巴结肿大以及非淋巴的恶性肿瘤。

霍奇金淋巴瘤患者的分期评估通常包括详细的病史和体格检查、全血细胞计数、红细胞沉降率、包含 LDH 的生化检查、骨髓活检、胸片，以及胸、腹和盆腔的 CT 扫描。很多患者还需要 PET 扫描或镓扫描。PET 和镓扫描对于评估缓解最有意义。手术切除曾经在霍奇金淋巴瘤患者治疗中一度盛行，但现在患者更加依赖于系统治疗而非局部治疗。

治疗 经典型霍奇金淋巴瘤

目前，局限型霍奇金淋巴瘤患者＞90% 可以治愈。有良好预后因素的患者中，扩展野放疗具有较高的治愈率。越来越多的各分期霍奇金淋巴瘤患者初始治疗选择化疗。病变局限或预后良好的患者，在接受短程化疗后即可进行受累淋巴结的放疗。疾病累及更广或存在 B 类症状的患者需要完整的化疗。霍奇金淋巴瘤最常用的化疗方案是包括多柔比星、博来霉素、长春花碱和达卡巴嗪的组合（ABVD）。现今，大部分美国患者都接受 ABVD 方案。此外，一个每周 1 次、持续 12 周，被称作 Stanford V 的化疗方案也逐渐普及。但后者包含放射治疗，且与威胁生命的晚期毒性反应例如早发冠心病和二次肿瘤相关。在欧洲，一种结合了烷化剂、被称为 BEACOPP 的高剂量方案，越来越普及。该方案有可能在极高危患者中获得更好的反应率。对于那些没有系统性症状的晚期霍奇金淋巴瘤患者长期无病生存率可以达到＞75%，有全身症状的患者长期生存率为 60%～70%。

霍奇金淋巴瘤初次治疗后复发的患者仍然可以被治愈。初步治疗为单纯放疗的患者，复发后化疗，有非常好的疗效。经过有效的化疗治疗后仍复发的患者，进一步给予标准剂量化疗通常不能达到治愈。然而，具有长缓解期的患者可能是例外。自体移植可以使传统化疗方案不能诱导持久缓解的患者半数获得治愈。免疫毒素 brentuximab vedotin，是 CD30 介导的化疗药物，选择性靶向打击 CD30⁺ 的细胞，在挽救治疗中具有价值，正被尝试整合进 ABVD 的初始治疗方案中。

因为霍奇金淋巴瘤患者的高治愈率，长期的并

发症反而成为临床研究的主要焦点。事实上，在一些早期疾病的患者中，更多的患者死于治疗的晚期并发症而不是霍奇金淋巴瘤本身。在患有局部疾病的患者身上尤为如此。最严重的晚期副作用包括二次肿瘤和心脏损伤。在应用包含烷化剂的联合化疗加放疗的最初 10 年内，患者存在发生急性白血病的风险。这种风险在使用了 MOPP 样（氮芥、长春新碱、丙卡巴肼、泼尼松）方案后要高于 ABVD 方案。霍奇金淋巴瘤治疗后发生急性白血病的风险，也与可能的致白血病药物（即复发后多次治疗）以及患者接受治疗的年龄有关，那些≥60 岁的患者风险特别高。二次肿瘤发生作为霍奇金淋巴瘤治疗的并发症，已成为一个主要问题。这些肿瘤通常发生在接受治疗≥10 年后，并且与放疗相关。出于这个原因，年轻女性在接受了霍奇金淋巴瘤的胸部放疗后，应该在 5～10 年后进行乳房 X 线检查。此外，所有接受了胸部放疗的霍奇金淋巴瘤患者，都不鼓励吸烟。胸部放疗也加速了冠状动脉疾病，因此，相关患者都应该避免罹患冠状动脉疾病的风险因素，例如吸烟和胆固醇水平升高等。颈部放疗增加颈动脉粥样硬化和卒中的风险。

许多其他霍奇金淋巴瘤治疗的晚期副作用众所周知。接受胸部放疗的患者有发展成甲状腺功能减退症的风险，应该随时监测这种并发症；在出现症状之前，通过促甲状腺激素的间歇测量来识别。接受胸部放疗的患者有 15％会出现 Lhermitte 综合征，表现为颈部弯曲时诱发的下肢"触电"样感觉。不孕不育是所有接受霍奇金淋巴瘤治疗的患者所关心的问题。不论男性还是女性，永久性不孕不育的风险与年龄相关，年轻患者更容易恢复生育能力。此外，用 ABVD 治疗，重新获得生育能力的机会更大。

结节淋巴细胞为主型霍奇金淋巴瘤　结节淋巴细胞为主型霍奇金淋巴瘤目前被视为是不同于典型霍奇金淋巴瘤的一种独立疾病。以往的分类系统发现部分霍奇金淋巴瘤患者的活检包含大量小淋巴细胞，很少有 Reed-Sternberg 细胞（图 9-11）。这部分患者的肿瘤呈结节性增长，并且临床过程有别于经典型霍奇金淋巴瘤患者。这种不正常临床现象，在霍奇金淋巴瘤中占<5％。

结节淋巴细胞为主型霍奇金淋巴瘤的很多特点提示与非霍奇金淋巴瘤有相似性。这些特征包括：具有特异性免疫表型的 B 细胞的克隆性增殖；肿瘤细胞表达 J 链、CD45 和上皮细胞膜抗原（EMA），而不表达

CD30 和 CD15 这两个在 Reed-Sternberg 细胞上常见的标志物。此淋巴瘤倾向于慢性、复发的病程，并且有时转化为弥漫性大 B 细胞淋巴瘤。

对结节淋巴细胞为主型霍奇金淋巴瘤患者的治疗是有争议的。一些医生倾向于不治疗，只是随访。在美国，大多数医生针对局限疾病选择放射治疗，用经典型霍奇金淋巴瘤的方案治疗播散性疾病。不管用哪种治疗方法，大多数研究报道长期生存率>80％。

淋巴瘤样疾病

病理学家和临床医生最可能将淋巴瘤与反应性、非典型淋巴组织增生相混淆。后者可能有局部或者弥散性淋巴结肿大，并且可能有淋巴瘤特征性的系统性症状。潜在的病因包括苯妥英钠或卡马西平的药物反应。此外，免疫失调如类风湿关节炎和红斑狼疮、病毒感染如巨细胞病毒和 EB 病毒、细菌感染如猫抓，都可引起淋巴结肿大。在初始活检后没有明确诊断的话，可以继续随访、进一步检查、重复活检，如必要，可以构建适当的检查方法，而不是实施治疗。

可与淋巴瘤混淆的具体情况还包括 Castleman 病，表现为局部或弥散性淋巴结肿大，一些患者会有系统性症状。疾病播散时常伴有贫血和多克隆高球蛋白血症，并且病情与白细胞介素 6（IL-6）的过表达有关，在一些病例中它由人类疱疹病毒 8 感染产生。局限性疾病的患者可以有效地用局部疗法进行治疗，然而弥散性疾病患者的初始治疗通常是系统性应用糖皮质激素。IL-6 介导的治疗（托珠单抗）可产生短期反应。利妥昔单抗似乎比托珠单抗具有更长的缓解期。

窦组织细胞增生伴巨大淋巴结肿大（Rosai-Dorfman 病）通常表现为儿童或年轻成人淋巴结大肿块。这种疾病通常是非进行性和自限的，但是患者可能表现为自身免疫性溶血性贫血。

淋巴瘤样丘疹病是一种皮肤淋巴增殖性疾病，通常与皮肤累及的间变性大细胞淋巴瘤混淆。淋巴瘤样丘疹病的细胞类似于淋巴瘤细胞，且 CD30 阳性，有时能观察到 T 细胞受体基因重排。然而，皮肤疾病可以时好时坏，愈合后留下小瘢痕。临床医生和病理学家如果对患者的临床经过未进行有效的沟通，将极易导致疾病误诊。考虑到本病良性的临床进程，误诊将是一种严重的错误。

致谢

James Armitage 是上一版本章的合著者，那些章节的大量资料也包含在此。

第九章　淋巴系统恶性肿瘤

第十章　不常见的血液系统恶性肿瘤

Less Common Hematologic Malignancies

Ayalew Tefferi，Dan L. Longo

（杨申淼　译　杨申淼　校）

第九章讨论了最常见的淋巴系统恶性肿瘤，第七章和第八章讨论了髓系白血病，第五章讨论了骨髓增生异常综合征，第六章讨论了骨髓增殖性综合征。本章将重点讨论一些不太常见的血液系统恶性肿瘤。表10-1列出了本章讨论的疾病。各种疾病在所有血液系统肿瘤中所占的比例不到1%。

淋巴系统恶性肿瘤

第九章讨论了前体B细胞和前体T细胞肿瘤。本章探讨的所有淋巴系统肿瘤包括成熟B细胞或T细胞、自然杀伤（NK）细胞肿瘤。

成熟B细胞肿瘤

B细胞幼淋巴细胞白血病（B-PLL）　这是圆形、中等大小（大约是正常小淋巴细胞的2倍大小）淋巴细胞恶性肿瘤，核仁明显，在瑞特染色后细胞质呈淡蓝色。它主要累及血液、骨髓和脾，通常不会引发淋巴结肿大。此类疾病患者中位年龄为70岁。男性比女性更易患病（男/女比例为1.6）。这种疾病不同于慢性淋巴细胞白血病（CLL），也并非是CLL造成的。

临床上常表现为脾大症状或偶然发现的白细胞（WBC）计数升高。临床发病较快。细胞表达膜IgM（伴或不伴IgD）以及典型的B细胞标志（CD19、CD20、CD22）。CD23缺失。大约三分之一病例表达CD5。20%的患者有CD5表达和染色体t(11;14)易位，导致B-PLL难以与套细胞淋巴瘤的白血病状态相鉴别。关于如何区别这两种疾病，目前尚无可靠标准。大约一半患者出现p53突变或缺失，此外还存在11q23和13q14缺失。核苷类似物（如氟达拉滨和克拉立滨）与联合化疗方案［环磷酰胺、多柔比星、长春新碱和泼尼松（CHOP）］可以有治疗反应。CHOP＋利妥昔单抗可能比单独使用CHOP更有效。但由于这种疾病非常罕见，因此目前尚未展开大规模系列研究。脾切除术能减轻症状，但对病程的影响很小或者没有任何影响。

表10-1	不常见的淋巴系和髓系恶性肿瘤
淋巴系	
成熟B细胞肿瘤	
B细胞幼淋巴细胞白血病	
脾边缘区淋巴瘤	
毛细胞白血病	
结边缘区B细胞淋巴瘤	
纵隔大B细胞淋巴瘤	
血管内大B细胞淋巴瘤	
原发渗出性淋巴瘤	
淋巴瘤样肉芽肿	
成熟T细胞和自然杀伤（NK）细胞肿瘤	
T细胞幼淋巴细胞白血病	
T细胞大颗粒淋巴细胞白血病	
侵袭性NK细胞白血病	
结外NK/T细胞淋巴瘤，鼻型	
肠病型T细胞淋巴瘤	
肝脾T细胞淋巴瘤	
皮下脂膜炎样T细胞淋巴瘤	
母细胞性NK细胞淋巴瘤	
原发性皮肤CD30$^+$T细胞淋巴瘤	
血管免疫母细胞性T细胞淋巴瘤	
髓系	
慢性中性粒细胞白血病	
慢性嗜酸性粒细胞性白血病/高嗜酸性粒细胞综合征	
组织细胞和树突细胞肿瘤	
组织细胞肉瘤	
朗格汉斯细胞组织细胞增生症	
朗格汉斯细胞肉瘤	
并指状树突细胞肉瘤	
滤泡树突细胞肉瘤	
肥大细胞	
肥大细胞增多症	
皮肤肥大细胞增多症	
系统性肥大细胞增多症	
肥大细胞肉瘤	
皮外肥大细胞瘤	

脾边缘区淋巴瘤（SMZL）　这主要是小淋巴细胞来源的肿瘤，起源于脾白髓的边缘区，生长后会进入生发中心和套区，并且侵入红髓。通常累及脾门淋巴结、骨髓和外周血。循环血中的肿瘤细胞有较短的表面绒毛，因此被称为绒毛淋巴细胞。表10-2列出了

表 10-2	小淋巴细胞肿瘤的免疫表型						
	CD5	CD20	CD43	CD10	CD103	sIg	CyclinD1
滤泡淋巴瘤	neg	pos	pos	pos	neg	pos	neg
慢性淋巴细胞白血病	pos	pos	pos	neg	neg	pos	neg
B 细胞幼淋巴细胞白血病	pos	pos	pos	neg	neg	pos	pos
套细胞淋巴瘤	pos	pos	pos	neg	neg	pos	pos
脾边缘区淋巴瘤	neg	pos	neg	neg	neg	pos	neg
毛细胞白血病	neg	pos	?	neg	pos	pos	neg

缩写：neg，阴性；pos，阳性

多种小淋巴细胞肿瘤的肿瘤细胞差异，可辅助鉴别诊断。SMZL 细胞表达膜免疫球蛋白和 CD20，但不表达 CD5、CD10、CD43 和 CD103。CD5 不表达可以区别 SMZL 与 CLL。CD103 不表达可以鉴别 SMZL 与毛细胞白血病。

SMZL 患者的中位年龄为 50 多岁。男性和女性患者比例相同。患者表现为偶然发现或症状性的脾大或偶然发现的外周血淋巴细胞增多伴绒毛淋巴细胞。此外还可以存在自身免疫性贫血或血小板减少。这些产生免疫球蛋白的细胞包含了经过生发中心的体细胞突变，持续突变提示突变机制持续活跃。大约 40% 的患者存在涉及 7q21FLNC 基因位点（细丝蛋白 Cγ，与胞质的交联肌动蛋白丝有关）的缺失或易位。25% 的患者有 NOTCH2 突变。染色体 8p 缺失也可能发生。结外边缘区淋巴瘤典型的遗传学病变［如 3 号染色体三体和 t(11;18)］在 SMZL 中较为罕见。

疾病的临床进程总体来说是惰性的，中位生存时间可以在 10 年以上。乳酸脱氢酶（LDH）水平升高、贫血和低白蛋白血症患者的预后一般较差。脾切除术后可观察到长期缓解。利妥昔单抗同样有效。一小部分患者会在组织学上进展为弥漫性大 B 细胞淋巴瘤，自然病程随之转变为更具侵袭性。用联合化疗方案治疗 SMZL 的经验较为有限。

毛细胞白血病 毛细胞白血病是一种小淋巴细胞肿瘤，细胞核呈椭圆形，胞质丰富，有特征性的胞膜突出（毛细胞）。患者有脾大和弥漫性骨髓浸润。如果外周血中出现了这些细胞，那么临床表现主要是脾大和全血细胞减少的症状。全血细胞减少的机制尚未完全明确，可能是抑制性细胞因子和骨髓肿瘤侵犯造成的。骨髓网状纤维含量增加；事实上，毛细胞白血病是无法抽到骨髓（所谓的"干抽"）的常见原因（表 10-3）。单核细胞减少明显，可能是临床上易发生非典型分枝杆菌感染的原因所在。肿瘤细胞有较强的 CD22、CD25 和 CD103 表达。血清中的可溶 CD25 水

表 10-3	"干抽"（不能抽取到骨髓血）的鉴别诊断
干抽的发生率大约为 4%，与以下因素有关：	
转移癌浸润	17%
慢性髓系白血病	15%
骨髓纤维化	14%
毛细胞白血病	10%
急性白血病	10%
淋巴瘤、霍奇金病	9%
正常骨髓	罕见

平是判断疾病活性的一个理想肿瘤标志物。这些细胞还表达抗酒石酸酸性磷酸酶。免疫球蛋白基因被重新排列并产生突变，显示了生发中心的影响。未发现任何特异性细胞遗传学异常。但大部分病例含有激活的 BRAFV600E 突变。

患者的中位年龄为 50 多岁，男女比例为 5：1。治疗方案有多种。脾切除术通常缓解期长。核苷类药物（包括克拉立滨和喷司他丁）具有较高活性，但会导致进一步免疫抑制，增加某些机会性感染的风险。然而，短期使用这些药物，患者通常能获得持续缓解，在此期间免疫功能可自行恢复。干扰素-α 也是一种有效的治疗方式，但效果不如核苷类药物。威罗菲尼（vemurafenib）是一种 BRAF 抑制剂，对化疗失败患者有效。

结边缘区 B 细胞淋巴瘤 这种罕见的淋巴结受累疾病与结外边缘区淋巴瘤和 SMZL 存在不确定关系。而结外边缘区淋巴瘤则常与黏膜有关，被称为黏膜相关淋巴组织（MALT）淋巴瘤。结边缘区淋巴瘤患者可能出现局部或全身淋巴结肿大。肿瘤细胞是具有单核细胞样的边缘区 B 细胞，过去被称为单核细胞样 B 细胞淋巴瘤。多达 1/3 的患者可能发生结外侵犯。此外，原发黏膜病变的扩散也可能累及淋巴结。在真正的原发淋巴结疾病中，与 MALT 淋巴瘤相关的细胞遗传学异常［3 号染色体三体和 t(11;18)］极为罕见。

临床病程为惰性。联合化疗方案通常有效，但缓解不持久。少数患者接受了 CHOP＋利妥昔单抗的治疗，可能是一种有效的治疗方法。

纵隔（胸腺）大 B 细胞淋巴瘤　它最初被视为弥漫性大 B 细胞淋巴瘤的亚群。然而，进一步研究证明它是一种独特的疾病，有自己典型的临床、遗传学和免疫表型特征。这种病可以是大包块，但一般局限于纵隔内。它具有局部侵袭性，进展后可导致上腔静脉阻塞综合征或心包积液。大约有三分之一患者形成胸腔积液，5％～10％广泛扩散至肾、肾上腺、肝、皮肤甚至脑部。女性患者通常多于男性患者［男/女比例为1∶（2～3）］。患者中位年龄为 35～40 岁。

肿瘤由富含胞质的大细胞组成，伴有不同程度（通常是大面积的）纤维化。它与结节硬化型霍奇金病的区别在于它缺乏正常淋巴细胞，以及不存在 Reed-Sternberg 细胞的腔隙性变异。然而，多于 1/3 的基因在原发性纵隔大 B 细胞淋巴瘤中的表达程度比在弥漫性大 B 细胞淋巴瘤中更高，而在霍奇金淋巴瘤中也有过度表达，这说明侵及相同解剖部位的这两种疾病之间在病因上可能相关。肿瘤细胞可以过度表达 *MAL*。肿瘤细胞基因组的特点是频繁的染色体获得和丢失。纵隔大 B 细胞淋巴瘤细胞表达 CD20，但胞膜免疫球蛋白和 HLA I 及 II 类分子可能缺失或表达不完整。HLA II 类分子的较低水平表达提示预后较差。这些肿瘤细胞为 CD5 和 CD10 阴性，但可能呈现轻微的抗CD30 染色。不同于传统霍奇金病的细胞，这些细胞为 CD45 阳性。

甲氨蝶呤、甲酰四氢叶酸、多柔比星、环磷酰胺、长春新碱、泼尼松和博来霉素（MACOP-B）以及利妥昔单抗＋CHOP 均可有效治疗该疾病，5 年生存率达 75％～87％。用剂量调整的泼尼松、依托泊苷、长春新碱、环磷酰胺和多柔比星（EPOCH）＋利妥昔单抗联合方案可以诱导出 5 年总体生存率 97％的结果。纵隔放射治疗的作用尚未被明确证实，但较为常用，尤其是完成 4～6 个周期化疗后纵隔区仍然需要 PET/CT 检查。

血管内大 B 细胞淋巴瘤　这是一种极为罕见的弥漫性大 B 细胞淋巴瘤，其特点是小血管腔（尤其毛细血管）内存在淋巴瘤。它也被称为恶性血管内皮瘤病或血管性大细胞淋巴瘤。这种疾病太过于罕见，以致无法将其定义为一种临床综合征或描述其流行病学和遗传学特征。一般认为由于黏附分子和归巢机制缺陷，肿瘤保持在血管内部，肿瘤缺乏 β-1 整合素和 ICAM-1表达是这一观点的少数证据。患者通常有小血管阻塞症状、皮肤病变或神经系统症状。肿瘤细胞簇促进了

血栓形成。总体而言，临床病程具有侵袭性，治疗反应差。这种疾病往往到了非常晚期的时候才能被诊断出来。

原发渗出性淋巴瘤　这是弥漫性大 B 细胞淋巴瘤的另一变异形式，表现为胸腔积液，通常无明显的肿瘤占位病变。它最常发生在免疫缺陷性疾病患者中，尤其是 AIDS 患者。人类疱疹病毒 8（HHV-8）/卡波基肉瘤疱疹病毒（KSHV）可诱发这种疾病。它也被称为体腔淋巴瘤。部分患者既往诊断过卡波基肉瘤。本病也可能发生在没有免疫缺陷的老年地中海后裔的男性患者中，与卡波基肉瘤相似，但发生率更低。

积液包含 HHV-8/KSHV 阳性细胞，许多情况下还可能同时感染 EB 病毒。这些细胞较大，有大细胞核，核仁明显，容易与 Reed-Sternberg 细胞混淆。细胞表达 CD20 和 CD79a（免疫球蛋白信号分子），但通常不表达免疫球蛋白。有些病例异常表达 T 细胞标志物，如 CD3 或重排的 T 细胞受体基因。无特征性的遗传学异常，但 12 号和 X 染色体上额外增多的遗传物质多见，这一点与其他 HIV 相关淋巴瘤类似。临床病程的一般特点为：6 个月内快速进展和死亡。

淋巴瘤样肉芽肿病　这是一种血管中心性、血管破坏性淋巴增殖性疾病，含有肿瘤性 EB 病毒感染的单克隆 B 细胞和多克隆反应性 T 细胞浸润。依据组织学特征（如细胞数量和 B 细胞的异型性）对该疾病进行分级。该病最容易与结外 NK-T 细胞淋巴瘤（鼻型）混淆，后者也具有血管破坏性特点，并且与 EB 病毒相关。这种疾病好发于成人（男性＞女性），表现为肺浸润。通常累及结外区域，包括肾（32％）、肝（29％）、皮肤（25％）和脑（25％）。淋巴瘤样肉芽肿病经常但并非全部发生在免疫缺陷人群中。

淋巴瘤样肉芽肿病可自发缓解、复发或快速进展。一般可通过组织学分级预测病程。该病对联合化疗方案治疗高度敏感，大多数情况下可治愈。有些研究人员报道，可用干扰素-α治疗低级别疾病（I、II 级）。

成熟 T 细胞和 NK 细胞肿瘤

T 细胞幼淋巴细胞白血病　这是中等大小幼淋巴细胞的侵袭性白血病，可侵犯血液、骨髓、淋巴结、肝、脾和皮肤，占所有小淋巴细胞白血病的 1％～2％。大部分患者表现为 WBC 计数升高（通常＞100 000/μl）、肝脾大和淋巴结肿大。20％患者的皮肤受累及。用外周血涂片进行诊断，涂片显示细胞比小淋巴细胞大出 25％，胞质起泡，有不规则的细胞核。细胞表达 T 细胞标志物，如 CD2、CD3 和 CD7；2/3

患者的细胞为 CD4$^+$ 和 CD8$^-$，25% 患者的细胞为 CD4$^+$ 和 CD8$^+$。T 细胞受体 β 链为克隆性重排。在 80% 的患者中，14 号染色体 q11 与 q32 之间可以发生倒位。10% 的患者发生 t(14;14) 易位，使 T 细胞受体 α/β 基因位点与位于 14q32.1 的致癌基因 *TCL1* 和 *TCL1b* 并列。8 号染色体异常较为常见。*ATM* 基因缺失也可能发生。此外，还观察到激活的 *JAK3* 突变。

疾病过程通常快速，中位生存期约为 12 个月。抗 CD52 抗体、核苷类似物和 CHOP 化疗方案有效。少数 T 细胞幼淋巴细胞白血病患者在用常规剂量治疗获得缓解后，又接受了高剂量治疗和异基因骨髓移植。

T 细胞大颗粒淋巴细胞白血病 T 细胞大颗粒淋巴细胞（large granular lymphocytic，LGL）白血病的特点是外周血 LGL 数量增多（2000～20 000/μl），通常还有严重中性粒细胞减少症，伴或者不伴贫血。患者可能有脾大，常有系统性自身免疫疾病证据，包括类风湿关节炎、高丙种球蛋白血症、自身抗体以及循环免疫复合物。骨髓侵犯主要是间质性改变，分类计数中淋巴细胞比例低于 50%。细胞通常表达 CD3、T 细胞受体和 CD8；NK 样变异型可能是 CD3$^-$。白血病细胞通常表达 Fas 和 Fas 配体。

临床病程一般为惰性，主要表现为中性粒细胞减少。用环孢素、甲氨蝶呤或环磷酰胺联合糖皮质激素的免疫抑制治疗，可增加粒细胞计数。也有应用核苷类似物的。少数情况下，这种疾病可以发展为更具侵袭性的临床进程。

侵袭性 NK 细胞白血病 NK 肿瘤非常罕见，临床病程的特点不一，可能是非常惰性的肿瘤，也可能极具侵袭性。亚洲人的发生率高于白种人。细胞通常含有克隆性 EB 病毒游离基因。外周血白细胞计数一般不会明显升高，但可见有颗粒状胞质的异常大淋巴细胞。侵袭性疾病的特点是发热和全血细胞减少症。肝脾大较常发生。淋巴结侵犯不太多见。患者可能出现吞噬血细胞增多、凝血异常或多器官衰竭。血清 Fas 配体水平升高。

细胞表达 CD2 和 CD56，没有重排的 T 细胞受体基因。6 号染色体缺失较为常见。疾病可快速进展。某些 NK 肿瘤则有较高惰性。该病偶尔通过 LGL 淋巴细胞增多而被发现，往往没有侵袭性白血病的发热和肝脾大表现。T 细胞为 CD2 和 CD56 阳性，但不包含 EB 病毒的克隆性生长，也不伴全血细胞减少症或自身免疫性疾病。

结外 NK/T 细胞淋巴瘤（鼻型） 与淋巴瘤样肉芽肿病一样，结外 NK/T 细胞淋巴瘤倾向于具有血管中心性和血管破坏性，但其恶性细胞并非 B 细胞。大

多数情况下，恶性细胞是 CD56$^+$ EB 病毒感染的细胞；偶尔，还可能是 CD56$^-$ EB 病毒感染的细胞毒 T 细胞。最常发生在鼻腔。从组织学角度看，这种疾病被称为致死性中线肉芽肿、多形性网织细胞增生症和血管中心性免疫增殖性病变。此类淋巴瘤高发于亚洲、墨西哥、中美洲和南美洲。男性比女性更易发病。当其扩散至鼻腔以外时，可能累及软组织、胃肠道或睾丸。某些情况下，噬血细胞综合征可能影响临床表现。患者可能出现 B 症状。这种疾病的许多系统性表现与肿瘤细胞生成的细胞因子以及对信号做出反应的细胞有关。6 号染色体缺失和倒位较常见。

许多结外 NK/T 细胞淋巴瘤（鼻型）患者接受联合化疗方案后取得极佳的抗肿瘤效果，特别是局灶性疾病患者。放射治疗通常在化疗结束后开始。已经确定了四个危险因素——B 症状、晚期、LDH 升高和区域性淋巴结累及。患者存活率与危险因素的数量有关：0 个危险因素 5 年存活率为 81%，1 个危险因素为 64%，2 个危险因素为 32%，3 或 4 个危险因素为 7%。不包含蒽环类药物的联合方案优于 CHOP，但缺乏数据支持。大剂量化疗联合干细胞移植也得到临床应用，但其作用尚不明确。

肠病型 T 细胞淋巴瘤 肠病型 T 细胞淋巴瘤是长期乳糜泻的罕见并发症。主要发生在空肠或回肠。在成年人中，淋巴瘤可以与乳糜泻同时诊断，但怀疑乳糜泻可能是淋巴瘤的前兆。肿瘤通常表现为多发性溃疡性黏膜肿块，但也可能形成外生性肿块或多发性溃疡。此类肿瘤几乎全部表达 CD3 和 CD7，但 CD8 则可能表达或者不表达。相邻黏膜内，外观正常的淋巴细胞通常有与肿瘤相似的表型。大部分患者 HLA 基因型——HLA DQA1 * 0501 或 DQB1 * 0201 与乳糜泻相关。

此类淋巴瘤的预后较差（中位生存期为 7 个月），但部分患者经 CHOP 化疗治疗后取得良好反应。有治疗反应的患者可能因肿瘤获得反应而导致肠穿孔。如果肿瘤对治疗有反应，可能会有乳糜泻影响的小肠中其他部位的复发。

肝脾 T 细胞淋巴瘤 肝脾 T 细胞淋巴瘤是一种起源于表达 γ/δT 细胞抗原受体的 T 细胞的恶性肿瘤，主要侵及肝，使血窦内充满中等大小的淋巴细胞。当侵及脾时，主要是红髓被浸润。它好发于年轻人，尤其是存在免疫缺陷或者有自身免疫疾病而需要接受免疫抑制治疗的年轻人。对于有该疾病的患者，常用药物是硫嘌呤和英利昔单抗。细胞 CD3$^+$，而通常 CD4$^-$ 和 CD8$^-$。细胞可能包含等臂染色体 7q，此外通常还包含 8 号染色体三体。淋巴瘤有侵袭性。联合化疗可以诱导缓解，但绝大部分患者会复发。中位生存期约

为 2 年。肿瘤看起来对免疫抑制治疗无反应。

皮下脂膜炎样 T 细胞淋巴瘤　皮下脂膜炎样 T 细胞淋巴瘤是多发的皮下肿瘤 T 细胞的聚集物；细胞表型常为细胞毒性细胞（即含穿孔素和颗粒酶 B，表达 CD3 和 CD8）。重排的 T 细胞受体一般来源于 α/β 受体，但偶尔也会来源于 γ/δ 受体，尤其是存在免疫抑制时。细胞为 EB 病毒阴性。患者除了皮肤浸润以外可以存在噬血细胞综合征，也可以有发热和肝脾大。一般不累及淋巴结。患者对联合化疗（包括 CHOP）反应良好。疾病进展时，可以表现为噬血细胞综合征。有效治疗可逆转噬血细胞综合征。

母细胞性 NK 细胞淋巴瘤　肿瘤细胞表达 NK 细胞标志物，主要为 CD56 阳性，CD3 表达呈阴性。它们是大的母细胞样细胞，可以有白血病表现，但主要侵犯的部位仍是皮肤。形态学上，肿瘤细胞与急性淋巴细胞和髓细胞白血病相似。尚未发现特征性的染色体异常。疾病进展快，对经典淋巴瘤治疗基本无反应。

原发性表皮 CD30 阳性 T 细胞淋巴瘤　此类肿瘤侵犯皮肤，细胞的外形与间变性 T 细胞淋巴瘤相似。在各种表皮 T 细胞肿瘤中，大约 25％ 是 CD30 阳性间变性淋巴瘤。如果扩散至淋巴结，则难以区分是皮肤型还是系统性淋巴瘤。肿瘤细胞通常为 CD4+。在 70％ 的患者中，细胞内存在含有颗粒酶 B 和穿孔素的颗粒。没有间变性 T 细胞淋巴瘤的特异性 t(2;5)。事实上，如果患者存在更像系统性疾病的症状表现，那么诊断上就更倾向转为间变性 T 细胞淋巴瘤。偶尔也是充注式乳房假体中所含硅胶的罕见并发症。表皮 CD30 阳性 T 细胞淋巴瘤通常对治疗有反应。放射治疗有效。手术治疗也能实现长期疾病控制。5 年存活率超过 90％。

血管免疫母细胞性 T 细胞淋巴瘤　血管免疫母细胞性 T 细胞淋巴瘤是一种系统性疾病，大约占所有 T 细胞淋巴瘤的 15％。患者通常有发热、晚期弥漫性淋巴结肿大、肝脾大、皮疹、多克隆高丙种球蛋白血症和各种自身抗体阳性（包括冷凝集素、类风湿因子和循环免疫复合物）。患者可以出现水肿、关节炎、胸腔积液和腹水。淋巴结包含多形性肿瘤性 T 细胞和非肿瘤性炎症细胞，伴有高内皮小静脉和滤泡树突状细胞的增殖。最常见的染色体异常是 3 号染色体三体、5 号染色体三体和额外 X 染色体。强联合化疗可以诱导肿瘤回退。潜在免疫缺陷下，传统的淋巴瘤治疗更可能诱发感染性并发症。

髓系恶性肿瘤

世界卫生组织（WHO）分类用外周血计数和涂片分析、骨髓形态学分析以及细胞遗传学和分子遗传学检测将髓系恶性肿瘤分为五大类（表 10-4）。在本章，我们将主要讨论慢性中性粒细胞白血病、不典型慢性髓系白血病（*BCR-ABL*1 阴性）、慢性粒-单核细胞白血病、青少年粒-单核细胞白血病、慢性嗜酸细胞白血病（非特指型）、肥大细胞增多症、骨髓增生性肿瘤（MPN）、不可分类的 MPN（MPN-U）、骨髓增生异常综合征（MDS）/不可分类的 MPN（MDS/MPN-U）、血小板明显增多的难治性贫血伴环状铁粒幼细胞增多（RARS-T），以及伴有嗜酸性粒细胞增多症和 *PDGFRA*、*PDGFRB* 或 *FGFR*1 异常的髓系和淋巴系统肿瘤。此外还包括组织细胞和树突状细胞肿瘤、一过性骨髓增殖性疾病，以及原发嗜酸细胞疾病包括嗜酸细胞增多症（HES）。

慢性中性粒细胞白血病

慢性中性粒细胞白血病（chronic neutrophilic leukemia，CNL）的特点是成熟中性粒细胞增多，而外周血中仅有少量或者没有不成熟粒细胞。CNL 与基因 *CSF3R* 的激活突变有关。*CSF3R* 编码粒细胞集落刺激因子（G-CSF）［又称集落刺激因子 3（CSF3）］的受体。CNL 患者诊断时可以无症状，但也可能表现出全身症状、脾大、贫血以及血小板减少症。中位生存期约为 2 年。死亡原因包括白血病转化、严重血细胞减少相关疾病进展和显著的难治性白细胞增多。CNL 不太常见，已报告的患者不到 200 例。确诊中位年龄约为 67 岁。性别分布无差异。

发病机制　CSF3 是粒细胞增殖和分化的主要生长因子。因此，重组 CSF3 被用于治疗严重中性粒细胞减少症，包括重症先天性中性白细胞减少（severe congenital neutropenia，SCN）。部分 SCN 患者发生 *CSF3R* 获得性突变。此突变在白血病转化患者中的发生率更高（约 80％）。SCN 相关 *CSF3R* 突变发生在 CSF3R 胞质区的基因编码区，导致 C 末端阴性调节域的截断。在大约 90％ 的 CNL 患者中可观察到另一类 *CSF3R* 突变。这些突变主要发生在近膜端，最常见的是 1853 位核苷酸发生了 C-T 置换（T618I）。大约有 40％ 的 T618I 突变患者同时存在 *SETBP1* 突变。*CSF3R*T618I 在一个小鼠模型中诱发了致命性骨髓增殖性疾病，与体外 JAK 抑制敏感性相关。

表 10-4	世界卫生组织髓系恶性肿瘤分类

1. 急性髓系白血病（AML）及相关前体细胞肿瘤ᵃ

2. 骨髓增生性肿瘤（MPN）

    2.1. 慢性髓系白血病，*BCR-ABL*1 阳性（CML）

    2.2. *BCR-ABL*1 阴性 MPN

        2.2.1. 真性红细胞增多症

        2.2.2. 原发性骨髓纤维化

        2.2.3. 特发性血小板增多症

    2.3. 慢性中性粒细胞白血病

    2.4. 慢性嗜酸细胞白血病，非特异型（CEL-NOS）

    2.5. 肥大细胞增多症

    2.6. 骨髓增生性肿瘤，未分类（MPN-U）

3. 骨髓增生异常综合征（MDS）

    3.1. 难治性血细胞减少症ᵇ伴单系发育异常（RCUD）

        3.1.1. 难治性贫血（环状铁粒幼细胞＜红系前体细胞的 15%）

        3.1.2. 难治性中性粒细胞减少

        3.1.3. 难治性血小板减少

    3.2. 难治性贫血伴环状铁粒幼细胞增多（RARS；红细胞系发育异常，环状铁粒幼红细胞≥骨髓红系前体细胞的 15%）

    3.3. 难治性血细胞减少伴多系发育异常（RCMD；环状铁粒幼细胞计数无关）

    3.4. 难治性贫血伴原始细胞增多（RAEB）

        3.4.1. RAEB-1（外周血原始细胞 2%～4% 或骨髓原始细胞 5%～9%）

        3.4.2. RAEB-2（外周血原始细胞 5%～19% 或骨髓原始细胞 10%～19% 或 Auer 小体存在）

    3.5. MDS，与单纯 del（5q）相关

    3.6. MDS，未分类（MDS-U）

4. MDS/MPN 重叠

    4.1. 慢性粒-单核细胞白血病（CMML）

    4.2. 不典型慢性髓系白血病，*BCR-ABL*1 阴性（aCML）

    4.3. 青少年粒-单核细胞白血病（JMML）

    4.4. MDS/MPN，未分类（MDS/MPN-U）

        4.4.1. 暂时分类：血小板明显增多的难治性贫血伴环状铁粒幼细胞增多（RARS-T）

5. 伴嗜酸性粒细胞增多和 *PDGFRA*、*PDGFRB* 或 *FGFR*1 异常ᶜ的髓系和淋巴系肿瘤

    5.1. 髓系和淋巴系肿瘤，伴 *PDGFRA* 重组

    5.2. 髓系肿瘤，伴 *PDGFRB* 重组

    5.3. 髓系和淋巴系肿瘤，伴 *FGFR*1 异常

ᵃAML 相关的前体细胞肿瘤包括治疗相关的 MDS 和髓系肉瘤。

ᵇ单核细胞减少或者两系减少：血红蛋白＜10 g/dl，中性粒细胞绝对值＜1.8×10⁹/L，或者血小板计数＜100×10⁹/L。但是，较高的血细胞计数并不能排除经明确的组织学/细胞遗传学证据证实的 MDS 诊断。

ᶜ血小板来源的生长因子受体 α/β（PDGFRA/PDGFRB）或者成纤维细胞生长因子受体 1（FGFR1）相关的遗传学重组改变

诊断 CNL 的诊断需要排除更常见的中性粒细胞增多症诱因，包括感染和炎症过程。此外，应当注意某些转移性癌症或浆细胞肿瘤继发的中性粒细胞增多症。肿瘤性中性粒细胞增多症还可能发生在其他髓系恶性肿瘤（包括不典型慢性髓系白血病和慢性粒-单核细胞白血病）中。因此，WHO 制订的 CNL 诊断标准包括需要排除继发性/反应性中性粒细胞增多症以及 CNL 以外的髓系恶性肿瘤相关白细胞增多的可能性（表 10-5）：白细胞增多（≥25×10⁹/L），分叶核/杆状核中性粒细胞＞80%，不成熟髓系细胞＜10%，外周血原始细胞＜1%，并且没有粒细胞生成异常或单核细胞增多。CNL 患者表现为骨髓增生性改变，中性粒细胞数量和百分比增加，髓系-红系比值非常高，并且核左移、骨髓增生异常或网状纤维化程度低。

治疗 当前 CNL 治疗基本是姑息性的，疗效并不令人满意。几种药物的单药或联合方案的研究均未获得明显效果。因此，如果存在有症状的疾病，可考虑进行异基因干细胞移植（ASCT），尤其是在年轻的患者中。应用羟基脲的减细胞治疗与其他任何治疗同样有效。强联合化疗可能并无更高价值。然而，羟基脲治疗的效果通常是暂时性的。已经有人成功用干扰素-α 作为替代药物。ruxolitinib（一种 JAK1 和 JAK2 抑制剂）的治疗效果亦有报告，但尚未得到确认。

不典型慢性髓系白血病

不典型慢性髓系白血病 *BCR-ABL*1 阴性（aCML）属于髓系恶性肿瘤的 MDS/MPN 亚类，其特点是具有核左移表现的粒细胞增多和粒细胞生成异常。aCML 的鉴别诊断包括：慢性髓系白血病（CML），其特点是存在 *BCR-ABL*1；CNL，其特点是无粒细胞生成异常，并同时存在 *CSF3R* 突变；慢性粒-单核细胞白血病，其特点是存在单核细胞增多（单核细胞绝对计数＞1×10⁹/L）。表 10-5 列出了 WHO 的 aCML 诊断标准，包括粒细胞增多（WBC≥13×10⁹/L）、中性粒细胞增多症伴粒细胞生成异常、不成熟粒细胞≥10%、外周血原始粒细胞＜20%、外周血单核细胞＜10%、嗜碱性粒细胞＜2%，以及没有其他特异突变（如 *BCR-ABL*1）。骨髓增生性改变，伴粒细胞增生和发育异常，伴或不伴红系或巨核细胞系发育异常。

aCML 的分子学发病机制尚不明确。大约四分之一的患者表达 *SETBP1* 突变。然而，这些突变在其他一些髓系恶性肿瘤（包括 CNL 和慢性粒-单核细胞白血病）中也同样存在。aCML 中的 *SETBP1* 突变具有不良预后，绝大多数发生在密码子 858 与 871 之间。类

表 10-5	世界卫生组织制订的慢性中性粒细胞白血病（CNL）、不典型慢性髓系白血病 *BCR-ABL*1 阴性（aCML）和慢性粒-单核细胞白血病（CMML）的诊断标准		
变量	CNL	aCML	CMML
PB 白细胞计数	$\geq 25 \times 10^9$/L	$\geq 13 \times 10^9$/L	
PB 分叶核/杆状核中性粒细胞	$> 80\%$		
PB 不成熟粒细胞[a]	$< 10\%$	$\geq 10\%$	
PB 原始细胞计数	$< 1\%$		
PB 单核细胞计数	$< 1 \times 10^9$/L	$< 1 \times 10^9$/L	$> 1 \times 10^9$/L
PB 中性粒细胞或前体细胞增多伴粒细胞生成异常	否	是	
PB 嗜碱性粒细胞百分比		$< 2\%$	
PB 单核细胞百分比		$< 10\%$	
骨髓	↑中性粒细胞，数量和% <5%原始细胞 正常中性粒细胞成熟 巨核细胞正常或偏左移	↑粒细胞增生 粒细胞发育异常±红系/巨核细胞系发育异常	≥ 1 系髓系发育异常 或 克隆性细胞遗传学/分子学异常
*BCR-ABL*1	否	否	否
PDGFRA、*PDGFRB* 或 *FGFR*1 突变	无	无	无
PB 和 BM 原始细胞/幼单核细胞	$< 20\%$	$< 20\%$	$< 20\%$
肝脾大	±	±	±
其他 MDS/MPN 的证据	无	无	无
其他 MPN 的证据	无	无	无
反应性白细胞增多[b] 或单核细胞增多的证据	无	无	无

[a] 不成熟粒细胞包括原始粒细胞、早幼粒细胞、中性粒细胞和晚幼粒细胞。

[b] 反应性中性粒细胞增多症的原因包括浆细胞肿瘤、实体瘤、感染和炎症过程。

缩写：BM，骨髓；MDS，骨髓增生异常综合征；MPN，骨髓增生性肿瘤；PB，外周血

似突变在 Schinzel-Giedion 综合征（一种先天疾病，伴有严重发育迟缓和各种身体特征，包括脸中部凹陷、大额头和巨舌）中亦可见。

在 55 名依据 WHO 定义诊断的 aCML 患者中，中位诊断年龄值为 62 岁，女性患病多见（57%）；脾大发生率为 54%，65% 的患者需要输红细胞，20% 的患者存在异常核型（20q-和 8 号染色体三体最常见），白血病转化的发生率为 40%。中位生存期为 25 个月。白细胞明显增多、需要输血、外周血中不成熟细胞增多的患者预后差。传统化疗治疗 aCML 基本无效。但是，有报告 ASCT 治疗 9 例 aCML 获得较好的结果；中位随访 55 个月，大部分患者仍然处于完全缓解期。

慢性粒-单核细胞白血病

慢性粒-单核细胞白血病（chronic myelomonocytic leukemia，CMML）归于 WHO 的 MDS/MPN 类别，定义为外周血单核细胞绝对计数（AMC）$> 1 \times$ 10^9/L。中位诊断年龄为 65～75 岁。男/女比例为 2：1。临床症状多样，可以是 MDS 样或者 MPN 样；前者主要表现为血细胞减少，后者可以发生脾大和骨髓增生性疾病的症状，如疲劳、盗汗、体重下降及恶病质。大约 20% 的 CMML 患者发生浆膜炎，累及关节（关节炎）、心包（心包炎和心包积液）、胸膜（胸腔积液）或腹膜（腹水）。

发病机制 大约三分之一的 CMML 患者存在克隆性细胞遗传学异常，包括 8 号染色体三体和 7 号染色体异常。几乎所有 CMML 患者都有体细胞突变，涉及表观遗传调节基因（如 *ASXL*1、*TET*2）、剪接体通路基因（如 *SRSF*2）、DNA 损伤反应基因（如 *TP*53）以及酪氨酸激酶/转录因子（如 *KRAS*、*NRAS*、*CBL* 和 *RUNX*1）。然而，所有这些突变都并非 CMML 所特有，这些突变的确切致病作用尚不清楚。

诊断 反应性单核细胞增多症不常见，但有报告指出其与某些感染和炎症状态有关。克隆性（即肿瘤性）单核细胞增多症是 CMML 的表现，但同样见于青少年粒-单核细胞白血病和伴单核细胞分化的急性髓系白血病。WHO 的 CMML 诊断标准列于表 10-5，包括持久的 AMC＞1×10⁹/L、无 *BCR-ABL*1、无 *PDGFRA* 或 *PDGFRB* 突变、外周血和骨髓中原始细胞和幼单核细胞＜20%，并且存在 1 系或多系髓系发育异常。

CMML 表现为骨髓增生性改变，伴粒细胞和单核细胞增生。发育异常常见，可累及一系、两系或全部三系。免疫表型上，异常细胞通常表达粒-单核细胞抗原，如 CD13 和 CD33，此外还有 CD14、CD68、CD64 和 CD163 的不同程度表达。几乎所有单核细胞来源的细胞组化染色显示非特异性酯酶（如丁酸酯酶）阳性，而正常粒细胞前体细胞为溶菌酶和氯醋酸酯酶阳性。CMML 常具有两种细胞组化染色特点，细胞可以同时表达氯醋酸酯酶和丁酸酯酶（双酯酶染色）。

预后 一项 meta 分析显示，CMML 的中位生存期为 1.5 年。许多预后系统尝试更好地进行 CMML 定义与分层。其中 Mayo 预后模型为 4 个独立预后因素各赋值 1 分：AMC＞10×10⁹/L、外周血中出现不成熟细胞、血红蛋白＜10 g/dl 和血小板计数＜100 000/ml。该模型将患者分成三个组：低危（0 分）、中危（1 分）和高危（≥2 分），各组中位生存时间分别为 32、18 和 10 个月。

一项法国研究探讨了 312 名 CMML 患者的 *ASXL*1 突变状态。多因素分析中，总体生存的独立不良预测因素包括 WBC＞15×10⁹/L（3 分）、*ASXL*1 突变（2 分）、年龄＞65 岁（2 分）、血小板计数＜100 000/ml（2 分），以及血红蛋白＜10 g/dl（女）或＜11 g/dl（男）（2 分）。该模型将患者分为三组：低危（0～4 分）、中危（5～7 分）和高危（8～12 分），中位生存时间分别为"未达到"、38.5 个月和 14.4 个月。

治疗 目前的治疗包括羟基脲，及包括红细胞输注和应用促红细胞生成素（ESA）的支持治疗。一项对比口服依托泊苷与羟基脲的随机研究确认了羟基脲的意义。未发现其他单药或联合化疗方案优于羟基脲。ASCT 是预后不良、适于移植的患者的治疗选择之一。鉴于 CMML 中存在的 MDS/MPN 重叠表型和 MDS 样遗传/甲基化异常，去甲基化药物如 5-阿扎胞苷和地西他滨也用于治疗 CMML，但疗效有限。

青少年粒-单核细胞白血病

青少年粒-单核细胞白血病（juvenile myelomono-cytic leukemia，JMML）是一种发生在儿童早期的疾病，与 CMML 一样属于 WHO 分类 MDS/MPN 类别。CMML 和 JMML 有一些相同特点：白细胞增多、单核细胞增多和肝脾大。JMML 的其他典型特征包括血小板减少和胎儿血红蛋白水平升高。JMML 中的髓系祖细胞表现出粒细胞-巨噬细胞集落刺激因子（GM-CSF）高敏性，这是因为 RAS/MAPK 信号失调造成的。后者则是涉及 *RAS*、*PTPN*11 和 *NF*1 的不可同时发生的突变所造成的。Noonan 综合征无关的 JMML 中，1/3 的患者发生 *PTPN*11 突变；而在没有 I 型神经纤维瘤病的患者中 *NF*1 的发生率约为 15%，*RAS* 突变发生率也大约为 15%。JMML 药物治疗的疗效差。ASCT 是治疗选择，移植治疗 5 年生存率大约 50%。

MDS/MPN-U

WHO 将同时具有 MDS 和 MPN 形态学及实验室特征的患者归类为 MDS/MPN 重叠。该类别包括 CMML、aCML 和 JMML（如上所述）。此外，MDS/MPN 还包含第四类，也就是 MDS/MPN，未分类（MDS/MPN-U）。MDS/MPN-U 的诊断需要同时存在 MDS 和 MPN 特征，并且这些特征不足以将患者归入 CMML、aCML 或 JMML 类。MDS/MPN 包括暂时的 RARS-T 类别。

RARS-T 属于 MDS/MPN 类别，因为它同时具有 RARS 样的发育不良特征以及原发性血小板增多症（ET）样的骨髓增生特征。有研究将 111 名 RARS-T 患者与 33 名 RARS 患者进行了比较。RARS-T 中的 *SF3B*1 突变率（87%）与 RARS（85%）相似。*JAK*2 V617F 突变在 RARS-T 患者中为 49%（包括 48% 的 *SF3B*1 突变患者），但在 RARS 患者发生率为 0。在 RARS-T 患者中，*SF3B*1 突变更常见于女性（95%），而男性为 77%。*SF3B*1 突变患者的平均环状铁粒幼红细胞计数更高。*SF3B*1 突变患者和未突变患者的中位总体生存时间分别为 6.9 年和 3.3 年。*JAK*2 突变患者与未突变患者的 6 年生存率分别为 67% 和 32%。多因素分析确定，"年轻"以及 *JAK*2 和 *SF3B*1 突变是预后良好因素。

一组病例报告中，85 例非 RARS-T 的 MDS/MPN 患者，中位年龄为 70 岁，男性占 72%。初诊时脾大发生率 33%，血小板增多症 13%，白细胞增多 18%，*JAK*2 突变 30% 和异常核型 51%。最常见的细胞遗传学异常是 8 号染色体三体。中位生存期为 12.4 个月，血小板增多是预后良好因素。去甲基化药物、免疫调节剂或 ASCT 治疗并不能获得更好的生存。

骨髓增生性肿瘤，未分类（MPN-U）

MPN-U 类别包括无法明确归入 MPN 其他 7 个亚类的 MPN 样肿瘤（表 10-4）。例如，患者有异常血栓形成或原因不明的器官肿大伴正常血细胞计数，但存在 MPN 特征性突变（如 JAK2 和 CALR）或表现出符合 MPN 的骨髓形态学。某些 MPN-U 患者可能处于真性红细胞增多症（PV）或 ET 的早期，但血红蛋白或血小板计数未达到 WHO 关于此两种疾病的诊断标准（PV 标准：血红蛋白在男性＞18.5 g/dl，女性＞16.5 g/dl；ET 标准：PLT＞450×10⁹/L）。无症状 MPN-U 患者可能不需要特殊治疗。但有动脉血栓并发症的患者可能需要减细胞治疗和阿司匹林。有静脉血栓形成的患者则可能需要全身抗凝治疗。

一过性骨髓增生性疾病（TMD）

TMD 是异常原始巨核细胞增生的常见但并非总是暂时性的表现，在唐氏综合征婴儿中的发生率大约为 10%。TMD 通常在出生时即可被发现，可自行缓解（75% 的患者）或者进展为急性巨核细胞白血病（AMKL）（25% 的患者）。几乎所有 TMD 和 TMD 引发 AMKL 的患者均存在体细胞的 GATA1 突变。TMD 相关 GATA1 突变包括外显子 2 插入、缺失或错义突变，影响 GATA-1 的 N 端反式激活结构域，导致全长（分子量 50 000）GATA-1 丢失，并且被保留了 GATA-1（FOG-1）结合部位的较短的同型体（分子量 40 000）替换。相反，外显子 2GATA1 突变的遗传形式产生了一种伴有贫血的表型，而外显子 4 突变影响到 N 末端，FOG-1 相互作用区域则产生了家族性红细胞生成障碍性贫血伴血小板减少症或 X 连锁巨血小板减少症。

嗜酸性粒细胞疾病

嗜酸性粒细胞增多症指外周血的嗜酸性粒细胞绝对计数（AEC）高于参考范围的正常上限。当 AEC＞1500×10⁹/L 时，使用嗜酸性粒细胞增多症一词。嗜酸性粒细胞增多症可分为继发性（嗜酸性粒细胞的非肿瘤性增生）和原发性（肿瘤性或原因不明的嗜酸性粒细胞增生）（表 10-6）。继发性嗜酸性粒细胞增多症最常见，通常与感染（尤其是组织浸润性寄生虫）、过敏性/血管炎性疾病、药物和转移癌有关。本章将重点讨论原发性嗜酸性粒细胞增多症。当嗜酸性粒细胞增多症的继发原因不明显时，可考虑原发性嗜酸性粒细

表 10-6	慢性嗜酸细胞白血病和嗜酸细胞增多综合征的诊断

要求：持续外周血嗜酸性粒细胞≥1500/μl；骨髓嗜酸性粒细胞增高，及血液和骨髓中原始粒细胞＜20%

1. 除外反应性嗜酸性粒细胞增多症的所有原因：过敏、寄生虫、感染、肺病（如过敏性肺炎、Loeffler 综合征）和胶原血管病

2. 除外继发于原有肿瘤的嗜酸性粒细胞增多症：T 细胞淋巴瘤、霍奇金病、急性淋巴细胞白血病、肥大细胞增多症

3. 除外其他可能累及嗜酸性粒细胞的原发性髓系肿瘤：慢性髓系白血病、急性髓系白血病伴 inv(16) 或 t(16;16)(p13;q22)、其他骨髓增生综合征和髓系发育异常

4. 除外 T 细胞活化增加白介素 5 水平或其他细胞因子的生成

如果这些疾病均被排除并且无证据证明克隆性骨髓疾病，则诊断为嗜酸细胞增多综合征。

如果除外上述疾病，且髓系细胞存在克隆性染色体异常或者其他克隆性的证据，并且原始细胞见于外周血（＞2%）或者骨髓内增加（但＜20%），则诊断为慢性嗜酸性细胞白血病。

胞增多症。

原发性嗜酸性粒细胞增多症 原发性嗜酸性粒细胞增多症是克隆性或特发性的。克隆性嗜酸性粒细胞增多症的诊断需要髓系肿瘤的形态学、细胞遗传学或分子学证据。排除了继发性和克隆性嗜酸性粒细胞增多症，可以考虑为特发性嗜酸性粒细胞增多症。HES 是特发性嗜酸性粒细胞增多症的一个亚类，表现为持续性 AEC≥1.5×10⁹/L，与嗜酸性粒细胞介导的器官损伤有关（表 10-7）。与克隆性或表型异常 T 细胞有关的 HES 样疾病被称为淋巴细胞变异型高嗜酸性粒细胞血症（表 10-7）。

克隆性嗜酸性粒细胞增多症 克隆性嗜酸性粒细胞增多症包括与急性髓系白血病（AML）、MDS、CML、肥大细胞增多症和 MDS/MPN 相关的嗜酸性粒细胞增多症。髓系肿瘤相关嗜酸性粒细胞增多症还包括 WHO 分类 MPN 中慢性嗜酸细胞白血病-非特异型（CEL-NOS），以及 WHO 髓系恶性肿瘤亚类中，嗜酸性粒细胞增多并伴有血小板源性生长因子受体（PDGFR）α/β 或成纤维细胞生长因子受体 1（FGFR1）突变的髓系/淋巴系肿瘤。

对于不具有形态学上明显髓系恶性肿瘤特点的克隆性嗜酸性粒细胞增多症，诊断应该从以下步骤开始：用荧光原位杂交（FISH）或反转录聚合酶链反应检查外周血是否有 FIP1L1-PDGFRA 和 PDGFRB 突变。这一点至关重要，因为此类嗜酸性粒细胞增多症可以简单用伊马替尼治疗。如果突变筛查结果为阴性，需要进一步进行骨髓的细胞遗传学检查。首先注意是否

表10-7	原发嗜酸细胞增多症的分类			
变量	*PDGFRA*、*PDGFRB* 或 *FGFR1* 突变型嗜酸细胞增多症	慢性嗜酸细胞增多症，非特异性	淋巴细胞变异型嗜酸细胞增多症	嗜酸细胞增多综合征
嗜酸性粒细胞绝对计数	$>600\times10^9$/L	$>1500\times10^9$/L	$>1500\times10^9$/L	$>1500\times10^9$/L
外周血原始细胞$>2\%$	是或否	是或否	否	否
骨髓原始细胞$>5\%$	是或否	是或否	否	否
异常核型	是或否	是或否	否	否
PDGFRA、*PDGFRB* 或 *FGFR1* 突变	是	否	否	否
BCR-ABL1	否	否	否	否
异常T淋巴细胞表型或克隆性T细胞克隆	否	否	是	否
嗜酸细胞介导的组织损伤	是或否	是或否	是或否	是

存在 5q33、4q12 或 8p11.2 易位；如果存在这些易位，则分别提示是伴有 *PDGFRB*、*PDGFRA* 或 *FGFR1* 重组的克隆性嗜酸性粒细胞增多症。存在 5q33 或 4q12 易位预示甲磺酸伊马替尼治疗可能有效，而 8p11.2 易位则提示是耐药的侵袭性髓系肿瘤。

CEL-NOS 是具有细胞遗传学/形态学证据但是不能分类的髓系肿瘤。具体而言，CEL-NOS 与 HES 的区别在于：外周血原始细胞大于 2% 或骨髓原始细胞大于 5%，存在细胞遗传学异常（表10-7）。如果缺乏克隆性嗜酸性粒细胞增多症的形态学和分子学证据，则考虑为 HES 或特发性嗜酸性粒细胞增多症。但是在诊断 HES 前，还必须排除表型异常 T 淋巴细胞（通过流式细胞术）和克隆性 T 细胞基因重排的存在，从而排除高嗜酸细胞增多症的淋巴细胞变异型。

慢性嗜酸细胞白血病，非特异型（CEL-NOS）
CEL-NOS 是克隆性嗜酸性粒细胞增多症的一个亚型，无诊断性的分子学发现，也不能归类于髓系肿瘤的其他特定临床病理亚型。我们将这一诊断名称严格用于存在克隆性细胞遗传学/分子学异常或骨髓或外周血原始细胞增多的有 HES 表型的患者。WHO 将 CEL-NOS 定义为 AEC$\geq1.5\times10^9$/L 并伴有原始粒细胞增多（外周血中$>2\%$，或骨髓中占 5%～19%），或者有髓系克隆性的证据。CEL 中的细胞遗传学异常（具有诊断意义的嗜酸性粒细胞增多性疾病相关的分子学异常除外）包括 8 号染色体三体（最常见）、t(10;11)(p14;q21) 和 t(7;12)(q11;p11)。CEL-NOS 对伊马替尼无反应。治疗策略通常与其他类似 MPN 相同，包括具有高危因素的适于移植的患者进行 ASCT，以及参加其他临床试验。

PDGFR 突变的嗜酸性粒细胞增多症 血小板源性生长因子受体 α（位于染色体 4q12 上的 *PDGFRA*）和 β（位于染色体 5q31-q32 上的 *PDGFRB*）是与 MPN 相关的活化性突变。这两种情况下，临床表现包括外周血嗜酸性粒细胞明显增多和伊马替尼治疗效果极佳。关于 *PDGFRA* 突变，最常见的是 *FIP1L1-PDGFRA*，在核型异常上表现为较为隐匿的 del（4）(q12)，在 2003 年就已经发现是伊马替尼敏感的活化性突变。功能性研究证明了 *FIP1L1-PDGFRA* 在细胞系中具有转化作用，在小鼠中可以诱导 MPN。*FIP1L1-PDGFRA* 融合基因克隆是一种新的分子机制，可以形成结构性融合的活化酪氨酸激酶：4q12 内大约 800 kb 的中间缺失，使得 *FIP1L1* 的 5' 部分融合至 *PDGFRA* 的 3' 部分。*FIP1L1-PDGFRA* 发生在极少数具有系统性肥大细胞增多症或 HES 特征的患者中。这一突变能够可靠地预测伊马替尼治疗可以获得完全血液学和分子学反应。

在 1994 年首次报道了嗜酸细胞增多性髓系肿瘤与 *PDGFRB* 重排之间的关系，也就是 *PDGFRB* 酪氨酸激酶编码区与 ets 样基因 ETV6〔*ETV6-PDGFRB*，t(5;12)(q33;p13)〕发生融合。融合蛋白转入细胞系可以导致 PDGFRB 信号传导的结构性活化。随后，还发现了其他一些具有相似疾病表现型的 *PDGFRB* 融合转录，在细胞系内具有转化作用，在小鼠中可以诱导骨髓增生性疾病（MPD），伊马替尼治疗有效。

FGFR1 突变的嗜酸细胞增多症 8p11 骨髓增生综合征（EMS）（也被称为人类干细胞白血病/淋巴瘤综合征）的临床表现同时具有淋巴瘤和嗜酸细胞增多性 MPN 的特征，其特点是累及位于染色体 8p11 的成纤维细胞生长因子受体（FGFR1）基因的融合突变。在 EMS 中，髓系和淋巴系细胞都存在 8p11 易位，说明这一疾病的干细胞源性。8p11 关联染色体易位有数种。一些融合性 FGFR1 突变可以转化细胞系，并且在小鼠中基于特定的 FGFR1 伙伴基因（ZNF198 或 BCR）可以分别诱导 EMS 或 CML 样的疾病。与实验室观察到的结果一致，部分具有 BCR-FGFR1 突变的患者表现出更惰性的 CML 样疾病。EMS 中 FGFR1 激活的机制与 PDGFRB 相关的 MPD 类似；FGFR1 的酪氨酸激酶结构域与伙伴基因的二聚体化功能域并列。EMS 是侵袭性疾病，需要接受联合化疗以及 ASCT 治疗。

嗜酸细胞增多综合征（HES）　外周血中嗜酸细胞增多既非继发性的也非克隆性的，则可归为特发性。HES 是特发性嗜酸性粒细胞增多症的一个亚型，伴有持续的 AEC 增加 $\geq 1.5 \times 10^9/L$ 以及嗜酸细胞介导的器官损伤，包括心肌病、胃肠炎、皮肤损害、鼻窦炎、肺炎、神经炎和血管炎。此外，部分患者还会出现血栓栓塞性并发症、肝脾大以及血细胞减少症或细胞增多症。

HES 诊断前应当进行骨髓组织学和细胞遗传学/分子学检查。建议在评估 HES 期间进行的其他血液检查包括血清类胰蛋白酶（如果水平升高，提示系统性肥大细胞增多症，需要进行分子学研究以检测 FIP1L1-PDGFRA）、T 细胞免疫表型、T 细胞受体抗原基因重排分析（如果试验结果为阳性，提示存在克隆性或表型异常的 T 细胞疾病）。此外，对 HES 的初始评估应该包括超声心动图和血清肌钙蛋白水平检测，用于筛查是否存在嗜酸细胞心肌侵犯。

伴有嗜酸细胞增多症患者的初始评估应该包括有助于靶器官损伤评估的检查，包括全血细胞计数、胸部 X 线检查、心电图和血清肌钙蛋白水平。在 HES 中，血清心肌钙蛋白水平的升高已被证实与心肌病有关。HES 的典型超声心动图表现包括心室心尖部血栓、二尖瓣后叶或三尖瓣异常、心内膜增厚、左心室扩张和心包积液。

糖皮质激素是 HES 治疗的基础。口服泼尼松治疗一般从 1 mg/（kg·d）开始，持续 1~2 周，然后在随后的 2~3 个月内逐渐减停。如果泼尼松剂量水平＞10 mg/d 时症状复发，可以应用羟基脲或干扰素-α 治疗。对这些常规治疗无反应的患者可考虑使用美泊珠单抗或阿仑珠单抗。美泊珠单抗（Mepolizumab）是白介素 5（IL-5）的靶向抗体，IL-5 被认为是嗜酸性粒细胞的存活因子。阿仑珠单抗则针对 CD52 抗原；CD52 抗原在嗜酸性粒细胞中有表达，而在中性粒细胞中无表达。

肥大细胞增多症

肥大细胞疾病（mast cell disease，MCD）是形态和免疫表型异常的肥大细胞的组织浸润性疾病。MCD 分为两大类：皮肤肥大细胞增多症和系统性肥大细胞增多症（systemic mastocytosis，SM）。成人 MCD 通常是系统性的。根据是否存在器官功能受损，临床经过可以分为惰性或侵袭性。MCD 的症状和体征包括色素性荨麻疹、肥大细胞介质释放症状（如头痛、颜面潮红、头晕、晕厥、过敏性反应、瘙痒、荨麻疹、神经性水肿、恶心、腹泻、腹部痉挛）和器官损伤（溶骨性病变、骨质疏松症、肝脾大、血细胞减少症）。侵袭性 SM 可能与其他髓系肿瘤有关，包括 MPN、MDS 或 MDS/MPN（如 CMML），或者可表现为明显的肥大细胞白血病。惰性 SM 的预期寿命一般接近正常，但侵袭性 SM 的预期寿命则短得多。

SM 的诊断依据为骨髓检查见形态异常的梭状肥大细胞集簇；因此，最好用肥大细胞特异性免疫组化染色（类胰蛋白酶，CD117）进行检测。此外，肿瘤性肥大细胞的免疫表型可以有异常的 CD25 表达。SM 的其他实验室异常结果包括血清类胰蛋白酶水平升高、组胺和尿中组胺代谢物升高，及前列腺素水平升高。在大多数患者中，SM 与 KIT 突变有关，通常为 KIT D816V。因此，KIT D816V 突变筛查可有效地用于诊断。然而，检测 KIT D816V 的能力取决于方法的敏感性和检测标本中肥大细胞含量。

惰性和侵袭性 SM 患者都可能出现肥大细胞介质释放症状。通常，应用 H_1 和 H_2 组胺受体阻断剂以及色甘酸钠即可控制症状。此外，容易发生血管扩张性休克的患者应当佩戴医用警识腕带，并携带用于自行皮下注射肾上腺素的 Epi-Pen 自动注射器。局部和全身糖皮质激素治疗对色素性荨麻疹有不同程度的效果。不推荐对惰性 SM 使用减细胞治疗。对于侵袭性 SM，干扰素-α 或克拉立滨是一线治疗方案，大部分患者可以获益。相反，伊马替尼对 PDGFR 未突变的 SM 无效。

树突细胞和组织细胞肿瘤

树突细胞（dendritic cell，DC）和组织细胞/巨噬细胞肿瘤极为罕见。DC 是抗原呈递细胞，而组织细胞/巨噬细胞是抗原加工细胞。骨髓髓系干细胞（CD34$^+$）产生单核细胞（CD14$^+$、CD68$^+$、CD11c$^+$、CD1a$^-$）和 DC（CD14$^-$、CD11c$^{+/-}$、CD1a$^+$/c）前体细胞。单核细胞前体细胞反过来生成巨噬细胞

（CD14$^+$、CD68$^+$、CD11c$^+$、CD163$^+$、溶菌酶$^+$）和间质 DC（CD68$^+$、CD1a$^-$）。DC 前体细胞产生朗格汉斯细胞 DC（Birbeck 颗粒、CD1a$^+$、S100$^+$、langerin$^+$）和浆细胞样 DC（CD68$^+$、CD123$^+$）。滤泡 DC（CD21$^+$、CD23$^+$、CD35$^+$）起源于间充质干细胞。树突和组织细胞肿瘤可分为巨噬细胞/组织细胞相关肿瘤以及 DC 相关肿瘤。前者包括组织细胞肉瘤/恶性组织细胞增生症，后者包括朗格汉斯细胞组织细胞增生症、朗格汉斯细胞肉瘤、并指状树突细胞肉瘤和滤泡树突细胞肉瘤。

组织细胞肉瘤/恶性组织细胞增多症　组织细胞肉瘤是成熟组织细胞的恶性增生，通常为局灶性。中位诊断年龄约 46 岁，男性发病率略高于女性。部分患者可能有淋巴瘤、MDS 或生殖细胞肿瘤病史。三个典型的发病部位为淋巴结、皮肤和胃肠系统。患者可能有或者没有系统性症状，包括发热、体重下降，以及肝脾大、溶骨疾病和全血细胞减少等其他症状。免疫表型包括存在组织细胞标志（CD68、溶菌酶、CD11c、CD14）且无髓系或淋系标志。预后差。治疗通常无效。恶性组织细胞增多症指播散性疾病，有系统性症状。淋巴瘤样治疗在部分患者可以诱导完全缓解，中位生存期约为 2 年。

朗格汉斯细胞组织细胞增生症　朗格汉斯细胞（Langerhans cells，LC）是位于皮肤黏膜组织内的特殊 DC，一经激活可以特异性地向 T 细胞呈递抗原。LC 组织细胞增生症（LCH；也称为组织细胞增生症 X）是 LC（电子显微镜下 S-100$^+$、CD1a$^+$ 和 Birbeck 颗粒）的肿瘤性增生。LCH 发生率大约为 5/1 000 000。好发于儿童，且男性更易患病。可以是单中心型（嗜酸细胞肉芽肿），也可以是多中心型。前者主要侵犯骨骼，其次为淋巴结、皮肤和肺。后者则是播散性的。单病灶朗格汉斯组织细胞增生症通常发生在大龄儿童或者成人中，而多系统疾病则主要发生在婴儿中。成人肺部 LCH 的特点是双侧结节。预后取决于累及的器官。只有 10% 的患者从单病灶型进展为多器官疾病。肺部 LCH 戒烟后可获得好转。

朗格汉斯细胞肉瘤　朗格汉斯细胞肉瘤（Langerhans cell sarcoma，LCS）也是 LC 的肿瘤性增生，具有明显的恶性形态。疾病可以是新发，或者由先前已经存在的 LCH 进展而来。女性更易发病。中位诊断年龄约 41 岁。免疫表型与 LCH 相似。常见发病部位包括肝、脾、肺和骨骼。预后较差，治疗通常无效。

并指状树突细胞肉瘤　并指状树突细胞肉瘤（interdigitating dendritic cell sarcoma，IDCS），也称网状细胞肉瘤，是并指状 DC 的肿瘤性增生。这种疾病极为罕见，发生在老年人中，无性别分布差异。典型表现是无症状的孤立性淋巴结肿大。免疫表型包括 S-100$^+$，以及波形蛋白和 CD1a 阴性。预后包括良性局部疾病和广泛致死性疾病。

滤泡树突细胞肿瘤　滤泡树突细胞（follicular dendritic cell，FDC）发生在 B 细胞滤泡内，向 B 细胞呈递抗原。FDC 肿瘤（FDCN）通常是局灶性的，好发于成年人。10%～20% 的 FDCN 可能与 Castleman 病相关。有报道称，精神分裂症患者这种疾病的发病率增高。颈部淋巴结是最常被 FDCN 累及的部位，其他侵犯部位包括上颌、纵隔和腹膜后淋巴结、口腔、胃肠系统、皮肤和乳房。转移部位包括肺和肝。免疫表型包括 CD21、CD35 和 CD23。临床病程一般是惰性的。治疗方式包括手术切除和术后局部放疗，有时采用系统化疗。

噬血细胞综合征　噬血细胞综合征（hemophagocytic syndrome，HPS）指巨噬细胞的非肿瘤性增生和活化，诱发细胞因子介导的骨髓抑制，其特点为发生在骨髓和肝内明显的吞噬现象。HPS 可以是遗传性或获得性巨噬细胞疾病。前者指遗传学缺陷导致不能进行巨噬细胞增殖和活化的调控。获得性 HPS 通常源于病毒感染，尤其是 Epstein-Barr 病毒感染。HPS 亦有可能伴发于特定恶性肿瘤，如 T 细胞淋巴瘤。临床病程常呈暴发性和致命性。

第十一章　浆细胞病
Plasma Cell Disorders

Nikhil C. Munshi，Dan L. Longo，Kenneth C. Anderson

（路瑾　译　路瑾　校）

浆细胞病是一组彼此相关的单克隆肿瘤性疾病，起源于共同的 B 淋巴细胞系祖细胞。浆细胞病包括多发性骨髓瘤、原发性巨球蛋白血症、原发性淀粉样变性（第十二章）、重链病，这些疾病也被命名为单克隆丙种球蛋白病、副蛋白血症、浆细胞疾病、异常蛋白血症等。分泌 IgG 的成熟 B 淋巴细胞表面同时表达具有相同独特型（可变区）的 μ 和 γ 重链。在正常情况下，抗原通过与膜表面特异性免疫球蛋白的结合刺激 B 细胞增殖，并分化成为分泌抗体的浆细胞。然而在浆细胞病患者体内，这个过程失去控制。所有浆细胞病的临床表现都与肿瘤细胞的扩增、细胞分泌增加（免疫球蛋白分子或亚基、淋巴因子）、机体对肿瘤的应答反应有关。图 9-2 描述了 B 淋巴细胞的正常发育过程。

免疫球蛋白（Ig）分子有三类结构可变区，以此形成抗原决定簇。同种型是指可以区分某一特定物种主要抗体类型，在该种群的所有正常个体中都相同的抗原决定簇。因此，同种型抗原可被不同种属（异源血清）的抗体识别而不被同一种属（同源血清）的抗体所识别。体内存在五种重链同种型（M、G、A、D、E）和两种轻链同种型（λ、κ）。Ig 的同种异体抗原是指在同一物种的不同个体之间，由于等位基因的影响，同类免疫球蛋白的氨基酸序列出现的细微差异，所形成的抗原，可被同一种属不同个体的抗体所识别。独特型是免疫球蛋白的第三类抗原决定簇，是指每一个特定的细胞克隆所产生的抗体分子都在抗原结合部位具有特定结构。

抗体（Ab）分子（图 11-1）由两条重链（分子量约为 50 000 mol）和两条轻链（分子量约为 25 000 mol）构成，每一条链都有一个恒定区（氨基酸序列基本不变）和一个可变区（氨基酸序列多变）。轻链与重链通过二硫键连接，两条链的可变区彼此相邻，形成抗体的抗原识别部位。一个细胞克隆只产生和分泌一种抗体，其抗原结合部位所形成的独特型可以作为该细胞克隆的标志物。基因重排形成特定的可变区序列（V、D、J 基因片段连接形成重链可变区，V、J 基因片段组成轻链可变区），一个特定的克隆只重排一对同源染色体中的一条染色体（等位基因排斥），所产生的 Ig 也只有一个轻链型和同种异型（图 11-1）。机体接触抗原以后，可变区还可以与新的重链同种型相连接（类别转换）。上述基因重排过程依序进行，但因连接片段和连接区的独特性而在每个 B 细胞克隆中产生一种独特免疫球蛋白分子。大多数浆细胞所合成的轻链比重链稍多一些，会以游离轻链（FLC）的方式分泌出来并通过肾清除，但机体每天由此途径排出的 FLC 不超过 10 mg。

电泳技术可以分离血清蛋白的成分（图 11-2）。在电场作用下，Ig 以不同速度移动，最后在 γ 球蛋白区形成宽峰。浆细胞肿瘤患者血清 γ 区带通常会升高，在此区形成的尖峰被称为 M 蛋白（M 即单克隆之意）。少数情况下，M 蛋白也可以出现在 β₂ 或 α₂ 球蛋白区。M 蛋白至少达到 5 g/L（0.5 g/dl）的浓度才能通过此方法进行准确定量的分析。这相当于约 10⁹ 个细胞产生抗体。免疫电泳可以显示单个重链型和（或）轻链

型，因此可以通过应用这种技术，检测 Ig 的类型，确定是否为真正的单克隆。因此，免疫电泳和蛋白电泳技术可以分别对 M 蛋白进行定性和定量评估。血清中 M 蛋白定量是反映体内肿瘤负荷的可靠指标，使得 M 蛋白成为进行治疗的优秀肿瘤标志物，但是还不足以用来筛选无症状的患者。除浆细胞病外，M 蛋白还可以出现在以下疾病中：其他淋巴细胞肿瘤，如慢性淋巴细胞白血病（CLL）、B 或 T 细胞淋巴瘤等；非淋巴细胞系肿瘤，如慢性粒细胞白血病（CML）、乳腺癌、结肠癌等；各种非肿瘤性疾病，如肝硬化、结节病、寄生虫病、Gaucher 病、坏疽性脓皮病；一些自身免疫性疾病，包括类风湿性关节炎、重症肌无力、冷凝集病。接受器官移植以及少数同种异体移植后免疫受到抑制的患者，体内也可能出现 M 蛋白。此外，至少有两种非常罕见的皮肤病——黏液水肿性苔藓（也被称为丘疹性黏蛋白沉积症）和坏死性黄色肉芽肿也与单克隆丙种球蛋白病有关。丘疹性黏蛋白沉积症的患者，真皮中出现大量阳离子 IgG 沉积。这种器官特异性可能反映抗体对真皮的一些抗原组分具有特异性。坏死性黄色肉芽肿患者出现皮肤的组织细胞浸润，通常会在面部产生红色或黄色结节，结节可以进一步扩大形成斑块；约 10% 可以进展为骨髓瘤。约 5% 合并感觉运动性神经病变的患者，也会出现单克隆异常蛋白。

浆细胞病的 M 蛋白具有多样性，可以是任何重链亚类的完整抗体分子，也可以是改变的抗体或抗体片段；也可以产生孤立的轻链或重链。在某些浆细胞瘤（孤立性髓外浆细胞瘤或孤立性骨浆细胞瘤）中，不超过 1/3 的患者分泌 M 蛋白。约 20% 的骨髓瘤患者体内只产生轻链，并且大多数轻链会以本周蛋白形式分泌到尿中。某种重链型骨髓瘤的发生频率与其在血清中的浓度大致成正比，所以 IgG 型骨髓瘤比 IgA 型、IgD 型骨髓瘤更常见。约 1% 的骨髓瘤患者可以观察到双克隆或三克隆 Ig。

多发性骨髓瘤

定义

多发性骨髓瘤（multiple myeloma，MM）是单克隆浆细胞引起的恶性增殖性疾病。肿瘤本身、肿瘤的分泌产物、机体的反应可以导致多种器官功能障碍和症状，包括骨痛或骨折、肾衰竭、易感染、贫血、高钙血症、偶发的凝血异常、神经系统症状、高黏滞血症的表现等。

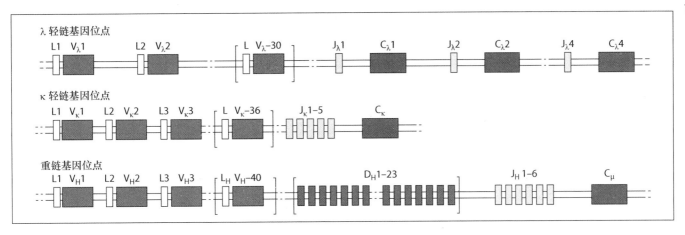

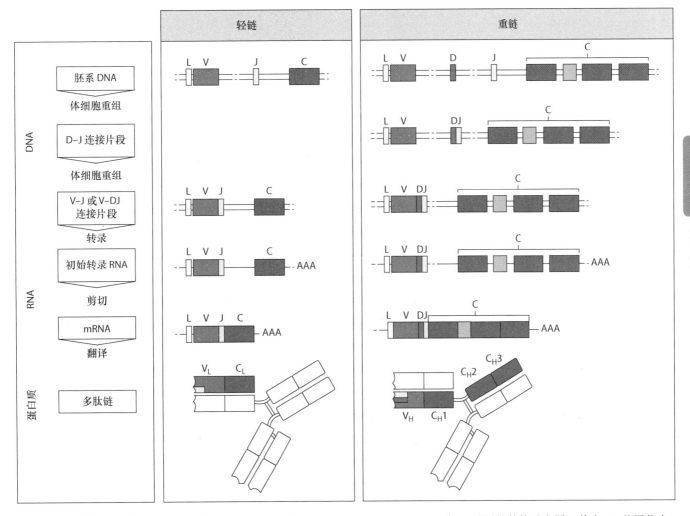

图 11-1 （见书后彩图） **免疫球蛋白基因和基因片段与抗体蛋白的关系。** 上图是一个 Ig 基因的结构示意图，其中，λ 基因位点位于 22 号染色体，κ 基因位点在 2 号染色体，重链基因位点在 14 号染色体上。重链基因位点含有 200 多万个碱基，而一些 D 基因片段仅含有几个碱基，所以该图只体现基因片段之间的关系，而不显示它们的实际大小。下图描述从非连续的胚系基因片段转变为完整抗体分子的过程。经过两次重组完成 V-D-J（或轻链 V-J）片段连接。重排的基因被转录，然后由 RNA 剪接切割出插入的序列，产生一个 mRNA，然后 mRNA 被翻译成抗体轻链或重链。重链的 D 和 J 片段以及轻链的 J 片段编码抗体的抗原结合位点（所谓的 CDR3 区）。（*From K Murphy*：*Janeway's Immunobiology*，*8th ed*．*Garland Science*，2011．）

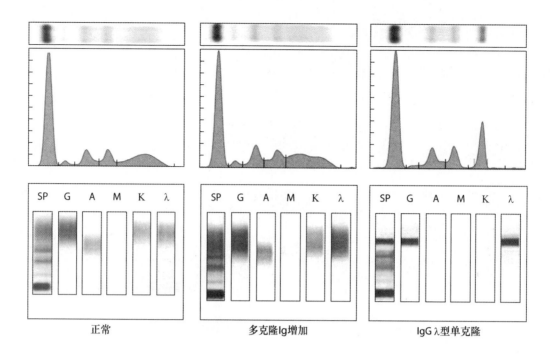

| | 正常 | 多克隆Ig增加 | IgG λ型单克隆 |

图 11-2（见书后彩图） **血清蛋白电泳和免疫固定电泳的典型图谱。** 最上面一组图代表琼脂糖凝胶，中间图代表凝胶的密度，最下面一组图显示免疫固定电泳图谱。左侧的图显示正常的血清蛋白电泳图谱，由于血清中存在多种 Ig，在电场中迁移率不同而产生一个宽峰。多克隆 Ig 增加的疾病宽峰更为突出（中间图）。在单克隆丙种球蛋白病中，单克隆细胞的产物占优势，通常会在 γ 球蛋白区域（右图），产生一种"教堂尖顶"似的尖峰。免疫固定法（下图）可以确定 Ig 类型，例如正常和多克隆 Ig 增加没有产生明显的条带；然而，右图显示单独的 IgG 和 λ 蛋白条带，证实 M 蛋白为 IgG λ型。（*Courtesy of Dr. Neal I. Lindeman*；*with permission.*）

病因

MM 的发病原因尚不清楚。其中，二战期间接触核弹头辐射的人群，经过 20 年的潜伏期，患 MM 的概率更高；农民、伐木工、制革工人、接触石油产品的人群患 MM 的概率比预期要高。MM 有各种染色体异常，包括超二倍体、13q14 缺失、t(11;14)(q13;q32)、t(4;14)(p16;q32)、t(14;16)易位和 17p13 缺失。有证据表明，转型重组错误（改变抗体重链同种型的遗传机制）参与染色体的转变过程，但是没有发现存在共同的分子病理通路。基因组测序分析未发现任何频率超过 20% 的重现性突变，其中，*N-ras*、*K-ras* 和 *B-raf* 突变最常见，并在超过 40% 的患者中组合出现。有证据表明，随着时间推移，会发生额外的基因变异导致亚克隆突变簇，这提示基因组的进化可能推动疾病进展。骨髓瘤肿瘤性事件涉及 B 细胞分化为浆细胞的前期细胞。白细胞介素 6（IL-6）可以促进骨髓瘤细胞增殖。除少数情况外，很难通过形态学特征来区分浆细胞的良恶性（图 11-3）。

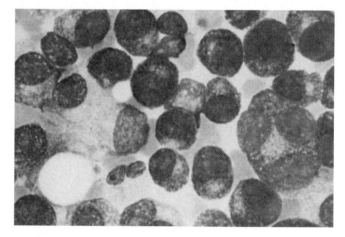

图 11-3（见书后彩图） **多发性骨髓瘤（骨髓）。** 肿瘤细胞具有浆细胞的形态学特征，呈圆形或卵圆形，内有一个偏心核、染色质粗，细胞质密集、嗜碱性，核周清晰、含高尔基体。可以看到双核和多核恶性浆细胞

发病率和患病率

据估计，在 2014 年，美国约有 24 050 个新诊断的 MM 病例，因本病死亡的人数达 11 090 例。发病率随年龄增加而上升，中位确诊年龄为 70 岁，40 岁以

下人群罕见。男性发病率高于女性，黑人发病率接近白人的 2 倍。白人中 MM 占恶性肿瘤的 1.3%，黑人为 2%；在血液系统恶性肿瘤中，白人为 13%，黑人占 33%。

全球分布

非裔美国人、太平洋岛居民 MM 发病率最高，包括亚洲在内的发展中国家居民发病率最低，居中的是欧洲人和北美洲白人。越发达的国家发病率越高，可能是因为预期寿命延长和医疗监测更频繁。其他族群，包括夏威夷土著人、西班牙裔女性、来自新墨西哥州的印第安人以及阿拉斯加原住民，罹患 MM 的概率高于同一地区的美国人；中国和日本人发病率低于白种人；免疫增殖性小肠病合并 α 重链病最常见于地中海地区。尽管在患病率上存在差异，但 MM 的特性、对治疗的反应、预后在全世界范围内相似。

发病机制和临床表现

MM 细胞通过细胞表面黏附分子黏附到骨髓基质细胞（bone marrow stromal cell，BMSC）和细胞外基质（extracellular matrix，ECM），这一过程会触发骨髓基质中的 MM 细胞增生、抗凋亡、耐药和转移（图 11-4）。这些效应是由于 MM 细胞与 BMSC 直接结合或者诱导产生各种细胞因子，包括 IL-6、胰岛素样生长因子-I（IGF-I）、血管内皮生长因子（VEGF）和基质细胞衍生生长因子（SDF）-1α。通过 Ras/Raf/丝裂原活化的蛋白激酶、PI3K/Akt、蛋白激酶 C 信号级联反应介导 MM 细胞的增生、耐药和转移。

骨痛是 MM 最常见的症状，见于 70% 的患者。与转移癌引起的骨痛夜间加重不同，MM 患者的骨痛常在运动后加重。MM 患者出现持续性局部疼痛通常提示可能发生病理性骨折。肿瘤细胞增生、破骨细胞的激活加速骨破坏，成骨细胞的抑制导致新生骨受抑制，进而导致 MM 的骨病变。骨髓瘤细胞分泌的破骨细胞活化因子（osteoclast activating factor，OAF）引起破骨细胞的活性增加。一些细胞因子，包括 IL-1、淋巴毒素、血管内皮生长因子、NF-κB 受体活化蛋白（RANK）配体、巨噬细胞抑制因子（MIP）-1α、肿瘤坏死因子（TNF）可以促进 OAF 活性。骨损伤多为溶解性病变。由于骨髓瘤细胞产生 dickhoff-1（DKK-1）抑制成骨细胞活动，很少有成骨细胞产生新骨，因此在诊断方面，放射性同位素骨扫描不如平片用处大。骨溶解导致大量的骨钙动员，临床中大量患者出现高钙血症导致的严重急性、慢性并发症（见

第十一章　浆细胞病

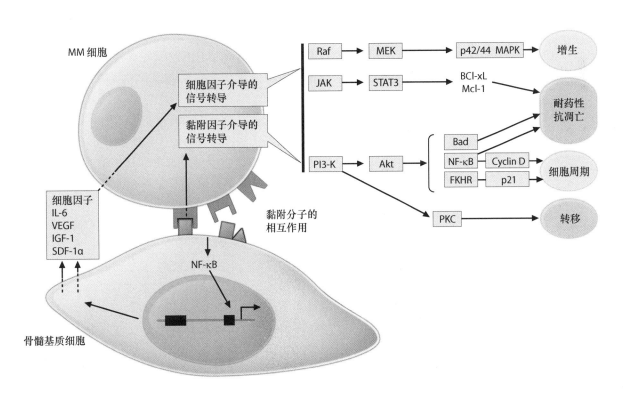

图 11-4　多发性骨髓瘤的发病机制。多发性骨髓瘤（MM）细胞与骨髓基质细胞（BMSC）、细胞外基质蛋白通过黏附分子结合，触发黏附分子介导的信号传导通路，促进细胞因子的产生。最终进一步触发细胞因子介导的信号传导通路，引发肿瘤细胞增殖、存活、抗凋亡作用以及产生耐药性。

下文）。局部的骨病变可发展成易触及的肿块，尤其是在颅骨（图11-5）、锁骨和胸骨；椎骨的损伤可能导致脊髓受压。骨髓瘤患者另一个最常见的临床表现是容易发生细菌感染。其中，最常见的感染性疾病是肺炎和肾盂肾炎；最常见的肺内病原菌是肺炎链球菌、金黄色葡萄球菌、肺炎克雷伯菌和泌尿生殖道内的大肠埃希菌、其他革兰氏阴性菌。约25%的患者可以出现反复感染，>75%的患者在病程中会有严重的感染。导致对感染易感性的原因有以下几方面：首先，MM患者普遍具有低丙种球蛋白血症（除M蛋白以外），这与功能正常的抗体生成减少而破坏增加有关；其次，一些患者的血液循环中含有抑制正常抗体合成的调节性细胞。在IgG型骨髓瘤中，正常IgG抗体的分解速度比一般情况下要快，这是因为IgG抗体的代谢速率随血清浓度增加而加快。M蛋白使分解率由原来的2%升高为8%～16%。这些患者抗体的应答能力非常差，特别是对细菌的细胞壁这一类多糖抗原。MM患者的T细胞功能大部分正常，但$CD4^+$T细胞亚群功能可能会下降。肿瘤产物可能导致粒细胞溶菌酶的含量降低，粒细胞迁移变慢。MM患者也有各种补体功能异常。所有上述因素都会导致这些患者的免疫缺陷。一些常用的治疗药物，例如地塞米松，可以抑制免疫反应，引起细菌和真菌感染；硼替佐米可以诱导疱疹病毒再激活。

约25%的MM会发生肾衰竭，超过50%会有肾病理改变。多种因素造成这些肾损伤，其中，高钙血症是肾衰竭最常见的原因。肾小球淀粉样蛋白沉积、

高尿酸血症、反复感染、频繁使用非甾体抗炎药（NSAID）止痛、使用碘化造影剂成像、使用双膦酸盐以及骨髓瘤细胞偶尔浸润肾，都可以导致肾功能不全。然而，轻链的排泄引起的肾小管损伤几乎总是存在。正常情况下，轻链从肾小球滤过，在肾小管重吸收并分解代谢。随着轻链的排泄增加，肾小管细胞内轻链蛋白超载，轻链的直接毒性作用以及细胞内溶酶体酶释放的间接作用均导致肾小管发生损伤。肾小管损害最早的表现是成人Fanconi综合征（2型近端肾小管性酸中毒），伴有葡萄糖和氨基酸丢失以及肾的酸化和浓缩能力下降。患者有蛋白尿，不伴高血压，蛋白几乎全部是轻链蛋白。一般情况下，尿中很少有白蛋白，因为肾小球功能通常正常。当肾小球受累时，可出现非选择性蛋白尿。骨髓瘤患者也会出现阴离子间隙［即 $Na^+ - (Cl^- + HCO_3^-)$］降低，因为M蛋白是阳离子，导致氯（Cl^-）潴留。由于血清中蛋白质含量增加导致单位体积血清中水变少，患者通常伴有假性低钠血症。轻链沉积病、轻链管型肾病和淀粉样变性引起的肾功能不全经有效治疗，部分可以逆转。如果骨髓瘤患者合并脱水，易于发生急性肾衰竭。

约80%的MM发生正细胞正色素性贫血，这与正常骨髓被增生的MM细胞替代、肿瘤产生的因子抑制造血、肾产生的促红细胞生成素（EPO）减少以及长期治疗的影响有关；此外，轻度的溶血也可能导致贫血；叶酸或维生素B_{12}缺乏导致巨幼细胞贫血的比例比预期要多。粒细胞和血小板减少很少见，而且大多是治疗引起的。由于抗体包被血小板影响正常血小板的功能，M蛋白与凝血因子Ⅰ、Ⅱ、Ⅴ、Ⅶ或Ⅷ的相互作用，凝血因子抗体及内皮细胞的淀粉样损伤等，患者可以出现凝血功能异常。使用沙利度胺、来那度胺或泊马度胺与地塞米松联合治疗的患者，易于形成深静脉血栓。如果M蛋白形成冷球蛋白，患者可以出现雷诺现象和循环障碍；高黏滞综合征与M蛋白的物理特性有关（IgM、IgG_3和IgA蛋白最常见）。以水的黏度为基准，根据血清的相对黏度定义为高黏度。正常的相对血清黏度是1.8（即血清的黏度通常接近水的2倍）。通常情况下，当血清黏度超过4厘泊（cP）时，机体会出现症状，此时血清IgM浓度达到40 g/L（4 g/dL）、IgG3达50 g/L（5 g/dL）、IgA达70 g/L（7 g/dL）。但是，由于异常蛋白分子的化学和物理特性，少数情况下，也可在浓度较低时就出现症状。

虽然只有少数患者出现神经系统症状，但引起这些症状的原因却是多方面的。其中，高钙血症可

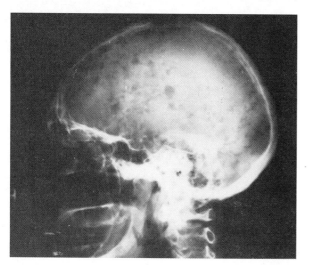

图 11-5 多发性骨髓瘤的骨性病变。颅骨表现出典型的多发性骨髓瘤"穿孔"的病变特征。病灶为单纯的溶骨性病变，很少或几乎没有出现成骨活动。（Courtesy of Dr. Geraldine Schechter; with permission.）

能会产生嗜睡、乏力、抑郁和精神错乱。高黏滞血症可以导致头痛、疲劳、气短、心力衰竭加重、视力障碍、共济失调、眩晕、视网膜病变、嗜睡和昏迷。骨破坏和塌陷可能导致脊髓压迫、放射性疼痛以及大小便失禁。淀粉样蛋白浸润外周神经可以引起腕管综合征和其他单发或多发感觉运动性神经病。意义未明的单克隆丙种球蛋白病（monoclonal gammopathy of undetermined significance，MGUS）以及 MM 相关的神经病，发生感觉性神经病的概率高于运动性神经病；而且，与其他重链型相比，IgM 型出现这种神经病变更多见。超过 50% 的神经病变患者，体内产生针对髓鞘相关球蛋白（MAG）的单克隆 IgM。沙利度胺和硼替佐米也可产生感觉神经病变的副作用。

骨髓瘤有许多临床特征，例如脊髓压迫、病理性骨折、高黏滞血症、败血症和高钙血症等，可表现为临床上的急症。尽管浆细胞在体内分布很广泛，但是肿瘤主要在骨和骨髓内扩增，而且很少引起脾、淋巴结或肠黏膜相关淋巴组织肿大，原因不明。

诊断与分期

骨髓瘤的诊断标准（表 11-1）包括骨髓克隆性浆细胞增多（>10%）、血清和（或）尿液中出现 M 蛋白和终末器官损害。骨髓的浆细胞表达 CD138 以及单克隆 κ 或 λ 轻链。本病最需要与 MGUS 和冒烟型多发性骨髓瘤（smoldering multiple myeloma，SMM）进行鉴别。MGUS 比 MM 多见，在年龄超过 50 岁的人群中发生率为 1%，在 75 岁以上的人群高达 10%。表 11-1 描述了 MGUS 患者、SMM 和 MM 的诊断标准。虽然每年约 1% 的 MGUS 患者发展为 MM，但是所有的 MM 发生之前都会出现 MGUS。非 IgG 抗体亚型、κ/λ 游离轻链的比例异常、血清 M 蛋白高于 15 g/L（1.5 g/dl），都会导致 MGUS 进展为 MM 的风险增加。不具备上述三个指标的 MGUS，20 年后进展的概率为 5%；而满足所有三个特征的高危 MGUS，20 年后进展为 MM 的概率高达 60%。SMM 向 MM 进展的高危指标包括骨髓中浆细胞超过 10%、κ/λ 游离轻链的比例异常、血清 M 蛋白高于 30 g/L（3 g/dl）。具备这三个特征之一的患者，5 年内进展为 MM 的概率为 25%；而具备所有三个特征的高危 SMM 进展的概率高达 76%。孤立性骨浆细胞瘤和孤立性髓外浆细胞瘤是 MM 的两个重要变异型。在这两种疾病中，少于 30% 的患者会出现 M 蛋白；它们可能会影响较年轻的个体，并且两者中位生存期均超过 10 年。孤立性骨浆

表 11-1	多发性骨髓瘤、骨髓瘤变异型和意义未明的单克隆丙种球蛋白病的诊断标准

意义未明的单克隆丙种球蛋白病（MGUS）

血清 M 蛋白<30 g/L
骨髓单克隆浆细胞比例<10%
无其他 B 细胞增殖性疾病的证据
无骨髓瘤相关器官或组织损伤（无终末脏器损伤，包括骨病变）[a]

冒烟型骨髓瘤（无症状性骨髓瘤）

血清 M 蛋白≥30 g/L 和（或）
骨髓单克隆浆细胞比例≥10%
无骨髓瘤相关器官或组织损伤（无终末脏器损伤，包括骨病变）[a] 或症状

症状性多发性骨髓瘤

血清和（或）尿中出现 M 蛋白
骨髓（克隆性）浆细胞[b] 或浆细胞瘤
骨髓瘤相关器官或组织损害（终末脏器损伤，包括骨病变）

非分泌型多发性骨髓瘤

免疫固定电泳显示血清和（或）尿中无 M 蛋白
骨髓单克隆浆细胞比例≥10%或浆细胞瘤
骨髓瘤相关器官或组织损害（终末脏器损伤，包括骨病变）[a]

孤立性骨浆细胞瘤

血清和（或）尿中无 M 蛋白[c]
克隆性浆细胞引起的孤立性骨破坏区
骨髓不符合多发性骨髓瘤
骨骼检查正常（如可以，做脊柱和骨盆 MRI）
无相关的器官或组织损伤（除孤立性骨病变外，无终末脏器损伤）[a]

POEMS 综合征

所有以下四个标准必须满足：
1. 多发神经病变
2. 单克隆浆细胞增生性疾病
3. 下列任何一种：（a）骨质硬化；（b）Castleman 病；（c）血管内皮生长因子（VEGF）水平升高
4. 下列任何一种：（a）脏器肿大（脾大、肝大或淋巴结肿大）；（b）血管外容量超负荷（水肿、胸腔积液或腹水）；（c）内分泌疾病（肾上腺、甲状腺、垂体、性腺，甲状旁腺、胰腺）；（d）皮肤改变（色素沉着、多毛、肾小球血管瘤、多血质、手足发绀、面色潮红和指甲苍白）；（e）视盘水肿；（f）血小板或红细胞增多[d]

[a] 骨髓瘤相关器官或组织损伤（终末器官损害）：①钙水平增加，血清钙>2.75 mmol/L，或超出正常上限 0.25 mmol/L 以上；②肾功能不全，肌酐>173 mmol/L；③贫血，血红蛋白低于正常下限 2 g/dl 或血红蛋白<10 g/dl；④骨病变，骨质疏松症与压缩性骨折（MRI 或 CT）；⑤其他：高黏血症、淀粉样变性、复发细菌感染（12 个月内>2 次）。
[b] 流式细胞测试显示大多数浆细胞（>90%）有一个"肿瘤"的表型。
[c] 有时会出现少量 M 蛋白。
[d] 这些特性非其他原因引起，在发生时间上彼此相关

缩写：POEMS，即多发性神经病、脏器肿大、内分泌失调、M 蛋白和皮肤改变

细胞瘤是一个单一的溶骨性病变，而骨髓中浆细胞没有增多；孤立性髓外浆细胞瘤通常累及鼻咽或鼻窦黏

膜下淋巴组织，骨髓浆细胞也不出现增多。这两种肿瘤都对局部放射治疗高度敏感，如果体内存在 M 蛋白，在治疗后会消失。孤立性骨浆细胞瘤可以在其他部位复发或进展为 MM，而孤立性髓外浆细胞瘤很少复发或进展。

临床评估 MM 患者需要进行详细的体格检查，寻找到疼痛的骨和肿块。胸片和骨片可能提示溶骨性病变或弥漫性骨质疏松。磁共振成像提供了一个敏感的手段来记录疼痛综合征患者骨髓浸润、脊髓或神经根压迫的程度。全血细胞计数与分类可能显示贫血。红细胞沉降率升高。极少数患者（约 1%）浆细胞可能超过 2000/μl 成为浆细胞白血病。各型 MM 发生浆细胞白血病的比例并不一致，IgD 型 MM 的概率为 12%，而 IgE 型为 25%。血清钙、尿素氮、肌酐和尿酸水平可出现升高。蛋白电泳检测血清免疫球蛋白和游离轻链可以显示 M 尖峰，免疫电泳对蛋白电泳无法检测到的低浓度 M 蛋白特别敏感，可以用来辅助检测。定量测量本周蛋白需要 24 h 的尿液标本。因为没有成骨活动，所以即使有广泛的骨累及，血清碱性磷酸酶通常也正常。定量分析血清 β_2 微球蛋白和白蛋白也同样重要（见下文）。

患者血清 M 蛋白中 IgG 型占 53%，IgA 型占 25%，IgD 型占 1%；20% 的患者血清和尿中只有轻链。检测尿蛋白的试纸来识别轻链是不可靠的，检测本周蛋白的热试验在 50% 的轻链骨髓瘤患者中出现假阴性。不超过 1% 的患者检测不到 M 蛋白，这些患者通常为轻链型多发性骨髓瘤，由于轻链经肾分解代谢，因此尿中检测不到。大多数患者，现在可以用血清游离轻链法检测轻链。IgD 型多发性骨髓瘤也可表现为轻链病。大约三分之二含有血清 M 蛋白的患者也有尿轻链。轻链类型可能对生存有影响。分泌 λ 轻链的患者比分泌 κ 轻链的患者总体存活期明显缩短。到底是由于存在重要的基因决定簇影响肿瘤细胞增殖，还是因为 λ 轻链比 κ 轻链更容易导致肾损伤和产生淀粉样蛋白，目前尚不清楚。重链类型也可以影响患者的处理。具有 IgM 型蛋白的患者中，大约一半会发生高黏滞血症，与之相比，IgA 和 IgG 型患者的发生率只有 2%～4%。在 IgG 型 MM 中，IgG3 亚类更易于形成浓度和温度依赖性的聚集体，在较低的血清浓度下就可以导致高黏滞血症和冷凝集反应。

预后

血清 β_2 微球蛋白是预测生存的最有力的单一指标，可以代替分期。它的分子量为 11 000 mol，它与免疫球蛋白恒定区的结构相似，是 I 类组织相容性抗原（HLA-A、B、C）的轻链，分布于所有细胞表面。β_2 微球蛋白＜0.004 g/L 的患者，中位生存期为 43 个月；而 β_2 微球蛋白＞0.004 g/L 的患者，中位生存期仅为 12 个月。国际分期系统（ISS）（表11-2）结合血清 β_2 微球蛋白和白蛋白水平来预测生存期，可以分为三期。由于大剂量化疗和新药的使用，Durie-Salmon 分期系统已经无法提示预后，因而不再使用。高标记指数、循环血中的浆细胞比例、体力状态以及高水平的乳酸脱氢酶（LDH）也与预后不良相关。

核型分析出现细胞遗传学异常和亚二倍体核型，荧光原位杂交（FISH）显示 17p 缺失及 t(4;14)、t(14;16)、t(14;20)易位，都是影响预后的因素。过去认为，13q 缺失提示预后不良，但随着新药的使用，已经不再具有预后意义。微阵列分析和比较基因组杂交分别形成了基于 RNA 和 DNA 的预后分期系统。ISS 以及细胞遗传学改变是评估预后最常用的方法（表 11-2）。

表 11-2	骨髓瘤危险分层	
染色体异常		
方法	**标危（80%）** 预期生存期 6～7 年以上	**高危（20%）** 预期生存期 2～3 年
核型	无染色体核型异常	常规染色体核型异常
FISH	t(11;14) t(6;14) Del(13)	Del(17p) t(4;14) t(14;16) t(14;20)
国际分期系统		
	分期	**中位生存期（月）**
β_2M＜3.5，alb≥3.5	I（28%）[a]	62
β_2M＜3.5，alb＜3.5 或 β_2M＝3.5～5.5	II（39%）	44
β_2M＞5.5	III（33%）	29
其他提示疾病高危的特征：		
原发性浆细胞白血病		
髓外病变		
血清乳酸脱氢酶（LDH）升高		
高危基因表达谱		

[a] 每期的患者百分比

缩写：β_2M，血清 β_2 微球蛋白（mg/L）；alb，血清白蛋白（g/dl）；FISH，荧光原位杂交

治疗 多发性骨髓瘤

MGUS 患者无治疗指征，每年或间隔更长时间随访一次即可。高危 MGUS 应每 6 个月检查一次血清蛋白电泳、全血细胞计数、肌酐以及血清钙离子浓度。MGUS 合并严重多发性神经病的患者，如果可以明确因果关系，特别是不存在任何其他导致神经病变的潜在原因时，应考虑给予治疗。治疗方法包括血浆置换治疗，针对 IgM 型 MGUS 可使用利妥昔单抗，IgG 或 IgA 型 MGUS 治疗方法类似于 MM。约 10% 的 MM 患者为无症状性多发性骨髓瘤，呈现惰性病程，疾病在数年间缓慢进展。对于这些患者无具体治疗指征，尽管使用来那度胺和地塞米松可能预防高危 SMM 向活动性 MM 进展，但目前只有 SMM 患者开始出现贫血、高钙血症、渐进性溶骨性病变、肾功能不全或反复感染时，才需要进行抗肿瘤治疗。孤立性骨浆细胞瘤和髓外浆细胞瘤的患者接受 40 Gy 局部放射治疗后有望延长无病生存期。少数孤立性骨浆细胞瘤患者出现隐匿性骨髓浸润。这些患者往往血清中 M 蛋白下降速度较慢或消失后几个月又重新出现，这些患者对全身治疗反应良好。

有症状和（或）进展性骨髓瘤的患者需要接受干预治疗。通常治疗包括两种：①全身治疗，控制骨髓瘤的进展；②对症支持治疗，防止严重的合并症。干预治疗能显著延长骨髓瘤患者的生存期，提高生存质量。

MM 的治疗包括初始诱导治疗、巩固和（或）维持治疗，以及在疾病进展中，还要针对复发疾病进行治疗。治疗方法部分取决于患者的年龄和合并疾病，这些可能会影响患者是否能耐受高剂量治疗及移植。

联合使用沙利度胺（200 mg/d）与地塞米松对 2/3 新诊断的 MM 患者有效。随后，沙利度胺的免疫调节衍生物——来那度胺（25 mg/d，每 4 周在第 1~21 天服用）和蛋白酶体抑制剂——硼替佐米（1.3 mg/m² ，每 3 周一个疗程，每个疗程第 1、4、8 和 11 天使用）分别与地塞米松（40 mg，每周 1 次）联合使用，可以使新诊断的 MM 患者获得高缓解率（>80%）。重要的是，这些联合方案毒副作用轻微，疗效明显提高，使其成为首选的诱导方案药物使用于临床。为了提高患者的反应率和缓解的程度，可在方案中增加治疗药物的种类。联合应用来那度胺、地塞米松和硼替佐米可以达到近 100% 的有效率和 30% 的完全缓解率，并成为适于移植患者首选的诱导治疗方案。其他类似的三药组合方案

（硼替佐米、沙利度胺和地塞米松或硼替佐米、环磷酰胺和地塞米松）也可以达到 90% 以上的有效率。使用硼替佐米建议预防带状疱疹。每周一次或皮下给药可以减轻硼替佐米引起的神经病变副作用。如果应用来那度胺的患者有深静脉血栓（DVT）的风险，则需应用阿司匹林或华法林或低分子量肝素预防 DVT。服用来那度胺的患者需要在用药 6 个月内采集干细胞，因为持续使用来那度胺可能影响干细胞采集。初始治疗应在达到最大疗效后再停止。那些准备进行移植的患者，应该避免使用烷化剂如美法仑，因为这类药物可破坏干细胞，导致自体干细胞采集困难。

对于那些年龄超过 70 岁、有明显心肺功能异常或者其他合并症而不能进行移植的患者，可以联合使用上文提到的两种或三种药物进行诱导治疗。过去一直使用 MP 方案（美法仑联合泼尼松）进行治疗，每 4~6 周一疗程，每疗程应用美法仑 0.25 mg/(kg·d) 及泼尼松 1 mg/(kg·d) 共 4 天。然而，一些研究已经将新药与 MP 方案联合使用，获得了高反应率和好的生存结果。对于年龄超过 65 岁的患者，联合使用 MP 方案和沙利度胺（MPT）比单用 MP 方案获得更高的有效率和总体生存率。同样，联合使用硼替佐米加 MP 方案（MPV）与单用 MP 方案比较，缓解率（71% vs. 35%）及 3 年生存率（72% vs. 59%）均显著提高。与单用 MP 相比，联合来那度胺和 MP 方案（MPR）之后继续来那度胺维持治疗，也可以延长无进展生存期。这些联合新药的治疗方案可以获得很高的完全缓解率（MPT 达 15%，MPV 达 30%，MPR 达 20%；MP 仅 2%~4%）。尽管 MP 与新药组合可作为治疗选择之一，但由于不含 MP 的方案长期使用有更好的安全性和有效性，所以多数研究支持使用不含 MP 的持续治疗方案（如来那度胺＋地塞米松）。

血清 M 蛋白改善可能晚于症状改善。M 蛋白的下降取决于肿瘤杀伤程度和免疫球蛋白代谢率，而这些又取决于免疫球蛋白（IgG）的血清浓度。轻链的半衰期为 6 h，因此在治疗的第 1 周内轻链排泄可能就会下降。由于尿轻链水平与肾小管功能有关，因此尿轻链水平不能作为检测肿瘤细胞杀伤程度的可靠指标，尤其是在肾功能不全的患者；血清游离轻链指标可以很快出现改善。尽管患者未达完全缓解，但是临床缓解可能会持续很长一段时间。

大剂量化疗和巩固/维持治疗是大多数适于移植患者的标准治疗。随机对照研究对比标准剂量治疗和大剂量（HDT）美法仑联合自体干细胞支持治疗，发现大剂量治疗不仅可以获得更高的总体有效

率，还可以使完全缓解率达到 25%～40%，并延长无进展生存期和总生存期。但是很少有患者被治愈。虽然连续大剂量化疗（序贯移植）比单次大剂量化疗更有效，但是仅第一次移植未达完全或非常好的部分缓解的患者可从中获益，这种情况较少见。此外，随机研究未能显示诱导治疗后早期移植和复发后晚期移植的患者，在总体存活率方面存在显著差异。这些数据允许选择晚期移植，特别是在多种药物和药物组合可以选用的情况下。同种异体移植也可产生高的缓解率，但治疗相关的死亡率会高达40%。从理论上而言，非清髓性异基因移植可减少毒性，利用移植物抗骨髓瘤效应，同时避免随之而来的毒性，但目前建议仅在临床试验下尝试应用。

常规剂量化疗以及大剂量化疗后进行维持治疗可延长缓解期。两项Ⅲ期研究表明，与安慰剂组相比，大剂量化疗后继续来那度胺维持治疗的患者可以获得更长的无进展生存期；其中一项研究还显示，总体生存期也延长。另一项Ⅲ期研究显示，在不适合移植的患者，MP＋来那度胺诱导治疗后继续应用来那度胺维持可延长无进展生存期。尽管有人担心来那度胺维持治疗会增加患者第二原发恶性肿瘤的发生率，但是患者在延缓骨髓瘤疾病进展和死亡方面的收益远超过药物副作用带来的风险。细胞遗传学高危患者联合来那度胺和硼替佐米作为移植后维持治疗具有好的前景。

复发性 MM 可以使用来那度胺和（或）硼替佐米等药物治疗。这些药物与地塞米松联合应用可达到 60% 的部分缓解率和 10%～15% 的完全缓解率。硼替佐米联合多柔比星脂质体对复发性骨髓瘤有效。如果在初始治疗中未使用沙利度胺，它可以用来治疗难治性病例。第二代蛋白酶抑制剂卡非佐米和免疫调节剂泊马度胺对复发难治性 MM 有效，甚至可以用来治疗来那度胺和硼替佐米治疗无效的 MM。对于难治性 MM 患者，如果早期没有使用大剂量美法仑和干细胞移植治疗，仍可以作为有效的挽救治疗。

MM 患者的中位总生存期为 7～8 年，部分年轻患者可以存活 10 年以上。患者死亡的主要原因是骨髓瘤进展、肾衰竭、败血症或治疗相关的骨髓增生异常。接近四分之一的患者死于心肌梗死、慢性肺病、糖尿病或脑卒中，这些并发症发生多与患者的年龄有关，而不是肿瘤引起。

支持治疗旨在预防合并症，与抗肿瘤治疗同样重要。高钙血症一般对双膦酸盐类药物、糖皮质激素治疗、水化和利尿剂治疗的反应良好，很少需要使用降钙素。双膦酸盐类药物（如帕米膦酸二钠

90 mg 或唑来膦酸 4 mg，一个月 1 次）可以减少破骨细胞的骨吸收，提高患者的体力状态和生活质量，降低骨相关并发症，同时可能产生抗肿瘤作用。颌骨坏死和肾功能不全可以发生在少数接受阿仑膦酸钠治疗的患者身上。建议应用如氟化物、钙和维生素 D，加或不加雄激素等可增加骨骼强度的药物，但这种方法未被证明有效。椎体塌陷伴疼痛的患者应考虑椎体后凸成形术和椎体成形术。医源性肾功能恶化可以通过维持液体摄入量来减轻脱水，促进轻链与钙的排泄等来预防。在发生急性肾衰竭时，血浆置换法清除轻链的有效率比腹膜透析高 10 倍以上；然而，其在逆转肾衰竭方面的作用仍然有争议。重要的是，使用药物如硼替佐米进行抗肿瘤治疗有效地减少了蛋白负荷，可以使一半以上的患者肾功能得到改善。肾衰竭时亦可应用来那度胺，但需要调整剂量，因为它需要通过肾排泄。需要留意是否存在尿路感染并且尽早治疗。血浆置换术可治疗高黏滞综合征。尽管肺炎球菌对于 MM 患者是一种可怕的病原菌，但是肺炎球菌多糖疫苗在 MM 患者可能无法引起抗体反应。静脉注射丙种球蛋白制剂可以用来预防反复严重的感染。没有必要长期预防性地口服抗生素。患者出现严重的下肢神经病变、背部局部严重疼痛以及肠道和膀胱功能异常等问题时，可能需要紧急进行磁共振成像和局部放射治疗，如果确定存在脊髓压迫，还需要使用糖皮质激素治疗。出现神经功能缺损加重或存在严重损害的患者，可能需要紧急外科手术减轻神经压迫。镇痛药和全身治疗对大多数骨性病变有疗效，但是某些疼痛性病变可能对局部放射治疗反应更迅速。促红细胞生成素（EPO）和补血药（铁、叶酸、钴胺素）对 MM 相关的贫血有效。尽可能确定贫血的发病机制，以进行针对性的治疗。

原发性巨球蛋白血症

Waldenström 在 1948 年提出一种分泌 IgM 的淋巴浆细胞样细胞引起的恶性疾病。与 MM 相比，本病有淋巴结肿大和肝脾大，但是主要的临床表现为高黏滞综合征。该病与 CLL、MM、淋巴细胞性淋巴瘤（lymphocytic lymphoma）相似。肿瘤细胞来源于生发中心后 B 淋巴细胞，已经在淋巴滤泡中发生体细胞突变和抗原选择，具有携带 IgM 的记忆 B 细胞的特点。原发性巨球蛋白血症（Waldenström's macroglobulinemia，WM）和 IgM 型 MM 有类似的临床病程，但选用的治疗方法不同。诊断 IgM 型 MM 时，患者通常有溶骨性病变，CD138 阳性的浆细胞大量浸润骨髓，同时患者发生病理性骨折的风险大于 WM 患者。

　　一个家族罹患 WM 在临床上常见，但它的分子机制目前还不清楚。曾有报道称，90％的 WM 和大多数 IgM 型 MGUS 患者会出现独特的 MYD88 L265P 突变，依靠这种突变，可以与边缘区淋巴瘤（marginal zone lymphoma，MZL）、IgM 型 MM 以及合并浆细胞分化的 CLL 相鉴别。突变也解释了 WM 的分子病理机制，包括 Toll 样受体（TLR）和 IL-1 受体（IL-1R）信号激活 IL-1R 相关激酶（IRAK）4 和 IRAK1，然后进一步激活核因子-κB（NF-κB）。本病与 MM 相似，都是在男性中多见，并且随年龄增长发病率增加（中位年龄为 64 岁）。有报道称，一些 WM 患者分泌针对髓鞘相关糖蛋白（MAG）的特异性 IgM，可以引起这种蛋白质的丢失，进而导致周围神经系统脱髓鞘疾病，比已熟知的多发性硬化患者的髓鞘碱性蛋白丢失发生更早、程度更重。WM 患者有时会出现外周神经病变，其中一半患者血清抗 MAG 抗体阳性。神经病变可能在肿瘤之前出现。推测其启动机制可能是，前期病毒感染导致机体发生抗体反应，这些抗体与正常组织成分出现交叉免疫反应。

　　WM 和 MM 都可以累及骨髓，但与 MM 不同，WM 不会引起骨病变或高钙血症。骨髓中淋巴浆细胞样细胞（表面 IgM、CD19、CD20、CD22 阳性，CD5 阳性少见，但 CD10、CD23 阴性）浸润超过 10％，肥大细胞的数量增加。和 MM 患者一样，血清中 M 蛋白超过 30 g/L（3 g/dl），但与 MM 不同的是，由于 IgM 型蛋白分子量大，很少经肾排泄，只有 20％的患者分泌轻链，因此，肾病变不常见。80％病例分泌的是 κ 型轻链。与 MM 一样，患者可以出现虚弱、乏力、反复感染，但鼻出血、视力障碍和神经系统症状如周围神经病、眩晕、头痛、一过性麻痹在 WM 患者更常见。体格检查发现淋巴结肿大和肝脾大，眼底检查发现血液高黏度引起的视网膜静脉血管节段性扩张。患者可出现正细胞正色素性贫血，缗钱状红细胞和抗球蛋白试验阳性比 MM 更常见。外周血液通常出现恶性淋巴细胞。约 10％的巨球蛋白是冷球蛋白。这些蛋白都是单纯的 M 蛋白，与类风湿关节炎和其他自身免疫性疾病中的混合冷球蛋白不同。混合冷球蛋白是由 IgM 或 IgA 与 IgG 形成的特异性复合物。这两种疾病都可以因寒冷加重雷诺现象和出现严重的血管症状，但是混合冷球蛋白不常见于恶性疾病。通过病史和体格检查怀疑为冷球蛋白的患者，应该使用温的注射器

抽取血液，并置于温水容器中送到实验室，避免冷球蛋白测定出现误差。

治疗　原发性巨球蛋白血症

　　由于 80％的 IgM 蛋白位于血管内，因此血浆置换可以迅速改善高黏血症引起的严重症状，如意识状态改变或麻痹。患者的中位生存期约为 50 个月，类似于多发性骨髓瘤。然而，许多原发性巨球蛋白血症属于惰性疾病，不需要治疗。根据老年、男性、一般症状和血细胞减少等治疗前参数可确定高危人群。在疾病出现症状或出现进行性贫血、高黏滞血症和淋巴结肿大、肝脾大之前，通常不需要治疗。硼替佐米和苯达莫司汀对原发性巨球蛋白血症疗效显著。利妥昔单抗（抗 CD20）单用或联合上述两种药物之一对 WM 也有效。由于利妥昔单抗可以引起 IgM 一过性增高，所以最初 IgM 水平高的患者暂不使用。氟达拉滨（25 mg/m²，每天 1 次，每 4 周使用 5 天）和克拉立滨（0.1 mg/kg，每天 1 次，每 4 周使用 7 天）也是非常有效的单药。随着对 MyD88 基因突变的认识，BTK 和 IRAK1/4 抑制剂正在进行临床评效，并呈现明显的效果。虽然可以选择大剂量化疗加自体移植，但由于存在其他有效的治疗药物，因此临床已减少应用。

POEMS 综合征

　　这个综合征的特点包括多发性神经病变（Polyneuropathy）、脏器肿大（Organomegaly）、内分泌疾病（Endocrinopathy）、M 蛋白（M-protein）和皮肤改变（Skin change）（POEMS）。诊断标准见表 11-1。患者通常有严重的渐进性感觉运动神经病变，伴硬化性骨病。多发性神经病变在大约 1.4％的 MM 中可见，但 POEMS 综合征仅仅是其中一个罕见的亚型。与典型的 MM 不同，大约 2/3 的患者出现肝大、淋巴结大，约 1/3 出现脾大。淋巴结病在组织学上常与 Castleman 病相似，这是一种由于过多产生 IL-6 引起的疾病。内分泌表现有妇女闭经、男性阳痿和男性乳房发育。由于下丘脑的抑制性功能丧失引起高泌乳素血症，导致其他中枢神经系统表现，如视盘水肿、脑脊液压力和蛋白升高。约 1/3 的患者发生 2 型糖尿病。偶尔出现甲状腺功能减退和肾上腺皮质功能不全。皮肤可以发生多种变化，包括色素沉着、多毛、皮肤增厚和杵状指等。其他表现包括外周水肿、腹水、胸腔积液、

发热和血小板增多。POEMS 综合征早期不会出现全部症状。

本病的发病机制尚不清楚，但发现有大量的促炎细胞因子，其中包括 IL-1、IL-6、VEGF 和 TNF，然而抑制性细胞因子如转化生长因子 β 水平却比预期要低。接受类似 MM 的治疗可能会改善其他的临床症状。

患者常接受骨髓瘤样治疗。血浆置换疗法对 POEMS 综合征几乎无效。孤立性硬化病变的患者，浆细胞瘤进行局部放射治疗后可缓解神经症状。类似于 MM，新药和大剂量化疗加自体干细胞移植已在部分患者应用，延长了患者的无进展生存期。

重链病

重链病是罕见的淋巴浆细胞性恶性肿瘤。其临床表现随重链同种型而变化。患者体内缺少轻链，只分泌有缺陷的重链。重链的 Fc 片段完整而在 Fd 区有缺失。已经发现 γ、α 和 μ 重链病，但没有报告显示存在 δ 或 ε 重链病。肿瘤的分子生物学分析表明可能由于结构遗传缺陷导致异常链的分泌。

γ 重链病（Franklin 病）

这种疾病广泛影响不同年龄段和不同国家的人群。患者会出现淋巴结肿大、发热、贫血、不适、肝脾大和虚弱等症状和体征。本病常合并自身免疫性疾病，特别是类风湿关节炎。其最突出的临床表现是腭部水肿，是由于韦氏环淋巴结受累引起，可以进一步导致呼吸障碍。本病的诊断依靠血清中异常 M 蛋白［通常 <20 g/L（2 g/dl）］，这种蛋白可以与抗 IgG 试剂反应，但不与抗轻链试剂反应。M 蛋白存在于血清和尿液中。大部分副蛋白属于 γ₁ 亚类，但也可以出现其他亚类。患者可以出现血小板减少和嗜酸性粒细胞增多。骨髓可能有不表达轻链的淋巴细胞或浆细胞数量增加，但是不能作为诊断依据。患者经常出现病程急剧恶化，并死于感染；但是，一些患者经化疗可以存活 5 年。对出现症状的患者可使用低度恶性淋巴瘤的联合化疗方案；有报道显示利妥昔单抗也具有一定疗效。

α 重链病（Seligmann 病）

这是最常见的重链病。它与一种被称为地中海淋巴瘤的疾病密切相关，这种恶性肿瘤常见于一些肠道寄生虫病流行区的年轻人，如地中海、亚洲和南美洲。该病的特点为分泌 α 重链的淋巴浆细胞样细胞浸润小

肠的黏膜固有层。血清蛋白电泳很难诊断 α 重链存在，因为 α 重链倾向于聚合，出现一条宽带而不是一个尖峰。尽管容易聚合，但是不常发生高黏滞血症。这是由于缺少 J 链，单链无法形成二聚体，患者血黏度不会明显增加。血清和尿中不存在轻链。患者临床表现为慢性腹泻、体重减轻、吸收不良和广泛的肠系膜和腹主动脉旁淋巴结肿大。呼吸道极少受累。患者的临床进程可以有很大的差别。一些患者可发展为恶性淋巴瘤的弥漫性侵袭性组织类型。化疗可以产生长期缓解。抗生素治疗对少数的患者有效，提示病因可能与慢性肠道感染引起的抗原刺激作用有关。化疗加抗生素治疗可能比单纯化疗更有效。免疫增生性小肠病（IPSID）是公认的一种由空肠弯曲菌引起的传染性病原体相关人类淋巴瘤。它主要影响近端小肠导致吸收不良、腹泻和腹痛。IPSID 与产生过多的浆细胞和缩短的 α 重链蛋白有关，这种 α 重链蛋白缺少轻链和第一恒定区。抗生素对早期 IPSID 有效（完全缓解率 30%～70%）。大多数未经治疗的 IPSID 患者进展为淋巴浆细胞样淋巴瘤和免疫母细胞淋巴瘤。抗生素治疗无效的患者应考虑换用低度恶性淋巴瘤的联合化疗方案。

μ 重链病

血清单纯分泌 μ 重链常发生于 CLL 患者一个罕见的亚群。μ 重链病的特征性改变包括恶性淋巴细胞中出现空泡和尿中分泌 κ 型轻链。诊断需要用超速离心法或凝胶过滤来确认异常蛋白质与轻链试剂之间不反应，这是因为一些完整的巨球蛋白也不与这些血清反应。在细胞质中同时出现分离的轻链和重链，提示肿瘤细胞失去组装轻链和重链的能力。没有证据表明这些患者应该与其他 CLL 患者有不同治疗（第九章）。

第十二章　淀粉样变性
Amyloidosis

David C. Seldin，John L. Berk
（路瑾　译　路瑾　校）

概述

淀粉样变性是蛋白质折叠功能障碍性疾病，包括

一组疾病，其特征是不溶性聚合蛋白纤维在组织和器官细胞外沉积。蛋白质的合成和分泌伴随着一个强大的细胞机制，这种细胞机制可以确保它们获得正确的三级构象和功能，并清除错误折叠的蛋白质。然而，基因突变、不恰当的加工过程和其他因素都可能引起折叠异常，随之导致蛋白质正常的功能缺失，引发蛋白质在细胞内或细胞外聚集。目前已知的许多疾病，包括囊性纤维化、阿尔茨海默病等，都涉及蛋白质折叠异常。在淀粉样变性中，聚集物通常位于胞外；未正确折叠的蛋白质亚基具有共同的反向平行、富含 β-片层的构象，这种构象导致更高阶的寡聚体形成，进而产生具有独特染色性能的纤维。在 1854 年前后，病理学家 Rudolf Virchow 发现这些沉积物在显微镜下与淀粉（拉丁语 *amylum*）类似，进而将它命名为淀粉样蛋白。

淀粉样变性，通过形成纤维沉积物的蛋白质的生化性质来界定；根据是否属于全身性或局灶性、获得性或遗传性以及它们的临床特性，对这些疾病进行分类（表 12-1）。标准的命名法是 AX，A 提示淀粉样变性，X 代表纤维中的蛋白质。本章主要侧重于系统性临床形式。AL 既往称为原发性系统性淀粉样变性，它的淀粉样蛋白是由免疫球蛋白轻链（LC）组成，发生于克隆性 B 细胞或浆细胞疾病，可伴有骨髓瘤或淋巴瘤。AF 指的是家族性淀粉样变性，最常见的原因是编码甲状腺素转运蛋白（TTR）的基因发生突变；其中，TTR 是参与甲状腺素和视黄醇结合蛋白转运的蛋白质。AA 原先被称为继发性淀粉样变性，它的淀粉样蛋白由急性期反应蛋白血清淀粉样蛋白 A（SAA）组成，常发生在慢性炎症或感染性疾病中。Aβ_2M，见于患有长期肾病接受多年透析的人群，淀粉样蛋白来源于发生异常折叠的 β₂ 微球蛋白。Aβ 是最常见的局灶性淀粉样变性，在阿尔茨海默病患者的脑部发现，与淀粉样前体蛋白的多肽发生异常水解和聚合有关。

表 12-1　淀粉样前体蛋白及其临床综合征

命名	前体蛋白	临床综合征	临床受累
系统性淀粉样变性			
AL	免疫球蛋白轻链	原发性或骨髓瘤相关[a]	任意
AH	免疫球蛋白重链	原发性或骨髓瘤相关的罕见变异型	任意
AA	血清淀粉样蛋白 A	继发性、反应性[b]	肾、其他
Aβ_2M	β₂ 微球蛋白	血液透析相关	滑膜组织、骨
ATTR	甲状腺素转运蛋白	家族（突变）；年龄相关（野生型）	心脏、外周和自主神经
AApoA I	载脂蛋白 A I	家族性	肝、肾
AApoA II	载脂蛋白 A II	家族性	肾
AGel	凝溶胶蛋白	家族性	角膜、脑神经、皮肤、肾
AFib	纤维蛋白原 Aα	家族性	肾
ALys	溶菌酶	家族性	肾、肝
ALECT2	白细胞趋化因子 2	不明原因	肾
局部淀粉样变性			
Aβ	淀粉样 β 蛋白	阿尔茨海默病、唐氏综合征	中枢神经系统
ACys	胱抑素 C	淀粉样脑血管病	中枢神经系统、血管
APrP	朊蛋白	海绵状脑病	中枢神经系统
AIAPP	胰岛淀粉样多肽（amylin）	糖尿病相关	胰腺
ACal	降钙素	甲状腺髓样癌	甲状腺
AANF	心房钠尿肽	心房颤动	心房
APro	催乳素	内分泌病	垂体
ASg I	精液凝固蛋白 I	年龄相关、尸检或活检偶然发现	精囊

[a] 局部 AL 沉积物可以在皮肤、结膜、膀胱和气管支气管树发生
[b] 继发于慢性炎症或感染或遗传性周期性发热综合征，如家族性地中海热

淀粉样变性的诊断和治疗依靠对淀粉样沉积物做组织病理学检查，依靠免疫组化、生化和遗传测定确定淀粉样蛋白的类型（图 12-1）。在系统性淀粉样变性中，淀粉样蛋白可能沉积在机体的任何组织中，对临床上显示受累的器官可以进行活检。过去，经常选用牙龈的血管或直肠黏膜进行检测，但是脂肪是最容易获得的组织（在系统性淀粉样变性患者中的阳性率超过 80％）。局部麻醉后，用 16 号针吸出腹腔脂肪垫，打在玻片上的脂肪球可以被染色，从而避免了手术。如果染色结果是阴性的，可以考虑给疑似淀粉样变性的患者做肾、心脏、肝或胃肠道的侵入性活检。淀粉样蛋白沉积物的规则 β-片层结构，经刚果红染料染色后，在偏振光显微镜下表现出独特的"苹果绿"双折射光，而其他常规的蛋白质结构（如胶原蛋白）在这些条件下会呈现白色。用多聚甲醛固定组织后，通过电子显微镜也可以观察到 10 nm 直径的纤维。一旦发现淀粉样蛋白，必须通过免疫组织化学、免疫电镜技术，或通过质谱法分离纯化蛋白质并进行生化分析，来确定蛋白质的种类。基因测序可以确定引起 AF 型淀粉样变性的突变类型。患者的病史、体格检查、临床表现，包括年龄和种族起源、器官系统受累、基础疾病、家族史等，可为淀粉样蛋白的类型提供有用的线索。然而，这组疾病的临床表现有相当大的重叠，对疾病进行准确的分型是指导恰当治疗的先决条件。

关于纤维形成的机制以及对组织的毒性作用，目前尚有争议。根据当前的理解，提出一种"淀粉样蛋白假说"，该假说认为前体蛋白进行了可逆的解折叠或错误折叠，异常折叠的蛋白质形成低聚合物、高聚合物，然后进一步形成组织内纤维沉积物。越来越多的证据表明，低聚物中间体毒性最强，与大的纤维相比，低聚物更能与细胞之间发生相互作用，促进机体形成活性氧和应激信号通路。最后，组织内的纤维沉积物可能干扰器官的正常功能。对淀粉样蛋白及细胞和组织功能障碍的发生机制有更深入的了解，将更能为治疗提供新的方向。

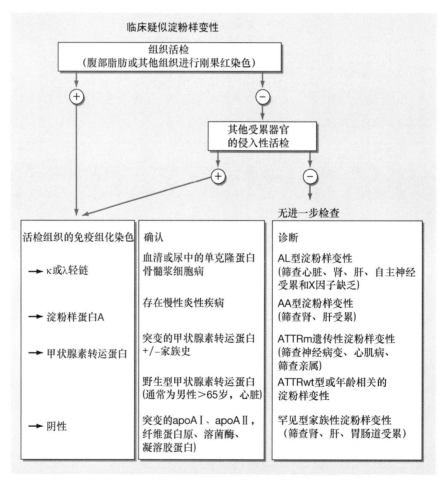

图 12-1 淀粉样变性的诊断及类型确定方法。临床怀疑：不明原因的肾病、心肌病、神经病变、肠病、关节病、巨舌。ApoⅠ：载脂蛋白 AⅠ；ApoⅡ：载脂蛋白 AⅡ；GI：胃肠道

淀粉样变性，在常规实验室检查中常没有特异性改变；尽管红细胞沉降率经常升高，但全血细胞计数通常正常。肾小球受累的患者通常会出现蛋白尿，而且蛋白尿的水平常在肾病的范围，可能导致严重的低白蛋白血症；当患者血清白蛋白水平低于 2 g/dl 时，常出现足部水肿或全身性水肿。淀粉样心肌病的特点是出现向心性心室肥厚和舒张功能障碍，这是由体内脑钠肽或 N-末端脑钠肽前体和肌钙蛋白水平升高引起的。这些心脏生物标志物可用于 AL 型淀粉样变性患者的疾病分期、预后分层和监测疾病活动。值得一提的是，肾功能不全可以使这些生物标志物出现假性升高。近期发现，淀粉样心肌病患者，血清中心脏重塑的生物标志物，即基质金属蛋白酶和金属蛋白酶的组织抑制因子发生改变。淀粉样心肌病的心电图及超声心动图特点见下文描述。肝受累的患者通常发生胆汁淤积，伴有碱性磷酸酶浓度的升高，但是即使在晚期，转氨酶的变化也不大，肝合成功能仍正常。AL 型淀粉样变性的患者，内分泌器官可能出现纤维浸润，导致甲状腺、肾上腺甚至垂体的功能减退。虽然这些发现都不具有特异性，但是出现多器官系统异常时，应怀疑诊断淀粉样变性的可能。

AL 型淀粉样变性

病因和发病率 AL 型淀粉样变性常由于骨髓浆细胞克隆性增生引起，这些增生的浆细胞分泌单克隆免疫球蛋白 LC，LC 以淀粉样纤维的形式沉积在组织中。克隆性浆细胞，可以分泌错误折叠的 LC，导致 AL 型淀粉样变性；也可以分泌正确折叠的 LC，使得细胞随着时间发生不可逆的扩增，最终发展为多发性骨髓瘤（第十一章）。疾病的发展方向可能取决于原始序列或其他遗传或后天的因素。AL 型淀粉样变性可能伴发多发性骨髓瘤或其他 B 淋巴增殖性疾病，包括非霍奇金淋巴瘤（第九章）和原发性巨球蛋白血症（第十一章）。在北美洲，最常见的系统性淀粉样变性是 AL 型淀粉样变性，其发病率约为 4.5/100 000；然而，筛查仍然不充分，真正的发病率可能会更高。AL 型淀粉样变性，和其他浆细胞疾病一样，通常在 40 岁后发生；如果不进行治疗，病情往往迅速进展，并且早期引起患者死亡。

病理学和临床特征 淀粉样蛋白沉积物在 AL 型淀粉样变性患者体内广泛分布，可能出现在除中枢神经系统以外的其他任何器官的间质。淀粉样纤维沉积物由全长为 23 000 的单克隆免疫球蛋白轻链（LC）以及 LC 片段组成。与 LC 纤维（或者其他类型的淀粉样纤维）一起在组织内沉积的辅助分子包括血清淀粉样 P 成分、其他蛋白质、葡糖胺聚糖、金属离子。尽管已经明确所有的 κ 和 λ 轻链亚型都可以在 AL 淀粉样纤维中出现，但是以 λ 亚型更多见。λ6 亚型似乎有独特的结构特性，使它更易在肾内形成纤维。

AL 型淀粉样变性，病情往往进展迅速，可以表现为多组临床综合征，识别这些综合征对采用恰当的检查很关键。疲劳和体重下降等非特异性症状常见，但是，除非出现某个特定器官相关的症状，否则很少会考虑到 AL 的诊断。肾是最常见的受累器官，在患者中的阳性率为 70%～80%。肾淀粉样变性常表现为蛋白尿，蛋白尿的水平达到肾病综合征的范围，可以引起低白蛋白血症、继发性高胆固醇血症、继发性高三酰甘油血症、水肿或全身性水肿。在一些患者中，淀粉样蛋白沉积在肾的间质，而不是肾小球，引起氮质血症，而不伴有蛋白尿。其次易受累的器官是心脏（阳性率为 50%～60%），而且心脏受累也是导致 AL 型淀粉样变性患者死亡的主要原因。心电图早期可能表现为肢体导联低电压，伴有假性心肌梗死图形；超声心动图的特点包括心室向心性肥厚和应力模型异常的舒张功能障碍，曾有报道"颗粒样闪光点"征象是 AL 在超声心动图的特有征象，但是现代高分辨率的超声心动图技术往往看不见。心脏淀粉样变性患者，即使在窦性心律下，也可能出现心房收缩不良，而且有出现心房血栓和脑卒中的风险。心脏 MRI 显示心脏壁增厚，注射钆对比剂后，心内膜出现特征性的强化。神经系统症状包括外周感觉运动神经病变和（或）自主神经功能障碍，如胃肠动力障碍（早饱、腹泻、便秘）、阳痿、直立性低血压和（或）神经源性膀胱。巨舌症（图 12-2a）是 AL 型淀粉样变性的特异性病理征象，仅在约 10% 的患者中出现。肝受累引起胆汁淤积和肝大。脾经常受累，即使没有显著的脾大，也可能出现脾功能减退。许多患者有"易擦伤"的经历，可能是由于淀粉样蛋白在毛细血管沉积，或者是因为凝血因子 X 结合到淀粉样纤维，导致体内 X 因子缺乏；患者的皮肤可以出现瘀斑，特别是在眼睛周围，产生另一种少见但具有特异性的病理征象："熊猫眼"征（图 12-2b）。其他表现包括指甲营养不良（图 12-2c）、脱发、淀粉样关节病伴手腕和肩膀的滑膜增厚。一旦发现多系统疾病或全身虚弱伴有以上临床综合征，都应该及时进行淀粉样变性的相关检查。

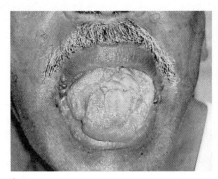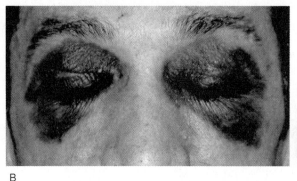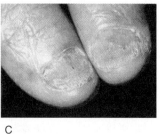

A   B   C

图 12-2（见书后彩图）　　AL 型淀粉样变性的临床体征。**A.** 巨舌症。**B.** 眶周瘀斑。**C.** 指甲营养不良。

第一部分　造血系统疾病

诊断　识别潜在的克隆性浆细胞或 B 淋巴细胞增殖和克隆性 LC 是诊断 AL 型淀粉样变性的关键。血清蛋白电泳和尿蛋白电泳，虽然在多发性骨髓瘤中有价值，但对疑诊 AL 型淀粉样变性的患者而言，并不是有用的筛选检查，因为本病中克隆性 LC 或完整的免疫球蛋白水平往往不足以产生血清 M 峰或尿 LC（本周）蛋白。然而，超过 90% 的 AL 淀粉样变性患者可以通过血清或尿免疫固定电泳（SIFE 或 UIFE）或"游离"LC（即 LC 在血液循环中以单体的形式而不是与重链组合形成免疫球蛋白四聚体的形式存在）的浊度测量，检测到血清和尿中的单克隆 LC 或完整的免疫球蛋白（图 12-3a）。由于肾功能不全可以降低 LC 的清除率，使两种轻链型水平都升高，因此必须检查游离 LC 的比例以及绝对值。此外，约 90% 的患者骨髓中浆细胞的比例增加，通常占有核细胞的 5%～30%。应该用流式细胞仪、免疫组织化学或 LC-mRNA 的原位杂交确定 κ 或 λ LC 克隆（图 12-3b）。

单克隆血清蛋白本身不能作为淀粉样变性的诊断依据，因为意义未明的单克隆丙种球蛋白病（第十一章）在老年患者中也常见。但是，活检证实为淀粉样变性的患者，如果伴有意义未定的单克隆丙种球蛋白病，应强烈怀疑 AL 型。同样，因骨髓浆细胞轻度增高而被认定为"冒烟型骨髓瘤"的患者，如果出现肾、心脏或神经系统的症状和体征，则应进行 AL 型淀粉样变性筛查。准确的淀粉样蛋白分型是选择适当治疗的先决条件。如果淀粉样蛋白沉积物仅连接两个抗 LC 抗体中的一个，那么免疫组化染色对分型诊断也有用；但是一些 AL 沉淀物与抗体结合不具有特异性。免疫电镜观察更可靠。对从纤维沉积物中提取的少量蛋白质，可以采用基于质谱法的微序列测定。在不能确诊的情况下，应该进行适当的遗传学检测和其他测试来排除其他形式的淀粉样变性。

治疗　AL 型淀粉样变性

AL 型淀粉样变性可以出现典型的多系统广泛受累，如果未治疗，中位生存期从诊断后算起通常只有 1～2 年。目前以骨髓克隆性浆细胞为治疗靶点，采用多发性骨髓瘤的治疗方法。口服美法仑、泼尼松治疗可降低血浆细胞的负荷，但很少会引起血液学完全缓解及重要器官的反应或改善生存，因此不再被广泛使用。虽然具有明显水肿或心脏病的患者并不一定能很好地耐受地塞米松，但是地塞米松替代泼尼松可以产生更高的应答率和更长的缓解期。大剂量静脉注射美法仑后进行自体造血干细胞移植（HDM/SCT）可以使大约 40% 的治疗患者达到血液学完全缓解。判定血液学完全缓解的指征包括骨髓克隆性浆细胞消失，经血清/尿免疫固定电泳和游离 LC 定量测定确认单克隆 LC 消失。达到血液学缓解后的 6～12 个月，可以出现器官功能和生活质量方面的改善。接受 HDM/SCT 治疗后，本病的血液学缓解持续时间比多发性骨髓瘤更持久，一些患者即使没有接受其他的治疗，持续缓解期仍可以超过 15 年。不幸的是，大约只有一半的 AL 型淀粉样变性患者适合进行积极的治疗，并且即使在专门的治疗中心，由于器官的功能受损，患者的移植相关死亡率仍高于其他血液病。淀粉样心肌病、营养不良和体力状态、多器官疾病都可以导致高发病率和高死亡率。淀粉样纤维吸附凝血因子 X，导致患者出现出血倾向，也可以进一步增加死亡率，但是这种情况只在 5%～10% 的患者中发生。在法国进行的一项多中心随机试验把口服美法仑和地塞米松与 HDM/SCT 进行对比，试验结果显示，这项研究中，尽管移植相关死亡率很高，但患者未能从大剂量化疗中获益。目前已经明确的是，仔细挑选患者和进行专业的围移植期管理是降低移植相关死亡率

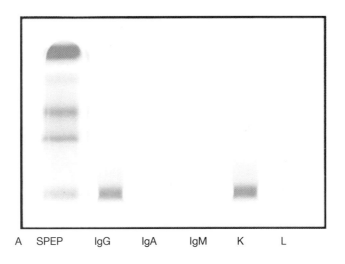

A SPEP IgG IgA IgM K L

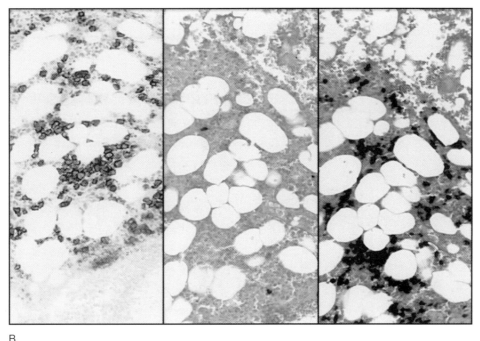

B

图 12-3（见书后彩图） **AL 型淀粉样变性的实验室检查特征。A.** 在此病例中，血清免疫固定电泳显示一个 IgG κ 单克隆蛋白，血清蛋白电泳往往正常。**B.** 骨髓活检切片用抗 CD138 抗体（又称多配体蛋白聚糖，在浆细胞中高表达）进行免疫组织化学染色（左），或通过荧光标记的探针进行原位杂交与浆细胞的 κ mRNA（中）和 λ mRNA（右）结合。（*Photomicrograph courtesy of C. O'Hara；with permission.*）

至关重要的先决条件。

由于淀粉样蛋白累及心肌导致心脏功能减退或心律失常的患者，如果未经治疗，中位生存期只有约 6 个月。这些患者可以选择心脏移植，移植以后还需要进行 HDM/SCT 治疗，来消除体内有害的克隆，防止移植的心脏或其他器官发生淀粉样蛋白沉积。

其他新型的抗浆细胞药物治疗浆细胞性疾病也正在研究。免疫调节剂沙利度胺、来那度胺和泊马度胺对本病有效，但与治疗多发性骨髓瘤的方案相比，淀粉样变性的用药剂量可能需要调整。在单中

心和多中心临床试验中发现，蛋白酶体抑制剂硼替佐米也有效。正在测试抗纤维的小分子化合物和人源化单克隆抗体的疗效。对这种罕见病而言，必须进行临床试验来改善疗效。

支持治疗对任何类型的淀粉样变性患者都非常重要。对于肾病综合征的患者，利尿剂和弹力袜能改善水肿；血管紧张素转换酶抑制剂，并没有被证明能减缓肾病的进展，应谨慎使用。白蛋白输注可提高血管内胶体渗透压，易于获得有效利尿。由淀粉样心肌病引起的充血性心力衰竭最好选用利尿剂治疗。需要注意的是，洋地黄类药物、钙通道阻滞

剂和 β 受体阻滞剂可以与淀粉样纤维相互作用，产生心脏传导阻滞，加重心力衰竭的恶化，因此相对禁忌。胺碘酮可用于房性和室性心律失常。由于心肌增厚，植入式自动除颤器的效果降低，但它们可能使一些患者受益。心房射频消融是治疗心房颤动的有效方法。对于传导异常，可能会需要心室起搏。心房收缩功能障碍在淀粉样心肌病中常见，一旦出现，即使没有出现心房颤动，需要抗凝。自主神经病变可用 α 受体激动剂如米多君来维持血压；胃肠动力药或膨松剂对胃肠功能障碍可能有效。通过口服或肠外途径补充营养也很重要。

局灶性 AL 病，克隆性浆细胞产生的淀粉样蛋白沉积物局限性地浸润在呼吸道、膀胱、皮肤或淋巴结（表 12-1）。手术干预或低剂量放射治疗（通常只有 20 Gy）可能会对这些沉积物有效，通常不适合进行全身治疗。应该将这些患者转诊到对这些罕见表现有经验的治疗中心。

AA 型淀粉样变性

病因和发病率　　AA 型淀粉样变性可以发生在几乎所有的慢性炎症性疾病（例如类风湿关节炎、炎症性肠病、家族性地中海热或其他周期性发热综合征）或慢性感染性疾病（如结核病、亚急性细菌性心内膜炎）。在美国和欧洲，AA 型淀粉样变性减少，阳性率不到 2%，大概是得益于这些地区在抗炎和抗菌治疗方面取得的进展。AA 型淀粉样变性也曾发生在 Castleman 病中，因此 AA 型淀粉样变性的患者应进行 CT 扫描，寻找这样的肿瘤，同时进行血清学和微生物学研究。有些 AA 型淀粉样变性可以没有明显潜在疾病，它是唯一可以发生于儿童的系统性淀粉样变性。

病理学和临床特征　　AA 型淀粉样变性通常最先出现肾受累，随着疾病进展，也可以出现肝大、脾大和自主神经病变；心肌病少见，但也可以发生。症状和体征不能区分 AA 型与 AL 型淀粉样变性。分子量为 12 000 的前体蛋白 SAA 的氨基末端被水解下来，形成 AA 淀粉样纤维，这个氨基末端包含 76 个氨基酸，分子量为 8000。这种急性期反应蛋白，在肝合成，通过高密度脂蛋白（HDL3）在血浆中运输。虽然感染可以更快地促进淀粉样 AA 蛋白沉积物的形成，但是纤维形成之前通常存在一个多年的潜在炎症性疾病，这些疾病会引起 SAA 水平的慢性升高。

治疗　AA 型淀粉样变性

AA 型淀粉样变性首先需要处理潜在的炎症或感染性疾病。抑制或消除炎症或感染的治疗也可以降低 SAA 的浓度。对于家族性地中海热，标准治疗为 1.2～1.8 mg/d 的秋水仙碱。然而，秋水仙碱对其他原因引起的 AA 型淀粉样变性以及其他类型的淀粉样变性无效。肿瘤坏死因子和白细胞介素 1 拮抗剂对细胞因子增高相关的综合征有效。对于这种疾病，也有一个针对纤维的特效药：eprodisate，旨在干扰 AA 淀粉样蛋白与葡糖胺聚糖之间的相互作用，阻止或破坏纤维的形成。该药物耐受性良好，延缓 AA 肾病进展。eprodisate 正在进行随机 III 期临床试验，目前尚不能用于临床试验之外的患者。

ATTR 和 AF 型淀粉样变性

家族性淀粉样变性属于常染色体显性遗传，在中年起病，由变异的（微量）血浆蛋白形成淀粉样沉积物。这类疾病罕见。据估计，美国的发生率低于 1/100 000；但在葡萄牙、瑞典和日本的部分地区，可能由于警惕性增加而发现率增高。编码血浆甲状腺素转运蛋白（TTR，也称为前白蛋白）的基因突变会引起 ATTRm（根据更新的命名法），这是 AF 型淀粉样变性最常见的类型。目前已知的 TTR 突变超过 100 种，而且大多数与 ATTR 型淀粉样变性相关；其中一种 V122I 突变在非洲裔美国人群的携带率高达 4%，而且与迟发性心脏淀粉样变性有关。该疾病在非洲裔美国人群的实际发生率和外显率，目前还在研究过程中，当这些人群出现向心性肥厚和舒张功能障碍的证据时，需要考虑 ATTR 型淀粉样变性诊断的可能，尤其缺乏高血压病史的患者。其他家族性淀粉样变性在全世界仅有少数家庭报道，可由变异的载脂蛋白 A I（ApoA I）、载脂蛋白 A II（ApoA II）、凝溶胶蛋白、纤维蛋白原 Aα 链、溶菌酶所致。目前仍有新的淀粉样蛋白定期被发现，例如近期发现的白细胞趋化因子 LECT2，它可以引起西班牙和巴基斯坦人群发生肾淀粉样变性，但是还没有在编码 LECT2 的基因序列中发现突变，所以不能确定 ALECT2 是否遗传。

ATTR 野生型（ATTRwt）淀粉样变性的 TTR 沉积物，是由未发生基因突变的纤维组成，随着年龄的增加而出现；在 65 岁以上、合并淀粉样心肌病的高加索男性中，ATTRwt 诊断的阳性率不断增加。这种病既往称为老年性系统性淀粉样变性，既往尸检中发现，80 岁以上患者心脏受累的阳性率达 25％。野生型蛋白为何会转变成淀粉样蛋白，携带突变 TTR 基因的患者又为何在成年以后才发病，其原因至今仍不清楚。

临床特征和诊断　AF 型淀粉样变性的临床表现多种多样，但在同一家族中，由于受相同突变蛋白的影响，表现通常相似。存在家族病史会使 AF 病类似，但有些患者偶尔会出现新的基因突变。ATTR 型淀粉样变性通常表现为家族性淀粉样多发性神经病或家族性淀粉样心肌病。周围神经病变起初表现为下肢的小纤维感觉和运动神经病变，之后进展到上肢；自主神经病变可以出现腹泻，伴有体重减轻、直立性低血压。TTR V30M 是最常见的突变，发生这种突变的患者心电图一般正常，但在疾病晚期，可能发展为传导障碍。TTR T60A 和其他几种突变通常会出现与 AL 型淀粉样变性类似的心肌增厚，但很少发生心力衰竭，并且有更好的长期生存率。由淀粉样蛋白沉积引起的玻璃体混浊是 ATTR 型淀粉样变性的特异性病理征象。

在其他类型的 AF 病中较为典型的症候群包括：肾淀粉样变性，常见于纤维蛋白原、溶菌酶、载脂蛋白（Apo）突变；肝淀粉样变性，常见于 ApoAⅠ突变，脑神经、角膜淀粉样变性，常见于凝溶胶蛋白突变。AF 型淀粉样变性的患者可以出现与 AL 相似的临床综合征。AF 携带者很少会同时罹患 AL 病。AF 患者偶见单克隆丙种球蛋白，但无 AL。因此，不仅要筛查浆细胞病，而且要筛查淀粉样变性患者的基因突变，这一点至关重要。通常可以通过等电聚焦电泳检测变异的 TTR，但是 DNA 测序现在是诊断 ATTR 和其他 AF 突变的标准方法。

治疗　ATTR 型淀粉样变性

不进行任何干预治疗的患者，生存期从 ATTR 发病后算起有 5～15 年。原位肝移植可以去除变异 TTR 生成的根源，代之以正常 TTR。虽然肝移植可以延缓疾病进展，提高生存率，但是它不能逆转感觉运动神经病变。肝移植在早期周围神经病变的年轻患者中成功率最高，而合并家族性淀粉样心肌病或晚期多发性神经病的老年患者，即使肝移植成功，也常会出现终末器官疾病进展。目前认为，疾病进展的原因是，在变性的 TTR 沉积部位，发生野生型 TTR 的聚集。

TTR 四聚体解离为单体，随后发生错误折叠和聚集，这个过程限制了 ATTR 淀粉样变性的发展速度。与甲状腺素结合或与小分子化合物结合都可以稳定 TTR 四聚体，这些小分子化合物包括非甾体抗炎药物二氟尼柳或设计合理的小分子治疗药物氯苯唑酸。一项安慰剂对照的随机试验显示，二氟尼柳这种老药新用，治疗多种 ATTR 突变类型的患者中，均能减少多发性神经病的进展，而且提高患者生活质量。在 V30M 突变的 ATTR 患者中，以类似的方式进行氯苯唑酸试验，未能达到主要终点；但大部分次要终点都支持该药物，所以欧洲药品管理局批准氯苯唑酸的使用。目前正在研究这些药物对心肌病以及在 ATTRwt 中的疗效。通过患者体外数据和偶然观察发现，通过"反抑制"治疗方法可以改善 ATTRm；例如 TTR T119M 变异，可以稳定含有淀粉样蛋白亚基的四聚体。有趣的是，丹麦的一项大型人口调查发现，0.5％的参与者为 T119M 等位基因杂合子；这个小群体，血液中有较高水平的 TTR，脑血管疾病的发病率下降，与缺乏这种基因的参与者相比，有 5～10 年的生存优势。

$A\beta_2M$ 型淀粉样变性

$A\beta_2M$ 淀粉样蛋白由 β_2 微球蛋白即人类白细胞抗原Ⅰ类抗原的恒定链构成，引起长期血液透析患者发生风湿病表现。β_2 微球蛋白经肾排泄，在终末期肾病中水平升高。β_2M 的分子量为 11 800，超过一些透析膜的滤过上限；高流量透析技术使用新型过滤膜可以减少这种疾病的发病率。$A\beta_2M$ 淀粉样变性通常表现为腕管综合征、持续的关节积液、脊柱关节病、囊性骨病变，腕管综合征常为首发症状。既往发现，在透析 12 年以上的患者中，多达 50％可以出现持续的关节积液伴轻度不适。最常见的受累器官为大关节（肩、膝、腕、髋），双侧均受累。滑膜液是非炎症性的，如果用刚果红对沉积物染色，可以发现 β_2M 淀粉样沉积物。β_2M 很少沉积在内脏，但偶尔会出现在胃肠道、心脏、肌腱、臀部皮下组织。$A\beta_2M$ 型淀粉样变性没有特效的治疗方法，但是肾移植后停止透析，可能会改善症状。

总结

患者出现不明原因的肾病、心肌病（特别是舒张功能障碍）、神经病变（无论是外周或自主）、肠病、特异性的软组织病理征象如巨舌和眶周瘀斑，应考虑淀粉样变性的诊断。可通过对抽吸的腹部脂肪或病变器官活检标本进行刚果红染色，确定淀粉样纤维的病理学诊断。结合免疫、生化和基因检测对疾病进行准确分型，对选择适当的治疗必不可少（图 12-1）。目前抗浆细胞化疗对 AL 病高度有效，正在针对 AA 和 ATTR 病开展靶向治疗，因此不应该把系统性淀粉样变性看成是一种不可治愈的疾病。三级转诊中心可以为这些罕见病的患者提供专门的诊断技术和进入临床试验的机会。

致谢

本章是在上一版《哈里森内科学》的基础上修订而成的。上一版的这个章节由 Dr. Martha Skinner 和 Dr. David Seldin 合著。

第十三章　输血生物学和治疗
Transfusion Biology and Therapy

Jeffery S. Dzieczkowski，Kenneth C. Anderson
（王峰蓉　译　王峰蓉　校）

血型抗原和抗体

关于红细胞抗原及抗体的研究构成了输血医学的基础。血清学的研究最初描绘了这些抗原，而现在关于它们的分子组成和结构也已经知晓。抗原，不论是碳水化合物或是蛋白质，根据抗原决定簇的结构和相似度代表一组血型系统。其他血液分子组分和血浆蛋白同样具有抗原性，可导致同种免疫反应，生成针对其他个体血型抗原的抗体。这些抗体被称为异体抗体。

有些针对红细胞抗原的抗体可能因"自然"暴露而生成，尤其是与一些血型抗原相似的糖类。这些因天然刺激而产生的抗体通常是 IgM 型，由非 T 细胞依赖的反应而生成。自身抗体（针对自身血型抗原的抗体）可自发生成或者在感染后出现（如支原体肺炎），一般也是 IgM 型。这些抗体因其在体温条件下与抗原的低亲和力通常无临床特异性。然而，IgM 抗体可以激活补体而导致溶血。因异体暴露（如输血或怀孕）而产生的抗体常是 IgG 型。IgG 抗体通常在温暖的环境下与抗原结合，导致红细胞溶解。与 IgM 抗体不同，IgG 抗体可以通过胎盘，与胎儿相应的红细胞抗原结合，导致新生儿溶血或胎儿水肿。

抗白细胞、血小板及血浆蛋白的异体抗体可导致输血相关并发症，如发热和荨麻疹，但是一般不会导致溶血。对这些抗体并不常规进行检测，但也可以采用特殊方法进行检查。

ABO 血型抗原及抗体

1900 年，人类发现 ABO 血型，这是最早被发现的血型抗原，也是输血医学中最重要的系统，主要包括 A、B、AB 和 O 型。O 型既没有 A 抗原也缺少 B 抗原。这些抗原是一些连接在骨架上的糖类，以糖脂类或糖蛋白的形式出现在细胞膜表面，也可以糖蛋白形式分泌入血浆或体液中。海藻糖与糖脂或糖蛋白骨架连接形成 H 组分，而 A 或 B 抗原直接连接在 H 组分上，如果连接部分为 N-乙酰半乳糖胺则形成 A 抗原，如连接半乳糖则形成 B 抗原。

决定 A 或 B 表型的基因位于 9 号染色体短臂上，为共显性表达。基因产物为糖基转移酶，决定何种特异性糖类可以与其相连。"A"和"B"转移酶都缺乏的个体为 O 型，二者都具备的个体为 AB 型。H 基因编码海藻糖转移酶，极少数个体缺乏这一基因，因而不能形成 H 组分。这些个体为具有静止型 h 等位基因（hh）的纯合子，表型为孟买型（O_h）。

所有的个体均会产生针对自身所不具备的 A、B、H 糖抗原的抗体，因此 ABO 血型系统具有重要意义。天然产生的抗 A-和抗 B-抗体被称为凝集素。A 型个体具有抗 B-凝集素，而 B 型血的人则有抗 A-凝集素。AB 型没有凝集素，而 O 型血则二者兼具。因此，AB 型个体因其不具有任何 ABO 血型的凝集素，成为"全能受血者"；而 O 型血，因其红细胞不与任何 ABO 血型的凝集素结合，本质上可以给任意血型的个体献血。稀有血型孟买型可产生针对 H 组分的抗体（而 H 组分表达于除 hh 型以外的各种血型的个体），因此仅能与其他 hh 型献血者相匹配。

大多数人中，细胞可分泌 A 抗原和 B 抗原进入血液循环。而不分泌者通常是一些病原（如白色念珠菌、脑膜炎奈瑟菌、肺炎链球菌、流感嗜血杆菌）的易感者。这是由于许多致病微生物可以结合在细胞表面的多糖上，可溶性血型抗原可以阻断这些结合。

RH 系统

在输血前检测中，Rh 系统是位居第二的重要血型系统。Rh 抗原位于红细胞上，为分子量 30 000 ～ 32 000 的膜蛋白，具体功能不确定。尽管目前发现 Rh

系统有大于 40 个抗原，但是仅有 5 个决定簇确定主要表型。表达 D 抗原者被称为 Rh 阳性，不表达 D 抗原者均为 Rh 阴性。Rh 蛋白上还有另外 2 个等位基因对——E/e 和 C/c。这三个 Rh 抗原——E/e、D 和 C/c，在 1 号染色体上顺序排列，并以单倍体的形式遗传，如 cDE 或 Cde。2 条单倍体可产生 2～5 种 Rh 抗原表型。

D 抗原是潜在的异体抗原。大约 15% 的个体缺乏 D 抗原。Rh 阴性个体，即使仅接触极少量的 Rh 阳性细胞，如输血或怀孕，即可导致产生抗 D-同种抗体。

其他血型系统

目前已确认的血型系统逾百种，超过 500 种抗原。特定抗原的表达或缺失可与多种疾病相关，抗原也可以是感染原的受体。临床常规检查中重要的异体抗体见表 13-1。

出现抗 Lewis 系统糖抗原的抗体是输血前筛查中导致不匹配的最为常见原因。Lewis 基因的产物是岩藻糖基转移酶，位于 19 号染色体上。抗原不是一个完整的膜结构，而是从血浆中吸附到红细胞膜上。Lewis 抗原的抗体是 IgM 型，不能穿过胎盘。Lewis 抗原可以被肿瘤细胞吸收，因而可以作为治疗的靶点。

I 系统抗原也是连接到 H、A、B 及 Le 抗原上的低聚糖。I 和 i 抗原不是等位基因对，而仅仅是具有不同分支结构的糖抗原。i 抗原是一个未分支的糖链，是 I 基因的产物，也是一种糖基转移酶，将其转换为有

分支的糖链。产生分支的过程影响所有 ABH 抗原，在出生后的前 2 年这些抗原变得具有更多分支。某些冷凝集素病或淋巴瘤患者可以产生抗 I 或抗 i 自身抗体，从而导致红细胞破坏。单核细胞增多症或支原体肺炎患者偶尔也会出现抗 I 或抗 i 的冷凝集素。由于大部分成人不表达 i 抗原，因此，有抗 i 抗体的患者找到合适的献血者并不难。尽管大部分成人表达 I 抗原，但是，通常在体温环境下很少结合。因此，注意输注温暖的血液就可以防止凝集反应的发生。

P 系统是另一组糖抗原，受到特异性糖基转移酶的调控。梅毒或病毒感染导致的阵发性冷性血红蛋白尿临床上罕见，与 P 抗原系统相关。这些患者产生一种少见的抗 P 自身抗体，在寒冷环境中与红细胞结合，当复温时再结合补体。这种双相抗体被称为温-冷双抗体（Donath-Landsteiner 抗体）。P 抗原是细小病毒 B19 的受体，也是大肠埃希菌结合到尿道上皮细胞的受体。

调控 MNSsU 系统的基因定位于第 4 号染色体。M 和 N 是血型糖蛋白 A（一种红细胞膜蛋白）上的决定簇，而 S 和 s 是血型糖蛋白 B 上的决定簇。怀孕或输血可导致产生抗 S 及抗 s 的 IgG 抗体。抗 U 抗体虽然罕见，但是非常麻烦，因为几乎每个人都表达 U 抗原，最终导致配血困难。

Kell 蛋白很大（含 720 个氨基酸），其二级结构包含很多抗原表位。与 Kell 系统有关的免疫反应问题仅次于 ABO 和 Rh 系统，位列第三。Kell 前体蛋白由位于 X 染色体上的基因控制，其缺失可与棘形红细胞增多症、红细胞寿命缩短，以及一种包括心肌缺陷的进行性肌肉萎缩症有关。这种罕见的情况被称为 McLeod 型。K_x 基因在 X 染色体上，与 NADPH 氧化酶的一个 91 000 大小的组分连锁，约 60% 的慢性肉芽肿病例与这一成分的缺失或突变有关。

Duffy 抗原系统 Fy^a 和 Fy^b，为共显性抗原，也是间日疟原虫的受体。在疟疾流行区，约 70% 的人缺乏这些抗原，可能与人群中发生选择性感染有关。Duffy 抗原细胞因子受体（DARC；也称 Duffy 抗原趋化因子受体）的缺少与轻度中性粒细胞缺乏有关，但原因不详。

Kidd 抗原系统 Jk^a 和 Jk^b，可短暂诱发抗体生产。当配血合格而发生迟发溶血反应时，往往与抗 Jk^a 抗体的迟发出现有关。

表 13-1	红细胞抗原系统及其异体抗体		
血型系统	抗原	异体抗体	临床疾病
Rh（D, C/c, E/e）	红细胞蛋白	IgG	HTR, HDN
Lewis（Le^a, Le^b）	低聚糖	IgM/IgG	罕见 HTR
Kell（K/k）	红细胞蛋白	IgG	HTR, HDN
Duffy（Fy^a/Fy^b）	红细胞蛋白	IgG	HTR, HDN
Kidd（Jk^a/Jk^b）	红细胞蛋白	IgG	HTR（常为迟发型），HDN（轻度）
I/i	糖类	IgM	无
MNSsU	红细胞蛋白	IgM/IgG	抗 M 罕见的 HDN，抗 S、s 和抗 U 型 HDN 及 HTR

缩写：HTR，溶血性输血反应；HDN，新生儿溶血病

输血前检测

输血前检测包括对潜在受血者确定血型和筛查。

正定型试验采用抗 A、B 及 D 抗原的抗血清来直接确定受血者红细胞的 ABO 和 Rh 血型。反定型试验测定受血者血清中的凝集素，需与 ABO 血型或正定型试验结果相结合判定。

异体抗体筛查可确定是否存在针对其他红细胞抗原的抗体。异体抗体筛查通过混合患者血清和标准 O 型红细胞进行，该红细胞具有其他主要的抗原系统且表型已知。通过抗原存在与否，并结合凝集素的结果来判断是否存在特异性的异体抗体。

当患者可能需要输注浓缩红细胞时，需进行交叉配血。进行交叉配血的血源需满足 ABO 血型相容，且没有与受血者的异体抗体发生反应的抗原。交叉配血相容确保了主要抗原系统相匹配，同时确定这份血液适合给该患者。

Rh 阴性的患者，需输注 Rh 阴性的血液制品，以避免对 D 抗原产生异体抗体。在紧急情况下，没有抗 D 抗体的 Rh 阴性患者也可以安全输入 Rh 阳性的血液，但可能会导致同种免疫，生成抗 D 抗体。育龄期 Rh 阴性的女性，输注含有 Rh 阳性红细胞的血液制品时，需同时应用抗 D 免疫球蛋白（RhoGam 或 WinRho）进行被动免疫，以减少或防止发生致敏反应。

血液制品和成分输血

用于输血的血液制品常规先采集全血（450 ml），加入不同的抗凝剂。大部分采集的血液被制备成各种血液制品，包括浓缩红细胞、血小板、新鲜冰冻血浆（FFP）或冷沉淀物（表 13-2）。全血首先通过低速离心被分离成浓缩红细胞和富血小板血浆。后者再经过高速离心被分为一个 RD（随机供者）单位血小板和 1 个单位新鲜冰冻血浆。将新鲜冰冻血浆解冻，沉淀血浆蛋白，然后进行离心可获得冷沉淀物。应用血细胞单采技术可对一个供者进行采集，获得多个单位的血小板。单供者机采血小板（SDAP）至少含有相当于 6 个 RD 单位血小板，而且其中所含有的白细胞数更少。

血浆也可通过单采技术获得。血浆制品如白蛋白、静脉注射免疫球蛋白、抗凝血酶以及浓缩凝血因子等，均由多份血浆混合后去除感染原制备而来。

全血

输注全血可以改善携氧能力和扩容，是患者发生急性失血≥血容量 25% 时的最佳选择。全血一般保存在 4℃，以保持红细胞活性，但是血小板会发生功能

表 13-2		成分血的特性	
成分血种类	体积（ml）	含量	临床效果
浓缩红细胞	180～200	红细胞，不同数量的白细胞，及少量血小板	提高血红蛋白 10 g/L，血细胞比容提高 3%
血小板	50～70	1 RD 单位：$5.5×10^{10}$	提高血小板计数 5000～10 000/μl
	200～400	1 单位 SDAP：$≥3×10^{11}$	输血后 CCI，1 h $≥10×10^9$/L，24 h $≥7.5×10^9$/L
FFP	200～250	血浆蛋白：凝血因子、蛋白 C、蛋白 S、抗凝血酶。	提高凝血因子大约 2%
冷沉淀物	10～15	冷性可溶性血浆蛋白、纤维蛋白原、因子 Ⅷ、VWF	局部纤维蛋白聚集，提高因子 Ⅷ 80 IU

缩写：CCI，校正增值计数；FFP，新鲜冰冻血浆；SDAP，单供者机采血小板；VWF，von Willebrand 因子

障碍，且部分凝血因子也会降解。此外，2,3-二磷酸甘油酸水平随保存时间延长而下降，血红蛋白的氧亲和力随之升高，因而在组织中释氧能力下降，这是储存红细胞所共有的问题。新鲜全血可避免这样的问题，但是，仅在紧急情况下（如战争）应用。由于全血常规制备为各种血液制品，一般无现成可用的全血。

浓缩红细胞

浓缩红细胞可以改善贫血患者的携氧能力。没有心脏疾病的患者，血容量正常时，血红蛋白在 70 g/L 可保持充分氧合，但是当存在其他合并症时，需要输血的阈值可能提高。是否需要输血应根据临床情况决定，而不是任意制订一个实验室数值。在重症监护室，随意输血来保持血红蛋白接近正常水平，并未被证实对患者有利。大部分需要输血的患者，保持血红蛋白 100 g/L 已足以保持供氧。

浓缩红细胞可以再进一步处理以避免一些副作用。目前大部分血细胞制品都是少白细胞的，而且通常建议于储存前即进行白细胞去除。储存前滤除白细胞优于输注时过滤白细胞，这是由于在储存过程中细胞因子的生成也相应减少。浓缩红细胞中供者白细胞数 $<5×10^6$ 时，可降低输血后发热、巨细胞病毒（CMV）感染和同种免疫的发生率。理论上还可以减少受血者的免疫抑制，降低感染风险。血浆可以导致过敏反应，也可以通过洗涤将其从血细胞制品中去除。

血小板

血小板减少是出血的危险因素，血小板输注可以减少出血的风险。预防性输注血小板的阈值是 $10 \times 10^9/L$。如果患者没有发热或感染，$5 \times 10^9/L$ 也足以预防自发出血。而进行有创操作时，血小板通常需达到 $50 \times 10^9/L$。

血小板有 2 种，由随机供者分离的血小板或单供者机采血小板。在没有增加血小板消耗的情况下［如脾大、发热、弥散性血管内凝血（DIC）］，按每平方米体表面积输注 2 单位分离血小板，未致敏的患者可提升血小板计数约 $10 \times 10^9/L$。反复输血的患者，可对某些 HLA 抗原或血小板特异性抗原产生同种免疫，输注后血小板计数无升高或上升很少。需要反复输血的患者，最好选择单供者机采血小板，并减少其中的白细胞，以降低发生同种免疫的风险。

对血小板输注无效的患者应采用血小板校正增值计数（CCI）来衡量。

$$CCI = \frac{输注后血小板计数（/\mu l）- 输注前血小板计数（/\mu l）}{输入的血小板数量 \times 10^{-11}} \times 体表面积（m^2）$$

如果输注有效，输注后 1 h CCI 可达到 $10 \times 10^9/ml$，或 $18 \sim 24$ h CCI 为 $7.5 \times 10^9/ml$。输注效果差的患者可能为反复输血，体内存在抗 HLA-Ⅰ类抗原的抗体。通过检查患者血清中是否存在抗 HLA 的抗体来确认是否输注无效。致敏的患者通常与检测 HLA 抗体的淋巴细胞发生反应，因此这类患者需要输血时，应考虑选择 HLA-匹配的单供者机采血小板。虽然 ABO 血型相合 HLA 匹配的机采血小板可以提供最佳的输注效果，但是这样的血源往往难以获得。在有些中心可以进行血小板交叉配血。其他导致 CCI 降低的临床情况包括发热、出血、脾大、DIC 或存在其他合并症。

新鲜冰冻血浆

新鲜冰冻血浆（fresh frozen plasma，FFP）含有稳定的凝血因子和血浆蛋白：纤维蛋白原、抗凝血酶、白蛋白、蛋白 C 和蛋白 S。以下情况需要输注 FFP：纠正凝血异常（包括快速纠正华法林引起的凝血异常），血浆蛋白缺乏的替代，治疗血栓性血小板减少性紫癜。FFP 并不常规用于扩充血容量。FFP 不含有血细胞组成，因此不会导致细胞内感染原的传播，如 CMV。IgA 缺乏的患者需要输注血浆时，应接受从 IgA 缺乏供者获取的 FFP，以防止发生过敏（见下文）。

冷沉淀物

冷沉淀物可以提供纤维蛋白原、Ⅷ因子和 von Willebrand 因子（VWF）。对于需容量控制的患者，这是提供纤维蛋白原的理想来源。在没有浓缩Ⅷ因子时，可以输注冷沉淀物，每单位冷沉淀物约可提供 80 U Ⅷ因子。血管性血友病Ⅱ型（功能异常）或Ⅲ型（缺乏）患者也可输注冷沉淀物来补充 VWF。

血浆衍生制品

将数千份的血浆混合在一起生产出特殊的蛋白浓缩制品，包括白蛋白、静脉输注用免疫球蛋白、抗凝血酶以及凝血因子。此外，对某些特殊病原或抗原有高滴度抗体的供者可用于制备高效价免疫球蛋白，如抗-D 免疫球蛋白（RhoGam，WinRho）、抗乙型肝炎病毒（HBV）、抗水痘-带状疱疹病毒、抗 CMV 或其他感染原的抗血清。

输血相关不良反应

尽管经过反复检测、检查，输注血液制品仍会发生不良反应。所幸的是，大部分常见反应均非致命性的，但是有些严重反应看上去却仅有轻微的症状和体征。通过对血液制品进行相应处理，如过滤、洗涤或辐照，可以降低或避免一部分反应。当怀疑发生不良反应时，应停止输血，并将情况报告给血库以备调查。

输血反应分为因免疫反应和非免疫反应所致。免疫介导的反应常由于献血者或受血者存在抗体，但是，细胞成分同样可导致不良反应。非免疫反应相关的不良反应往往是储存的血液制品中的物理化学因素所致。

随着逐渐完善的输血前筛查，输血传播病毒性感染已非常罕见了。由于病毒感染的风险降低，其他不良反应相应增多，如输血相关溶血反应、因细菌污染所致败血症等。输血前质控进一步提高了输血治疗的安全性。与其他不良反应相同，感染也要向血库报告，进行适当的研究（表 13-3）。

免疫介导的输血反应

输血相关急性溶血反应　当受血者体内存在抗体导致供者红细胞溶解时，发生这种免疫反应介导的溶血反应。ABO 凝集素是导致这一反应发生的主要原因。然而，针对其他血型系统（如 Rh、Kell 及 Duffy）的同种抗体往往可导致致命性的溶血反应。

表 13-3　发生输血相关并发症的风险

	发生频率：单位血液制品
输血反应	
发热（FNHTR）	1～4：100
变态反应	1～4：100
迟发溶血	1：1000
TRALI	1：5000
急性溶血	1：12 000
致命性溶血	1：100 000
过敏反应	1：150 000
感染[a]	
乙型肝炎病毒	1：220 000
丙型肝炎病毒	1：1 800 000
HIV-1，-2	1：2 300 000
HTLV-1，-2	1：2 993 000
疟疾	1：4 000 000
其他并发症	
红细胞同种致敏反应	1：100
HLA 同种致敏反应	1：10
移植物抗宿主病	罕见

[a] 以下这些病原理论上可能发生输血传播疾病，但很罕见或发病率不详，包括西尼罗病毒、甲型肝炎病毒、细小病毒 B19、*Babesia microti* 和 *Babesia duncani*（巴贝西虫病）、伯氏疏螺旋体（莱姆病）、嗜吞噬细胞无形体（人类粒细胞性埃利希体病）、克氏锥虫（Chagas 病）、梅毒螺旋体和人疱疹病毒-8 型。

缩写：FNHTR，非溶血性输血相关发热反应；TRALI，输血相关急性肺损伤；HIV，人类免疫缺陷病毒；HTLV，人类嗜 T 淋巴细胞病毒

急性溶血反应可出现低血压、呼吸困难、心动过速、发热、寒战、血红蛋白血症、血红蛋白尿、胸痛、腰痛以及输注部位不适。在输血前及输血过程中监测患者的生命体征非常重要，以便及时发现异常。当怀疑急性溶血发生时，应立即停止输血，保持静脉通路，并向血库报告情况。将输注后及任何未输注的血液标本正确标注后送至血库进行检测。溶血的实验室相关检查包括血清结合珠蛋白、乳酸脱氢酶（LDH）及间接胆红素水平。

引起红细胞溶解的免疫复合物可导致肾功能不全甚至肾衰竭。应维持静脉输液，同时给予利尿治疗，如呋塞米和甘露醇。破坏的红细胞中释放组织因子可启动 DIC。发生溶血的患者应监测凝血功能，包括凝血酶原时间（PT）、活化部分凝血活酶时间（APTT）、纤维蛋白原及血小板计数。

由于标错血型或误给他人输血等是导致此类反应发生的主要原因。血库需进行的检测包括：对输血前和输血后标本进行溶血检测，重复确定患者血型；对

输血后标本进行直接抗人球蛋白试验（DAT），有时也称为直接 Coombs 试验；重新进行交叉配血；复核所有文件记录以寻找错误原因。DAT 试验可以检测出体内结合于红细胞上的抗体或补体（图 13-1）。

迟发性输血相关溶血反应和血清学输血反应　迟发性输血相关溶血反应（delayed hemolytic transfusion reaction，DHTR）不能被完全预防。由于这些患者此前已经对红细胞抗原致敏，但是抗体滴度低，所以在同种抗体筛查时为阴性反应。当患者输入抗原阳性的血液时，记忆反应导致早期生成同种抗体，结合在供者红细胞上。在输血后 1～2 周时，同种抗体即可检测到，由于循环中的供者红细胞表面结合有同种抗体或补体，因此 DAT 试验输血后可转为阳性。被覆同种抗体的红细胞可被网状内皮系统清除。当受血者标本提示同种抗体筛查阳性，或者近期曾接受输血治疗的患者发现新的同种抗体时，上述这些检查应在血库中常规进行。

虽然可能需要输注更多红细胞，但通常不需要特殊治疗。迟发性血清学输血反应与 DHTR 相似，直接抗人球蛋白试验和同种抗体检测均为阳性。但是红细胞清除并未增加。

非溶血性输血相关发热反应　非溶血性输血相关发热反应（febrile nonhemolytic transfusion reaction，FNHTR）是输注血细胞成分时最常见的不良反应。常见表现为畏冷、寒战、体温升高 ≥1℃。诊断 FNHTR 需除外其他原因所致发热。抗供者白细胞及抗 HLA 抗原的抗体可能导致这一反应发生，因此反复输血的患者和多次妊娠的女性是高危人群。尽管抗 HLA 抗体可以在受者血清中检出，但是并没有作为常规进行筛查，其原因是 FNHTR 通常比较轻微。应用少白细胞的血液制品可以防止或延迟对白细胞抗原致敏，从而降低发热反应的发生。血液储存过程中所释放的细胞因子可导致输血相关发热反应，因此，储存前去除白细胞可防止这一反应。

过敏反应　荨麻疹样反应与输注血制品中的血浆蛋白有关。轻微反应可以根据症状暂时停止输血，并给予抗组胺药物（苯海拉明，50 mg 口服或肌内注射）。在症状和（或）体征消失后可完成输血。有输血过敏史的患者可应用抗组胺药物预防。对于特别容易过敏的患者，血细胞制品还可通过洗涤去除残留的血浆。

超敏反应　这一严重输血反应可在仅仅输注数毫升血液制品后即出现。症状和体征包括呼吸困难、咳嗽、恶心、呕吐、低血压、支气管痉挛、意识丧失、呼吸停止和休克。治疗应包括立刻停止输血、开放静

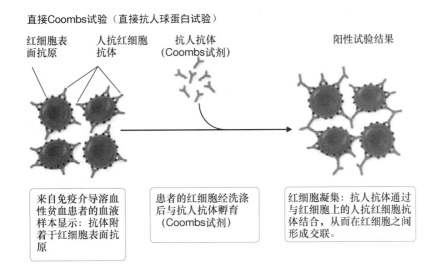

直接Coombs试验（直接抗人球蛋白试验）

红细胞表面抗原　人抗红细胞抗体　抗人抗体（Coombs试剂）　　阳性试验结果

| 来自免疫介导溶血性贫血患者的血液样本显示：抗体附着于红细胞表面抗原 | 患者的红细胞经洗涤后与抗人抗体孵育（Coombs试剂） | 红细胞凝集：抗人抗体通过与红细胞上的人抗红细胞抗体结合，从而在红细胞之间形成交联。 |

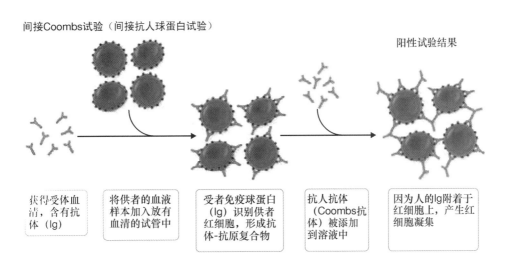

间接Coombs试验（间接抗人球蛋白试验）

阳性试验结果

| 获得受体血清，含有抗体（Ig） | 将供者的血液样本加入放有血清的试管中 | 受者免疫球蛋白（Ig）识别供者红细胞，形成抗体-抗原复合物 | 抗人抗体（Coombs抗体）被添加到溶液中 | 因为人的Ig附着于红细胞上，产生红细胞凝集 |

图 13-1（见书后彩图）　直接和间接 Coombs 试验。直接 Coombs（抗人球蛋白）试验检测红细胞表面是否存在抗体（或补体）。间接 Coombs（抗人球蛋白）试验检测可结合于供者红细胞的血清中抗体。（Adapted from http://upload.wikimedia.org/wikipedia/commons/1/1c/coombs_test_schematic.png.）

脉通路，并给予肾上腺素（1：1000 稀释，皮下注射 0.5～1 ml）。严重病例可能还需要应用糖皮质激素。

IgA 缺乏患者，在人群中不到 1%，可以对这类免疫球蛋白致敏，输注血浆时可能出现这一超敏反应。IgA 重度缺乏的患者应输注 IgA 缺乏者的血浆以及洗涤后的血液制品。发生过这种严重过敏反应或反复出现输血过敏的患者应筛查是否存在 IgA 缺乏。

移植物抗宿主病　移植物抗宿主病（graft-versus-host disease，GVHD）是异基因造血干细胞移植术后的常见并发症，供者淋巴细胞攻击宿主，而不能被存在免疫缺陷的宿主所清除。输血相关 GVHD 是由于供者 T 淋巴细胞识别宿主 HLA 抗原，发动免疫反应，临床上可以出现发热、皮疹、腹泻和肝功能异常。当血液制品中含有激活的 T 淋巴细胞，被输入受者体内，而受者与供者有相同的 HLA 抗原（如亲属供

者），也可以导致输血相关 GVHD。此外，输血相关 GVHD（TA-GVHD）的临床特征还包括骨髓衰竭和全血细胞减少。TA-GVHD 对免疫抑制治疗高度耐药，包括糖皮质激素、环孢素、抗胸腺细胞球蛋白，以及予清髓治疗后行异基因骨髓移植。临床表现通常在输血后 8～10 天出现，持续 3～4 周后死亡。

对于危险人群，在输血前对血细胞制品进行放射线照射（最少 2500 cGy），可预防 TA-GVHD。危险人群包括接受宫内输血的胎儿、某些免疫抑制或免疫缺陷受者（如淋巴瘤患者）、准备接受亲属来源血液制品的受者或准备行造血干细胞移植的受者。不建议进行家庭成员间的血液制品输注（这并不能减少输血传播的感染），如果没有其他选择，家庭成员的血液制品应常规进行照射。

输血相关急性肺损伤　输血相关急性肺损伤

(transfusion-related acute lung injury，TRALI）是输血引起死亡的最为常见原因。受者在输血时，或输血后 6 h 内出现低氧血症（PaO$_2$/FIO$_2$<300 mmHg）的症状和体征，包括 X 线片出现双肺间质性浸润，除外心源性肺水肿所致。应予支持治疗，患者通常可恢复，而无后遗症。通常由于所输入的血浆中含有抗 HLA Ⅱ类抗原的高滴度抗体，结合在受者白细胞上，导致 TRALI 的发生。白细胞可聚集在肺毛细血管中，释放介质，导致毛细血管通透性增加。在供者血浆中检测到抗 HLA 抗体，支持这一诊断。潜在的高危供者多数是多次妊娠的妇女。输注男性供者或未生育女性供者的血浆可降低这一风险。导致 TRALI 发生的、与受者相关的危险因素包括吸烟、长期饮酒、休克、肝手术（移植）、机械通气（>30 cmH$_2$O 压力支持）以及容量正平衡。

输血后紫癜　这一反应在血小板输注后 7～10 天出现，表现为血小板减少，主要见于女性。受者血清中可以出现血小板特异性抗体，最常见的抗原是位于血小板糖蛋白Ⅲa 受体上的 HPA-1a。迟发的血小板减少是由于产生了抗体，对供者和受者的血小板均可发生反应。继续输注血小板可导致情况恶化，应尽量避免。治疗包括静脉注射免疫球蛋白来中和效应抗体，或者可进行血浆去除术以去除抗体。

同种免疫　受者可能对多种血细胞成分及血浆蛋白发生同种免疫。输血前检查发现存在红细胞抗原同种抗体，可能导致延迟找到交叉配血相匹配的抗原阴性的血源。对某些红细胞抗原致敏（如 D、c、E、Kell 或 Duffy）的育龄期女性所生育的孩子，容易罹患新生儿溶血病。进行 D 抗原匹配是输血前筛查中，唯一可防止红细胞同种免疫的检查。

对白细胞和血小板抗原发生同种免疫，可致血小板输注无效。一旦出现同种免疫，找到与受者 HLA-匹配的供者血小板将非常困难。因此，慎重输血的做法是通过使用去除白细胞的血细胞制品来防止致敏，以及明智地选择输血和使用 SDAP 以限制抗原暴露。

非免疫性反应

容量过载　血液制品是扩容的良好选择，输血可迅速造成输血相关的循环血容量过多（TACO）。这时会出现呼吸困难，不吸氧情况下血氧分压<90%，胸部 X 线显示双肺渗出，收缩压升高。与输血前相比，脑钠肽水平升高（>1.5）。调整输血频率和容量、利尿可减轻这一问题。

低体温　迅速输入冷藏（4℃）或冷冻（−18℃或以下）的血液成分可以导致低体温。窦房结暴露于寒冷液体时可导致心律失常。使用一个输血加温器，即可防止这种并发症。

电解质毒性　在储存过程中，钾从红细胞中流出可导致血袋中钾浓度的增加。新生儿及肾衰竭患者是发生高钾血症的高危人群。可采用输注新鲜血或洗涤红细胞作为预防措施。新生儿输血时，这是必要的，因为这一并发症可能是致命性的。

柠檬酸，是常用的血液抗凝剂，可以螯合钙，从而抑制凝血级联反应。多份、快速输血可能导致低钙血症，表现为口周麻木或手指和脚趾感觉刺痛。由于柠檬酸可迅速代谢为碳酸氢根，因此很少需要输注钙。如果需要钙或其他的静脉输液，必须通过一个单独的静脉通路。

铁过载　每单位红细胞含有 200～250 mg 铁。铁过载的症状及体征，可以影响内分泌、肝和心脏功能，常见于输注 100 U 红细胞后（全身铁负荷达 20 克）。为防止这种并发症，可使用替代疗法（如促红细胞生成素）、推荐明智的选择输血，并进行成本效应评价。螯合剂，可应用去铁胺和地拉罗司，但疗效往往不理想。

低血压反应　服用血管紧张素转换酶（ACE）抑制剂的患者输血中可能出现暂时性低血压。由于血液制品中含有缓激肽，通常由 ACE 降解，服用 ACE 抑制剂的患者缓激肽水平增加，引起低血压。通常不用干预血压可自动恢复。

免疫调节　异体血输血有免疫抑制作用。多次输血的肾移植受者很少发生移植物排斥，输血可能导致癌症患者疗效较差，感染风险增加。输血相关免疫调节是通过输入的白细胞介导产生。去除白细胞的血细胞制品可能降低免疫抑制，但是，由于普遍应用去除白细胞的血制品，已经不太可能得到对照研究的数据了。

感染性并发症

通过选择没有高风险生活方式的健康供者，无疾病情况、无传染性病原体暴露，如静脉药物注射或到访疟疾流行地区等，进行血源供应的最初筛选。所捐赠的血液需进行多项检测，如采用核酸扩增试验（nucleic acid amplification testing，NAAT）检测传染性病原体的存在，通过抗体检测证实之前曾经感染过病原，对血小板产品的无菌处理等，进一步降低输血获得性感染的风险。

病毒感染·丙型肝炎病毒（HCV）　捐献的血液

需检测抗 HCV 抗体和 HCV-RNA。经计算通过输血感染 HCV 的风险约 1:2 000 000。感染 HCV 可能无症状，也可能导致慢性活动性肝炎、肝硬化及肝衰竭。

人类免疫缺陷病毒 1 型（HIV-1） 捐献的血液需进行抗 HIV-1 抗体、HIV-1 P24 抗原检测，或采用 NAAT 法检测 HIV RNA。曾有大约 12 个血清学阴性的献血者被证实体内检测到 HIV-RNA。输血感染 HIV-1 的风险约为 1:2 000 000。捐献的血液也检测抗 HIV-2 抗体。自 1992 年以来美国没有报告过 HIV-2 感染病例。

乙型肝炎病毒（HBV） 捐献的血液通过检测乙型肝炎表面抗原（HBsAg）来筛选 HBV。由于病毒复制慢以及病毒血症处于低水平，NAAT 试验并不实用。输血相关 HBV 感染的风险高于 HCV 数倍。那些需要长期输血治疗的患者可以注射疫苗，以预防这一并发症。

其他肝炎病毒 甲型肝炎病毒很少通过输血传播；感染通常无症状，且不会导致慢性病变。其他输血传播病毒——TT 病毒、SEN 病毒和 GB 病毒 C，不引起慢性肝炎或其他疾病状态，没必要进行常规测试。

西尼罗病毒（WNV） 2002 年报道了输血传播 WNV 感染。这种 RNA 病毒可以采用 NAAT 检测；常规筛查始于 2003 年。WNV 感染的严重程度从无症状到致死性，老年人感染的风险更高。

巨细胞病毒（CMV） 这种无处不在的病毒，在人群中的感染率≥50%，通过受感染的白细胞传播，可出现于浓缩红细胞或血小板成分血中。不论捐献者的血清学结果如何，减少成分血中的白细胞，可降低 CMV 感染的风险。CMV 感染的易感人群包括免疫抑制患者、CMV 阴性的移植受者和新生儿，这些患者应接受去除白细胞的成分血或 CMV 阴性的血液制品。

人类嗜 T 淋巴细胞病毒（HTLV）1 型 所有捐献的血液均需检测 HTLV-1 型和-2 型。HTLV-1 与感染者中的一小部分发生成人 T 细胞白血病/淋巴瘤和热带痉挛性截瘫相关。经输血感染 HTLV-1 的风险为 1:641 000。无任何疾病明确与 HTLV-2 型相关。

细小病毒 B19 血液成分和血浆产品可以传播这种病毒，是引起传染性红斑的病因，是儿童患者的第五大常见病。细小病毒 B19 显示嗜红细胞前体细胞，抑制红细胞生成和成熟。纯红细胞再生障碍性贫血，可表现为急性再生障碍危象或慢性贫血伴红细胞寿命缩短，这一疾病可在有潜在血液病的个体中发生，如镰形细胞病或地中海贫血（第五章）。抗体阴性的女性所怀胎儿，是感染这种病毒、发生胎儿水肿的风险人群。

细菌污染 输血传播的细菌感染的相对风险升高，而病毒感染的绝对风险显著降低。

大部分细菌在寒冷的温度下不能良好生长；因此，浓缩红细胞和冰冻新鲜血浆不是细菌污染的常见来源。然而，一些革兰氏阴性菌可以在 1~6℃ 生长。耶尔森菌、铜绿假单胞菌、沙雷菌、不动杆菌、大肠埃希菌属均与输注浓缩红细胞所致感染有关。浓缩血小板室温保存，更容易被皮肤污染菌如革兰氏阳性菌，包括凝固酶阴性葡萄球菌所污染。据估计，1000~2000 份血小板中有 1 份被细菌污染。输血相关败血症所导致的死亡风险，在分离血小板约为 1/17 000，单采血小板约为 1/61 000。自 2004 年以来，血库已经制订相关方法来检测受污染的血小板。

输入受细菌污染的血液后，患者可能出现发热和寒战，或进展为感染性休克和 DIC。这些反应可在开始输血的最初数分钟或输血后几小时内突然发生。症状和体征往往突然出现并呈暴发性，这使得细菌污染与 FNHTR 有所区别。这些反应，尤其是革兰氏阴性菌污染时，是由被污染的血液制品中的内毒素所引起。

当怀疑出现这些反应时，必须立即停止输血。治疗主要针对纠正休克迹象，并应给予广谱抗生素。应通知血库，确认任何文书或血清学的误差。同时血袋应送培养和进行革兰氏染色。

其他传染性病原体 各种寄生虫，包括引起疟疾、巴贝虫病和 Chagas 病的寄生虫，均可以通过输血传播。献血者的地理迁移和旅行使这些罕见感染的发生率发生改变。其他输血可能传播的病原包括登革热、切昆贡亚病毒、克雅病变异型、嗜粒细胞无形体和黄热病疫苗病毒，而这一名单将继续增长。有些病原体（如克氏锥虫）的检测可以进行，但不做普遍要求，不过有些病原仍处于开发阶段（如鼠巴贝虫）。在特定的临床情况下，曾经输血的患者应考虑这些感染。

输血的替代品

应用异体输血的替代品可以避免同种供者暴露，及随之而来的免疫和感染风险，具有一定吸引力。如果预期需要输血，自体血是最好的选择。然而，自体输血的成本效益比仍然很高。任何输血都不是零风险事件；即使是自体输血，文书错误和细菌污染仍然可导致潜在的并发症。手术患者自体输血的其他方法包括在术前血液稀释、无菌手术部位出血回收及术后引流血的收集。来自朋友和受血者家庭的定向或指定捐赠，并没有比来自志愿者的成分输血更安全。事实上这样的定向捐赠，反而可能让受者发生移植物抗宿主病（GVHD）和同种免疫等的风险更高。

临床上，大剂量化疗所致白细胞减少的患者应用粒细胞集落刺激因子和粒细胞-巨噬细胞集落刺激因子来促进白细胞恢复。促红细胞生成素可刺激红细胞生成，用于慢性肾衰竭或其他疾病引起的贫血患者，从而避免或减少输血需求。这种激素也能刺激自体供者的红细胞生成，从而获得更多的细胞。

第十四章　造血干细胞移植
Hematopoietic Cell Transplantation

Frederick R. Appelbaum

（王峰蓉　译　王峰蓉　校）

第一部分

造血系统疾病

骨髓移植是用于描述造血干细胞的采集和移植的最初术语，但随着外周血和脐带血也成为造血干细胞的有用来源，造血干细胞移植已成为这一过程的首选通用术语。这一过程通常用于以下两个目的之一：①以一个正常供者替代一个不正常的、但非恶性的淋巴造血系统；②使更高剂量的骨髓抑制性治疗得以用于治疗恶性肿瘤。造血干细胞移植的使用已越来越多，这得益于在某些疾病中的肯定疗效，以及越来越多的供者来源。国际血液和骨髓移植研究中心（http://www.cibmtr.org）估计，大约每年进行 65 000 例移植。

造血干细胞

造血干细胞的以下几个特点使移植在临床上成为可能，这些特点包括其非凡的再生能力、归巢能力（由静脉注射后可自动回归骨髓腔）和可被冷冻保存的能力。移植一个干细胞就可以取代成年小鼠的整个淋巴造血系统。在人类，输注很少一部分供者骨髓即可完全、持久地替代受者整个淋巴造血系统，包括红细胞、粒细胞、B 和 T 淋巴细胞、血小板，以及固定的巨噬细胞群包括肝 Kupffer 细胞、肺泡巨噬细胞、破骨细胞、皮肤朗格汉斯细胞和脑小胶质细胞。造血干细胞的归巢能力部分由 CXCL12 与 CXCR4 之间的相互作用所介导。CXCL12，也称为基质细胞衍生因子-1，由骨髓基质细胞生成，α-趋化因子受体 CXCR4 由

干细胞产生。归巢同时受骨髓内皮细胞表面分子与早期造血细胞上的配体间的相互作用所调节。细胞表面分子也称为选择素，包括 P 和 L 选择素，配体也称为整合素，例如 VLA-4。人类造血干细胞能冷冻存活，解冻后几乎没有损害，即使有也很少，这使得患者的部分骨髓可以被取出并保存，在患者接受大剂量骨髓毒性治疗后用于回输。

造血干细胞移植的分类

造血干细胞移植可以根据供受者间的关系及干细胞的解剖来源进行分类。约 1% 的患者有同卵双胞胎可以作为供者。采用同基因供者，既无异基因移植的常见并发症——移植物抗宿主病（GVHD）的风险，也不同于自体骨髓移植，没有干细胞被肿瘤细胞污染的风险。

同种异体移植的供者和受者在遗传上来源不同。异基因移植，随干细胞输入的或由干细胞发育的免疫细胞对患者发生反应，引起 GVHD。与此相反，如果移植前患者所接受的免疫抑制治疗不足，患者的免疫细胞可引起移植物排斥。发生这些并发症的风险主要受供、受者之间主要组织相容性抗原的匹配程度所影响。

人类白细胞抗原（HLA）分子负责与抗原蛋白结合，并将它们呈递给 T 细胞。通过 HLA 分子呈递的抗原可能是外源性的（例如，活动性感染），也可能是内源性蛋白。如果个体间 HLA 不相合，其中一人的 T 细胞会与第二个人不匹配的 HLA 或"主要抗原"，发生强烈反应。即使个体间 HLA 相合，供者的 T 细胞也会与受者 HLA 所呈递的不同内源性或"次要抗原"发生反应。次要抗原所引起的反应往往不太强烈。与移植相关的主要基因包括 HLA-A、B、C 和 D；它们紧密连锁，往往以单倍型的形式遗传，发生交叉的机会非常罕见。因此，任何一个同父同母的同胞与患者 HLA 相合的机会是 1/4。患者找到一个 HLA 相合的同胞供者的概率为 $1-(0.75)^n$，其中 n 等于同胞的数量。

以目前的技术水平，HLA 相合的同胞间移植，发生移植物排斥的风险是 1%～3%，出现严重的、危及生命的急性 GVHD 的风险约为 15%。使用 1～3 个位点配型不合的家庭成员供者，移植物排斥和 GVHD 的发生率逐渐增加。虽然一个位点不合时，移植后生存率没有显著改变，但是当 HLA 不合的位点达到 2 个或 3 个时，移植后生存率明显下降。自从国立骨髓供者计划和其他注册组成立以来，使大多数患者查找到

HLA 相合的无关供者成为可能。编码 HLA 抗原的基因具有高度多态性，任何两个无血缘关系的人 HLA 相同的概率相当低，不到 1/10 000。然而，通过对多于 2000 万个志愿捐献者进行确认和分型，大约 60% 的患者在启动查询后，可以找到一个 HLA 相合的供者，在白人中这一比例更高一些，而少数民族和混合种族的患者中概率较低。平均需要 3~4 个月完成查询、安排，直至启动无关供者移植。随着 HLA 分型技术和支持治疗的改进，配型相合无关供者移植的生存率与 HLA 相合同胞供者移植基本相当。

自体移植包括采集和储存患者自身的干细胞，在患者接受高剂量的清髓治疗后再回输干细胞。与异基因移植不同，自体移植无 GVHD 和移植物排斥的风险。但是另一方面，自体移植缺乏移植物抗肿瘤（graft-versus-tumor，GVT）效应，而且自体干细胞可能被肿瘤细胞污染，导致复发。各种技术被用于"净化"自体采集物中的肿瘤细胞。有些应用肿瘤相关抗原的抗体加补体、抗体结合毒素或抗体结合免疫磁珠。另一种技术是使用抗 CD34 抗体阳性筛选干细胞，随后通过黏附柱或流式技术选择正常干细胞而去除肿瘤细胞。所有这些方法可使肿瘤细胞数量减少 1000~10 000 倍，在临床上可行，但是没有前瞻性的随机对照试验能显示任何方法可降低复发率、改善无病生存或总体生存率。

最初用于移植的造血干细胞是由髂前上棘和髂后上棘穿刺抽取的骨髓。通常情况下，异基因移植采集任意部位的骨髓有核细胞数为 $(1.5\sim5)\times10^8/kg$。一些研究证实在同胞相合移植和无关供者移植中输注的骨髓细胞数高，可改善生存。

造血干细胞可以出现在外周血循环中，但是浓度非常低。应用造血生长因子，包括粒细胞集落刺激因子（G-CSF）或粒细胞-巨噬细胞集落刺激因子（GM-CSF），在深度化疗后的恢复期，血中的造血祖细胞浓度明显增加，造血祖细胞测定方法包括集落形成单位和 CD34 抗原的表达。这样可以从外周血中获取足够数量的造血干细胞用于移植。通常供者应用 4 天或 5 天的造血干细胞生长因子，然后进行 1~2 次血细胞采集，耗时约 4 h。自体移植时，当输注 CD34+ 细胞数 >2.5×10⁶/kg，几乎所有患者均可获得迅速和持久的植入。大多数情况下，可以采集到这个数量的细胞。单独应用细胞生长因子时，有 10%~20% 的患者动员失败，不能获得足够数量的 CD34+ 细胞，这时联合应用 CXCR4 拮抗剂普乐沙福（plerixafor）可能有效。与自体骨髓相比，采用外周血造血干细胞可以获得更快速的造血恢复，粒细胞植入（恢复到

0.5×10⁹/L）的时间为 12 天，血小板植入（恢复到 20×10⁹/L）的时间为 14 天。虽然这样快速的造血恢复可以降低移植合并症，但是没有研究显示可以提高生存率。

在异基因移植中，外周血造血干细胞的使用曾引起质疑，这是由于与经典的骨髓采集物相比，外周血造血干细胞采集物中的 T 细胞含量增加了 1 个 log；在动物模型中，GVHD 的发生率与输入的 T 细胞数量有关。然而，临床试验表明，HLA 相合的家庭成员供者应用生长因子动员的外周血干细胞，可以获得更快的植入，且不增加急性 GVHD。采用外周血干细胞可能增加慢性 GVHD，但是到目前为止的试验中，这一不利因素已经被减少的复发率与非复发死亡率所抵消，外周血造血干细胞可提高整体生存。然而，配型相合的无关供者移植，使用外周血干细胞导致慢性 GVHD 增多，没有生存优势，因此更倾向于使用骨髓。

脐带血中含有高浓度的造血祖细胞，使其成为造血干细胞移植的一种细胞来源。家庭成员脐带血移植，需排除那些急需移植的情况，因为需要等待 9 个月左右、婴儿成熟，才能捐赠干细胞。脐带血移植植入较慢，外周血计数的恢复慢于骨髓移植，但 GVHD 的发病率较低，这也许是脐带血中 T 细胞数低的表现。已建立多个脐带血库，可采集和储存脐带血，使这些将被丢弃的材料，可用于无关患者的移植。目前超过 500 000 份脐带血被冷冻保存，可供使用。无关脐带血的优点是可快速应用，并且免疫反应性低，这一特性使配型部分相合的脐带血也可用于移植，对于没有相合无关供者的患者尤显重要。每公斤体重输入的脐带血细胞数量与移植失败和移植相关死亡率的发生风险有关，这也是之前单份脐血移植被限制用于儿童及低体重成人患者的原因。随后的试验发现使用双份脐带血移植降低移植失败和早期死亡的风险，即使最终只有一个供者植入。目前生存率与无关供者和脐带血移植类似。

移植的预处理方案

移植前患者进行的预处理方案，以清除患者的基础病为目的，而在异基因移植中，还需满足给予患者充分的免疫抑制，防止移植物被排斥。恰当的预处理方案取决于疾病种类和骨髓的来源。例如，当治疗重症联合免疫缺陷病，移植物来自 HLA 配型相合的同胞时，不需进行预处理，因为没有宿主细胞需要被清除，患者已然处于免疫失能状态而不能排斥输入的骨髓。再生障碍性贫血，没有大量细胞需要被清除，大

第十四章 造血干细胞移植

剂量的环磷酰胺和抗胸腺细胞球蛋白已经足以抑制患者的免疫反应，使其可以接受骨髓移植物。对于地中海贫血、镰状细胞贫血，常需要高剂量的白消安联合环磷酰胺，以清除大量增生的宿主造血细胞。目前有多种不同预处理方案用于治疗恶性疾病。大多数方案中包括的药物在常规剂量下即可对肿瘤有高度活性，而且骨髓抑制是主要的剂量限制性毒性。因此，这些方案通常包括白消安、环磷酰胺、美法仑、塞替派、卡莫司汀、依托泊苷以及全身照射等不同组合。

虽然高剂量的预处理方案通常被用于移植，一旦了解到移植中大部分的抗肿瘤作用来自于免疫反应介导的移植物抗肿瘤作用（GVT），研究者提出了降低预处理强度的方案是否仍然有效并且耐受性提高。研究显示移植后复发率在伴有急、慢性 GVHD 的患者中最低，没有 GVHD 的患者中高一些，而去 T 细胞异基因移植和同基因移植的患者中进一步升高，这些都是 GVT 效应存在的证据。移植后复发的患者在仅输注了原供者的淋巴细胞后，获得缓解，进一步证实了GVT 效应的潜在作用。因此，多种减低强度的预处理方案进入研究，包括从满足植入要求的最低剂量方案（如氟达拉滨联合 200 cGy 全身照射方案），至中等强度的方案（如氟达拉滨联合美法仑）。迄今为止的研究文献显示，与常规移植方案比较，植入已经很容易实现且毒性低。此外，急性 GVHD 的严重程度似乎也有所下降。持续完全缓解可见于很多患者，尤其是那些罹患惰性血液系统恶性肿瘤的患者。一般来说，采用减低强度预处理，复发率较高，但移植相关死亡率较低，减低强度预处理更适用于老年患者以及伴有明显合并症的患者。对于年轻、体健的患者，高剂量的治疗方案更为有利。

移植的过程

通常供者在全身麻醉或脊髓麻醉下，从髂后上棘采集骨髓，有时也从髂前上棘采集。一般情况下，按每公斤体重采集 $10\sim15$ ml 骨髓，置于肝素化的介质中，并通过 0.3 和 0.2 mm 过滤网，去除脂肪和碎骨颗粒。采集的骨髓可能根据临床情况做进一步处理。例如，ABO 血型不合时，去除红细胞防止溶血；为防止 GVHD，去除供者 T 细胞；或者在自体移植时，采取措施去除可能残留的肿瘤细胞。捐献骨髓是安全的，只有极罕见的并发症报道。

供者在应用造血生长因子后，通过白细胞单采术采集外周血造血干细胞，而在自体移植中，有时需要经过联合化疗及生长因子后采集。用于移植的干细胞

通过内径较粗的中心静脉导管输注。这种输注通常可以很好地耐受，但偶尔患者会出现发热、咳嗽或气短。一般减慢输液速度这些症状即可缓解。当干细胞使用二甲亚砜冷冻保存时，由于冷冻保护剂的气味和味道，患者常常会出现短暂的恶心或呕吐。

植入

通常在移植后的数天至一周时，外周血计数达到最低点，这是预处理所致；然后输注的干细胞所生成的细胞开始出现在外周血中。恢复的快慢取决于干细胞的来源、移植后生长因子的使用以及 GVHD 的预防方案。如果干细胞来源于骨髓，平均在 16 天粒细胞恢复到 0.1×10^9/L，而达到 0.5×10^9/L 约 22 天。使用 G-CSF 动员的外周血干细胞，其恢复的速度与骨髓移植相比快约 1 周，而脐血移植比骨髓移植通常会推迟 1 周左右。移植后使用粒细胞生长因子（G-CSF 或 GM-CSF）可以加速 $3\sim5$ 天，而使用甲氨蝶呤预防 GVHD 会使植入延迟 $3\sim5$ 天时间。异基因移植后植活鉴定，如果供、受者性别不同可以使用荧光原位杂交检测性染色体，或者进行 DNA 扩增后，分析串联重复序列的数目或短串联重复序列的多态性。

造血干细胞移植后并发症

早期放化疗毒性 移植预处理方案可能造成的一系列的急性毒性，因方案的强度和特定药物的使用而不同，但经常导致恶心、呕吐、轻度皮肤红斑（图 14-1）。包括大剂量环磷酰胺的方案可导致出血性膀胱

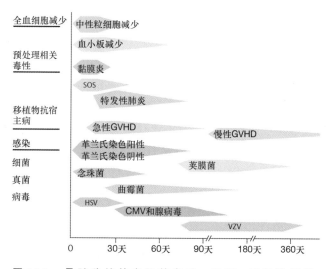

图 14-1 骨髓移植的主要并发症。 CMV：巨细胞病毒；GVHD：移植物抗宿主病；HSV：单纯疱疹病毒；SOS：肝窦阻塞综合征（原称为肝静脉闭塞性疾病）；VZV：水痘-带状疱疹病毒。阴影区的大小大概反映了并发症的危险期

炎，通常可以通过膀胱冲洗或使用巯基化合物 α-巯基乙基磺酸钠（美司钠）来预防；急性出血性心包炎罕有发生。大部分高剂量预处理方案会导致口腔黏膜炎，通常在移植后 5～7 天发生，常需要麻醉镇痛。使用患者自控镇痛泵可提供最满意的镇痛效果，往往还可以减少麻醉药的总累积剂量。角化细胞生长因子（帕利夫明）可以缩短自体移植术黏膜炎的持续时间。移植后 5～6 天患者开始脱发，1 周后通常出现严重的全血细胞减少。

根据预处理方案的强度不同，3％～10％的患者会合并肝窦阻塞综合征（sinusoidal obstruction syndrome，SOS）（以前称为静脉闭塞性疾病），这是药物的细胞毒性直接损伤肝静脉和肝窦内皮细胞所引起的一种综合征，随后导致纤维蛋白沉积及局部高凝状态。这一连串病变导致肝疼痛肿大、腹水、黄疸及液体潴留等临床症状。移植后第 1 个月内的任何时间均可出现这些症状，发生高峰出现在第 16 天。易感因素包括之前接受过强烈化疗、移植前合并任何原因的肝炎，以及使用强烈的预处理方案。肝窦阻塞综合征的死亡率约 30％，出现渐进性肝衰竭，最终导致肝肾综合征。有研究用溶栓和抗血栓药物治疗，如组织型纤溶酶原激活剂、肝素、前列腺素 E，与对照组相比，没有证据显示可获得持续性的疗效，但是都有明显的毒性。去纤苷，一种多聚脱氧核糖核苷酸，其研究结果似乎令人鼓舞。

虽然移植后早期大多数肺炎是由感染所致，但是约 5％的病例出现弥漫性间质性肺炎，被认为是高剂量预处理方案的直接毒性所致。支气管肺泡灌洗液通常表现为肺泡出血，活检通常显示弥漫性肺泡损伤，但有些病例可显示明确的间质性改变。有应用高剂量糖皮质激素或抗肿瘤坏死因子治疗者，但是没有随机试验的相关报道。

晚期放化疗毒性 预处理的晚期并发症包括儿童生长迟滞和第二性征发育的延迟。恰当使用生长激素和性激素的替代治疗可部分减轻这些并发症。大多数男性移植后精子缺乏，大多数青春期后的女性会发生卵巢衰竭，应接受治疗。然而，移植后有妊娠的可能，应告知患者相应情况。甲状腺功能异常有时常见，通常可以给予很好的替代治疗。白内障的发生率为 10％～20％，常见于行全身照射的患者，以及移植后接受糖皮质激素治疗 GVHD 的患者。约 10％的患者发生股骨头无菌性坏死，在接受慢性糖皮质激素治疗的患者尤为常见。与高剂量的预处理方案相比，减低强度预处理的急性和晚期放化疗毒性大大减少（但需除外治疗 GVHD 所用的糖皮质激素和其他药物所致）。

移植失败 虽然移植后通常可以获得持久、完全的植入，但是偶尔也会发生植入失败，或者短暂植入后被排斥。自体移植失败可能是由于输入的干细胞数量不足、干细胞在体外处理或储存期间受到损坏，或移植后暴露于骨髓毒性药物。感染巨细胞病毒（CMV）和人类疱疹病毒 6 型也与骨髓功能丧失有关。异基因移植后移植失败是由于受者免疫活性细胞对移植物发生免疫排斥所致。免疫因素导致的移植物排斥更常见于预处理方案中免疫抑制程度较低、采用去除 T 细胞的干细胞产物，或者行 HLA 不合移植或脐带血移植的患者。

移植失败的治疗通常包括去除治疗方案中所有潜在的骨髓毒性药物，尝试短期使用粒细胞生长因子。异基因移植后移植失败，如果受者来源的淋巴细胞持久存在，往往提示免疫因素导致的排斥。这时再次输注供者干细胞往往无效，除非患者在输注前再次行免疫抑制性预处理方案。由于累积毒性，在首次移植后的 100 天内再次行标准的高剂量预处理，耐受性差。但是有些方案，例如，联合使用氟达拉滨及低剂量全身照射，或环磷酰胺联合抗胸腺细胞球蛋白的方案在部分患者中有效。

移植物抗宿主病 移植物抗宿主病（GVHD）是已被免疫的异基因 T 细胞与宿主细胞上的靶抗原发生反应的结果，这些 T 细胞伴随供者干细胞被同时输入。急性 GVHD 通常发生在移植后的前 3 个月，发病高峰约为移植后 4 周左右，典型特征有：红斑性斑丘疹；持续性厌食或腹泻，或两者皆有；伴血清胆红素、谷丙转氨酶、谷草转氨酶和碱性磷酸酶水平升高的肝病。由于很多情况与急性 GVHD 类似，通常需要皮肤、肝表现或内镜活检来确认诊断。在所有这些器官中，可见到内皮细胞损伤和淋巴细胞浸润。在皮肤，有表皮和毛囊受损；在肝，显示小胆管节段性破坏；在肠道，肠隐窝的破坏和黏膜溃疡需引起注意。常用的急性 GVHD 评分系统见表 14-1。Ⅰ度急性 GVHD 的临床意义不大，不影响生存，也不需要治疗。相比之下，Ⅱ～Ⅳ度 GVHD 常有显著的临床症状，可导致生存率降低，需要积极的治疗。以下情况导致急性 GVHD 的发生率较高：配型不合、无关供者移植、老年患者、未能接受全剂量 GVHD 药物预防的患者。

预防 GVHD 的常用策略是移植后早期使用免疫抑制药。甲氨蝶呤联合环孢素或他克莫司的组合是最有效的和使用最广泛的方案。也有研究使用泼尼松、抗 T 细胞抗体、吗替麦考酚酯、西罗莫司和其他免疫抑制剂等各种组合。另一类常用的 GVHD 预防方案是从干细胞中去除 T 细胞。在有效预防 GVHD 的同时，去

表 14-1	急性移植物抗主病的临床分度和分级		
临床分级	皮肤	肝-胆红素，μmol/L（mg/dl）	肠道
1	红斑＜体表面积的 25％	34～51（2～3）	腹泻 500～1000 ml/d
2	红斑占体表面积的 25％～50％	51～103（3～6）	腹泻 1000～1500 ml/d
3	泛发性红皮病	103～257（6～15）	腹泻＞1500 ml/d
4	皮肤剥脱和大疱	＞257（＞15）	
总体临床分度	皮肤分级	肝分级	肠道分级
I	1～2	0	0
II	1～3	1	1
III	1～3	2～3	2～3
IV	2～4	2～4	2～4

T 细胞常伴随植入失败、感染性合并症及移植后肿瘤复发的发生率增加；然而，去 T 细胞移植是否提高某些特定疾病的治愈率并没有定论。

尽管进行预防，急性 GVHD 的发生率在配型全合的同胞供者移植后约为 30％，非血缘供者移植后高达 60％。治疗通常包括糖皮质激素、其他免疫抑制剂，或抗 T 细胞或 T 细胞亚群的单克隆抗体。

慢性 GVHD 最常见于异基因移植后 3 个月至 2 年，见于 20％～50％的患者。其在老年患者、配型不合或无关供者移植，以及曾发生急性 GVHD 的患者中更常见。本病类似自身免疫性疾病，可出现颜部红斑、干燥综合征、关节炎、闭塞性细支气管炎、胆管变性和胆汁淤积。醋酸泼尼松或环孢素单药治疗是目前的标准治疗，尽管其他药物的试验正在进行中。慢性 GVHD 的平均死亡率约为 15％，但根据疾病的严重程度，波动在 5％～50％范围之间。大多数患者的慢性 GVHD 可以得到解决，但可能需要 1～3 年的免疫抑制剂治疗，直至停药后症状不再出现。因为慢性 GVHD 患者易发生感染，应该接受甲氧苄啶-磺胺甲噁唑预防，所有疑似感染者应积极进行治疗。

虽然移植后的时间常被用来区分急性和慢性 GVHD（3 个月内或＞3 个月），但是偶尔患者会在移植后 3 个月以后出现急性 GVHD 的症状和体征（迟发性急性 GVHD），而有些患者会同时出现急性和慢性 GVHD 的症状和体征（重叠综合征）。目前没有数据表明，这些患者的治疗与经典的急性或慢性 GVHD 不同。

异基因 HCT 后，3％～5％的患者会发生自身免疫性疾病，最常见的为自身免疫性溶血性贫血或特发性血小板减少性紫癜。无关供者移植和慢性 GVHD 是它的危险因素，但是也有无明显 GVHD 的患者发生自身免疫性疾病的报道。治疗包括醋酸泼尼松、环孢素或利妥昔单抗。

感染 移植后的患者，尤其是异基因移植，需要特殊的预防感染的方案。移植后早期患者粒细胞减少严重，细菌感染的风险非常大，因此在大多数中心，一旦粒细胞计数低于 0.5×10^9/L 时，即开始抗生素治疗。氟康唑 200～400 mg/d 预防，可减少念珠菌感染的风险。对单纯疱疹病毒血清学反应阳性的患者，应该接受阿昔洛韦预防。预防感染的策略见表 14-2。尽管有这些预防措施，大多数患者仍会在移植后出现发热和感染的迹象。除了细菌和真菌的预防，如何处理发热患者仍然是临床医生的巨大挑战，应根据患者个体情况和移植中心的经验进行。

有关免疫缺陷宿主感染的一般问题在《哈里森内科学（第 19 版）》的其他部分进行讨论。

患者一旦植入，细菌感染的发病率减少；然而，患者，尤其是异基因移植受者，感染的风险仍相当高。从植入到移植后 3 个月，这期间最常见的感染病因是革兰氏阳性菌、真菌（特别是曲霉菌）和病毒（包括 CMV）。CMV 感染，过去很常见，且往往是致命性

表 14-2	异基因移植患者的感染预防策略	
病原	药物	方案
细菌	左氧氟沙星	750 mg/d，口服或静脉注射
真菌	氟康唑	400 mg/d，口服，1 次/日至移植后 75 天
肺孢子菌	甲氧苄啶-磺胺甲噁唑	加强片：1 片口服，2 次/日，每周服药 2 天，至移植后 180 天或停用免疫抑制剂
病毒		
单纯疱疹病毒	阿昔洛韦	800 mg 口服，2 次/日，至移植后 30 天
水痘-带状疱疹病毒	阿昔洛韦	800 mg 口服，2 次/日，至移植后 365 天
巨细胞病毒	更昔洛韦	5 mg/kg 静脉注射，2 次/日共 7 天，然后 5 mg/(kg·d)，每周 5 天，至移植后 100 天

的，目前采取预防措施。当 CMV 阴性的患者接受 CMV 阴性供者的移植时，可选择使用 CMV 血清学阴性的血液制品或去除白细胞的血制品来预防 CMV 感染。当受者或供者的血清学阳性时，更昔洛韦既可以在植入开始时预防性应用，也可以在检出 CMV 抗原或病毒血症，证实 CMV 首次激活时启动治疗，能显著减少 CMV 疾病的风险。膦甲酸钠对部分更昔洛韦治疗无效的 CMV 血症或 CMV 感染患者，以及不能耐受的患者有效。

5%～10% 的患者会发生肺孢子菌病肺炎，可以在移植前口服甲氧苄啶-磺胺甲噁唑 1 周预防，并在植入后恢复甲氧苄啶-磺胺甲噁唑的预防。

至移植后 3 个月，感染的风险会大大减少，除非合并慢性 GVHD，需要持续应用免疫抑制剂。大多数移植中心建议接受任何免疫抑制药物的患者，持续甲氧苄啶-磺胺甲噁唑预防，也建议谨慎监测晚期 CMV 激活。此外，许多中心建议对水痘-带状疱疹进行预防，使用阿昔洛韦至移植后 1 年。患者应重新预防接种，在移植后 12 个月接种破伤风、白喉、流感嗜血杆菌、脊髓灰质炎和肺炎球菌性肺炎疫苗，24 个月时接种麻疹、腮腺炎、风疹（MMR）、水痘-带状疱疹病毒疫苗，如果可能还有百日咳疫苗。

特殊疾病的造血干细胞移植治疗

治疗 非恶性疾病

免疫缺陷性疾病

以正常供者的干细胞替代不正常的干细胞，造血干细胞移植可以治愈各种免疫缺陷性疾病患者，包括重症联合免疫缺陷病、Wiskott-Aldrich 综合征（又称为湿疹、血小板减少伴免疫缺陷综合征）、Chédiak-Higashi 综合征。在重症联合免疫缺陷病方面积累了广泛的经验，其中 HLA 相同供者移植的治愈率可达到 90%，采用单倍型父母为供者时，预期成功率为 50%～70%（表 14-3）。

再生障碍性贫血

年龄小于 40 岁的重型再生障碍性贫血患者，采用高剂量环磷酰胺和抗胸腺细胞球蛋白的预处理方案，行配型相合同胞供者移植，治愈率可高达 90%。但是在老年患者、接受配型不合的家庭成员供者或无关供者的骨髓移植，结果就不太理想，因此，一

表 14-3	移植后预期 5 年生存率[a]	
疾病	异基因（%）	自体（%）
重症联合免疫缺陷病	90	N/A
再生障碍性贫血	90	N/A
地中海贫血	90	N/A
急性髓性白血病		
第 1 次缓解期	55～60	50
第 2 次缓解期	40	30
急性淋巴细胞白血病		
第 1 次缓解期	50	40
第 2 次缓解期	40	30
慢性粒细胞白血病		
慢性期	70	ID
加速期	40	ID
急变期	15	ID
慢性淋巴细胞白血病	50	ID
骨髓增生异常综合征	45	ID
多发性骨髓瘤	30	35
非霍奇金淋巴瘤		
第 1 次复发/第 2 次缓解	40	40
霍奇金淋巴瘤		
第 1 次复发/第 2 次缓解	40	50

[a] 数据分析均基于国际骨髓移植注册研究的报告。未经咨询委员会的审查。

缩写：ID，数据不足；N/A，不适用

般建议这些患者在考虑移植前，可以先尝试免疫抑制治疗。移植在各种类型的再生障碍性贫血均有效，包括阵发性睡眠性血红蛋白尿、Fanconi 贫血等。Fanconi 贫血患者对烷化剂的毒性作用异常敏感，因此必须选择降低强度的预处理方案（第五章）。

血红蛋白病

HLA 相合同胞供者骨髓移植，选择白消安和环磷酰胺的预处理方案，可治愈 80%～90% 的地中海贫血患者。如果患者能接受充分去铁治疗，并在出现肝大、门脉纤维化之前进行移植，可以期待最佳疗效。在这些患者中，5 年生存率和无病生存率分别为 95% 和 90%。虽然积极的去铁治疗可以延长生存期，但移植是地中海贫血的唯一根治性治疗。有研究将移植作为一种根治性手段用于镰形细胞性贫血的治疗。配型相合同胞供者或脐带血移植后，2 年生存率和无病生存率分别为 90% 和 80%。关于患

者的选择和移植时机决策仍然困难，但对于反复发生溶血危象、伴有其他严重并发症、对其他干预措施无效的年轻患者，移植是一种合理的选择（第二章）。

其他非恶性疾病

从理论上讲，造血干细胞移植可以治愈任意一种先天性淋巴造血系统异常所引起的疾病。移植已成功地用于治疗先天性白细胞缺陷，如 Kostmann 综合征、慢性肉芽肿性疾病及白细胞黏附缺陷。先天性贫血如 Blackfan-Diamond 贫血综合征（先天性红细胞发育不全），也可以选择移植来治疗。婴儿恶性骨硬化病是由于破骨细胞异常，不能吸收骨质，由于破骨细胞来源于骨髓，因此移植也可以治疗这种罕见的遗传性疾病。

造血干细胞移植已用于治疗多种酶缺失引起的贮积性疾病，如 Gaucher 病、Hurler 综合征、Hunter 综合征，及婴儿异染色性脑白质营养不良。对于这些疾病，移植并不总是能取得成功，但是在疾病早期阶段，在髓外器官发生不可逆性损害之前进行移植，可增加治疗成功的概率。

移植同样被用于治疗重症获得性自身免疫性疾病。这些尝试一方面基于动物模型的研究，表明移植可以逆转自身免疫性疾病；另一方面，偶然发现伴有自身免疫性疾病的血液系统恶性肿瘤患者，在移植后两种疾病均被治愈。

治疗　恶性疾病

急性白血病

异基因造血干细胞移植治疗经诱导化疗未缓解的急性髓系白血病（AML）患者，15％～20％可以得到治愈，且是这类患者的唯一治愈方法。当患者处于第二次缓解期或第一次复发时移植，治愈率为30％～35％。当患者在第一次缓解期进行异基因移植，可取得最佳疗效，无病生存率平均为55％～60％。在年龄小于60岁的成人 AML 患者中，比较配型相合的亲属间移植与化疗，meta 分析显示移植具有生存优势。在具有预后不良危险因素的 AML 患者中，这种优势最为显著，而在预后良好的患者中，未能显示移植的优势。自体移植治疗 AML，疗效不肯定。自体移植后疾病复发率高于异基因移植

后，治愈率有所下降。

与 AML 患者类似，急性淋巴细胞白血病（ALL）患者诱导化疗未达到完全缓解，直接进行移植，15％～20％的患者可以获得治愈。当处于第二次缓解期时，治愈率提高到30％～50％，因此推荐诱导化疗后疾病持续存在或者随即复发的成人患者，选择移植。在第一次缓解期的患者，治疗有效率约55％。对于高危患者，如伴有费城染色体阳性，移植与化疗相比具有显著优势。关于标危的成人患者是否应在第一次缓解期移植，还是待复发时再行移植的争论持续存在。自体移植与异基因移植相比，复发率较高，但非复发死亡率低。自体移植在第一次缓解期的 ALL 患者中并无明确治疗地位，而对于第二次缓解的患者，大多数专家建议，如果有合适的供者，可采用异基因造血干细胞移植。

慢性白血病

异基因造血干细胞移植是慢性粒细胞白血病（CML）患者的唯一根治性治疗。移植时处于急变期的患者，5年无病生存率为15％～20％，加速期为25％～50％，慢性期患者可达到60％～70％，在一些特定的中心，治愈率可高达80％。然而，随着甲磺酸伊马替尼和其他高活性的酪氨酸激酶抑制剂（TKI）的使用，通常仅在那些 TKI 治疗未能达到完全细胞遗传学反应、初始治疗有效后复发或不能耐受 TKI 的患者中才进行移植（第八章）。

异基因移植治疗慢性淋巴细胞白血病（CLL），很少采用高剂量的预处理方案，主要是由于这一疾病的慢性特征及患者的年龄分布。研究显示，尽管在移植时疾病处于晚期阶段，这些患者中大部分在移植后可获得完全缓解，3年无病生存率达50％左右。显著的抗肿瘤作用导致减低强度预处理的异基因移植在 CLL 患者中使用增加。

骨髓增生异常综合征

异基因移植治疗骨髓增生异常综合征（MDS），治愈率波动于20％～65％之间。年轻患者、非进展期患者疗效较好。然而，早期 MDS 患者可以存活较长时间，无需治疗，所以通常根据国际预后评分系统（IPSS）进行选择，建议评分处于中危-2的患者，或某些中危-1伴有其他不良预后特征的患者进行移植（见第五章）。

淋巴瘤

经一线化疗未能治愈的弥漫性中度或高度恶性非霍奇金淋巴瘤患者，在第一次复发或第二次缓解期行移植，仍有 $40\%\sim50\%$ 的患者可以获得治愈。与传统剂量的挽救性化疗相比，这一结果显示出明显的优势。高危患者在第一次缓解期行移植治疗是否受益，并不确定。大多数专家倾向于选择自体移植治疗中/高度非霍奇金淋巴瘤患者，而非异基因移植，这是因为前者的并发症少，两种移植的生存期相当。对复发的弥漫性、惰性非霍奇金淋巴瘤患者，自体移植比挽救性化疗的有效率高，可改善无进展生存率。然而，移植后晚期可再复发。自体移植在初始治疗患者中的作用存在争议，推荐在一小部分伴有高危预后因素的患者中进行，在那些低危患者中并没有明显提高疗效。采用减低强度预处理方案的异基因移植，在惰性淋巴瘤患者中有效率高，但是这一方法的确切地位仍有待确定。

移植在霍奇金淋巴瘤的地位与中、高危非霍奇金淋巴瘤相似。经标准化疗从未达到缓解的患者，移植后 5 年无病生存率为 $20\%\sim30\%$，而在第二次缓解的患者中可达 70%。移植在第一次缓解的霍奇金淋巴瘤患者中没有明确作用。

骨髓瘤

一线治疗仍旧进展的骨髓瘤患者，有时可以受益于异体或自体移植。前瞻性随机对照研究表明，将自体移植作为初始治疗的一部分，可以改善患者的无病生存率和总体生存率。移植后使用来那度胺维持治疗可进一步提高疗效。自体移植后序贯非清髓性异基因移植的疗效并不一致。

实体瘤

在原发性或转移性乳腺癌患者中，评估自体移植疗效的随机试验未能显示出一致的生存优势，因此，在这一疾病中移植没有确切的治疗地位。

包含铂类的一线化疗失败的睾丸癌患者，采用大剂量化疗联合自体造血干细胞移植，仍有 50% 的患者可以被治愈，效果优于低剂量挽救性化疗。

大剂量化疗联合自体造血干细胞支持可用于其他实体肿瘤，包括神经母细胞瘤及小儿肉瘤。在大多数肿瘤中，肿瘤负荷低的患者和对常规剂量化疗敏感的患者可获得最佳疗效。在这些肿瘤中几乎没有关于移植的随机试验完成。

非清髓性异基因移植治疗某些实体肿瘤，特别是肾细胞癌，可获得部分和完全的反应。在恶性血液病治疗中，充分证实了移植物抗肿瘤（GVT）效应，在某些情况下，在特定的实体肿瘤中也可以尝试 GVT 效应。

移植后复发

自体移植后复发的患者，有时进一步的化疗可能有效，这些患者可能成为异基因移植的候选人，尤其是那些自体移植后缓解期长的患者。异基因移植后复发的患者有多种选择。未辐照的供者淋巴细胞输注的疗效特别引人关注。据报道，在慢性粒细胞白血病患者中，完全缓解率为 75%，骨髓增生异常综合征为 40%，AML 为 25%，骨髓瘤为 15%。供者淋巴细胞输注的主要并发症包括短暂的骨髓抑制和 GVHD。这些并发症的发生取决于所输入的供者淋巴细胞数量和输注的次数，降低细胞数或分次输注可减少 GVHD。

第二部分 止血障碍
SECTION 2 Disorders of Hemostasis

第十五章 血小板和血管壁疾病

Disorders of Platelets and Vessel Wall

Barbara A. Konkle

（刘辉 白洁菲 译 白洁菲 校）

止血是一个动态的过程，血小板和血管壁在其中起重要作用。血管壁破损后会激活血小板，使其黏附到 von Willebrand 因子（VWF）和内皮下组织中的胶原纤维。血液流动（尤其在有病变的血管壁区域）产生的剪切力和血管内皮的炎症状态都可以激活血小板。活化的血小板表面为凝血因子提供了主要的生理结合位点，这可进一步导致血小板激活和纤维蛋白形成。遗传性和获得性的各种因素作用于血小板、血管壁、凝血和纤溶系统，最终形成正常的止血，亦可导致出血或血栓形成。

血小板

血小板是从巨核细胞释放的，很可能是巨核细胞循环到毛细血管窦并受其影响释放血小板。正常血小板计数是 150 000～450 000/μl。促血小板生成素（TPO）是调控血小板生成的主要因素，它是在肝内合成。炎症反应尤其是白介素 6 可促使 TPO 的合成增加。TPO 与血小板和巨核细胞表面的 TPO 受体结合后，血循环中 TPO 水平下降。因此，巨核细胞和血小板数目的减少可导致外周血循环内 TPO 水平的增加，进而促进血小板生成增加。血小板在体内的生存期为 7～10 天。正常情况下，约有 1/3 的血小板停滞在脾，当脾大时，贮存于脾的血小板也相应增加，但脾大导致的血小板计数减少很少低于 40 000/μl。血小板有多种生理作用，但是没有细胞核，因此合成新蛋白质的能力有限。

正常血管内皮通过抑制血小板的功能预防血栓形成。当血管内皮组织受损时，抑制效应被解除，血小板主要通过 VWF（VWF 是存在于血浆及血管壁内皮下细胞外基质的大多聚体蛋白）黏附到暴露的内皮组织表面，进而通过细胞内信号通路激活血小板糖蛋白（Gp）Ⅱb/Ⅲa（$\alpha_{IIb}\beta_3$）受体，使得血小板聚集。

激活的血小板释放颗粒内容物，包括核苷酸、黏附蛋白、生长因子和促凝因子，引起血小板聚集和血栓形成，也影响着形成血栓的微环境。在血小板聚集过程中，部分血小板被招募到损伤部位，形成血小板血栓。血小板血栓可被凝血级联反应产物即互相交织的纤维蛋白网固定。

血管壁

内皮细胞覆盖在整个循环系统的血管内，总共有（1～6）×10^{13} 个细胞，所占空间相当于 6 间网球场的面积。内皮细胞有多种生理功能：调节血管通透性，维持生物活性分子和营养物在血管内的流动，介导血细胞和血管壁间相互作用，介导炎症反应及促进血管生成。

在正常情况下，血管内皮提供了一个抗血栓形成的表面，但是当血管内皮受到刺激后，立即转为促进血栓形成，即促进凝血，抑制纤溶，促进血小板激活。在许多情况下，内皮源性血管舒张因子（如一氧化氮）也是血小板抑制因子，而内皮源性血管收缩因子（如内皮素）也是血小板活化因子。血管舒张因子和血小板功能抑制剂的净效应是保持血液流动性，而血管收缩因子和血小板功能激活剂是促进血栓形成。因此，血液流动性和止血是由内皮细胞的抗栓/促栓和血管舒张因子/血管收缩因子的平衡所调节的。

血小板疾病

血小板减少症

血小板减少症源于以下三个原因：①骨髓生成血小板减少；②血小板分布异常，如滞留在肿大的脾；③血小板破坏增加。血小板生成减少包括遗传性及获得性两种。评估血小板减少症的患者，关键一步是做外周血涂片，首先排除"假性血小板减少症"，尤其在无引起血小板减少明确原因的患者中更重要。假性血小板减少症（图 15-1B）是由于血小板在试管内凝集

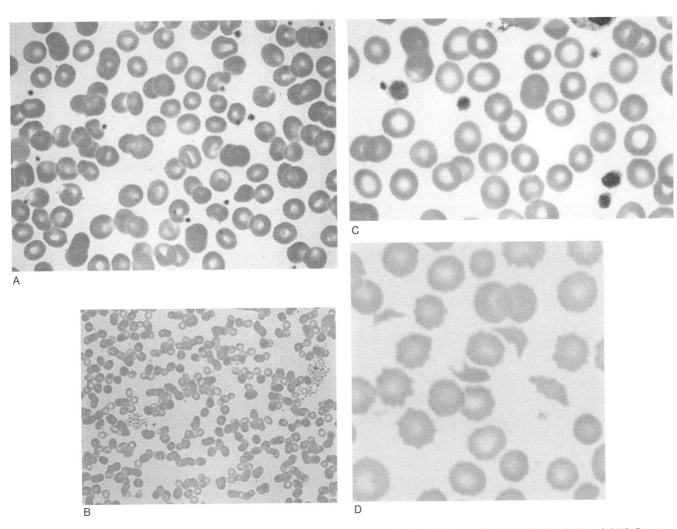

图 15-1（见书后彩图）　显微镜下外周血涂片的细胞形态学。**A.** 正常的外周血涂片。**B.** 假性血小板减少症中血小板聚集。**C.** 常染色体显性遗传血小板减少症中畸形、巨大的血小板。**D.** 微血管病性溶血性贫血的破碎红细胞和血小板减少

所致，乙二胺四乙酸（EDTA）（检测全血计数常用的紫帽试管中的抗凝剂）可使血小板内钙含量减低，通过抗体（IgG 最常见，也可见于 IgM 和 IgA）介导了血小板凝集。如果 EDTA 抗凝血中测得血小板数目减少，需行外周血涂片评估。可更换抗凝剂如枸橼酸钠（蓝帽管）或肝素（绿帽管）后测定血小板计数。也可行新鲜末梢血涂片如指尖血检测。

患者处理方法：
血小板减少症

　　血小板减少症患者的初始评估需要包括病史、体格检查、全血细胞计数和外周血涂片（图 15-2）。鉴别诊断时要考虑患者健康状况及接受药物治疗的情况。一位健康年轻的血小板减少症患者的鉴别诊断比一位接受大量药物治疗的住院患者要简单。除了罕见的遗传性疾病，血小板生成减少通常是骨髓疾病引起，常伴有红细胞（RBC）和（或）白细胞（WBC）生成异常。因为骨髓增生异常也可出现单系血小板减少，年龄大于 60 岁的血小板减少症患者应该接受骨髓穿刺检查。虽然遗传性血小板减少症罕见，但是问病史时需询问患者既往血小板计数，家族成员是否存在血小板减少症。另外，需仔细询问用药史，包括非处方药和草药，因为药物是导致血小板减少的最常见原因。

　　体格检查如发现脾大，提示存在慢性肝病或其他潜在的疾病。腹部超声可以发现在一些肥胖患者不易触到的轻到中度脾大。人体需要 5000～10 000 血小板来维持微循环血管完整性。当血小板计数明显下降时，瘀点首先出现在静脉压力增高的部位，如活动患者的踝部和脚部。瘀点，呈针点样而非大片出血，常提示血小板数目减少而非血小板功能异常。血小板减少症患者若出现湿性紫癜，指口腔黏

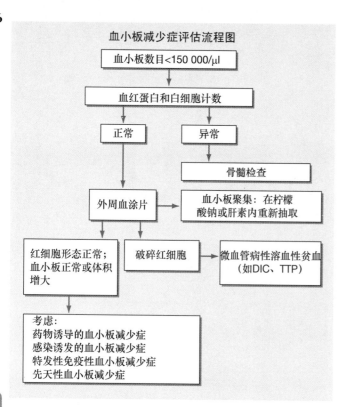

血小板减少症评估流程图

血小板数目<150 000/μl

血红蛋白和白细胞计数

正常　　　异常

骨髓检查

外周血涂片　　　血小板聚集：在柠檬酸钠或肝素内重新抽取

红细胞形态正常；血小板正常或体积增大　　　破碎红细胞　　　微血管病性溶血性贫血（如DIC、TTP）

考虑：
药物诱导的血小板减少症
感染诱发的血小板减少症
特发性免疫性血小板减少症
先天性血小板减少症

图 15-2　血小板减少症患者评估流程图。DIC，弥散性血管内凝血；TTP，血栓性血小板减少性紫癜

表 15-1	已报道明确或可能引起单纯血小板减少症的药物[a]
阿昔单抗	米氮平片
对乙酰氨基酚	萘普生
胺碘酮	奥沙利铂
氨氯地平	青霉素
氨苄西林	苯妥英钠
卡马西平	哌拉西林
头孢曲松钠	奎宁
头孢孟多酯钠	奎尼丁
环丙沙星	雷尼替丁
地西泮	罗格列酮
依替巴肽	罗昔非班
呋塞米	磺胺异噁唑
金	舒拉明
氟哌啶醇	替罗非班
肝素钠	曲尼司特
布洛芬	甲氧苄啶/磺胺甲噁唑
劳拉西泮	万古霉素

[a] 基于同时具备临床表现和实验室阳性结果的评分系统

来源：Adapted from DM Arnold et al；J Thromb Hemost 11：169，2013

膜血疱，常提示患者出现威胁生命的出血风险增加。血小板数目减少和血小板功能异常均可导致严重挫伤。

感染性血小板减少症　许多病毒和细菌感染均可导致血小板减少症，这是血小板减少症最常见的非医源性原因。部分患者实验室结果提示伴有弥散性血管内凝血（DIC），这在系统性革兰氏阴性细菌感染患者中最常见。感染也可影响血小板生成和寿命。另外，在传染性单核细胞增多症和早期的艾滋病患者中，免疫机制也起着作用。在艾滋病晚期，全血细胞减少以及由生成减少及发育异常所致的血小板减少更常见。免疫机制介导的血小板减少症在儿童常发生于病毒感染后，多数能自愈。感染与成人免疫性血小板减少性紫癜的关系仍不明确。

在不明原因感染的患者中常需要行骨髓检查。一项研究评估了骨髓检查在不明原因发热的艾滋患者中的价值，发现 86% 的患者可通过非侵袭性技术如血培养获得与骨髓培养相同的诊断，然而，有时骨髓培养能更早出现阳性结果。因此当需要尽早明确病因，而非侵袭性技术无阳性结果时，推荐行骨髓检查和骨髓培养。

药物引起血小板减少症　许多药物与血小板减少症相关。当患者接受化学药物治疗后，由于骨髓抑制作用，会出现血小板计数的降低。经实验室检测结果确认，可引起单纯血小板减少的药物见表 15-1。当患者出现不明原因血小板减少时，所有使用中的药物均需被怀疑，如果可能的话，停止使用可疑药或使用替代药物。一个非常有帮助的网站（http://www.ouhsc.edu/platelets/ditp.html）列出了可引起血小板减少的药物和相关证据等级。尽管无相关的研究，草药和非处方药也可引起血小板减少，服用这些药物的患者出现血小板减少时需停药。

经典的药物依赖性抗体，在与药物同时存在时，可与特定血小板表面抗原相互作用，引起血小板减少。许多药物能够诱导抗体出现，但是奎宁和磺胺类更常见。药物依赖性抗体结合可通过实验室方法来验证，实验检测显示抗体结合必须与药物同时存在。血小板减少一般发生在药物初次使用后一段时间（中位时间是 21 天）或药物再次使用时，一般停药 7～10 天后血小板恢复正常。血小板减少也可由抑制血小板 GP Ⅱ b/Ⅲ a 的药物引起，如阿昔单抗，不同的是，该类药物引起的血小板减少可以发生在药物初次使用 24 h 内。这可能由于患者体内存在天然的抗体与药物交叉反应，结合到血小板所致。

肝素诱发的血小板减少症　与其他药物诱发血小板减少相比，肝素诱发的血小板减少症（heparin-induced thrombocytopenia，HIT）主要有两方面不同：①血小板减少不严重，血小板计数很少＜20 000/μl。②HIT 一般不引起出血，相反，其血栓风险明显增加。HIT 是由血小板特定蛋白——血小板因子 4（PF4）和肝素形成复合物诱发的抗体导致。抗肝素/PF4 抗体可以通过 Fc 段与血小板表面受体 FcγRⅡa 结合，触发血小板的活化，也可激活单核细胞和内皮细胞。许多患者使用肝素后形成抗肝素/PF4 抗体，但没有出现肝素诱发的血小板减少症。部分有抗肝素/PF4 抗体的患者出现 HIT，大约 50％ 的 HIT 患者可发生血栓栓塞（heparin-induced thrombocytopenia and thrombosis，HITT）。

使用低分子量肝素（LMWH）或普通肝素（UFH）治疗的患者均可发生 HIT，而普通肝素更常见。许多患者应用肝素治疗 5～14 天后出现 HIT（图 15-3）。近 100 天内使用过肝素的患者，由于血循环内已经存在抗肝素/PF4 抗体，血小板减少可在肝素再次使用的 5 天内发生。血小板减少和血栓形成也可在停用肝素数天后发生，称为延迟发生性 HIT。推荐使用 4T 评分系统协助诊断 HIT：血小板计数减少，血小板减少出现的时间，血栓形成或其他后遗症如局部皮肤病变，其他原因导致的血小板减少。4T 评分系统对于 HIT 的排除诊断预测价值很高，但是其他原因引起血小板减少或血栓形成也会误诊为 HIT，导致过度诊断，尤其是重症监护室患者。为进一步提高诊断效能，又提出了新的评分系统，即 HIT 专家可能性（HEP）评分模型。

HIT 的实验室检测　HIT（抗肝素/PF4）抗体的测定有两种方法。最广泛应用的是酶联免疫吸附法（ELISA），其抗原是 PF4/肝素复合物。因为许多患者使用肝素后形成 HIT 抗体，但并未发展为临床 HIT，故该方法诊断特异性低。在体外循环心脏手术患者中，大约 50％ 患者在术后形成 HIT 抗体。ELISA 测定 IgG 特异性抗体，提高了特异性，降低了敏感性。其他检测包括血小板活化试验，常用的是 5-羟色胺释放实验，以浓度依赖方式检测使用肝素患者血小板被激活后的血清反应，该方法敏感性低，但较 ELISA 特异性高。目前，HIT 仍是临床诊断。

治疗　肝素诱发的血小板减少症

早期识别是关键，立即停用肝素，若患者出血风险低于血栓风险，进行替代性抗凝治疗。血栓栓塞是 HIT 常见的并发症，血栓栓塞在动脉和静脉系统均可出现。患者抗肝素/PF4 抗体滴度越高，血栓栓塞风险越大。对于确诊为 HIT 的患者，推荐影像学检查及早发现血栓形成（至少下肢行多普勒超声检查）。抗凝治疗需要从肝素改为替代性抗凝药物，直接凝血酶抑制剂（direct thrombin inhibitor，DTI）阿加曲班和来匹芦定是治疗 HITT 的有效药物。直接凝血酶抑制剂比伐芦定和与抗凝血酶结合的戊聚糖磺达肝素对 HIT 亦有效，但是尚未获得美国食品和药品监督管理局（FDA）批准。达那肝素是葡萄糖胺聚糖组成的混合物，主要是抑制凝血因子 Ⅹa 活性，已经被广泛用于治疗 HITT，该药目前在美国不可供，但在其他国家应用广泛。由于 HIT 抗体与 LMWH 有交叉反应，所以 LMWH 不能用于 HIT 的治疗。

因为 HIT 患者发生血栓事件的比例很高，即使患者尚未出现血栓事件，也应该考虑替代抗凝治疗。对于已经出现血栓的 HIT 患者，可以给予华法林治疗，疗程常为 3～6 个月。对于尚未出现血栓的 HIT 患者，抗凝治疗的疗程尚不确定。在 HIT 诊断后的 1 个月是血栓事件的高危期，大多数血栓发生在早期，若患者早期接受抗凝药物治疗，晚期血栓是否发生尚不确定。预防性替代抗凝治疗的疗程可以选择 1 个月或是至血小板恢复正常后数天。使用华法林单药治疗 HIT 或 HITT 可能促发血栓形成，尤其是静脉性肢体坏疽，推测是由于凝血系统被激活及蛋白 C 和蛋白 S 的明显降低所致。因此，如果应用华法林治疗，需要与 DTI 或者磺达肝素重叠应用数天且在血小板减少恢复后及血栓风险减低时应用。

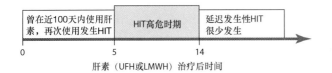

图 15-3　使用肝素治疗后发生肝素诱导的血小板减少症（HIT）的时间表。使用肝素的时间是诊断 HIT 可疑患者的关键因素。当患者体内存在肝素/血小板因子 4（PF4）抗体时（上次使用肝素后 100 天内存在），患者再次使用肝素可早期发生 HIT。罕见情况下，HIT 在患者使用肝素治疗 14 天后出现（称为延迟发生性 HIT）。在这个情况下，肝素/PF4 抗体检测明显是阳性的。使用普通肝素（UFH）或低分子量肝素（LMWH）治疗后均可发生 HIT

免疫性血小板减少性紫癜 免疫性血小板减少性紫癜（immune thrombocytopenic purpura，ITP；也称为特发性血小板减少性紫癜）是一种获得性疾病，其发病机制为免疫介导的血小板破坏增多，同时还可能抑制巨核细胞释放血小板。儿童ITP急性起病，多继发于感染，常为自限性病程。成人ITP多数呈慢性病程，部分患者常在诊断后数月可自行缓解。有潜在病因的ITP被称为继发性ITP，自身免疫性疾病如系统性红斑狼疮（SLE）和感染如HIV和丙型肝炎病毒是常见的原因。幽门螺杆菌感染与ITP的关系尚不明确。

ITP临床特征为皮肤黏膜出血，血小板计数常显著减低，血常规和外周血涂片提示其他两系正常。患者常表现为瘀点或瘀斑，也有的患者在常规检查全血细胞计数时偶然发现血小板减少。皮肤黏膜出血也可表现为口腔黏膜出血、胃肠道出血或大量阴道出血。偶尔，致命性的出血如中枢神经系统出血也会发生。湿性紫癜（口腔黏膜血疱）和视网膜出血是致命性出血的先兆。

ITP患者实验室检测 实验室检测血小板抗体（血清学检测）在诊断中的意义不大，这是由于目前的检测方法敏感性和特异性都很低。骨髓检查适用于临床症状和实验室检测结果不能用ITP解释的患者，以及初始治疗无效的患者。外周血涂片显示血小板体积增大，而其他两系形态学正常。有出血病史的患者，可能存在缺铁性贫血。

需通过实验室检测评估患者是否存在ITP的继发原因。感染方面需测定HIV和丙型肝炎病毒（及其他可能引起血小板减少的感染）。免疫方面需通过血清学测定系统性红斑狼疮。另外，血清蛋白电泳、免疫球蛋白水平测定有助于发现低丙种球蛋白血症、IgA缺陷或单克隆丙种球蛋白血症。幽门螺杆菌测定可依据患者的临床症状决定。若患者存在贫血，需测定直接抗人球蛋白试验（Coombs试验），这有助于与合并自身免疫性溶血性贫血的ITP（Evans综合征）相鉴别。

治疗　免疫性血小板减少性紫癜

药物治疗ITP的目的是减少网状内皮细胞吞噬抗体包被的血小板，减少抗体的产生，和（或）增加血小板生成。患者诊断为ITP，并不意味着需要马上开始治疗。因为当患者血小板计数>30 000/μl时，血小板减少相关的出血死亡率并未增加。

对于没有严重的出血症状、没有血小板显著降低（<5000/μl）、不存在致命性出血风险（如视网膜出血或口腔黏膜血疱）的患者，初始治疗可以在门诊给予单药治疗。习惯上是泼尼松1 mg/kg。抗Rh（D）免疫球蛋白50～75 μg/kg，也适用于这部分患者。抗Rh（D）免疫球蛋白只能用于Rh阳性的患者，因为其作用机制为诱发有限性溶血，通过抗体包被的细胞"饱和"Fc受体，抑制Fc受体功能。因为使用抗Rh（D）免疫球蛋白后，个别患者可能出现严重血管内溶血，FDA建议患者输注后需要监测8 h。静脉输注丙种球蛋白（IVIgG，主要成分为IgG）也可以阻断Fc受体系统，但其作用机制不同于抗Rh（D）免疫球蛋白。与抗Rh（D）免疫球蛋白相比，IVIgG对脾切除术后的患者更有效。IVIgG总剂量1～2 g/kg，1～5天完成治疗。IVIgG的副作用常与输注容量相关，个别患者可出现无菌性脑膜炎和肾衰竭。免疫球蛋白制品均来源于人类血浆，且病毒灭活。

重症ITP患者或活动性出血的患者需住院治疗，并给予联合治疗，包括大剂量糖皮质激素、IVIgG或抗Rh（D）免疫球蛋白，也可加用免疫抑制剂。利妥昔单抗是抗CD20（B细胞）抗体，对于难治性ITP有效，尽管仅有大约30%的患者可以获得长期缓解。

脾切除术可用于糖皮质激素减量后复发的ITP患者。脾切除术是重要的治疗手段。然而，很多患者（比预想的多）会随着时间推移而取得疾病的缓解。因此，若血小板计数不太低，可以观察，或间断应用抗Rh（D）免疫球蛋白或IVIgG，也可使用TPO受体激动剂等，观察疾病是否能取得缓解。依据患者年龄和潜在的接触史，推荐患者脾切除前接种疫苗，包括肺炎球菌疫苗、脑膜炎双球菌疫苗、流感嗜血杆菌疫苗。副脾是ITP复发罕见的病因。

TPO受体激动剂可用来治疗ITP。这种疗法源于研究发现许多ITP患者的TPO水平并没有像推测的一样升高。TPO水平反映巨核细胞数量，巨核细胞数量通常在ITP患者中是正常的，而ITP患者的TPO水平没有随着血小板的破坏而增加。目前有两种药物，一种是罗米司亭（皮下注射），另一种是艾曲泊帕（口服），可以有效提高ITP患者的血小板计数，建议用于脾切除后复发并有出血风险的患者，或者一线药物治疗无效且有切脾禁忌证的患者。由于认识到部分ITP患者可以自行缓解，可在脾切除术前短期给予TPO激动剂。

遗传性血小板减少症 遗传性血小板减少症是较为罕见的疾病，可单独发生，也可是综合征的一部分。可以是常染色体显性遗传，也可是常染色体隐性遗传，还可是伴 X 染色体遗传。许多常染色体显性遗传性血小板减少症与非肌性肌球蛋白重链 *MYH9* 基因突变相关，包括 May-Hegglin 异常、Sebastian 综合征、Epstein 综合征和 Fechtner 综合征，所有这些疾病均有明确的特征。其共同点是巨大的血小板（图 15-1C）。常染色体隐性遗传性血小板减少症包括先天性无巨核细胞血小板减少症、血小板减少-桡骨缺失综合征、Bernard-Soulier 综合征。后者由于缺乏 GpIb-IX-V，一种 VWF 的黏附受体，导致血小板功能异常。伴 X 染色体异常的血小板减少症包括 Wiskott-Aldrich 综合征和由于重要的造血转录调控因子 *GATA-1* 突变引起的造血不良综合征。

血栓性血小板减少性紫癜和溶血尿毒症综合征

血栓性血小板减少性微血管病临床表现为血小板减少和微血管病性溶血性贫血（外周血涂片可见破碎红细胞；图 15-1D）。实验室检测有溶血和微血管血栓的证据。它包括血栓性血小板减少性紫癜（thrombotic thrombocytopenic purpura，TTP）和溶血尿毒症综合征（hemolytic-uremic syndrome，HUS），也可继发于骨髓移植、某些药物、感染、妊娠和血管炎等多种疾病。在 DIC 患者中，尽管也可见到血小板减少和微血管病，但有显著的凝血功能障碍，随着凝血因子和纤维蛋白原的消耗，凝血酶原时间（PT）和活化部分凝血活酶时间（aPTT）均延长。而在 TTP 和 HUS 患者中 PT 和 aPTT 均正常。

血栓性血小板减少性紫癜 TTP 和 HUS 起先被认为是有重叠的症候群。但是，在过去几年，家族性和特发性 TTP 的病理生理机制得到明晰的认识，其与 HUS 有显著区别。1924 年 Eli Moschcowitz 首先报道了第一例 TTP 患者，该病临床表现为微血管病性溶血性贫血、血小板减少症、肾损害、神经系统症状和发热的五联征。典型的五联征现在不常见了，可能是由于患者在早期即得到确诊。治疗推荐进行血浆置换，这可以明显地改善患者的预后，将死亡率从 85%～100% 降低到 10%～30%。

家族性（Upshaw-Schulman 综合征）和特发性 TTP 的发病机制是缺乏金属蛋白酶 ADAMTS13 或存在抗 ADAMTS13 自身抗体。ADAMTS13 可以剪切 VWF，正常情况下机体分泌超大分子量 VWF 多聚物，之后被 ADAMTS13 剪切。持续存在的超大分子量 VWF 分子会导致血小板黏附和聚集异常（图15-4）。

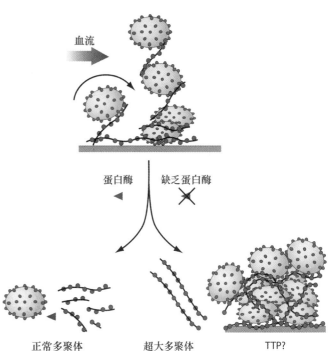

图 15-4 血栓性血小板减少性紫癜（TTP）的发病机制。正常情况下超大分子量 VW 因子（VWF）多聚体是由内皮细胞产生，并由血浆金属蛋白酶 ADAMTS13 分解为小分子多聚体。在 TTP 患者中，金属蛋白酶活性降低，超大分子量 VWF 多聚体促使血小板聚集和血栓形成。

但是单纯 ADAMTS13 缺乏并不足以引起 TTP，因为仅有个别先天性 ADAMTS13 缺乏患者发展为 TTP。其促发因素尚不清楚。实验室可以检测抗 ADAMTS13 抗体和 ADAMTS13 的活性。尽管检测方法的敏感性和特异性是否足以指导临床治疗尚需验证，但当 ADAMTS13 活性水平＜10% 时，一般可以确定有特发性 TTP。

特发性 TTP 女性多于男性，没有地域或种族差异。TTP 更常见于 HIV 感染患者和妊娠期妇女。妊娠期妇女的 TTP 可能与 ADAMTS13 无关。药物相关性微血管病性溶血性贫血可能继发于抗体形成（如噻氯匹定，氯吡格雷也可能），也可能是直接的内皮毒性（如环孢素、丝裂霉素 C、他克莫司、奎宁）所致，但尚不确定，因为不敢不治疗，且缺乏其他治疗方法，所以广泛应用血浆置换治疗。但是，内皮毒性药物停药或减量也可以减轻微血管病。

| 治疗 | 血栓性血小板减少性紫癜 |

如果不及时诊断和治疗，TTP 是致死性的疾病。当患者新出现血小板减少，伴或不伴肾功能不全或其他典型的 TTP 症状，均需行实验室检测来排

除 DIC，并寻找微血管病性溶血性贫血的证据。支持 TTP 诊断的结果是乳酸脱氢酶和间接胆红素升高，结合珠蛋白降低，网织红细胞计数增高，直接抗人球蛋白试验阴性。需要做外周血涂片检测破碎红细胞（图 15-1D）。由于幼稚红细胞增生可见红细胞嗜多色性，还可见到有核红细胞，这可能是由于骨髓微循环系统梗死所致。

血浆置换仍是 TTP 的首选治疗。抗 AD-AMTS13 抗体介导的 TTP（特发性 TTP）患者接受血浆置换后预后良好。持续血浆置换至血小板计数恢复正常、溶血症状消失后至少 2 天。尽管没有临床试验证实，糖皮质激素似乎是合理的治疗方法，但是应该作为血浆置换的辅助治疗。另外，其他免疫调节治疗如利妥昔单抗、长春新碱、环磷酰胺和脾切除术对于难治性或复发性 TTP 也有效。TTP 的复发率也很高，25%～45% 患者初次缓解后 30 天内复发，12%～40% 患者晚期复发。严重 AD-AMTS13 缺乏的患者复发更常见。

溶血尿毒症综合征　HUS 临床表现为急性肾衰竭、微血管病性溶血性贫血和血小板减少。主要发生在儿童，大多数患者有腹泻史，常为血性，大肠埃希菌 O157：H7 是常见的病原体。腹泻无关性 HUS 疾病表现及病程异质性更明显。非典型 HUS（aHUS）是由于基因缺陷导致慢性补体激活所致，故有必要对患者进行补体调控基因突变的筛查。

治疗　溶血尿毒症综合征

HUS 以支持治疗为主。许多（约 40%）腹泻相关的 HUS 儿童需要透析对症治疗，其总死亡率 <5%。在腹泻无关性 HUS 患者中，死亡率更高，大约 26%。血浆输注或血浆置换并不能改善疾病进程。尽管报道指出个别患者 ADAMTS13 水平是降低的，但大多数患者 ADAMTS13 水平是正常的。在非典型 HUS 患者，依库珠单抗（eculizumab）治疗可提高血小板计数，保护肾功能。

血小板增多症

血小板增多症常由于：①铁缺乏；②炎症、恶性肿瘤或感染（反应性血小板增多症）；③骨髓增殖性疾病（原发性血小板增多症或真性红细胞增多症）（第六章）或偶尔见于 5q-骨髓增生异常综合征（第五章）。

若患者血小板计数增高，需除外炎症、恶性肿瘤或铁缺乏。急性或慢性炎症继发的血小板增多症与血栓形成并没有明确相关性。实际上，血小板计数显著升高（>150 万）常见于骨髓增殖性疾病，出血风险增加。这可能是由于（或至少部分由于）合并了获得性 von Willebrand 病，因为血小板与 VWF 结合后，致使循环中 VWF 降低。

血小板功能异常

遗传性血小板功能异常　遗传性血小板功能异常是一种相对罕见的疾病。尽管轻度血小板功能异常的发病率尚不清楚，部分原因在于这种疾病的检测方法尚不成熟。它包括常染色体隐性遗传病 Glanzmann 血小板无力症（血小板 GPⅡb/Ⅲa 受体缺乏）和 Bernard-Soulier 综合征（血小板 GPⅠb-Ⅸ-Ⅴ 受体缺乏）。两者均为常染色体隐性遗传，在儿童时期即出现出血的症状。

血小板储存池缺陷（platelet storage pool disorder，SPD）是经典的常染色体显性遗传的血小板异常。它是由于血小板颗粒形成异常所致。部分遗传性疾病如 Hermansky-Pudlak 综合征也存在颗粒形成异常。SPD 患者出血严重程度不同，常常是轻度出血。最常见的遗传性血小板功能异常是阻止颗粒内容物正常释放，被称为释放缺陷。很少对这些疾病进行分子学研究，但它们很可能是不同的基因突变所致。

治疗　遗传性血小板功能异常

严重血小板功能异常患者出血的治疗及预防，需要输注血小板。注意输注 HLA 相合的去除白细胞的浓缩血小板，以避免同种异体免疫反应。血小板异常患者出现轻度出血时，可用去氨加压素 [1-脱氨基-8-D-精氨酸加压素（DDAVP）]。DDAVP 可使血浆 VWF 和Ⅷ因子水平增加，对血小板功能也有直接作用。对于黏膜出血的患者，可单独使用抗纤溶治疗（ε-氨基己酸或氨甲环酸），也可联合 DDAVP 或血小板输注。

获得性血小板功能异常　获得性血小板功能异常很常见，常由药物引起，如抗血小板药物或大剂量的青霉素。获得性血小板功能异常也可发生于尿毒症患者，多种因素在其中起作用，最终结果是导致血小板黏附和活化功能缺陷。尿毒症的血小板功能缺陷可通过透析改善，也可以通过输注红细胞使血细胞比容升

类型	aPTT	VWF 抗原	VWF 活性	Ⅷ因子活性	多聚体
1	NI 或 ↑	↓	↓	↓	正常分布，总量下降
2A	NI 或 ↑	↓	↓↓	↓	缺乏大分子量和中间分子量多聚体
2B[a]	NI 或 ↑	↓	↓↓	↓	缺乏大分子量多聚体
2M	NI 或 ↑	↓	↓↓	↓	正常分布，总量下降
2N	↑↑	NI 或 ↓[b]	NI 或 ↓[b]	↓↓	正常分布
3	↑↑	↓↓	↓↓	↓↓	完全缺乏

表 15-2 实验室诊断血管性血友病（VWD）

[a] 常常存在血小板数目下降。
[b] 对于 2N 型血管性血友病患者，在纯合子状态下，Ⅷ因子水平很低。在杂合子状态，仅在合并 1 型 VWD 中可以看到
缩写：aPTT，活化部分凝血活酶时间；NI，正常；VWF，von Willebrand 因子

至 27％～32％而改善，还可以给予 DDAVP（0.3 μg/kg）或联合雌激素。体外循环的管路也可引起血小板功能异常，如有出血，血小板输注有效。血小板功能异常也可见于血液系统疾病，包括异常免疫球蛋白的非特异性干扰，或存在引起血小板缺陷的骨髓增殖性疾病和骨髓增生异常综合征。

von Willebrand 病（VWD；血管性血友病）

血管性血友病是最常见的遗传性出血性疾病，从实验室数据中估计其发病率约为 1％，但是有症状患者发病率接近 0.1％。VWF 有两个作用：①作为主要的黏附分子，有利于血小板结合于破损的内皮下组织；②作为Ⅷ因子的结合蛋白（FⅧ），可使循环中Ⅷ因子的半衰期明显延长。VWF 的血小板黏附功能主要取决于血浆内大的 VWF 多聚体，而Ⅷ因子结合的 VWF 并不起作用。血管性血友病常见的症状类似于"血小板病"。只有在重症血管性血友病患者，当Ⅷ因子水平很低时，才可产生类似于Ⅷ因子缺乏（血友病 A）的症状。

血管性血友病可分为三种主要类型，其中 2 型又分为四种亚型（表 15-2；图 15-5）。至今为止，最常见类型是 1 型血管性血友病，它表现为 VWF 蛋白、VWF 功能和Ⅷ因子水平的平行性降低，至少 80％血管性血友病患者属于这一类型。尽管患者可出现术后出血，但其主要的出血表现为黏膜出血。在婴幼儿时期患者很少出血。在儿童时期患者常出现出血症状，如大量瘀斑和鼻出血。因为出血症状常发生于儿童，当儿童出现非创伤部位的瘀斑和（或）需要药物控制的长时间鼻出血时，临床医师应特别留意。月经过多也是血管性血友病的常见症状，月经期大量出血导致贫血时，需要警惕血管性血友病的可能。如果不能诊断为血管性血友病，可能存在其他血小板功能异常。

轻型 1 型血管性血友病常在拔牙尤其是智齿拔除术或扁桃体切除术时出现出血症状。

并不是所有 VWF 水平降低的患者都会出现出血的症状。患者是否出血取决于整体的止血平衡，包括遗传性因素、环境因素以及止血异常的类型。尽管遗传性血管性血友病是常染色体病变，还有许多其他因素调控 VWF 水平和出血症状。虽然并非所有因素均明确，但包括血型、甲状腺激素水平、种族、应激、运动和激素水平（内源性和外源性）等因素。O 型血的患者 VWF 蛋白水平大约是 AB 型血患者的一半。因此，O 型血人群 VWF 水平正常范围与诊断血管性血友病患者的 VWF 范围有部分重叠。轻度 VWF 降低仅可作为出血的一个危险因素观察，而不能诊断血管性血友病。

2 型血管性血友病患者有 VWF 功能缺陷，因此，VWF 抗原水平明显高于 VWF 的功能水平。对于 2A 型、2B 型、2M 型血管性血友病，血小板结合和（或）胶原结合 VWF 的能力下降。2A 型血管性血友病患者存在 VWF 功能缺陷，这是由于 VWF 对 ADAMTS13 裂解的敏感性增加，导致大分子量和中分子量多聚体缺乏，或细胞分泌大分子量和中分子量多聚体减少所致。2B 型血管性血友病患者存在 VWF 功能获得性突变，使得循环中 VWF 自发性地结合到血小板上，形成血小板-VWF 复合物被网状内皮系统清除，从而使患者血浆内大分子量多聚体减少，血小板也轻度降低。2M 型血管性血友病的机制是多种突变导致 VWF 功能异常，VWF 多聚体的结构是正常的。

2N 型血管性血友病的机制是由于 VWF 突变影响其与Ⅷ因子结合，当Ⅷ因子稳定地结合于 VWF，2N 型血管性血友病患者 FⅧ半衰期非常短，FⅧ水平明显下降。该病有时也被称为常染色体血友病。3 型血管性血友病，也称为重症血管性血友病，患者 VWF 蛋

第十五章 血小板和血管壁疾病

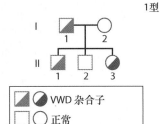

1型

		Ⅱ-1 VWD	Ⅱ-2 正常
Ⅷ	VWF:Ag	↓	N
	VWF:RCof	↓	N
	RIPA	↓or N	N
	多聚体结构		

▨ ◐ VWD 杂合子
□ ○ 正常

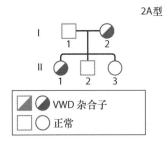

2A型

		Ⅱ-1 VWD	Ⅱ-2 正常
Ⅷ	VWF:Ag	↓	N
	VWF:RCof	↓↓	N
	RIPA	↓↓	N
	多聚体结构		

▨ ◐ VWD 杂合子
□ ○ 正常

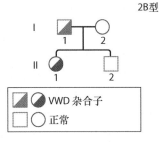

2B型

		Ⅱ-1 VWD	Ⅱ-2 正常
Ⅷ	VWF:Ag	↓	N
	VWF:RCof	↓	N
	RIPA	↑↑	N
	多聚体结构		

▨ ◐ VWD 杂合子
□ ○ 正常

图 15-5（见书后彩图）　血管性血友病（VWD）遗传模式和实验室结果。血小板功能测定包括与 VWF 结合的Ⅷ因子凝血试验；免疫法测定总的 VWF 蛋白（VWF：Ag）；生物法测定患者血浆内由利托菌素诱导的正常血小板凝集反应（VWF：RCoF）；以及由利托菌素诱导的患者血小板聚集反应，简称 RIPA。血浆聚丙烯酰胺凝胶电泳出现的蛋白带解释了 VWF 多聚体结构。Ⅱ-1 和Ⅱ-2 是指家族第二代的表型

白几乎完全缺失，Ⅷ因子水平<10%。患者表现为黏膜和关节出血、手术相关出血和其他出血症状。部分 3 型血管性血友病患者，尤其是有大片段 VWF 基因缺失的患者，在输注 VWF 时可能产生 VWF 抗体。

获得性血管性血友病是一种罕见疾病，常继发于淋巴增殖性疾病，如意义未明的单克隆丙种球蛋白病（MGUS）、多发性骨髓瘤、原发性巨球蛋白血症。MGUS 患者中获得性血管性血友病最多见。当患者尤其是老年患者新出现严重的黏膜出血症状时，需考虑 MGUS。实验室检查发现部分主动脉瓣膜病变的患者也可出现获得性血管性血友病，Heyde 综合征（主动脉瓣狭窄合并胃肠道出血）是主动脉瓣狭窄患者同时存在胃肠道的血管发育不良，血流通过狭窄的主动脉瓣时产生的剪切力使 VWF 发生变化，使 VWF 更容易被血清蛋白酶裂解，致使大分子量 VWF 多聚体缺

失，导致获得性 2 型血管性血友病，行瓣膜置换术后，VWF 的数量和功能可以恢复正常。

治疗　血管性血友病

1 型血管性血友病的治疗主要是使用 DDAVP（去氨加压素），它可使内皮细胞释放储备的 VWF 和Ⅷ因子。DDAVP 可以静脉注射，也可以高浓度（1.5 mg/ml）鼻腔喷雾给药。静脉注射药物达峰时间为 30 min，而鼻腔内给药需 2 h。常用剂量为 0.3 μg/kg 静脉注射，或体重>50 kg 的患者两次喷鼻（每侧鼻孔 1 喷），体重<50 kg 的患者给予一次喷鼻。推荐血管性血友病患者在治疗前评估其对 DDAVP 的反应性，若反应良好（实验室检查Ⅷ因子、VWF 增高 2～4 倍），DDAVP 可用于控制患者的轻到中度出血。依据病情，可能需要重复给药，一般每 12～24 h 重复一次。低频次给药可能会减少急速抗药反应的发生，因为当 VWF 和Ⅷ因子合成能力低于释放需求时会发生急速抗药反应。DDAVP 的主要副作用是稀释性低钠血症，这常发生于儿童或老年人。推荐所有患者使用 DDAVP 后 24 h 内限制液体摄入。

DDAVP 对部分 2A 型和 2M 型血管性血友病有效，可用于轻型患者。对于其他类型，如 3 型血管性血友病以及病情严重的患者，需要较长时间的止血，可给予 VWF 替代治疗。在替代产品中，病毒灭活的 VWF 因子比冷沉淀物更安全。

抗纤溶药物如 ε-氨基己酸或氨甲环酸是一种重要的疗法，可以单独使用或作为辅助治疗，对于预防或治疗黏膜出血效果很好。这些药物适用于牙科手术、扁桃体切除术、月经过多和前列腺手术时。拔牙时可联合应用 DDAVP。其禁忌证是上尿路出血，因为有输尿管梗阻的风险。

血管壁异常

血管壁是止血的重要组成部分，维持血液的流动状态，当疾病状态时，如 TTP 或 HIT 时，血管内皮细胞具有极为重要的作用。血管壁的炎症，例如结节性脉管炎和遗传性结缔组织病，是血管壁本身的病变。

代谢性和炎症性疾病　急性发热可能导致血管壁损伤，这可能是由于含病毒抗原的免疫复合物或病毒本身损伤血管壁所致。某些病原体，如引起落基山斑疹热的立克次体，可在内皮细胞内复制，损伤内皮细

第二部分

止血障碍

胞。血管性紫癜可见于多克隆性丙种球蛋白病，但更常见于单克隆性丙种球蛋白病，如原发性巨球蛋白血症、多发性骨髓瘤和冷球蛋白血症。混合型冷球蛋白血症患者由于免疫复合物介导的血管壁损伤，可引起广泛的斑丘疹。

坏血病（维生素C缺乏）的患者可形成皮肤毛囊周围痛性紫癜和其他系统的出血症状。维生素C参与羟脯氨酸的合成，而羟脯氨酸是胶原的基本成分。库欣综合征或长期使用糖皮质激素治疗的患者容易皮肤出血和挫伤，是由于结缔组织的萎缩所致。这种现象也见于老年人，在轻微的外伤后，即出现皮下出血，称为老年性紫癜，常出现在曾晒伤的皮肤部位。

Henoch-Schönlein紫癜或过敏性紫癜是一种常发生在儿童和青年的自限性血管炎性疾病。IgA和补体沉积于毛细血管、肾小球系膜组织和小动脉引起急性炎症反应，导致血管通透性增加和局灶性出血。部分患者于发病前有上呼吸道感染史，常为链球菌性咽炎，药物或食物的过敏也是诱发因素。患者上肢和腿部伸侧可出现紫癜样皮疹，常伴有多发性关节痛或关节炎、腹痛和局灶性肾小球肾炎引起的血尿。凝血化验正常。可出现肾损伤。糖皮质激素可以缓解症状，但不能改变病程。

遗传性血管壁疾病　遗传性结缔组织病如马方综合征、Ehlers-Danlos综合征和弹性纤维假黄瘤的患者常常容易发生挫伤。遗传性血管异常会导致出血。这在遗传性出血性毛细血管扩张症（HHT，或Osler-Weber-Rendu病）中尤为明显，患者由于毛细血管扩张引起频繁的出血，以鼻出血和胃肠道出血最常见。HHT患者的动静脉瘘（AVM）也可发生在肺部、脑部和肝。口腔黏膜和鼻腔黏膜也可以看到扩张的毛细血管。随着时间推移，患者的症状和体征逐渐出现，鼻出血开始的平均年龄是12岁，到中年时95%以上的患者发生鼻出血。其发病有两个基因参与：*eng*（内皮因子）和*alk*1（活化素受体样激酶1）。前者位于染色体9q33-34（也称为1型HHT），与肺动静脉瘘相关，见于40%的HHT患者；后者位于染色体12q13，其引发肺动静脉瘘的风险较小。

致谢

Robert Handin，医学博士，对第16版的本章有卓越贡献，本章部分材料来源于他的文章。

第十六章　凝血功能障碍

Coagulation Disorders

Valder R. Arruda，Katherine A. High

（刘辉　白洁菲　译　白洁菲　校）

人类认识凝血因子缺乏性疾病有几百年历史了。遗传性血浆凝血因子缺乏的患者会反复发生关节、肌肉及其附近部位的出血，常为自发性出血或损伤后出血。最常见的遗传性凝血因子缺乏性疾病是血友病：由X连锁遗传引起Ⅷ因子缺乏（血友病甲）或Ⅸ因子缺乏（血友病乙）。其他遗传性凝血因子缺乏较少见，如遗传性凝血Ⅱ因子（凝血酶原）、Ⅴ因子、Ⅶ因子、Ⅹ因子、Ⅺ因子、ⅩⅢ因子和纤维蛋白原缺乏，都是常染色体隐性遗传（表16-1）。随着凝血因子缺乏性疾病的分子学研究进展，我们对疾病理解更为透彻，并研发了更多的靶向治疗，如小分子化合物、重组蛋白、细胞治疗及基因治疗。

凝血试验常用于凝血因子活性的初筛（图16-1），疾病表现常和凝血因子活性水平相关。单纯凝血酶原时间（PT）延长提示Ⅶ因子缺乏，而单纯活化部分凝血活酶时间（aPTT）延长常提示血友病或Ⅺ因子缺乏。PT和aPTT都延长提示Ⅴ因子、Ⅹ因子、Ⅱ因子或纤维蛋白原的缺乏。加入不同剂量所缺乏的凝血因子能纠正患者的凝血时间；凝血因子的检测结果以相当于正常人活性的百分比来表示。

获得性凝血因子缺乏较遗传性更常见。最常见的原因包括肝病、弥散性血管内凝血（DIC）和维生素K缺乏症。在这些疾病中，常存在一种以上凝血因子的缺乏。而且，引起出血的原因既可以有凝血因子缺乏的因素，也可以有血小板和血管壁的因素。

出现凝血因子的抗体（临床上称为抑制物）相对罕见，见于血友病甲、血友病乙及Ⅺ因子缺乏反复应用凝血因子控制出血的患者。抑制物也见于非遗传性凝血因子缺乏的患者（如产后有潜在自身免疫性疾病的患者、肿瘤患者以及特发性缺乏症的患者）。复杂手术中局部使用牛凝血酶止血，少数患者也可产生凝血酶或Ⅴ因子抑制物。凝血因子抑制物的诊断与遗传性凝血因子缺乏诊断所用的实验室方法相同。但是，凝血因子抑制物患者补充所缺乏的凝血因子时，异常的aPTT和（或）PT（称为血浆纠正试验）并不能得到纠正。这是凝血因子缺乏和出现凝血因子抑制物的主要鉴别方法。进一步需要其他试验测定抑制物的特异性和滴度。

表 16-1	遗传性凝血障碍的遗传学和实验室特征							

凝血因子缺乏	遗传学	人群患病率	实验室异常ᵃ			止血水平最低值	治疗	血浆半衰期
			aPTT	PT	TT			
纤维蛋白原	AR	1/1 000 000	+	+	+	100 mg/dl	冷沉淀物	2~4 d
凝血酶原	AR	1/2 000 000	+	+	−	20%~30%	FFP/PCC	3~4 d
V 因子	AR	1/1 000 000	+/−	+/−	−	15%~20%	FFP	36 h
Ⅶ 因子	AR	1/500 000	−	+	−	15%~20%	FFP/PCC	4~6 h
Ⅷ 因子	X 连锁	1/5000	+	−	−	30%	Ⅷ因子浓缩物	8~12 h
Ⅸ 因子	X 连锁	1/30 000	+	−	−	30%	Ⅸ因子浓缩物	18~24 h
X 因子	AR	1/1 000 000	+/−	+/−	−	15%~20%	FFP/PCC	40~60 h
Ⅺ 因子	AR	1/1 000 000	+	−	−	15%~20%	FFP	40~70 h
Ⅻ 因子	AR	ND	+	−	−	ᵇ	ᵇ	60 h
HK	AR	ND	+	−	−	ᵇ	ᵇ	150 h
前激肽释放酶	AR	ND	+	−	−	ᵇ	ᵇ	35 h
ⅩⅢ 因子	AR	1/2 000 000	−	−	+/−	2%~5%	冷沉淀物/ⅩⅢ因子浓缩物	11~14 d

ᵃ 正常值范围 (−)，延长 (+)。

ᵇ 无出血风险，不需要治疗

缩略词：aPTT，活化部分凝血活酶时间；AR，常染色体隐性遗传；FFP，新鲜冰冻血浆；HK，高分子量激肽原；ND，不确定；PCC，凝血酶原复合物浓缩物；PT，凝血酶原时间；TT，凝血酶时间

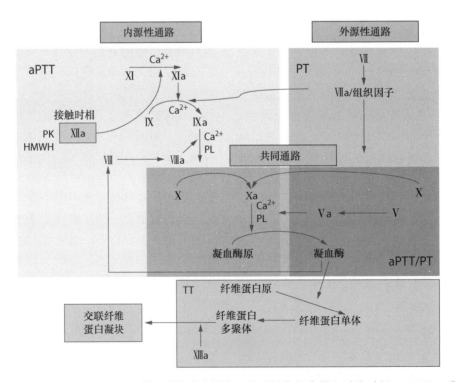

图 16-1 凝血瀑布和凝血因子缺乏的实验室评估。 通过活化部分凝血活酶时间 (aPTT)、凝血酶原时间 (PT)、凝血酶时间 (TT) 和磷脂 (PL) 评估

出血性疾病的替代治疗是指补充所缺乏的凝血因子，包括人工合成的凝血因子、血浆纯化的凝血因子或新鲜冰冻血浆（fresh-frozen plasma，FFP）。因此，正确的诊断极为重要，可以避免不恰当的治疗，降低输血相关疾病的风险。

血友病

发病机制和临床特点

血友病是 X 连锁隐性遗传出血性疾病，由Ⅷ因子基因突变（血友病甲或经典型血友病）或Ⅸ因子基因突变（血友病乙）所致。其发病率在世界范围内（所有种族）为 1/10 000 男性。80％的血友病患者为血友病甲。男性患者常有临床症状；女性患者由于携带一个突变基因，一般无临床症状。约30％的患者没有家族史，在这些患者中，80％母亲是新突变基因的携带者。已经发现血友病甲的Ⅷ因子基因和血友病乙的Ⅸ因子基因突变类型分别有 500 多种。血友病甲最常见的基因突变是Ⅷ因子内含子 22 序列倒位，见于 40％的重度血友病甲患者。目前分子诊断的进展能精准地识别突变基因，这就使我们能在易感人群中准确地诊断出携带者（女性）。

血友病甲和血友病乙临床表现相似，依据患者凝血因子的活性水平将患者分为重型（＜1％）、中型（1％～5％）、轻型（6％～30％）。重型和中型血友病患者，可表现为关节出血（关节积血）、软组织和肌肉在轻微创伤后出血，甚至自发性出血。轻型血友病患者很少有自发性出血，常表现为外伤后出血。当Ⅷ因子或Ⅸ因子活性水平＞25％时，往往仅在严重创伤后出血时或常规术前检查时发现该病。其实验室特征是凝血检查中单纯 aPTT 延长。血友病患者出血时间和血小板计数正常。确诊需要测定Ⅷ因子或Ⅸ因子活性。

婴幼儿血友病患者可能出现包皮环切术后出血，罕见情况下可发生颅内出血。当孩子开始走路或爬行时，出血更加常见。重度血友病患者，最常表现为反复的关节出血，所有关节都可受累，最常见的部位是膝关节、肘关节、踝关节、肩关节和髋关节。急性关节出血特点是疼痛，临床体征是局部红肿。为减轻疼痛，血友病患者常采取被迫固定体位，最终引起肌肉挛缩。婴幼儿血友病患者不能口头表达不适症状，表现为易怒，受累关节活动受限。慢性关节出血患者身体虚弱，其关节腔内血液可引起滑膜增厚和滑膜炎症。而关节损伤又可引起关节出血，形成一个关节反复出血的恶性循环，最终进展为关节畸形。临床上称这样的关节为"靶关节"。部分患者只能通过外科手术来矫

正关节畸形。肢体远端的肌肉血肿可能压迫动脉、静脉或神经，引起骨筋膜室综合征。

口咽部出血、中枢神经系统（CNS）出血及腹膜后出血都是致命性的，需要立即治疗。腹膜后出血可以形成大血肿，伴有钙化和炎症组织反应（假性肿瘤综合征），也可以引起股神经损伤。假性肿瘤也可出现在骨骼，尤其是下肢长骨。血友病患者即使不存在泌尿生殖系统病变，也常出现血尿，常是自限的，不需要特殊治疗。

治疗　血友病

重型血友病患者若不治疗，生存时间短。在第二次世界大战期间，随着血液分离技术的进步，已经明确可以应用血浆来治疗血友病，但是将重型血友病患者的凝血因子提高到合适水平需要大量血浆，使得应用受限。20 世纪 60 年代发现血浆冷沉淀物富含Ⅷ因子，后来发展到从血浆中获得纯化的Ⅷ因子和Ⅸ因子，到了 20 世纪 70 年代，血友病患者开始接受家庭输注凝血因子浓缩物治疗。凝血因子浓缩物的出现明显提高了重型血友病患者的生存时间和生活质量。但是，血液制品中的肝炎病毒和 HIV 病毒使血友病患者出现输血相关性感染。目前在美国重型血友病成人患者中，感染 HIV 病毒和丙型肝炎病毒后的相关并发症是主要死亡原因。20 世纪 80 年代中期，通过对血浆制品进行病毒灭活，大大降低了血友病患者感染 HIV 病毒和肝炎病毒的风险。重组Ⅷ因子和Ⅸ因子成功合成并在 20 世纪 90 年代获批应用，进一步降低了患者感染病毒的风险。1985 年以后出生的血友病患者很少感染 HIV 病毒或肝炎病毒，这些人寿命大约是 65 岁。实际上，1998 年后就不再有使用血液制品感染 HIV 病毒或肝炎病毒的新发病例报道。血友病患者应用凝血因子替代治疗，可治疗或预防出血的发生。主要预防策略是维持所缺乏凝血因子水平＞1％，这可预防出血，尤其是关节出血。男性血友病患儿常规输注Ⅷ因子（3 天/周）或Ⅸ因子（2 天/周），可以保持关节无出血直到青春期。儿童血友病患者的预防治疗越来越普遍。疾病预防和控制中心报道，年龄小于 6 岁的重型血友病患者有 51％接受了预防治疗，明显高于 1995 年 33％的比例。尽管得到强烈推荐，高花费和外周静脉置管困难及长期中央静脉导管相关的感染和血栓风险是限制婴幼儿预防性治疗的重要因素。大量数据显示越来越多的重型血友病成人患者也进行预防性治疗。

血友病患者出血治疗策略：①治疗要尽早开始，临床症状常常先于实验室异常，且早治疗效果显著。血友病患者出现关节出血、头痛或车祸后出血，需要及时替代治疗，然后再进一步完善实验室检测。②停用抑制血小板功能的药物，如阿司匹林或含有阿司匹林的药物。缓解疼痛的药物推荐应用布洛芬或右丙氧芬。Ⅷ因子和Ⅸ因子剂量单位为 IU，1 IU 是 1 ml 正常血浆内的凝血因子含量，1 IU Ⅷ因子含量是 100 ng/ml，1 IU Ⅸ因子含量是 5 μg/ml。因为 1 IU/kg 的Ⅷ因子输注可使血浆Ⅷ因子水平提高 2%，对于一个 70 kg 的重型血友病患者（＜1%）Ⅷ因子提高到 100%，所需Ⅷ因子剂量是 3500 IU。公式如下：

Ⅷ因子剂量（IU）=（目标Ⅷ因子水平－Ⅷ因子基线水平）×体重（kg）×0.5 IU/kg

Ⅸ因子替代治疗剂量与Ⅷ因子不同，因为Ⅸ因子输注后患者Ⅸ因子水平仅能恢复到预测值的 50%，Ⅸ因子替代剂量的公式如下：

Ⅸ因子剂量（IU）=（目标Ⅸ因子水平－Ⅸ因子基线水平）×体重（kg）×1 IU/kg

Ⅷ因子半衰期是 8～12 h，故需要一天输注 2 次以维持凝血因子在治疗水平。Ⅸ因子的半衰期是 24 h，故一天输注 1 次足矣。在特定情况下如手术后，需要持续输注凝血因子，可以较低的花费有效维持凝血因子在安全范围内。

冷沉淀物富含Ⅷ因子（每袋包括约 80 IU 的Ⅷ因子），数十年前用于治疗血友病甲，在一些发展中国家仍然使用，但由于输血相关性疾病的风险，如果有凝血因子浓缩物，应避免应用冷沉淀物。

血友病患者轻度出血如单纯性关节出血或皮下血肿，需要开始治疗，使凝血因子水平达到 30%～50%。重度的关节出血尤其是"靶关节"出血，推荐反复补充凝血因子，维持凝血因子活性在 15%～25% 达到 2～3 天。大血肿或肌肉深部出血补充凝血因子后如果临床症状没有改善，则需要将凝血因子活性维持在 50% 以上，持续 1 周或更长时间。控制严重出血，包括口咽部出血、中枢神经系统出血和腹膜后出血，推荐将凝血因子水平维持在 50%～100%，疗程为 7～10 天。手术时预防性替代治疗的目的是使凝血因子达到正常水平（100%），疗程 7～10 天，依据术后伤口愈合情况，替代治疗的剂量可逐渐减低。口腔外科手术组织损伤广泛，需要凝血因子替代治疗，疗程为 1～3 天，同时口服抗纤溶药物。

血友病的非替代治疗

DDAVP（1-氨基-8-D-精氨酸加压素） DDAVP 是人工合成的血管加压素类似物，可引起内皮细胞短暂释放Ⅷ因子和 von Willebrand 因子，但是对Ⅸ因子没有影响。轻到中型的血友病甲患者需要在开始 DDAVP 治疗前评估 DDAVP 的反应。DDAVP 以 0.3 μg/kg 的剂量静脉输注，约 20 min Ⅷ因子水平达到基线水平的 2～3 倍，在输注后 30～60 min 达到峰浓度。DDAVP 不能提高重型血友病甲患者Ⅷ因子水平，因为患者没有储备的凝血因子可供释放。患者重复应用 DDAVP 治疗可导致快速耐受，因为其作用机制是促进Ⅷ因子和 VWF 的释放而不是合成。连续输注 DDAVP 三次以上会致治疗失败，若需要继续治疗，可接受Ⅷ因子替代治疗止血。

抗纤溶药物 齿龈出血、胃肠道出血和口腔手术出血可使用抗纤溶药物如 ε-氨基己酸（EACA）或氨甲环酸，控制局部出血。治疗疗程依据临床症状，常为 1 周或更长时间。氨甲环酸剂量是 25 mg/kg，每日 3～4 次。EACA 首剂负荷剂量为 200 mg/kg（最大 10 g），随后每次给予 100 mg/kg，每 6 h 一次（最大 30 g/d）。不建议抗纤溶药物用于控制血尿，因为存在泌尿生殖道血凝块梗阻的风险。

并发症

抑制物形成 Ⅷ因子或Ⅸ因子抗体形成是血友病治疗的主要并发症。Ⅷ因子抑制物发生率为 5%～10%，而在重型血友病甲的发生率达 20%。血友病乙Ⅸ因子抑制物发生率为 3%～5%。抑制物形成的高危人群包括重度凝血因子缺乏的患者（＞80% 重度凝血因子缺乏的患者存在抑制物）、有抑制物家族史的患者、非洲人种、Ⅷ因子或Ⅸ因子基因突变导致大片编码区缺失的患者、基因重排的患者。抑制物常出现在血友病幼儿，中位年龄是 2 岁，可发生于累积输注 10 天后。但是，任何年龄及疾病严重程度的患者在大手术、颅内出血或创伤接受强化替代治疗后，抑制物形成的风险增加，需要在未来几周内进行实验室密切监测。

当患者接受治疗剂量的凝血因子时，如果症状没有缓解，应该考虑到抑制物形成。抑制物形成提高了血友病的发病率和死亡率。早期发现抑制物很关键，利于控制出血或清除抗体，所以大多数血友病中心对血友病患者每年进行一次抑制物筛查。实验室检测 aPTT 纠正试验，即通过混合血浆（患者血浆和正常人血浆混合）确定是否存在抑制物。大多数血友病患者血浆与正常人血浆1∶1的混合可以完全纠正aPTT，当存在抑制物时，与正常人血浆1∶1的混合后，aPTT仍延长，这是由于抑制物中和了正常人血浆中Ⅷ因子的凝血功能。Bethesda测定法是通过类似的原理来测定特定的抑制物及其滴度水平。结果用Bethesda unit（BU）来表示，1 BU代表与正常人血浆在37℃孵育2 h Ⅷ因子和Ⅸ因子活性降低50％。临床上，将抑制物形成的患者分为低反应性患者或高反应性患者，依据指南采用不同的治疗。存在抑制物的患者治疗目标有两个：控制急性出血，清除抑制物。为了控制出血，低反应性血友病患者（<5 BU）可接受大剂量人或猪的Ⅷ因子（50～100 U/kg），治疗效果良好，且基本上不增加抑制物滴度。但是对于高反应性血友病患者，若起始的抑制物滴度就超过10 BU或即使初始滴度较低，但由于记忆性反应，以后可以发生抑制物滴度>10 BU的患者，Ⅷ因子或Ⅸ因子浓缩物治疗无效。高反应性血友病患者控制出血需要使用富含凝血酶原、Ⅶ因子、Ⅸ因子和Ⅹ因子的凝血酶原复合物浓缩物（PCC）或活化的PCC（aPCC），或使用重组活化Ⅶ因子（Ⅶa因子）即"旁路因子"（图16-1）。与PCC或aPCC相比，重组活化Ⅶ因子治疗的成功率更高。免疫抑制剂单药清除抑制物抗体无效。最有效的治疗策略是诱导免疫耐受法（immune tolerance induction，ITI），每日输注所缺失的凝血因子直到抑制物消失，一般来说需要1年多的时间，成功率大约60％。重型血友病患者诱导免疫耐受失败后治疗非常困难。抗CD20单克隆抗体（利妥昔单抗）联合诱导免疫耐受法可能有效。尽管部分患者使用联合治疗后抑制物的滴度有所降低，但不能彻底清除抑制物，仍需要每周输注2～3次的凝血因子浓缩物。

血友病的新疗法　长效凝血因子的临床试验接近尾声，新一代的产品（长效Ⅷ因子和长效Ⅸ因子）更适合预防性治疗，输注次数减少，却仍可维持循环内凝血因子水平>1％。

应用重组白介素11治疗对DDAVP反应不佳的轻型或中型血友病甲患者的临床试验已经启动。重组白介素11可以作为短暂升高Ⅷ因子水平的备选治疗。

血友病乙的基因治疗试验（腺相关病毒载体）正在进行中，初始的数据显示这一治疗很有前景。

感染性疾病

丙型肝炎病毒（HCV）感染是早期接受凝血因子浓缩物治疗的血友病患者的主要并发症，也是第二位死亡原因。1970—1985年间，绝大多数年轻的血友病患者使用血浆源性产品后感染HCV。据报道，截止2006年20岁以上患者HCV抗体阳性率超过80％。血友病患者的潜在肝病往往是在进行侵袭性操作前才被发现。遗传性和获得性（继发于肝病）的凝血因子缺乏均需要纠正。20多年前使用血浆制品的患者感染HIV也很多。同时感染HCV和HIV的血友病患者占50％左右，进一步可以加重肝病。感染HCV的血友病患者应用HCV抗病毒治疗的有效率<30％；同时存在HCV和HIV感染的患者抗病毒治疗效果更差。肝病终末期需要器官移植，移植对肝病和血友病均有效。

老年血友病患者的临床问题

随着发展中国家血友病患者活过中年的人数增加，血友病的疗效明显提高。重型血友病患者寿命仅比正常男性人均寿命缩短10年左右。轻型或中型血友病患者的寿命接近凝血正常的男性。与年轻患者相比，老年血友病患者有以下特点：关节病变和慢性疼痛更严重；感染HCV和（或）HIV的比例更高。

早期数据显示老年血友病患者较正常男性冠状动脉疾病的病死率低，这可能是由于低凝状态降低了血栓形成的风险，但是动脉粥样硬化的风险没有降低。与普通人类似，老年血友病患者也有心血管事件危险因素，如年龄、肥胖和吸烟。而缺乏运动、高血压和慢性肾病在血液病患者中也很常见。接受联合抗反转录病毒治疗的HIV患者，心血管疾病风险也可能会进一步增加。因此，这些患者需要慎重考虑通过预防和治疗的手段来降低心血管疾病的风险。

应该避免过度的替代治疗，延迟输注凝血因子浓缩物是明智的。有心血管危险因素的血友病患者需要行侵袭性操作时，持续输注凝血因子比单次输注更可取。合并急性缺血性疾病及需行冠状动脉血运重建的血友病患者，需要血液病专家和内科专家联合诊治。以前认为血友病患者不易患闭塞性血管病的观点，在老年患者中应当改变。癌症是老年血友病患者常见的死亡原因，因为他们患HIV和HCV相关性恶性肿瘤的风险高。肝细胞癌（HCC）是最常见的肝癌，也是非HIV患者的主要死亡原因。与普通人群一样，老年血友病患者也需要进行癌症筛查。建议高危HCV患者每半年或每年做超声检查和甲胎蛋白检查，筛查肝细胞癌。由于存在出血性疾病，当患者出现血尿或便血时，泌尿生殖系统肿瘤的筛查会被忽略，延误了早期干预。推荐多学科协作使血友病患者得到最佳的癌症预防和治疗。

血友病携带者的管理

血友病携带者凝血因子水平为50%，一般认为没有出血风险。但是由于患者X染色体随机灭活（莱昂现象），导致凝血因子活性范围为22%～116%。因此，测定血友病携带者的凝血因子水平很有必要，这可以帮助识别有出血风险的患者，并在术前和术后给予恰当的治疗。血友病携带者在妊娠过程中，Ⅷ因子和Ⅸ因子水平都逐渐增加，其中Ⅷ因子水平可增高到非妊娠期的2～3倍，而Ⅸ因子水平增高不太明显。产后上述凝血因子水平迅速下降，出血风险迫在眉睫，需要输注凝血因子浓缩物使凝血因子水平达到50%～70%，顺产维持3天，剖宫产维持5天。对轻型患者推荐使用DDAVP和（或）抗纤溶药物。

Ⅺ因子缺乏

Ⅺ因子是活化丝氨酸蛋白酶（FⅨa）酶原，其在内源性凝血通路中激活Ⅸ因子（图16-1）。Ⅺ因子的活化有两条途径：在aPTT测定中，通过Ⅻ因子和高分子量激肽原和激肽释放酶激活；体内数据显示，凝血酶是Ⅺ因子的生理激活物。血栓形成后，组织因子/Ⅶ因子通路可生成凝血酶，进而激活血小板表面的Ⅺ因子，再次促进凝血酶的生成，同时凝血酶也可通过凝血酶激活的纤溶抑制物（TAFI）增加机体抗纤溶的能力。

Ⅺ因子缺乏是一种罕见的出血性疾病，其在人群中发生率是1/1 000 000。但是，这个疾病在德系犹太人和伊拉克犹太人中非常普遍，杂合子患者发生率为6%，纯合子为0.1%～0.3%。已经报道的Ⅺ因子突变基因达65个以上，然而仅个别突变（2～3个突变）见于犹太人。

正常Ⅺ因子活性水平为70～150 U/dl。中度缺乏Ⅺ因子的杂合子患者，Ⅺ因子活性水平是20～70 U/dl，而纯合子或双重杂合子患者，Ⅺ因子水平是<1～20 U/dl。当患者Ⅺ水平<10%时，出血的风险很高。但是疾病临床表现与Ⅺ因子活性并不完全一致。在先证者中，出血家族史也是出血的危险因素。临床上，患者皮肤黏膜出血如瘀斑、齿龈出血、血尿和月经过多很常见，创伤后出血症状更明显。上述出血表现提

示纤溶活跃的部位对Ⅺ因子缺乏更敏感。术后出血很常见，但并不是一定出血，即便在Ⅺ因子水平很低的患者。

对于需要手术的重度Ⅺ因子缺乏患者，推荐给予Ⅺ因子替代治疗。即便有侵袭性治疗后未发生出血史的患者也不能排除出血风险。

治疗　Ⅺ因子缺乏

Ⅺ因子缺乏患者的治疗是输注新鲜冰冻血浆，剂量是15～20 ml/kg，维持凝血因子水平为10%～20%。因为Ⅺ因子半衰期是40～70 h，可隔日给予一次。可使用抗纤溶药物来控制出血，但血尿或膀胱出血除外。重度Ⅺ因子缺乏接受替代治疗的患者中，10%形成Ⅺ因子抑制物。抑制物形成的重度Ⅺ因子缺乏患者一般不会发生自发性出血，然而术后或创伤后可发生严重出血。对于抑制物形成的重度Ⅺ因子缺乏患者，应避免给予新鲜冰冻血浆或Ⅺ因子浓缩物。应用PCC/aPCC或重组的活化Ⅶ因子有效。

罕见的出血性疾病

总的来说，除Ⅷ因子、Ⅸ因子和Ⅺ因子外，其他遗传性凝血因子缺乏是一组罕见的出血性疾病。这些患者的出血情况差异很大，可以无症状（异常纤维蛋白原血症或Ⅶ因子缺乏），也可能威胁生命（Ⅹ因子或Ⅷ因子缺乏）。虽然临床症状缺乏特异性，但是总的来说，与血友病不同，关节出血很罕见。胃肠道黏膜出血很常见。血浆凝血因子缺乏的杂合子患者一般无临床症状。实验室检测凝血项目可筛查出所缺乏的凝血因子，最终明确诊断（表16-1）。

新鲜冰冻血浆或凝血酶原复合物（包含凝血酶原、Ⅶ因子、Ⅸ因子和Ⅹ因子）替代治疗可用于预防和治疗出血。使用凝血酶原复合物时应认真监测，避免在有潜在肝病或有血栓高风险的患者中使用。

家族性多凝血因子缺乏症

有一些出血性疾病是由于遗传性缺乏一种以上凝血因子所致。至今，这些疾病中有两种疾病的基因缺陷已经明确，并为止血治疗提供了新思路：通过基因编码非凝血通路的蛋白质来调控凝血过程。

Ⅴ因子和Ⅷ因子联合缺乏　Ⅴ因子和Ⅷ因子联合

缺乏患者两种凝血因子的活性均仅为 5％。有趣的是，该病表现为轻微出血倾向，常发生于创伤后。研究发现患者可能存在内质网/高尔基体中间室基因突变（ERGIC-53），编码的蛋白质是位于高尔基体的甘露糖结合蛋白，功能是 V 因子和 VIII 因子的分子伴侣。在另一个家族，发现存在多种凝血因子缺乏 2 基因突变（MCFD2），这个基因编码蛋白可与 ERGIC-53 形成 Ca^{2+} 依赖复合物，功能为细胞内 V 因子和 VIII 因子活性的辅因子。

维生素 K 依赖的多种凝血因子缺乏 有两种参与维生素 K 代谢的酶与维生素 K 依赖的凝血因子缺乏有关。维生素 K 依赖凝血因子包括促凝蛋白如凝血酶原、VII 因子、IX 因子和 X 因子，以及抗凝蛋白如蛋白 C 和蛋白 S。维生素 K 是脂溶性维生素，是维生素 K 依赖凝血因子谷氨酸残基的 γ 碳发生羧化作用的辅因子，羧化作用是钙和磷脂与上述因子结合的关键步骤（图 16-2）。γ 谷氨酸羧化酶和环氧化还原酶是维生素 K 代谢和再生的关键酶。编码 γ 羧化酶（GGCX）或维生素 K 环氧化还原酶复合物 1（VKORC1）的基因突变可引起蛋白酶缺陷，使得维生素 K 依赖凝血因子活性降低，范围为正常值的 1％～30％。患者出生后即可发生轻度到重度的出血。部分患者使用大剂量维生素 K 可以止血。为了能全面控制出血，重度出血患者需要 FFP 或 PCC 替代治疗。

弥散性血管内凝血（DIC）

DIC 是由于促凝血酶过度激活，超过了抗凝机制，引起血管内广泛的纤维蛋白形成的一种临床病理综合

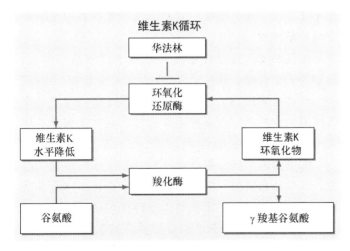

图 16-2 维生素 K 循环。维生素 K 是凝血因子 γ 羧基谷氨酸残基形成的辅因子。维生素 K 依赖的 γ 谷氨酸羧化酶，可催化维生素 K 环氧化还原酶，使得降低的维生素 K 再生。华法林阻断还原酶的活性，竞争性抑制维生素 K 的功能

征。DIC 的病理机制有多种（表 16-2）。

最常见的原因是败血症、恶性疾病（如实体瘤、急性早幼粒细胞白血病）及产科原因。大约一半胎盘早剥或羊水栓塞的妊娠患者发生 DIC。创伤尤其是脑部创伤也可以导致 DIC。组织受损、溶血及内皮细胞受损均致使磷脂暴露于血液，诱发 DIC。暴发性紫癜是由皮肤广泛的血栓栓塞所致，是重度 DIC 的表现，它主要发生于病毒或细菌感染后的儿童，尤其是有遗传性或获得性蛋白 C 通路缺乏而存在高凝状态的患者。新生儿纯合子蛋白 C 缺乏也是暴发性紫癜的高危人群，可以伴或不伴大血管血栓形成。

DIC 的主要机制是致病的组织因子释放入血引起不可控制的凝血酶形成（图 16-3）。而生理性抗凝机制受抑及纤溶异常可加速 DIC。上述异常可引起系统性

表 16-2	弥散性血管内凝血常见的临床原因	
败血症	**免疫异常**
● 细菌：葡萄球菌、链球菌、肺炎球菌、脑膜炎球菌、革兰氏阴性杆菌	● 急性溶血性输血反应 ● 器官或组织移植排异 ● 免疫治疗 ● 移植物抗宿主病
● 病毒	
● 真菌	
● 寄生虫	
● 立克次体	
创伤和组织损伤	**药物**
● 脑损伤（射击）	● 纤溶药物
● 大面积烧伤	● 抑肽酶
● 脂肪栓塞	● 华法林（尤其在蛋白 C 缺乏的新生儿）
● 横纹肌溶解	● 凝血酶原复合物浓缩物
	● 苯丙胺类药物滥用
血管疾病	**毒液蜇入**
● 巨大血管瘤（Kasabach-Merritt 综合征）	● 蛇
● 大血管动脉瘤（如大动脉）	● 昆虫
产科并发症	**肝病**
● 胎盘早期剥离	● 暴发型肝衰竭
● 羊水栓塞	● 肝硬化
● 死胎综合征	● 妊娠脂肪肝
● 感染性流产	
癌症	**其他**
● 腺癌（前列腺、胰腺等）	● 休克
● 血液恶性肿瘤（急性早幼粒细胞白血病）	● 呼吸窘迫综合征 ● 大量输血

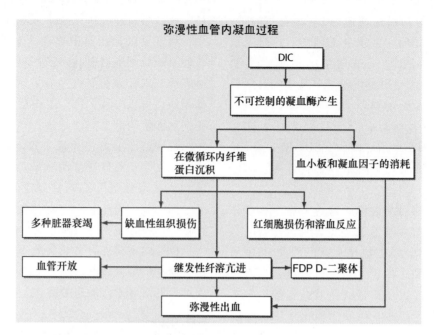

图 16-3　弥散性血管内凝血的病理生理机制。凝血和纤溶之间相互作用导致弥散性血管内凝血患者微循环内出血和血栓形成。FDP，纤维蛋白降解产物

纤维蛋白沉积于中小血管。持续大量的纤维蛋白沉积可影响许多脏器的血供，尤其是肺、肾、肝和脑，最终导致脏器功能衰竭。持续的凝血系统激活可引起凝血因子和血小板消耗性降低，导致系统性出血。继发性纤溶亢进会进一步加重出血。动物实验显示凝血系统高度激活时，纤溶系统是被抑制的。有趣的是在急性早幼粒细胞白血病的患者，不仅有凝血系统激活，同时存在严重的纤溶亢进。多种促炎症细胞因子（如白介素 6 和肿瘤坏死因子 α）的释放在介导 DIC 患者凝血异常中也起了关键性作用，也与系统性炎症反应综合征的临床表现有关。

DIC 的临床表现由凝血系统失衡及原发病引起。最常见的临床表现是出血，可以出现静脉穿刺部位渗血、皮肤黏膜瘀点和瘀斑，也可出现严重的胃肠道出血、肺出血或中枢神经系统出血。慢性 DIC 患者可间断发生出血，表现为皮肤黏膜出血。DIC 的高凝状态表现为微血栓形成，导致器官功能衰竭。也可出现大血管血栓形成和脑栓塞。急性 DIC 患者常出现血流动力学异常和休克。DIC 患者的死亡率为 30%～>80%，这取决于引起 DIC 的病因、DIC 的严重程度及患者年龄。

DIC 诊断基于临床症状、凝血异常、血小板减少。若 DIC 的病因未明时，需积极查找潜在的病因。不能依据某个单一化验来诊断 DIC，诊断 DIC 需要的检查包括凝血试验［aPTT、PT、凝血酶原时间（TT）和纤维蛋白降解产物（FDP）标志物］、血小板计数、红细胞计数和外周血涂片。因为轻型患者可以戏剧性地进展为重型 DIC，因此以上检查项目需 6～8 h 后复查。

最常见的实验室异常是 PT 和（或）aPTT 延长，血小板数目＜100 000/μl，或血小板计数迅速下降，外周血涂片见破碎红细胞，FDP 增加。DIC 最敏感的检查是 FDP 水平。FDP 正常一般不能诊断 DIC。D-二聚体检测纤维蛋白（但不是纤维蛋白原）降解产物更特异，提示交联纤维蛋白被纤溶酶降解。因为纤维蛋白原半衰期长，只在重度 DIC 患者中血浆纤维蛋白原水平才急性下降。重度 DIC 患者抗凝血酶Ⅲ水平或纤溶酶原活性均＜60%。

慢性 DIC　轻度代偿性 DIC 见于以下临床情况，包括巨大血管瘤、转移癌或死胎综合征。血浆 FDP 或 D-二聚体水平增高。aPTT、PT 和纤维蛋白原可在正常范围内或增高。血小板正常或轻度减少。破碎红细胞常见，但较急性 DIC 少。

鉴别诊断　DIC 和严重肝病的鉴别诊断很具挑战性，需要动态监测一系列 DIC 实验室指标。严重肝病患者常有出血倾向，实验室检查特征包括血小板减少（由于血小板分布异常、门静脉高压或脾功能亢进）、凝血因子合成减少、FDP 水平升高（由于肝清除减少）。但是与 DIC 不同，肝病的上述实验室指标不会短时间内变化。其他重要的鉴别点包括门静脉高压、肝病的其他临床症状和实验室结果。

微血管病如血栓性血小板减少性紫癜是急性病程，

表现为血小板减少、破碎红细胞和多脏器功能衰竭。但是，不存在消耗性凝血因子减少和纤溶亢进。

最近几年，开展一些应用免疫疗法治疗肿瘤的临床试验，包括单克隆抗体或靶向肿瘤特异性抗原的基因修饰 T 细胞，临床试验观察到炎症反应的副作用，导致细胞因子释放增加。这些并发症有时引起 D-二聚体增高、纤维蛋白原水平降低、血细胞减少和肝衰竭。因此，建议仔细筛查 DIC 相关实验室检查。

治疗　弥散性血管内凝血

DIC 患者的发病率和死亡率主要与原发病相关，因此，首先需要控制原发病。重度 DIC 患者需要纠正血流动力学异常，给予呼吸支持，有时需行侵袭性手术治疗。DIC 患者如果不治疗原发病，很有可能会治疗失败。

出血症状的管理

推荐对有活动性出血、高危出血风险（如化疗后准备行侵袭性手术）的患者，输注新鲜冰冻血浆或浓缩血小板。DIC 患者血小板计数显著减少（血小板计数 < 10 000～20 000/μl）和凝血因子水平降低时，推荐给予替代治疗来控制出血。PT 延长（正常值的 1.5 倍以上）是反映凝血因子消耗程度的很好指标。推荐应用新鲜冰冻血浆替代治疗（在无 DIC 的成人患者中，1 U 的新鲜冰冻血浆可使凝血因子水平提高 30%）。推荐纤维蛋白原水平降低（< 100 mg/dl）或纤溶亢进的患者输注冷沉淀物（富含纤维蛋白原、Ⅷ 因子和 VWF）。可用 10 U 冷沉淀物替代 2～3 U 的新鲜冰冻血浆来控制出血。制订输注方案需要依赖于患者的临床症状和实验室检测结果。严重血小板减少的 DIC 患者可以输注浓缩血小板，剂量为 1～2 U/10 kg。不推荐在 DIC 患者中应用凝血因子浓缩物来控制出血，因为单一因子（Ⅷ 因子或 Ⅸ 因子浓缩物）的替代作用有限，而凝血酶原复合物浓缩物可能会加重 DIC。

抗凝或抗纤溶治疗

抗凝药物如肝素、抗凝血酶 Ⅲ（AT Ⅲ）浓缩物及抗纤溶药物都被试用于 DIC 的治疗。低剂量肝素持续输注 [5～10 U/（kg·h）] 对于实体瘤相关的轻型 DIC、急性早幼粒细胞白血病诱发的 DIC 及存在血栓形成的 DIC 患者有效。暴发性紫癜患者如果行巨大血管瘤切除术或死胎清除术时，可以给予肝素治疗。急性 DIC 患者使用肝素可加重出血。至今，没有证据显示重度 DIC 患者使用肝素可以有生存获益。抗纤溶药物 ε-氨基己酸（EACA）或氨甲环酸通过纤溶酶抑制纤维蛋白降解，减少 DIC 患者和存在纤溶亢进患者的出血。但是抗纤溶药物增加血栓的风险，推荐同时使用肝素治疗。少数患者，如急性早幼粒细胞白血病患者或巨大血管瘤引起的慢性 DIC 患者，可从肝素联合抗纤溶药物的治疗中获益。获得性蛋白 C 缺乏或脑膜炎球菌血症引起的暴发型紫癜患者使用蛋白 C 浓缩物有效。早期研究提示抗凝血酶 Ⅲ 治疗是有前景的，但需要进一步的研究。

国际血栓和止血学会发布了 DIC 的诊断和治疗指南。这将有助于收集更多关于 DIC 诊断和治疗方面的临床数据。指南推荐的治疗策略和评分系统的临床效果尚不确定。

维生素 K 缺乏　维生素 K 依赖蛋白是一组异质性蛋白，包括凝血因子和储存于骨骼、肺、肾和胎盘内的蛋白质。维生素 K 介导翻译后谷氨酸残基羧基化，从而形成 γ 羧基谷氨酸，是维生素 K 依赖的蛋白质与钙及磷脂膜表面结合的关键步骤（图 16-2）。遗传性维生素 K 代谢通路关键酶缺乏，特别是谷氨酰基的 γ 羧化酶（GGCX）或维生素 K 环氧化还原酶复合物（VKORC1）基因突变引起酶缺陷，可引起出血性疾病。饮食中维生素 K 的含量是有限的，因此，维生素 K 再利用是维持维生素 K 依赖蛋白质水平正常的关键。在成人，重度维生素 K 缺乏很少是饮食中维生素 K 摄取减少引起的，更常见于使用广谱抗生素后。肠道疾病或肠道手术后可引起维生素 K 的水平明显降低，是由于肠道解剖异常或近端小肠内胆盐或胰液内脂肪含量减少所致。慢性肝病如原发性胆汁性肝硬化也可以使维生素 K 的储存显著减少。新生儿出生时常规输注维生素 K 可以预防新生儿维生素 K 缺乏和维生素 K 缺乏引起的新生儿出血性疾病。维生素 K 缺乏患者由于维生素 K 依赖的凝血因子如凝血酶原、Ⅷ 因子、Ⅸ 因子、Ⅹ 因子水平均下降，PT 延长出现最早，也最常见。另外，上述凝血因子中，Ⅷ 因子半衰期最短，故 PT 延长早于 aPTT 延长。胃肠外输注维生素 K（总剂量为 10 mg）可使凝血因子在 8～10 h 内恢复正常。患者有活动性出血或即将接受侵袭性手术，需要立即纠正凝血因子水平，可给予 FFP 或 PCC 替代治疗。当患者有严重肝病时，由于存在明显的血栓倾向，应避免使用 PCC。无症状的过度抗凝的患者（使用华法林或华法林类似物），可通过小剂量维生素 K

纠正（1 mg 口服或静脉注射）。应用维生素 K 可降低持续接受抗凝治疗的高凝患者的出血风险。

当使用抗凝治疗的非血友病患者出现威胁生命的出血时，应用重组Ⅶ因子可迅速止血，下一步可以考虑急诊手术治疗。但是当患者有血管病变、血管创伤和其他血管并发症时，应用重组Ⅶ因子可能增加静脉和动脉血栓风险，这种情况时Ⅶa因子宜减低剂量及减少给药次数。高度推荐使用过程中密切监测血管并发症。

肝病相关性凝血异常　肝是多种凝血因子、抗凝蛋白和纤溶成分合成和降解的场所，因此肝在调控凝血中占有重要地位。肝衰竭时，凝血因子合成减少，纤溶亢进，引起出血风险增加。肝病患者血小板减少也很常见，这可能是由于充血性脾大（脾功能亢进）对血小板的扣留或免疫反应介导的血小板寿命缩短（原发性胆汁性肝硬化）。另外，继发于肝病的解剖异常可进一步加重出血（表 16-3）。由于纤维蛋白单体聚合功能受损，肝病患者中异常纤维蛋白原血症相对常见。慢性肝病患者发生 DIC 也不少见，这可能会加重出血风险。为了给予患者恰当的治疗，必须进行实验室评估，治疗目的是控制活动性出血或使肝病患者能

表 16-3	肝病的出凝血障碍
出血	
门静脉高压	
食管静脉曲张	
血小板减少症	
脾大	
慢性或急性 DIC	
凝血因子合成减少	
肝细胞衰竭	
维生素 K 缺乏	
系统性纤维蛋白溶解作用	
DIC	
异常纤维蛋白原血症	
血栓	
凝血因子抑制物合成降低：蛋白 C、蛋白 S、抗凝血酶	
肝细胞衰竭	
维生素 K 缺乏（蛋白 C、蛋白 S）	
未能清除活化凝血蛋白（DIC）	
异常纤维蛋白原血症	
医源性：输注凝血酶原复合物浓缩物	
抗纤溶药物：EACA、氨甲环酸	

缩略词：DIC，弥散性血管内凝血；EACA，ε-氨基己酸

够接受侵袭性检查或治疗。典型的实验室结果是 PT、aPTT 和 TT 的延长（这与肝损伤程度相关），也可有血小板减少，FDP 水平正常或轻度升高。纤维蛋白原水平明显下降仅见于暴发型肝炎、失代偿性肝硬化、进展期肝病或 DIC 时。TT 延长，而纤维蛋白原和 FDP 水平正常提示异常纤维蛋白原血症。肝衰竭患者Ⅷ因子水平是正常或增高的，Ⅷ因子水平降低提示合并 DIC。因为 V 因子仅在肝细胞内合成，它不是维生素 K 依赖蛋白，V 因子水平的降低提示可能存在肝衰竭。V 因子水平正常而Ⅶ因子水平降低提示维生素 K 缺乏。肝衰竭患者维生素 K 水平降低，这是由于肝细胞病贮存维生素 K 减少，同时由于胆汁酸或胆汁流出受阻，维生素 K 的吸收减少。肝病患者接受维生素 K 的替代治疗可以减少出血（10 mg 维生素 K 缓慢静脉注射）。

肝衰竭患者输注新鲜冰冻血浆是最有效的止血方法。输注新鲜冰冻血浆（5～10 ml/kg；每袋含约 200 ml）可使凝血因子水平位于 10%～20%，但不足以纠正 PT 或 aPTT。即使输注大剂量的新鲜冰冻血浆（20 ml/kg）也不能纠正所有患者的凝血时间。需要监测患者的临床症状和凝血时间，这将决定新鲜冰冻血浆首次输注后 8～12 h 是否需要重复输注。患者血小板计数<10 000～20 000/ul 时，需要输注血小板浓缩物来控制活动性出血。若血小板计数<50 000/μl 的患者需要侵袭性手术时，也需要立即输注血小板。当纤维蛋白原水平小于 100 mg/ml 时，需要输注冷沉淀物，剂量为：70 kg 的成人，每天输注冷沉淀物 6 袋。肝衰竭患者应该避免输注凝血酶原复合物，因为可能增加血栓的风险。肝衰竭患者应避免使用抗纤溶药物来控制出血，这是由于抗纤溶药物的安全性尚不明确。

肝病和血栓栓塞　稳定期的肝病患者常常无临床症状或仅表现为轻度出血。但是随着疾病进展，肝病患者出凝血平衡较易被打破。另外，肝病的合并症如感染和肾功能不全等会加重出凝血平衡异常（图 16-4）。肝硬化患者实验室提示低凝状态，表现为 PT/aPTT 延长，由于出血风险增加，故大家长期以来认为血栓形成风险很低。但是大量临床经验提示这些患者是血栓高危人群，尤其是进展期的肝病患者。静脉血栓的发生尽管可以用高凝状态解释，但依据 Virchow 三联征，静脉淤滞和血管内皮损伤也在血栓形成过程中起了促进作用，因为肝病患者中存在静脉淤滞和血管内皮损伤的情况。肝病相关血栓，尤其是门静脉血栓和肠系膜静脉血栓，在进展期肝硬化的患者中很常见。血流动力学改变如门静脉血流减慢和遗传性易栓症，可以增加肝硬化患者门静脉血栓的风险，这

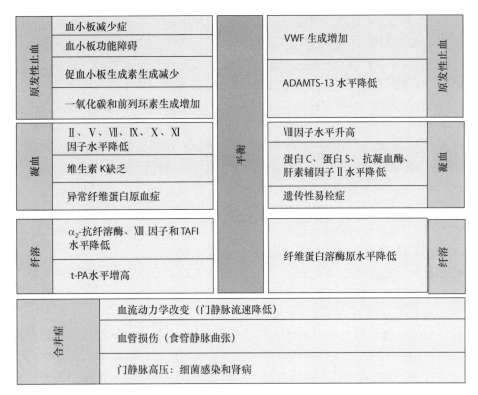

原发性止血	血小板减少症		VWF 生成增加	原发性止血
	血小板功能障碍			
	促血小板生成素生成减少		ADAMTS-13 水平降低	
	一氧化碳和前列环素生成增加			
凝血	Ⅱ、Ⅴ、Ⅶ、Ⅸ、Ⅹ、Ⅺ 因子水平降低	平衡	Ⅷ因子水平升高	凝血
	维生素 K缺乏		蛋白C、蛋白S、抗凝血酶、肝素辅因子Ⅱ水平降低	
	异常纤维蛋白原血症		遗传性易栓症	
纤溶	α₂-抗纤溶酶、ⅩⅢ 因子和TAFI 水平降低		纤维蛋白溶酶原水平降低	纤溶
	t-PA水平增高			
合并症	血流动力学改变（门静脉流速降低）			
	血管损伤（食管静脉曲张）			
	门静脉高压：细菌感染和肾病			

图 16-4　肝病的出凝血平衡。TAFI，凝血酶激活的纤溶抑制物；t-PA，组织型纤溶酶原激活物；VWF，von Willebrand 因子

提示高凝状态也在肝病患者血栓形成中起作用。肝病患者的深静脉血栓和肺栓塞的发生率是 0.5%～1.9%。这些发现提示进展期肝病患者有血栓形成的风险，甚至凝血时间延长的肝病患者也有血栓形成的风险。纠正实验室异常如凝血异常时应谨慎，避免加重血栓形成。

获得性凝血因子抑制物　获得性抑制物是免疫介导的疾病，其特点是针对特定凝血因子形成自身抗体。Ⅷ因子是最常见的抗体靶点，有时称获得性Ⅷ因子抑制物为获得性血友病甲。但是针对凝血酶原、Ⅴ因子、Ⅸ因子、Ⅹ因子和Ⅺ因子的抑制物也有报道。获得性Ⅷ因子抑制物主要发生于老年人（平均年龄是 60 岁），但是偶尔也发生于无出血病史的妊娠或产后女性。50%的凝血因子抑制物患者在诊断时没有发现其他潜在的疾病。另外 50%的凝血因子抑制物患者存在病因，包括自身免疫疾病、恶性肿瘤（淋巴瘤、前列腺癌）、皮肤病和妊娠。出血常常发生在软组织、胃肠道、泌尿系统和皮肤。与血友病患者不同，关节出血很少见。腹膜后出血和其他威胁生命的出血也可能会突然发生。在未治疗的患者总死亡率是 8%～22%。大多数死亡发生在发现抑制物后数周内。诊断依赖于实验室检查，若患者 aPTT 延长，而 PT 和 TT 正常，血浆纠正试验（使用等量的正常人血浆在 37℃ 孵育2 h）后 aPTT 仍是延长，提示患者有凝血因子抑制物。通过 Bethesda 测定，以Ⅷ因子缺乏的血浆为对照来检测患者抑制物，可以确定诊断。严重出血可以使用旁路因子如 PCC/aPCC 或重组Ⅶa 因子来治疗。对于非血友病的抑制物患者免疫抑制治疗有效，应尽早开始。一线治疗包括类固醇激素或类固醇激素联合细胞毒药物（环磷酰胺等），70%以上的患者抑制物可以完全清除。据报道存在抗Ⅷ因子抗体的患者应用大剂量丙种球蛋白冲击治疗和抗 CD20 单抗治疗有效，但是并没有确切的证据表明这些治疗优于一线免疫抑制药物。停用免疫抑制剂后的前 6 个月复发很常见（高达 20%）。因此，清除抑制物后，需常规随访患者，当患者再次出现症状或行侵入性手术前，应早期干预。

血浆源性的局部止血药物如牛凝血酶和人凝血酶在美国和全世界广泛应用。这些有效的止血剂可用于大手术止血治疗，如心血管手术、胸部手术、神经系统手术、盆腔手术和清创术，也可用于大面积烧伤的止血。对异种（牛）凝血因子或其杂质形成的抗体与人凝血因子可能会有交叉反应，影响凝血因子功能，引发出血。

获得性抑制物临床症状为出血，甚至是威胁生命的出血。获得性凝血障碍引发的出血常发生于大手术中或术后，易被误认为是手术本身引起的出血。

当再次局部使用凝血酶制剂时，抑制物形成风险进一步增高。因此，仔细询问手术治疗史，即使是几十年前的手术治疗，对于评估抑制物形成风险很关键。

实验室检查显示 aPTT 和 PT 都延长，当输注新鲜冰冻血浆和维生素 K 时，临床症状并不能改善。患者血浆与等量的正常人血浆混合，异常的实验室指标不能被纠正，提示存在抑制物。通过测定人 V 因子活性或其他可疑凝血因子活性，初步诊断是否存在特定抗体。尚无商业用试剂盒检测牛凝血酶引起的凝血障碍。

目前尚无治疗指南。血小板输注可用于 V 因子抑制剂患者的 V 因子替代治疗。经常输注新鲜冰冻血浆和维生素 K 可以作为辅助治疗，它们对凝血障碍本身不是有效的治疗方法。重组Ⅶ因子作为旁路因子的临床使用经验较少，总体效果欠佳。清除抑制物的治疗包括使用免疫抑制剂和类固醇激素、静脉输注免疫球蛋白及血浆置换。建议患者以后避免局部使用凝血酶制剂止血。

美国食品和药品监督管理局批准了新型血浆源性人凝血酶制剂和重组人凝血酶制剂用于局部止血。上述药物免疫源性降低，较第一代牛凝血酶发生抑制物的概率降低。

狼疮抗凝物的存在可导致静脉或动脉血栓性疾病。但是，也有报道指出狼疮抗凝物存在的患者也可发生出血，这是由于存在凝血酶原抗体，引起低凝血酶原血症所致。狼疮抗凝物和获得性抑制物均可以表现为 aPTT 的延长，且不能被正常人的血浆纠正。为了鉴别狼疮抗凝物和获得性抑制物，可采用稀释 Russell 蛇毒试验 (dRVVT) 和六角相磷脂试验测定，存在获得性抑制物的患者测定结果是阴性，存在狼疮抗凝物的患者测定结果是阳性。同时，狼疮抗凝物可干扰多种凝血因子的活性测定（Ⅷ因子、Ⅸ因子、Ⅻ因子、Ⅺ因子），而获得性抑制物仅影响一种凝血因子的活性测定。

第十七章　动脉和静脉血栓
Arterial and Venous Thrombosis

Jane E. Freedman, Joseph Loscalzo
（孙于谦　译　张晓辉　校）

血栓综述

综述

血栓是由于血液凝块产生而形成的血流障碍，可导致组织缺氧和损伤，它是各种动脉和静脉疾病及患者群体中的主要发病和死亡原因。2009 年美国估计有 785 000 人出现冠状动脉血栓新发事件，大约 470 000 人出现复发性缺血事件。每年大约有 795 000 人出现新发或复发性卒中。据估计，每年有 300 000～600 000 人出现肺栓塞或深静脉血栓事件。在非疾病状态下，生理性止血反映了凝血促进因子与凝血抑制因子之间有利于前者的微妙相互作用。这一生理反应至关重要，因为它可以防止受伤后不受控制的出血和流血。在特殊情况下，相同的调节正常止血的过程可以产生病理性血栓，从而导致动脉或静脉闭塞。重要的是，许多常用的治疗干预手段也可能使血栓-止血平衡出现不良改变。

止血和血栓形成主要涉及三种因素之间的相互作用：血管壁、凝血蛋白和血小板。许多急性血管疾病都是由于血管内血栓形成引起的，包括心肌梗死、血栓性脑血管事件和静脉血栓。尽管最终结果是血管闭塞和组织缺血，但决定这些病变的病理生理过程具有相似性以及显著的差异性。虽然控制血栓形成的许多途径与控制止血的途径相似，但引起血栓形成（通常使血栓永久存在）的过程可能是截然不同的，且在不同的临床和遗传背景下可能各不相同。在静脉血栓中，反映凝血和（或）纤溶调节蛋白缺陷的原发性高凝状态或涉及血管和血流异常或淤滞的继发性高凝状态会导致血栓形成。相反，动脉血栓则高度取决于血管壁的状态、血小板及与血流有关的因素。

动脉血栓

动脉血栓综述

在动脉血栓中，血小板和血管壁异常通常在血管闭塞中起着关键作用。动脉血栓是通过一系列连续的步骤形成的，在这些步骤中，血小板附着到血管壁上，然后更多的血小板被吸附，且凝血酶被激活（图17-1）。血小板附着、激活、聚集和募集的调控将在下面进行详述。此外，虽然血小板的主要功能是调控止血，但我们对血小板在其他生理过程（如免疫、伤口愈合和发炎）中所起作用的认识仍在持续增加。

动脉血栓和血管疾病

动脉血栓在美国以及在全世界成为一种主要的发病和死亡原因。虽然美国的发病率有所下降，但总体负担仍然较高，占死亡数的大约 33%。总体而言，据估计，美国每 5 例死亡中大约有 1 例是由冠心病造成

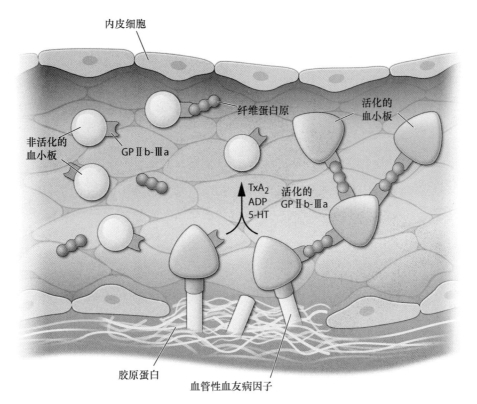

内皮细胞

纤维蛋白原

活化的
血小板

非活化的
血小板

GPⅡb-Ⅲa

TxA₂
ADP
5-HT

活化的
GPⅡb-Ⅲa

胶原蛋白

血管性血友病因子

图 17-1（见书后彩图） **血小板激活与血栓形成。**血小板以非活化形式在血管内循环。内皮损伤和（或）外部刺激会激活血小板，并附着在内皮下暴露的血管性血友病因子和胶原蛋白上。这种黏附导致了血小板的激活、形态改变以及血栓素（TxA₂）、5-羟色胺（5-HT）和二磷酸腺苷（ADP）的合成和释放。血小板刺激会引起血小板整合素糖蛋白（GP）Ⅱb/Ⅲa 受体的构象改变，从而导致纤维蛋白原的高亲和性结合和稳定性血小板栓子的形成

的。除了每年 785 000 名美国人会出现新的冠心病事件之外，预计每年还会出现 195 000 例未记载的首次心肌梗死病例。虽然卒中的发病率已经下降了 1/3，但每年大约有 795 000 人会出现新发或复发性卒中，尽管并非所有的卒中均由血管的血栓性闭塞引起。大约 610 000 例卒中为首发事件，185 000 例为复发性事件；据估计，美国每 18 例死亡中有 1 例是由于卒中引起的。

血小板

血小板中的许多过程与其他细胞类型相似，例如存在特异性受体和信号通路；然而，与大多数细胞不同，血小板缺乏细胞核，不能通过改变基因转录来适应变化的生物环境。血小板可维持来自巨核细胞源性和细胞内转运的 microRNA（miRNA）和信使 RNA（mRNA）的有限蛋白质合成能力。然而，应对各种刺激所需的大多数分子被保持在存储颗粒和膜区室中。

血小板为极小的碟形无核细胞（直径为 1～5 μm），在血液中循环，浓度为 200～400 000/μl，平均寿命为 7～10 天。血小板由骨髓中的巨核细胞、多

倍体造血细胞所衍生。血小板形成的主要调节因子是血小板生成素（thrombopoietin，TPO）。巨核细胞产生和释放完全成形的血小板的确切机制还不清楚，但此过程很可能涉及前血小板的形成，前血小板是由细胞质外翻产生的伪足样结构，血小板从外翻部分开始萌芽。血小板颗粒是在血小板生成之前在巨核细胞内合成的，包含大量的促血栓形成、促炎和抗菌介质。根据血小板颗粒的大小、丰度和含量，可以将其分成两种主要类型：α 颗粒和致密颗粒。α 颗粒含有可溶的凝血蛋白、黏附分子、生长因子、整合素、细胞因子和炎性调节剂。血小板致密颗粒比 α 颗粒更小，丰度更低。α 颗粒含有可能在炎性反应中更重要的蛋白质，而致密颗粒含有一些影响血小板聚集的高浓度小分子，包括二磷酸腺苷（ADP）和 5-羟色胺。

血小板黏附（图 17-1）　血栓的形成是由血小板附着到受损的血管壁上开始的。损伤会暴露那些负责引发血小板反应性的内皮下成分，包括胶原蛋白、血管性血友病因子、纤连蛋白和其他黏附蛋白（如玻连蛋白和血小板反应蛋白）。止血反应可能变化各异，取决于损伤的程度、暴露的具体蛋白和血流状态。某些

蛋白质会在血小板表面表达，随后会对胶原蛋白诱导的血小板附着进行调控，尤其是在流动状态下，这些蛋白质包括糖蛋白（GP）Ⅳ、GPVI 和整合素 $\alpha_2\beta_1$。对于血小板附着和血小板激活的启动来说，血小板 GPⅠb-Ⅸ-V 复合体黏附受体是中心，血管壁受损会使内皮下血管性血友病因子和胶原蛋白暴露到循环血液中。GPⅠb-Ⅸ-V 复合体会与暴露的血管性血友病因子结合，引起血小板黏附（图 17-1）。此外，GPⅠb-Ⅸ-V 复合体与配体的结合也会诱导信号通路，导致血小板激活。血管性血友病因子结合的 GPⅠb-Ⅸ-V 会促使 GPⅡb/Ⅲa 受体中的钙依赖性构象改变，使其从一种纤维蛋白原的非活性低亲和性状态转变为活性高亲和性受体。

血小板激活 血小板的激活可通过各种表面受体进行控制，这些受体可调节激活过程中的各种功能。血小板受体控制着许多不同的过程，并且会受到各种激动剂和黏附蛋白的刺激，从而导致不同程度的激活。一般来说，刺激血小板受体会引发两种具体过程：①内部信号通路的激活，从而导致进一步血小板激活和颗粒释放；②血小板能够与其他黏附蛋白/血小板结合。这两个过程都会促成血栓的形成。刺激非血栓性受体会导致血小板附着或与其他血管细胞（包括内皮细胞、中性粒细胞和单核细胞）的相互作用。

在血小板上发现了许多可调节各种血小板功能的受体家族和亚族。这些受体家族和亚族包括七跨膜受体家族，它是主要的激动剂刺激的受体家族。在血小板上发现了多个七跨膜受体，包括 ADP 受体、前列腺素受体、脂质受体和趋化因子受体。凝血酶的受体包括在血小板上发现的主要七跨膜受体。在这最后一组受体中，确定的第一种受体就是蛋白酶激活受体 1（PAR1）。PAR 类受体具有截然不同的激活机制，涉及凝血酶 N 端的特异性断裂，这反过来又可作为受体的配体。其他的 PAR 受体也存在于血小板上，包括 PAR2（不通过凝血酶激活）和 PAR4。腺苷受体负责传导 ADP 诱导的信号传导事件，通过将 ADP 与血小板表面的嘌呤受体结合来启动信号传导事件。有几种不同的 ADP 受体，分类为 $P2X_1$、$P2Y_1$ 和 $P2Y_{12}$。$P2Y_{12}$ 和 $P2Y_1$ 两种受体的激活对于 ADP 诱导的血小板聚集来说是必需的。噻吩并吡啶类衍生物氯吡格雷和普拉格雷是临床上使用的 ADP 诱导性血小板聚集的抑制剂。

血小板聚集 血小板激活会导致一系列快速的信号传导事件，包括酪氨酸激酶、丝氨酸/苏氨酸激酶和脂质激酶激活。在未受刺激的血小板中，主要血小板整合素 GPⅡb/Ⅲa 会维持一种非活化的构象，并作为

纤维蛋白原的一种低亲和性黏附受体。此整合素是独一无二的，因为它仅在血小板上表达。在受到刺激后，纤维蛋白原与 GPⅡb/Ⅲa 之间的相互作用会在血小板之间形成细胞间连接，从而导致血小板聚集的形成（图 17-1）。由于一系列复杂的由内向外的信号传导事件，GPⅡb/Ⅲa 胞外域的钙敏感性构象改变会促使可溶性血浆纤维蛋白原产生高亲和性结合。GPⅡb/Ⅲa 受体会充当一个在纤维蛋白原结合后即刻发生的、由 GPⅡb/Ⅲa 介导的信号传导（由外向内）的双向管道。这会导致附加的细胞内信号传导，进一步稳定血小板聚集，并将血小板聚集从一个可逆过程转变为不可逆过程（由内向外）。

血小板在炎症中的作用和炎症中的血栓形成

炎症在急性冠状动脉综合征的急性血栓形成阶段起着重要作用。在急性上呼吸道感染的情况下，患者具有更高的心肌梗死和血栓性卒中风险。急性冠状动脉综合征患者不仅血小板之间的相互作用（同型聚集）会增长，而且血小板与循环血液中可检测到的白细胞之间的相互作用（异型聚集）也会增长。当血小板被激活并附着到循环的白细胞上时，会形成这些异型聚集。血小板通过活化血小板表面上表达的 P 选择素（CD62P）与白细胞受体——P 选择素糖蛋白配体 1（PSGL-1）结合。这一结合会导致白细胞上的 CD11b/CD18（Mac-1）表达增长，CD11b/CD18（Mac-1）本身会支持与血小板之间的相互作用，部分是通过二价纤维蛋白原将该整合素与其血小板表面的整合素 GPⅡb/Ⅲa 连接在一起而实现的。血小板表面的 P 选择素也会诱导单核细胞上组织因子的表达，这会促成纤维蛋白形成。

除了血小板-单核细胞聚集之外，免疫调节因子——可溶性 CD40 配体（CD40L 或 CD154）也可反映血栓形成与炎症之间的联系。CD40 配体是肿瘤坏死因子家族的一种二聚跨膜蛋白，通过与其受体 CD40 的作用，它是导致血栓形成和动脉粥样硬化的炎症过程的一个重要作用因素。虽然已发现许多免疫细胞和血管细胞会表达 CD40 和（或）CD40 配体，但在血小板中，CD40 配体在受到刺激后会快速转移到表面，且在新形成的血栓中会被上调。表面表达的 CD40 配体会从血小板上裂解，生成可溶性片段（可溶性 CD40 配体）。

研究表明血小板、感染、免疫和炎症之间也会产生联系。细菌和病毒感染与急性血栓事件（如急性心肌梗死和卒中）风险的短暂增长相关联。此外，血小

板对败血症的病理生理及高死亡率具有显著促进作用。在血小板中已经确立了 toll 样受体（TLR）的表达、功能和信号通路。刺激血小板 TLR2、TLR3 和 TLR4，可直接和间接地激活血小板的血栓性和炎性反应，同时，活菌会以一种 TLR2 依赖性方式诱导血小板中的促炎反应，这提示了一种特定的细菌和细菌成分可直接激活血小板依赖性血栓的机制。

动脉血栓的遗传学

一些研究将动脉血栓与遗传变异关联起来（表17-1A）；然而，此类关联较弱，并未在更大的研究系列中得到证实。使用全基因组关联研究（GWAS）方法，已对血小板计数和平均血小板体积进行了研究，该方法发现信号被定位于非编码区。在与平均血小板体积和血小板计数相关联的 15 个数量性状位点中，位于 12q24 的一个位点也是冠状动脉疾病的一个风险位点。

在遗传变异和血小板功能方面，研究主要涉及遗传药理学，也就是基于遗传标记解决个体间药物反应变异性的药理学领域（表 17-2）。这一关注点受到个体间抗血栓药物反应性的广泛变异和对这一变异缺乏普遍解释的驱动。描述最多的就是"阿司匹林耐药"的问题，虽然也对其他抗血栓药物（如氯吡格雷）的异质性进行了广泛调查。主要来看，已在下列层面上确定了血小板依赖性遗传标记：①药物作用；②用药依从性；③药物代谢。已对许多候选的血小板基因进行了研究，研究了它们与抗血小板药物和抗血栓药物间的相互作用。

许多患者对阿司匹林的抑制作用反应不足。一些遗传因素造成了这种变异性；然而，阿司匹林给药后对残留血小板反应性的体外试验并未提供确凿的证据证明阿司匹林与 COX1 或其他相关的血小板受体之间存在药物遗传相互作用。同样，目前并无任何临床迹象表明基因分型可优化阿司匹林的抗血小板功效。对于血小板 P2Y12 受体抑制剂氯吡格雷来说，更多数据表明，遗传可能会影响该药物的反应性和效用。起主导作用的遗传变异似乎并不是预期的 P2Y12 受体，而是负责药物代谢的酶。氯吡格雷是一种前体药物，需要通过特异性细胞色素 P450 酶进行肝代谢才能被激活。CYP 依赖性氧化步骤的编码基因是多形态基因，携带特异性等位基因 CYP2C19 和 CYP3A4 位点的个体具有增长的血小板聚集功能。血小板活性的增长也与 CYP2C19*2 等位基因具有明确的关联，这会导致部分患者中血小板功能的丧失。因为这些是常见的遗传

变异，这一观察结果已被证明在大型研究中具有临床相关性。总之，虽然 CYP2C19 中功能丧失的多态性是影响氯吡格雷药代动力学和抗血小板反应的最强的个体变量，但它仅占氯吡格雷治疗时 ADP 诱导的血小板聚集变异性的 5%～12%。此外，对于接受 P2Y12 受体拮抗剂普拉格雷或替格瑞洛治疗的患者来说，遗传变异似乎并不会造成显著的临床结果。

表 17-1	动脉血栓和静脉血栓的遗传原因

A. 动脉血栓

血小板受体

  β_3 和 α_2 整合素

  P_1A2 多态性

  Fc(γ)RⅡA

  GPIV T13254C 多态性

  GPⅠb

  凝血酶受体 PAR1-5061→D

氧化还原酶

  血浆谷胱甘肽过氧化物酶

  H2 启动子单体型

  内皮型一氧化氮合酶

  −786T/C、−922A/G、−1468T/A

  对氧磷酶

  −107T 等位基因，192R 等位基因

同型半胱氨酸

  胱硫醚 β 合酶 833T→C

  5,10-亚甲基四氢叶酸还原酶（MTHFR）677C→T

B. 静脉血栓

促凝血蛋白

  纤维蛋白原

  −455G/A、−854G/A

  凝血酶原（20210G→A）

蛋白 C 抗凝通路

  Ⅴ因子 Leiden：1691G→A（Arg506Gln）

  血栓调节蛋白 1481C→T（Ala455Val）

具有已知多态性的纤溶蛋白

  组织纤溶酶原激活物（tPA）

  7351C/T，外显子 6 中的 20 099T/C，内含子 10 中的 27 445T/A

  纤溶酶原激活物抑制剂（PAI-1）

  −675 位置上的 4G/5G 嵌入/缺失多态性

同型半胱氨酸

  胱硫醚 β 合酶 833T→C

  5,10-MTHFR 677C→T

第十七章 动脉和静脉血栓

表 17-2	遗传变异和血小板抑制剂的药物遗传反应	
潜在的基因改变	**目标治疗类型**	**具体药物**
P2Y1 和 *P2Y12*、*CYP2C19*、*CYP3A4*、*CYP3A5*	*ADP* 受体抑制剂	氯吡格雷、普拉格雷
COX1、*COX2*	环氧化酶抑制剂	阿司匹林
PlA1/A2	受体抑制剂	阿昔单抗、依替巴肽、替罗非班
INTB3、*GPIbA*	糖蛋白 Ⅱb-Ⅲa 受体抑制剂	

静脉血栓

静脉血栓综述

凝血就是凝血酶被激活和可溶性血浆纤维蛋白原转化为不溶性纤维蛋白的一种过程。这些步骤解释了正常止血和影响静脉血栓形成的病理生理过程。静脉血栓的主要形式是四肢的深静脉血栓形成（deep vein thrombosis，DVT）和随后肺部的栓塞（肺栓塞），共同称为静脉血栓栓塞性疾病。静脉血栓由于遗传原因（表 17-1B）和获得性原因（表 17-3）而引起。

深静脉血栓和肺栓塞

每年会发生多于 200 000 例新的静脉血栓栓塞病例。在这些病例中，高达 30% 的患者会在 30 天内死亡，1/5 的患者会由于肺栓塞而猝死；30% 的患者会

表 17-3	静脉血栓的获得性原因
外科手术	
神经外科手术	
腹部大手术	
恶性肿瘤	
抗磷脂综合征	
其他	
创伤	
妊娠	
长途旅行	
肥胖	
口服避孕药/激素替代	
骨髓增生性疾病	
真性红细胞增多症	

在 10 年内出现复发性静脉血栓栓塞。来自"社区动脉硬化风险（ARIC）"研究的数据报告了 DVT 的 28 天死亡率为 9%，肺栓塞的死亡率为 15%。癌症情况下的肺栓塞死亡率为 25%。在一般人群中，首次 DVT 的平均发病率是 5/10 000 人－年；在对生殖和生育控制等相关性因素进行调整后，男性和女性的发病率相似，并随着年龄的增长而大幅增长，从 30～49 岁时的（2～3）/10 000 人－年增长至 70～79 岁时的 20/10 000 人－年。

凝血连锁反应及其在静脉血栓中的作用综述

凝血被定义为通过一系列相关联的酶反应形成纤维蛋白，在这些反应中，每种反应产物会将随后的非活性酶原转化成活性的丝氨酸蛋白酶（图 17-2）。这种协调反应顺序被称为凝血连锁反应，它是调控止血的一个重要机制。凝血连锁反应的核心功能就是放大原理：由于一系列相关联的酶反应，一个微小的刺激可产生更大数量的纤维蛋白，纤维蛋白是阻止血管损伤部位出血的最终产物。除了已知的与高凝血障碍、淤滞和血管功能障碍有关的风险因素之外，更新领域的研究已发现了来自促凝血微粒、炎性细胞、微泡和纤维蛋白结构的贡献作用。

凝血连锁反应主要是由于血管损伤使组织因子暴露到血液成分中而启始的（图 17-2）。在血源性细胞衍生微粒中以及（在病理生理条件下）在白细胞或血小板中，也可以发现组织因子。血浆因子 Ⅶ（FⅦ）是组织因子的配体，通过与血管损伤部位暴露的组织因子结合而被激活（FⅦa）。FⅦ/Ⅶa 与组织因子的结合会激活下游的 X 因子（FX）转化为活性的 FX（FXa）。在另一个反应中，FⅦ/FⅦa-组织因子复合体会首先将 FⅨ 转化为 FⅨa，然后，FⅨa 与其辅因子 Ⅷ（FⅧa）一起将 FX 激活。Xa 因子与其辅因子 FVa 会将凝血酶原转化为凝血酶，然后，凝血酶会将可溶性血浆纤维蛋白原转化为不溶性纤维蛋白，从而导致凝血或血栓形成。凝血酶还会将 FⅩⅢ 激活为 FⅩⅢa，FⅩⅢa 是一种与纤维蛋白共价交联并使纤维蛋白凝块稳定的转谷氨酰胺酶。血栓的形成会受到各种控制纤维蛋白结构和稳定性的有关机制的影响，包括特异性纤维蛋白原变体和它们改变纤维蛋白形成、强度和结构的方式。

多个抗血栓形成因素也会调节凝血；这些因素包括抗凝血酶、组织因子途径抑制剂（TFPI）、肝素辅因子 Ⅱ 和蛋白 C/蛋白 S。在正常情况下，这些因素会限制凝血酶的产生，防止凝血永久产生和血栓形成。

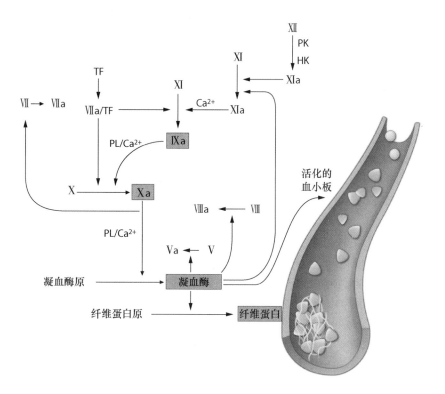

图 17-2　凝血途径概述。 特异性凝血因子（"a"表示活化形式）负责将可溶性血浆纤维蛋白原转换为不溶性纤维蛋白。此过程通过一系列关联反应而发生，在这些反应中，酶活性产物随后会将下游的非活性蛋白转化为活性丝氨酸蛋白酶。此外，凝血酶的激活会刺激血小板。HK：高分子量激肽原；PK：前激肽释放酶；TF：组织因子

通常，在凝块已造成损伤部位闭塞并开始向邻近未受损的血管段扩张之后，由正常内皮所主导的抗凝反应将成为限制这种止血保护性凝块扩张的关键。

静脉血栓的风险因素

　　静脉血栓的风险因素主要与高凝状态有关，高凝状态可能是遗传的（表17-1）或获得性的，或者由于血流停滞和静脉淤血引起。静脉血栓复发的独立预测因素包括年龄增长、肥胖、恶性肿瘤和急性肢体麻痹。据估计，5%～8%的美国人口具有已知的易患静脉血栓的遗传风险因素。通常，单一个体内会存在多个风险因素。大的骨科、腹部或神经外科手术会带来重大风险。长时间卧床、某些类型的癌症、妊娠、激素替代治疗或使用口服避孕药，以及其他久坐不动的情况（如长途飞机旅行）会带来中度风险。据报告，在持续4 h的航空旅行后，出现静脉血栓栓塞事件的风险会增加1倍，尽管绝对风险仍较低（1/6000）。妊娠或产后妇女中静脉血栓栓塞的相对风险是4.3，总发病率（绝对风险）是199.7/100 000妇女-年。

静脉血栓的遗传学（表17-2）

　　由遗传变异引起静脉血栓的原因并不常见。这些异常包括内源性抗凝剂的功能丧失性突变以及促凝血蛋白的功能获得性突变。杂合的抗凝血酶缺乏和Ⅴ因子Leiden的纯合性突变会显著增加静脉血栓的风险。虽然纯合性蛋白C或蛋白S缺乏较罕见，且可能导致致命的暴发性紫癜，但杂合性缺乏却与中等的血栓风险相关联。活化的蛋白C会通过FVa的蛋白降解使凝血削弱。对活化蛋白C的活性具有抵抗力的患者可能在位于染色体1的FV基因中有一个点突变（一种被称为Ⅴ因子Leiden的突变）。轻微的风险增长归因于促凝血因子水平的升高以及组织因子途径抑制剂的水平较低。亚甲基四氢叶酸还原酶的多态性以及高同型半胱氨酸血症已被证明是静脉血栓及动脉血管疾病的独立风险因素；然而，在更大型、更新的研究中，最初许多有关遗传变异的描述以及它们与血栓栓塞的关联正在受到质疑。

纤维蛋白溶解和血栓形成

纤溶系统中的特定异常与血栓增强相关联。诸如组织型纤溶酶原激活物（tPA）和1型纤溶酶原激活物抑制剂（PAI-1）水平升高之类的因素与纤溶活性下降和动脉血栓疾病风险增长相关联。特定的遗传变异与纤溶活性下降相关联，包括（1型纤溶酶原激活物抑制剂）PAI-1基因中的4G/5G嵌入/缺失多态性。此外，tPA的内含子8中311-bp的Alu嵌入/缺失与血栓增强相关联；然而，遗传异常并不始终与功能或tPA水平的改变相关联，从而提出了关于相关病理生理机制的问题。凝血酶激活的纤溶抑制剂（TAFI）是一种调节纤维蛋白溶解的羧肽酶；血浆TAFI水平的升高与DVT和心血管疾病的风险增长均有关联。

代谢综合征也会伴随纤溶活性的改变。该综合征包括腹部肥胖（中央型肥胖）、血糖和胰岛素代谢改变、血脂异常和高血压；该综合征与动脉粥样硬化性血栓形成相关联。血栓增强的机制似乎是由于血小板功能改变和一种促凝血和低纤溶状态二者引起的。该综合征中报告的一种最常记录的血栓前异常是PAI-1的血浆水平增加。

除了血小板功能的作用之外，炎症在凝血依赖性血栓形成和血栓溶解中均发挥着作用。多形核中性粒细胞和单核/巨噬细胞均会产生多个重叠的血栓功能，包括纤维蛋白溶解、趋化因子和细胞因子产生以及吞噬作用。

动脉和静脉血栓之间的区别

虽然有重叠，但静脉血栓和动脉血栓会以不同的方式发生，血块的形成也会按照一些稍许不同的途径进展。在淤血情况或在高凝状态下，静脉血栓会随着凝血连锁反应的启动而激活，主要是由于组织因子的暴露而引起；这会导致凝血酶的形成，随后纤维蛋白原被转化为纤维蛋白。在动脉中，也会出现凝血酶形成，但血栓主要是由于血小板附着于受损的血管上而引起，并受到暴露的细胞外基质的刺激（图17-1和图17-2）。在个体对血管损伤的反应方面存在很大的变化，其重要的决定因素就是个体对动脉或静脉血栓的易感性。这一概念已在血栓形成前的动物模型中得到间接支持，在这些动物模型中，在形成静脉血栓与形成动脉血栓的倾向之间具有较差的关联性。

尽管在了解高凝状态在静脉血栓栓塞疾病中的作用方面已经取得了很大的进步，但高凝状态对于动脉

血管疾病的作用却远未得到充分了解。虽然一些特定的血栓形成条件（如V因子Leiden和凝血酶原G20210A突变）是DVT、肺栓塞及其他静脉血栓栓塞事件的风险因素，但它们对动脉血栓的作用还未被充分界定。相反，实际上已发现许多这些血栓形成因素并不是动脉血栓事件（如急性冠状动脉综合征）临床上重要的风险因素。

从临床上讲，虽然动脉和静脉血栓的病理生理学不同，但它们却具有共同的风险因素，包括年龄、肥胖、吸烟、糖尿病、动脉高血压、高血脂和代谢综合征。特殊的遗传变异（如谷胱甘肽过氧化物酶基因的变异）也与动脉和静脉血栓闭塞性疾病相关联。重要的是，动脉和静脉血栓均可通过病理生理刺激而引发，而病理生理刺激是炎症和氧化途径被激活的原因。

缺血性心脏病的诊断和治疗、卒中的诊断和管理，以及DVT和肺栓塞的诊断和管理，在《哈里森内科学（第19版）》的其他部分进行讨论。

第十八章　抗血小板药、抗凝血剂和纤维蛋白溶解药
Antiplatelet, Anticoagulant, and Fibrinolytic Drugs

Jeffrey I. Weitz

（孙于谦　译　张晓辉　校）

血栓栓塞病是重要的发病和死亡原因。血栓症可在动脉或静脉中发生。动脉血栓栓塞是急性心肌梗死（MI）、缺血性脑卒中以及肢体坏疽的最常见原因。静脉血栓栓塞包含深静脉血栓（deep vein thrombosis，DVT）（可导致血栓后综合征）和肺栓塞（pulmonary embolism，PE）（可致死，或者可导致慢性栓塞性肺动脉高压）。

大部分的动脉血栓叠加动脉粥样硬化斑块破裂，由于斑块破裂，导致斑块中心的血栓形成物质在血中暴露。之后，此物质促进血小板聚集和纤维蛋白形成，导致富含血小板的血栓形成，可暂时或永久性堵塞血流。与此不同，在明显的血管破坏部位罕见形成静脉血栓。但是静脉血栓可能会在静脉的手术创伤后发生，或者在留置静脉导管后发生，静脉血栓通常发生于小腿深静脉的瓣叶中或肌肉发达的窦中。由于血流缓慢，

无血管的瓣叶氧气供应减少。这些瓣叶内层的内皮细胞开始激活，并在其表面表达黏附分子。含组织因子的白细胞和微粒黏附到这些激活的细胞上，引起凝血。从中性粒细胞中挤出的 DNA 形成了中性粒细胞胞外诱捕网（NET），提供了诱捕红细胞的支架，促进血小板黏附和激活，并增强凝血。由于血流受损，导致激活的凝血因子清除降低，从而加重了局部血栓的形成。如果血栓从小腿静脉延伸至腘窝部以及腿部更近端的静脉，则血栓碎片可能会脱落，移动到肺，造成 PE。

动脉和静脉血栓均由血小板、纤维蛋白以及捕获的红细胞组成，但是各种成分的比例不同。动脉血栓由于损伤动脉内的高剪切力，所以动脉血栓中富含血小板。与此不同，静脉血栓是在低剪切条件下形成的，所以其所含的血小板相对较少，主要由纤维蛋白和俘获的红细胞构成。动脉血栓由于富含血小板，所以呈现白色，而静脉血栓的颜色为红色，体现了其中俘获的红细胞。

抗血栓药用于预防和治疗血栓。这些药物针对血栓的组分，包括：①抗血小板药；②抗凝血剂；③纤维蛋白溶解药（图 18-1）。由于动脉血栓中的主要成分为血小板，所以减弱动脉血栓形成的策略主要集中于抗血小板药，但在急性情况下，通常还包括抗凝血剂和纤维蛋白溶解药。抗凝血剂是预防和治疗静脉血栓栓塞的主要药物，因为纤维蛋白是静脉血栓的主要成分。在这种情况下，由于静脉血栓中血小板含量较少，所以抗血小板药的效果不及抗凝血剂。对于特定的静脉血栓栓塞患者，可以使用纤维蛋白溶解疗法。例如，大面积或次大面积 PE 患者能够从全身或导管引导的纤维蛋白溶解治疗中获益。对于累及髂静脉和（或）股静脉的广泛性 DVT 患者，还可以使用药物-器械治疗恢复血流。

抗血小板药

血小板在动脉血栓形成中的作用

在正常的血管中，通过血管内壁的内皮细胞释放

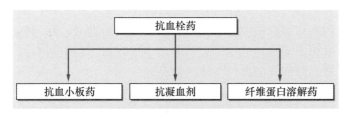

图 18-1 抗血栓药的分类

的一氧化氮（NO）和前列环素使循环中的血小板保持非活性状态。此外，内皮细胞的表面还表达 CD39，一种与细胞膜相关的胞外腺苷二磷酸酶（ADPase），该酶可降解激活的血小板释放的 ADP。当血管壁受损时，这些物质的释放减少，内皮下的基质被暴露。血小板通过 $\alpha_2\beta_1$ 和糖蛋白（Gp）VI 与暴露的胶原黏合，并通过在血小板表面组成性表达的 Gp I bα 和 Gp II b/III a（$\alpha_{IIb}\beta_3$）与 von Willebrand 因子黏附。黏附的血小板发生形状改变，从致密颗粒分泌 ADP，并且合成和释放血栓素 A_2。释放的 ADP 和血栓素 A_2 为血小板的激动剂，它们可以激活邻近的血小板，并将其补充到损伤的血管部位（图 18-2）。

血管壁破坏还会使表达组织因子的细胞暴露于血液。组织因子可与 VIIa 因子结合，并启动凝血。激活的血小板通过提供结合凝血因子并支持激活复合物集合的表面来增强凝血，从而增强血栓的形成。凝血酶除了可以将纤维蛋白原转化为纤维蛋白外，它还是血小板的强激动剂，并将更多的血小板集合到损伤的血管部位。凝血酶还可以通过负反馈激活因子 V、VIII 和 XI，增强自身的生成，并通过激活因子 XIII，然后交联

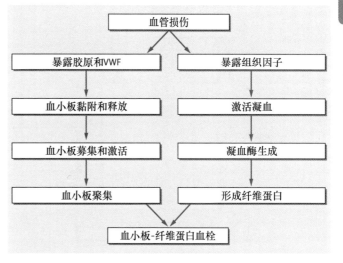

图 18-2 血栓形成过程中血小板和凝血系统的协同作用。血管损伤可以同时促进血小板激活和聚合以及凝血系统的激活。通过暴露内皮下胶原和 von Willebrand 因子（VWF）（血小板黏附在其上面），激活血小板。黏附的血小板开始激活，并释放 ADP 以及血小板激活剂血栓素 A_2，后者激活邻近的血小板，并将其募集到损伤部位。当血小板被激活时，其表面的糖蛋白 II b/III a 发生构象改变，使其能够与纤维蛋白原和（或）VWF 连接，并介导血小板聚合。损伤部位暴露的组织因子可促发凝血。组织因子可促发凝血酶生成。凝血酶作为血小板的一种强激活剂，可以增强血小板在损伤部位的募集。凝血酶还可以将纤维蛋白原转化为纤维蛋白，之后，纤维蛋白串将血小板聚合物编织在一起，形成血小板/纤维蛋白血栓。

纤维蛋白串，从而强化纤维蛋白网。

血小板被激活时，血小板表面最丰富的受体 GpⅡb/Ⅲa 发生构象改变，使其能够与纤维蛋白结合，在高剪切条件下，VWF 二价纤维蛋白原或多价的 VWF 分子将邻近的血小板连接在一起，形成血小板聚合物。通过凝血酶作用生成的纤维蛋白串然后将这些聚合物编织在一起，形成血小板/纤维蛋白网。

抗血小板药物作用于此过程的不同步骤。最常用的药物包括阿司匹林、ADP 受体抑制剂，后者又包括噻吩并吡啶类（氯吡格雷和普拉格雷）和替格瑞洛、双嘧达莫以及 GpⅡb/Ⅲa 拮抗剂。

阿司匹林

阿司匹林是世界范围内使用最广泛的抗血小板药物。作为一种廉价且有效的抗血小板药物，阿司匹林是大部分抗血小板策略的基础。

作用机制 阿司匹林通过对血栓素 A_2 生物合成中一种重要的酶血小板环氧化酶（COX）-1 产生不可逆的乙酰化以及抑制作用（图 18-3），从而发挥其抗血栓形成作用。较高剂量（约 1 g/d）的阿司匹林还可抑

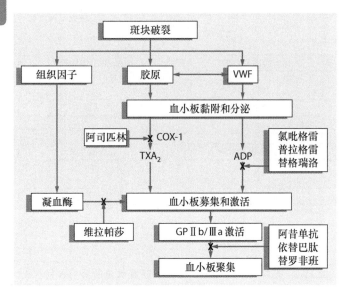

图 18-3 抗血小板药物的作用部位。 阿司匹林通过使环氧化酶-1（COX-1）不可逆地乙酰化，抑制血栓素 A_2（TXA_2）合成。TXA_2 释放减少可减弱血小板活化及在血管损伤部位的募集。氯吡格雷和普拉格雷不可逆地阻滞 $P2Y_{12}$（血小板表面一种主要的 ADP 受体）；坎格雷洛和替格瑞洛是 $P2Y_{12}$ 的可逆性抑制剂。阿昔单抗、依替巴肽以及替罗非班通过阻滞纤维蛋白原和 von Willebrand 因子与激活的糖蛋白（Gp）Ⅱb/Ⅲa 结合，抑制血小板聚集的最终常见通路。维拉帕莎（Vorapaxar）通过作用于蛋白酶激活的受体-1（PAR-1；人血小板上的重要凝血酶受体），抑制凝血酶介导的血小板激活。

制在内皮细胞和炎症细胞中发现的可诱导的 COX 同工酶 COX-2。内皮细胞中的 COX-2 可启动前列环素（一种强效血管舒张剂及血小板聚集抑制剂）的合成。

适应证 阿司匹林被广泛用于冠状动脉疾病、脑血管疾病、外周血管疾病患者的心血管事件二级预防。与安慰剂相比，阿司匹林使心血管死亡、MI 或脑卒中的风险减低 25%。阿司匹林还被用于 MI 年风险估计 >1%（获益可能大于损害的临界值）的患者的一级预防。这包括年龄大于 40 岁且有 2 种或 2 种以上心血管疾病主要危险因素的患者，或者有 1 种或 1 种以上此类危险因素的 45 岁以上男性患者或者 55 岁以上女性患者。阿司匹林在男性和女性中具有相同的疗效。阿司匹林在男性使用主要用于降低 MI 的危险，而在女性中使用主要用于降低脑卒中的危险。

剂量 阿司匹林的通常给药剂量为每日 1 次，每次 75~325 mg。高剂量阿司匹林的效果并不比低剂量阿司匹林更好，而且某些分析结果提示，在较高剂量下，疗效降低。由于阿司匹林的不良反应与剂量相关，所以阿司匹林用于大部分适应证的推荐剂量为每日 1 次、每次 75~100 mg。如果需要快速抑制血小板，则阿司匹林的起始剂量应不低于 160 mg。

不良反应 最常见的不良反应为胃肠道反应，范围从消化不良至糜烂性胃炎或伴随出血和穿孔的消化性溃疡不等。这些不良反应与剂量相关。使用肠溶片或者缓冲型阿司匹林代替阿司匹林普通制剂，不能消除这些胃肠道不良反应。阿司匹林引起大出血的总体风险为每年 1%~3%。当阿司匹林与其他抗血小板药物如氯吡格雷或者与抗凝血剂如华法林联合使用时，出血的风险增加 2~3 倍。当处方二联或三联治疗药物时，应给予低剂量阿司匹林（每日 75~100 mg）。根除幽门螺杆菌感染以及给予质子泵抑制剂，可以降低消化性溃疡患者中阿司匹林引起上消化道出血的风险。

对于具有表现为支气管痉挛的阿司匹林过敏史的患者，不应给予阿司匹林。一般人群中此情况的发生率约为 0.3%，但是在慢性荨麻疹或哮喘患者中，特别是在伴随鼻息肉或慢性鼻炎的个体中，此情况较为常见。阿司匹林过量使用时，可观察到肝和肾毒性。

阿司匹林抵抗 临床上阿司匹林抵抗的定义为阿司匹林预防缺血性血管事件失败。此定义无帮助作用，因为它是在事件发生之后做出的判断。此外，阿司匹林仅阻滞血栓素 A_2 诱导的血小板激活，期望阿司匹林预防所有的血管事件是不现实的。

阿司匹林抵抗还曾被从生化角度描述为药物未对血小板功能试验产生预期的抑制效果，如血栓素 A_2 合成或花生四烯酸诱导的血小板聚集。阿司匹林抵抗

的潜在原因包括依从性差、吸收减少、与布洛芬的药物相互作用以及 COX-2 超表达。遗憾的是，阿司匹林抵抗的检验尚未充分标准化，而且很少有证据证明这些检验能够发现心血管事件复发风险增加的患者，或者这种抵抗可以通过使用更高剂量的阿司匹林或者通过加用其他抗血小板药物逆转。在获得此类信息之前，阿司匹林抵抗的检验仍是一种研究工具。

ADP 受体拮抗剂

ADP 受体拮抗剂包括噻吩并吡啶类药物（氯吡格雷和普拉格雷）以及替格瑞洛。这些药物的作用靶点均为 P2Y$_{12}$（血小板上的主要 ADP 受体）。

噻吩并吡啶·作用机制 噻吩并吡啶是一类结构相关的药物，通过不可逆地抑制 P2Y$_{12}$，选择性地抑制 ADP 诱导的血小板聚集（图 18-3）。氯吡格雷和普拉格雷为前药，需要肝细胞色素 P450（CYP）酶系统的代谢活化。由于吸收更好，且代谢活化更精简，普拉格雷的效能约比氯吡格雷强 10 倍，且起效更加迅速。

适应证 与阿司匹林相比，对于近期发生缺血性脑卒中、近期发生 MI 或者有外周动脉疾病史的患者，氯吡格雷使心血管死亡、MI 和脑卒中的风险降低 8.7%。因此，氯吡格雷比阿司匹林更有效，但是也更贵。利用氯吡格雷和阿司匹林阻滞血小板激活的补体通路的能力，这两种药物在某些患者中被联合使用。例如，对于在冠状动脉内植入裸金属支架的患者，推荐在植入后使用阿司匹林联合氯吡格雷至少 4 周，对于植入药物洗脱支架的患者，建议至少联合使用 1 年。由于担心药物洗脱支架后期发生支架内血栓，某些专家建议对于后面的适应证长期使用氯吡格雷＋阿司匹林。但是，由于新一代药物洗脱支架引起后期支架血栓症的风险逐渐降低，所以这些建议可能会修改。

氯吡格雷和阿司匹林合用对于不稳定型心绞痛患者也有效。因此，在 12 562 例此类患者中，被随机化至氯吡格雷和阿司匹林合用组中的患者心血管死亡、MI 或脑卒中的风险为 9.3%，而在单独给予阿司匹林的患者中风险为 11.4%。联合使用带来 20% 的相对风险降低具有非常显著的统计学意义。但是，氯吡格雷与阿司匹林合用导致大出血的年发生风险增加约 2%。即使阿司匹林的每日剂量≤100 mg，这种出血的风险仍存在。因此，仅应在具有明确获益时方可联合使用氯吡格雷和阿司匹林。例如，尚未证明此种联合治疗在急性缺血性脑卒中患者中的效果优于单独使用氯吡格雷，或者在具有心血管事件发生危险的患者中一级预防效果优于单独使用阿司匹林。

在 13 608 例准备行经皮冠状动脉介入治疗的急性冠状动脉综合征患者中比较了普拉格雷和氯吡格雷。普拉格雷治疗组主要疗效终点（心血管死亡、MI 或脑卒中的复合终点）的发生率显著低于氯吡格雷组（分别为 9.9% 和 12.1%），主要体现在非致命性 MI 发生率的降低方面。普拉格雷组支架血栓的发生率也显著降低（分别为 1.1% 和 2.4%）。但是，这些优势的代价是普拉格雷组致命性出血（分别为 0.4% 和 0.1%）和危及生命的出血（分别为 1.4% 和 0.9%）发生率显著较高。由于 75 岁以上的患者和有脑卒中或短暂性脑缺血发作病史的患者发生出血的风险特别高，所以普拉格雷通常应避免在老年患者中使用，有脑血管疾病史的患者禁用此药物。普拉格雷在体重小于 60 kg 或伴随肾损伤的患者中使用时，需要谨慎。

在 7243 例伴随不稳定型心绞痛或无 ST 段升高的 MI 患者中比较了普拉格雷和氯吡格雷，普拉格雷未降低主要疗效终点（心血管死亡、MI 和卒中构成的复合终点）的发生率。由于此项研究获得的负面结果，普拉格雷被留作接受经皮冠状动脉介入治疗的患者使用。在这种情况下，普拉格雷通常与阿司匹林联合使用。为了降低出血的风险，阿司匹林的日剂量应≤100 mg。

给药 氯吡格雷的剂量为每日 1 次、每次 75 mg。当需要快速阻滞 ADP 受体时，可以给予负荷剂量的氯吡格雷。例如，对于正在接受冠状动脉支架植入术的患者，通常给予 300 mg 负荷剂量，该剂量可以在大约 6 h 内对 ADP 诱导的血小板聚集产生抑制作用；600 或 900 mg 剂量可以产生更迅速的效果。给予 60 mg 负荷剂量之后，普拉格雷的剂量为每日 1 次、每次 10 mg。75 岁以上或者体重不足 60 kg 的患者接受普拉格雷的剂量应降低（每日 1 次、每次 5 mg）。

不良反应 氯吡格雷和普拉格雷最常见的不良反应为出血。由于普拉格雷的效能更强，所以引起出血也较氯吡格雷更常见。为了降低出血风险，在进行大手术之前，应停用氯吡格雷和普拉格雷 5～7 天。服用氯吡格雷或普拉格雷的患者在出现严重出血时，输注血小板可能有效。

血液学不良反应（包括中性粒细胞减少、血小板减少以及血栓性血小板减少性紫癜）罕见。

噻吩并吡啶类药物抵抗 氯吡格雷抑制 ADP 诱导血小板聚集的能力在不同受试者中有所不同。此种差异至少在一定程度上反映了参与氯吡格雷代谢活化的 CYP 同工酶的基因多态性。这些酶中最重要的为 CYP2C19。*CYP2C19*2* 等位基因功能丧失的患者接受氯吡格雷治疗后，显示的血小板抑制作用较含野生型等位基因 *CYP2C19*1* 的患者降低，而且心血管事件的发生率较高。此发现很重要，因为根据估计，大约 25％ 的白人、30％ 的非洲裔美国人以及 50％ 的亚洲人携带此失去功能的等位基因，这可能会导致他们对氯吡格雷耐药。即使患者携带功能较低的 CYP2C19* 3、*4 或 *5 等位基因，其从氯吡格雷治疗中的获益也会低于携带完整功能 CYP2C19* 1 等位基因的患者。氯吡格雷与质子泵抑制剂（CYP2C19 抑制剂）合用时，导致氯吡格雷对 ADP 诱导的血小板聚集的抑制作用小幅降低。这种相互作用对心血管事件风险的增加程度仍存在争议。

与它们对氯吡格雷代谢活化的影响不同，CYP2C19 多态性在普拉格雷活化决定因素中的重要性较低。因此，未观察到失去功能的等位基因与普拉格雷的血小板抑制作用降低或心血管事件发生率增加之间的相关性。影响氯吡格雷吸收或代谢的遗传多态性对于临床结果具有影响，此观察结果增加了药物遗传学分析可能有助于发现氯吡格雷抵抗患者以及对氯吡格雷诱导的血小板抑制程度进行床旁检验可能有助于发现后续心血管事件风险较高的患者的可能性。旨在评价这些可能性的临床试验到目前为止尚未获得积极的结果。尽管给予较高剂量氯吡格雷能够克服患者对氯吡格雷的应答降低，但是这种方法的临床获益尚不确定。相反，普拉格雷或替格瑞洛可能是此类患者的更好选择。

替格瑞洛 作为一种口服有效的 P2Y12 抑制剂，替格瑞洛与噻吩并吡啶的区别在于它不需要经过代谢活化，而且它可以对 ADP 受体产生可逆的抑制作用。

作用机制 与噻吩并吡啶类药物一样，替格瑞洛抑制 P2Y12。由于不需要代谢活化，所以替格瑞洛起效和失效均较氯吡格雷更迅速，与氯吡格雷相比，它对 ADP 依赖性血小板聚集的抑制作用更强，且更加可预测。

适应证 在急性冠状动脉综合征患者中，替格瑞洛引起的主要疗效终点（1 年时的心血管死亡、MI 以及脑卒中组成的复合终点）发生率的降低程度大于氯吡格雷（分别为 9.8％ 和 11.7％；P＝0.001）。这种差异表现在替格瑞洛组的心血管死亡（分别为 4.0％ 和 5.1％；P＝0.001）和 MI（分别为 5.8％ 和 6.9％；P＝0.005）发生率均较氯吡格雷组显著降低。替格瑞洛组和氯吡格雷组的脑卒中发生率（分别为 1.5％ 和 1.3％）相当，大出血的发生率也未见差异。但是当将轻度出血数据增加到大出血结果中时，替格瑞洛组显示了发生率较氯吡格雷组增加（分别为 16.1％ 和 14.6％；P＝0.008）。在接受过经皮冠状动脉介入或心脏手术的急性冠状动脉综合征患者中，替格瑞洛也优于氯吡格雷。根据这些观察结果，某些指南中对替格瑞洛的偏好程度高于氯吡格雷，特别是对于风险较

高的患者。

给药 替格瑞洛首次给予负荷剂量，口服 180 mg，之后按照每日 2 次、每次 90 mg 服药。由于替格瑞洛在肝中经 CYP3A4 代谢，所以在肾损伤患者中使用时不需要调整剂量，但是在伴随肝病的患者以及正在接受 CYP3A4 强抑制剂或诱导剂的患者中使用时应谨慎。替格瑞洛经常与阿司匹林联合使用；阿司匹林的日剂量不应超过 100 mg。

不良反应 除出血外，替格瑞洛的常见不良反应包括呼吸困难（发生率最高达 15％）和无症状的室性暂停。呼吸困难易于在首次使用替格瑞洛后立即发生，通常具有自限性，且程度为轻度。导致此种不良反应发生的机制尚不清楚。

为了降低出血风险，在进行大手术之前，应停用替格瑞洛 5～7 天。对于发生替格瑞洛相关出血的患者，输注血小板很可能无效，因为此药物将会与输注的血小板上的 P2Y12 结合。

双嘧达莫

双嘧达莫本身的抗血小板作用相对较弱，但是双嘧达莫和低剂量阿司匹林组成的缓释制剂（Aggrenox）在短暂性脑缺血发作患者中被用于预防脑卒中。

作用机制 双嘧达莫通过抑制磷酸二酯酶，阻滞环磷酸腺苷（cAMP）的分解。cAMP 水平升高可降低细胞内的钙水平，并抑制血小板激活。双嘧达莫还可以抑制血小板和其他细胞摄取腺苷。这可进一步增加局部的 cAMP 水平，因为血小板上的腺苷 A2 受体与腺苷酸环化酶偶联（图 18-4）。

适应证 在缺血性脑卒中或短暂性脑缺血发作患者中对双嘧达莫＋阿司匹林和单独使用阿司匹林或双嘧达莫或安慰剂进行了比较。复方组的脑卒中风险较阿司匹林组降低 22.1％，较双嘧达莫组降低 24.4％。第二项试验在缺血性脑卒中患者中比较了双嘧达莫＋阿司匹林与单独使用阿司匹林的二级预防效果。给予复方治疗的患者中血管性死亡、脑卒中或 MI 的发生率为 13％，而接受阿司匹林单独治疗的患者中发生率为 16％。另一项试验中，20 332 例非心源性缺血性脑卒中患者被随机化至 Aggrenox 或氯吡格雷治疗组。给予 Aggrenox 的患者中主要疗效终点（复发脑卒中）的发生率为 9.0％，接受氯吡格雷治疗的患者中发生率为 8.8％。此差异无统计学意义，并且此项研究未达到预先设定的宣布 Aggrenox 不劣于氯吡格雷的界限。这些结果挫伤了使用 Aggrenox 的积极性。

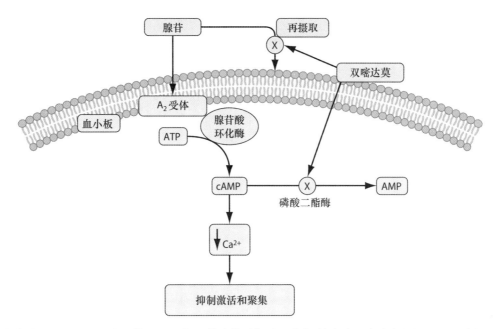

图18-4 双嘧达莫的作用机制。双嘧达莫通过：①阻滞腺苷再摄取；②抑制磷酸二酯酶介导的 cAMP 降解，增加血小板中 cAMP 水平。cAMP 通过促进钙摄取，降低细胞内的钙水平。这反过来可抑制血小板激活和聚集。

由于双嘧达莫具有舒张血管的作用，且支持双嘧达莫在有症状的冠状动脉疾病患者中使用的数据缺乏，所以此类患者不应使用 Aggrenox 预防卒中。在这种情况下，氯吡格雷是更好的选择。

给药 Aggrenox 每日服用 2 次。每粒胶囊中含 200 mg 缓释的双嘧达莫以及 25 mg 阿司匹林。

不良反应 由于双嘧达莫具有舒张血管的作用，所以伴随冠状动脉疾病的患者应谨慎使用。还可能会发生胃肠道反应、头痛、面部潮红、头晕以及低血压。这些症状通常会在继续使用此药物期间逐渐减弱。

GPⅡB/ⅢA 受体拮抗剂

胃肠外给药的 GpⅡb/Ⅲa 受体拮抗剂在急性冠状动脉综合征患者中占有确定的市场。属于此类别的 3 种药物为阿昔单抗、依替巴肽以及替罗非班。

作用机制 作为整合蛋白黏附受体家族成员之一，GpⅡb/Ⅲa 在血小板和巨核细胞的表面被发现。每个血小板中大约含 80 000 拷贝 GpⅡb/Ⅲa，是血小板上最丰富的受体。GpⅡb/Ⅲa 由以非共价连接的异质二聚体构成，在静息的血小板表面无活性。当血小板被激活时，细胞内-外的信号传导通路促使受体发生构象激活。一旦被激活之后，GpⅡb/Ⅲa 可以与黏附分子结合，如纤维蛋白原，在高剪切条件下，与 VWF 结合。这种结合是通过纤维蛋白原和 VWF 的 α 链上发现的 Arg-Gly-Asp（RGD）序列以及纤维蛋白原 γ 链上独特的十二肽域中 Lys-Gly-Asp（KGD）序列介导

的。结合之后，纤维蛋白原和（或）VWF 将邻近的血小板桥接在一起，并诱导血小板聚集。

尽管阿昔单抗、依替巴肽以及替罗非班均作用于 GpⅡb/Ⅲa 受体，但它们的结构和药理作用不同（表 18-1）。阿昔单抗是一种人源化鼠单克隆抗体的 Fab 片段，直接抑制 GpⅡb/Ⅲa 的激活形式。阿昔单抗与激活的受体具有高度的亲和力，并可阻滞受体与黏附分子的结合。与此不同，依替巴肽和替罗非班则是合成的小分子。依替巴肽是一种环状的七肽，由于含有 KGD 基序，可以与 GpⅡb/Ⅲa 结合，而替罗非班则是一种非肽类酪氨酸衍生物，作为一种 RGD 类似物发挥作用。阿昔单抗具有较长的半衰期，在血小板表面可被检测到的时间长达 2 周；依替巴肽和替罗非班的半衰期较短。

表 18-1	GPⅡB/ⅢA 拮抗剂的特征		
特征	阿昔单抗	依替巴肽	替罗非班表
描述	人源化小鼠单克隆抗体的 Fab 片段	含 KGD 的环状七肽	非肽类 RGD 类似物
GpⅡb/Ⅲa 特异性	否	是	是
血浆半衰期	短（min）	长（2.5 h）	长（2.0 h）
与血小板结合半衰期	长（天）	短（s）	短（s）
肾清除	否	是	是

依替巴肽和替罗非班特异性作用于 GpⅡb/Ⅲa，阿昔单抗则还可以抑制密切相关的 $\alpha_v\beta_3$ 受体（可以与玻连蛋白结合）以及 $\alpha_M\beta_2$ 受体（一种白细胞整合素）。对 $\alpha_v\beta_3$ 和 $\alpha_M\beta_2$ 的抑制作用使阿昔单抗具有抗炎和（或）抗增殖性质，这种性质超出了血小板抑制的范畴。

适应证 阿昔单抗和依替巴肽被用于正在接受经皮冠状动脉介入治疗的患者，特别是此前未接受过 ADP 受体拮抗剂治疗的患者。替罗非班用于高风险的不稳定型心绞痛患者。依替巴肽也可以用于此适应证。

给药 所有 GpⅡb/Ⅲa 拮抗剂的给药方法均为先静脉推注，然后输注。阿昔单抗的推荐剂量为先推注 0.25 mg/kg，然后以每分钟 0.125 μg/kg 的剂量输注，最高剂量为 12 h 输注 10 μg/kg。依替巴肽的给药方法为先以 180 μg/kg 的剂量推注 2 剂，间隔 10 min，然后以每分钟 2.0 μg/kg 的剂量输注 18～24 h。替罗非班给药开始时以 0.4 μg/(kg·min) 的速度输注 30 min，然后继续以 0.1 μg/(kg·min) 的速度输注不超过 18 h。由于这些药物通过肾清除，所以对于伴随肾功能不全的患者，必须降低依替巴肽和替罗非班的剂量。对于肌酐清除率低于 50 ml/min 的患者，依替巴肽的输注速度应降低为 1 μg/(kg·min)，对于肌酐清除率低于 30 ml/min 的患者，替罗非班的剂量应减半。

不良反应 除出血外，最严重的并发症为血小板减少。血小板减少症是免疫介导的，使用阿昔单抗的患者中，血小板减少症的发生率最高达 5%。大约 1% 的个体中血小板减少症为重度。其他两种药物较少引起血小板减少症，发生率约为 1%。

新的抗血小板药物

目前处于开发后期阶段的新药包括坎格雷洛（胃肠外给药，起效迅速，$P2Y_{12}$ 的可逆性抑制剂）以及维拉帕莎［一种口服有效的蛋白酶激活受体 1（PAR-1；血小板上主要的凝血酶受体）抑制剂］（图 18-3）。

坎格雷洛 坎格雷洛是一种腺苷类似物，它可以与 $P2Y_{12}$ 可逆性结合，并抑制其活性。此药物的半衰期为 3～6 min，采用先静脉推注然后输注的方式给药。停止给药后，血小板的功能在 60 min 内恢复。一项试验在经皮冠状动脉介入过程中比较了坎格雷洛和安慰剂，另一项研究在此种手术之后比较了坎格雷洛和安慰剂，研究结果显示坎格雷洛的优势很小或者没有。第三项试验在接受紧急或择期经皮冠状动脉介入术的 11 145 例患者中比较了坎格雷洛［先静脉推注 30 μg/

kg，然后以 4 μg/(kg·min) 的剂量输注 2 h，或者直至手术结束，以时间较长者为准］和负荷剂量的氯吡格雷（300 或 600 mg）。坎格雷洛组中主要疗效终点（由死亡、MI、缺血引起的血管再生、支架血栓组成的复合终点）的发生率为 4.7%，氯吡格雷组中的发生率为 5.9%（$P=0.005$）。坎格雷洛组和氯吡格雷组中主要安全性终点（重度出血）的发生率分别为 0.16% 和 0.11%。使用相同的疗效终点，对 3 项试验进行预先设定的 meta 分析显示，坎格雷洛组的相对风险较氯吡格雷组降低 19%（分别为 3.8% 和 4.7%），支架血栓的发生率降低 40%（分别为 0.5% 和 0.8%），严重出血的发生率未明显增加。目前正在基于这些数据对坎格雷洛进行注册审评。

维拉帕莎 一种口服有效的 PAR-1 拮抗剂，维拉帕莎消除缓慢，半衰期约为 200 h。在 12 944 例无 ST 段升高的急性冠状动脉综合征患者中比较了维拉帕莎和安慰剂，维拉帕莎未显著降低主要疗效终点（心血管死亡、MI、卒中、需要再次住院的复发性缺血以及紧急冠状动脉血运重建）的发生率。此外，维拉帕莎还伴随出血（包括颅内出血）的发生率增加。

在第二项试验中，在 26 449 例此前患有 MI、缺血性卒中或外周动脉疾病的患者中比较了维拉帕莎和安慰剂用于二级预防的效果。总体而言，维拉帕莎使脑血管死亡、MI 或卒中的风险降低 13%，但是颅内出血的风险增加了 1 倍。在预先设定的包含 17 779 例之前发生过 MI 的患者亚组中，维拉帕莎使心血管死亡、MI 或卒中的风险较安慰剂组降低 20%（分别为 9.7% 至 8.1%），维拉帕莎组颅内出血的发生率高于安慰剂组（分别为 0.6% 和 0.4%；$P=0.076$），中度或重度出血的发生率也高于安慰剂组（分别为 3.4% 和 2.1%；$P<0.0001$）。根据这些数据，目前正在考虑将此药物注册批准在 75 岁以下且无卒中或短暂性脑缺血发作病史且体重大于 60 kg 的患者中使用。

抗凝血剂

抗凝血剂包括胃肠外给药和口服制剂。胃肠外给药的抗凝血剂包括肝素、低分子量肝素（LMWH）、磺达肝素（一种合成的戊多糖）、来匹芦定、地西芦定、比伐芦定以及阿加曲班。现有的口服抗凝血剂包括华法林、达比加群酯（一种口服凝血酶抑制剂）以及利伐沙班和阿哌沙班（口服的因子 Xa 抑制剂）。艾多沙班是第三种口服因子 Xa 抑制剂，目前正在进行注册审评。

胃肠外给药的抗凝血剂

肝素　肝素系从富含肥大细胞的哺乳动物组织中分离得到，是一种硫酸多糖。大部分市售的肝素提取自猪肠黏膜，是 D-葡萄糖醛酸和 N-乙酰-D-葡萄糖胺残基交替的聚合物。

作用机制　肝素通过激活抗凝血酶（早先被称为抗凝血酶Ⅲ）并加快抗凝血酶抑制凝固酶（特别是凝血酶和因子 Xa）的速度，从而发挥抗凝血剂的作用。抗凝血酶是肝素在血浆中的必需辅因子，它属于丝氨酸蛋白酶抑制剂（serpin）超家族的成员之一。抗凝血酶在肝中合成，并在血浆中以 2.6 ± 0.4 μM 的浓度循环，它对其目标酶产生自杀性底物的作用。

肝素通过一段独特的戊多糖序列与丝氨酸蛋白酶抑制剂结合，从而激活抗凝血酶，该序列在市售肝素的分子链中占据了 1/3（图 18-5）。不含此戊多糖序列的肝素链的抗凝血活性很小或者无活性。肝素与抗凝血酶结合之后，诱导抗凝血酶反应中心环发生构象改变，使其更加容易接近其目标蛋白酶。此构象改变导致抗凝血酶抑制因子 Xa 的速度增加了至少 2 个数量级，但是对凝血酶抑制的速度几乎无影响。为了催化凝血酶抑制，肝素作为模板，同时结合抗凝血酶和凝血酶。这种三元复合物的形成使酶与抑制剂相邻并列，从而促进凝血酶-抗凝血酶稳定共价复合物的形成。

只有当肝素链包含至少 18 个糖单位时（对应的分子量为 5400），其长度才足以将凝血酶和抗凝血酶桥

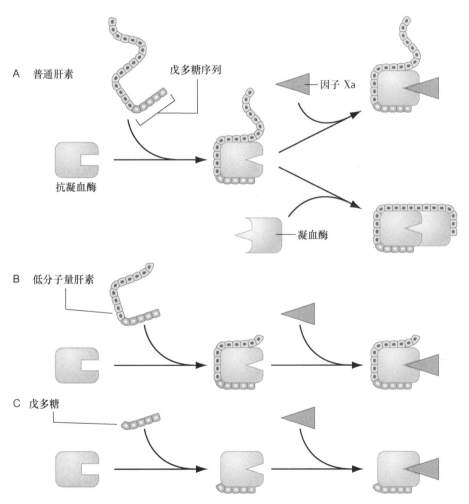

图 18-5　肝素、低分子量肝素（LMWH）以及磺达肝素（一种合成的戊多糖）的作用机制。**A.** 肝素通过其戊多糖序列与抗凝血酶结合，引起抗凝血酶反应中心环发生构象改变，从而加快与因子 Xa 反应的速度。为增强凝血酶抑制作用，肝素必须同时与抗凝血酶和凝血酶结合。只有当肝素链包含至少 18 个糖单位时（对应的分子量为 5400），其长度才足以实现此桥接功能。所有肝素链的平均分子量为 15 000，其长度均足够。**B.** LMWH 增强抗凝血酶抑制因子 Xa 的能力比凝血酶更强，由于其平均分子量为 4500~5000，至少一半的 LMWH 链的长度不足以桥接抗凝血酶和凝血酶。**C.** 由于戊多糖的长度不足以桥接抗凝血酶和凝血酶，所以其仅可加速抗凝血酶对因子 Xa 的抑制速度

接在一起。普通肝素的平均分子量为 15 000，范围为 5000～30 000，因此几乎所有的分子量长度均足以满足此要求。因此，肝素显然具有相同的能力通过抗凝血酶抑制凝血酶和因子 Xa，并且以 1：1 的比例分配抗因子 Xa 和抗因子 IIa（凝血酶）。

肝素可引起内皮细胞释放组织因子通路抑制剂（TFPI）。作为一种因子 Xa 依赖性组织因子结合的因子 VIIa 抑制剂，TFPI 可能促进肝素的抗血栓形成作用。长链肝素诱导释放的 TFPI 较短链肝素更多。

药理学 肝素必须通过胃肠外给药。通常采用皮下注射（SC）给药或者通过连续静脉注射（IV）方式给药。当用于治疗性目的时，最常使用的给药途径为 IV。如果通过 SC 方式给药治疗血栓症，则肝素的剂量必须足够高，以克服这种给药方式伴随的生物利用度的限制。

在血液循环中，肝素可以与内皮结合，也可以与除抗凝血酶以外的血浆蛋白结合。肝素与内皮细胞结合可以解释其清除的剂量依赖性。由于与内皮细胞迅速结合，所以肝素在低剂量下的半衰期较短。而在高剂量下，当内皮细胞结合饱和之后，肝素的清除较为缓慢，因而半衰期也较长。肝素的清除主要在肾外进行；肝素可以与巨噬细胞结合，后者将肝素吞噬到细胞内，并将长链肝素解聚，然后将较短的链重新分泌到循环中。由于肝素的清除具有剂量依赖性，所以当分别 IV 推注 25 和 100 U/kg 剂量肝素时，其血浆半衰期的范围为 30～60 min。

一旦肝素进入血液循环，通常与抗凝血酶以外的血浆蛋白结合，此现象降低了其抗凝血活性。在血浆中发现的某些肝素结合蛋白为急性期反应物，所有危重患者体内这些反应物的水平均升高。其他蛋白如 VWF 的高分子量多聚体系由激活的血小板或内皮细胞释放。激活的血小板还可释放血小板因子 4（PF4），这是一种高度阳离子蛋白，可以与肝素以高亲和力结合。在富含血小板的动脉血栓周围发现的大量 PF4 能够降低肝素的抗凝血活性。这种现象可能会减弱肝素抑制血栓生长的能力。

由于不同个体血浆中肝素结合蛋白的水平差别较大，所以固定剂量或者根据体重调整剂量的肝素的抗凝血效果不可预知。因此，为确保获得治疗效果，必须进行凝血监测。当使用肝素治疗已确定的血栓症时，这点尤其重要，因为抗凝血剂效果不足可能会使患者处于再次复发血栓的风险之中，而过量给予抗凝血剂则会增加出血风险。

抗凝效果监测 可以使用活化部分凝血活酶时间（aPTT）或抗因子 Xa 水平监测肝素治疗。尽管 aPTT

是针对此目的的最常用检验，但是这种检测存在一些问题。aPTT 试剂对肝素的敏感性存在差异，而且检验时使用的凝血计类型也会影响结果。因此，实验室必须通过测量收集自经肝素治疗患者的血浆样品中 aPTT 和抗因子 Xa 水平，确定每一种试剂-凝血计组合的治疗性 aPTT 范围。对于目前使用的大部分 aPTT 试剂和凝血计而言，使 aPTT 延长 2～3 倍的肝素水平具有治疗作用。

抗因子 Xa 水平也可以用于监测肝素治疗。使用此种检验时，肝素的治疗水平范围为 0.3～0.7 U/ml。尽管此种检验越来越受欢迎，但是抗因子 Xa 检测尚未标准化，不同实验室的检测结果可能差别很大。

接受肝素治疗的静脉血栓栓塞患者高达 25% 需要肝素剂量＞35 000 U/d 才能使 aPTT 达到治疗水平。这些患者被认为对肝素抵抗。对于肝素抵抗的患者测定抗因子 Xa 水平是有意义的，因为许多患者尽管 aPTT 未达到治疗水平，但是抗因子 Xa 却达到了治疗水平。导致检验结果出现此种不一致的原因是血浆中纤维蛋白原和因子 VIII 水平升高，两者均为急性期蛋白，可以缩短 aPTT，但是对抗因子 Xa 水平无影响。对于出现此现象的患者，使用抗因子 Xa 水平代替 aPTT，可以更好地监测肝素治疗。先天性或后天性抗凝血酶缺乏的患者以及肝素结合蛋白水平升高的患者可能也需要较高剂量的肝素，才能达到治疗性的 aPTT 或抗因子 Xa 水平。如果 aPTT 和抗因子 Xa 水平之间相关性良好，则使用任何一种检验均可监测肝素治疗。

给药 预防使用时，通常以固定剂量 5000 USC 给药，每日 2～3 次。采用此低剂量给药时，不需要进行凝血监测。与此不同，当以治疗剂量给予此药物时，必须进行监测。固定剂量或基于体重的肝素计算图表被用于标准化肝素的给药，同时可缩短达到治疗性抗凝效果所需的时间。已经在静脉血栓栓塞患者中验证了至少两种肝素计算图表，并且降低了达到治疗性 aPTT 所需的时间。还在急性冠状动脉综合征患者中评价了根据体重调整的肝素计算图表。通常的给药方案为先 IV 推注肝素 5000 U 或者 70 U/kg，然后以 12～15 U/(kg·h) 的速度输注肝素。与此不同，针对静脉血栓栓塞患者的根据体重调整的肝素计算图表中，使用的给药方案为先推注 5000 U 或 80 U/kg，然后以 18 U/(kg·h) 的速度输注。因此，与急性冠状动脉综合征患者相比，静脉血栓栓塞患者似乎需要更高剂量的肝素才能达到治疗性 aPTT 水平。这可能反映了血栓负荷的差异。肝素可以与纤维蛋白结合，广泛性 DVT 患者体内的纤维蛋白水平高于冠状动脉血栓症患者。

北美洲的肝素生产厂家通常采用美国药典（USP）的单位测量肝素的效价，阻止 1 ml 加入枸橼酸盐的绵羊血浆在加入钙之后 1 h 凝结的肝素浓度定义为 1 个单位（U）。与此不同，欧洲的生产厂家则使用抗 Xa 检测法测定肝素的效价，该方法使用了国际肝素标准进行比较。由于存在肝素被过量硫酸化的硫酸软骨素污染的问题，而 USP 检测系统未检测该项目，所以美国的肝素生产厂家目前使用抗 Xa 检测法评价肝素的效价。使用国际单位代替 USP 单位会导致肝素剂量降低 10%，此差异不太可能影响患者的护理，因为通过监测，有助于保证达到治疗性抗凝血应答。

局限性 肝素在药代动力学和生物物理方面存在局限性（表 18-2）。药代动力学方面的局限性表现在肝素倾向于以戊多糖无关的方式与细胞及血浆蛋白结合。肝素与内皮细胞的结合可以解释其剂量依赖性清除，而与血浆蛋白的结合则导致抗凝血效果的差异，而且可能导致肝素抵抗。

肝素在生物物理方面的局限性表现在肝素-抗凝血酶复合物不能抑制因子 Xa，也不能抑制凝血酶与纤维蛋白结合；当 Xa 因子被纳入到凝血酶原酶复合物中时，此复合物可以将凝血酶原转化为凝血酶。因此，与富含血小板的血栓内被激活的血小板结合的因子 Xa 即使在面对肝素时，也有可能会生成凝血酶。当此凝血酶与纤维蛋白结合之后，也会保护其免受肝素-抗凝血酶复合物的抑制。与凝血相关的凝血酶之后可以通过局部激活血小板，并且通过因子 V、Ⅷ 和 Ⅺ 的反馈激活放大其自身的生成。富含血小板的血栓中被激活的血小板释放的高浓度 PF4 可中和肝素，从而使问题更加复杂。

不良反应 肝素最常见的不良反应为出血。其他并发症包括血小板减少症、骨质疏松症以及转氨酶水平升高。

出血 出血风险随着肝素剂量的增加而增加。与影响止血的药物（如抗血小板药或纤维蛋白溶解药）合用，可能会增加出血的风险，近期手术或创伤也会增加出血风险。接受肝素治疗的患者如果发生严重出血，可以给予硫酸鱼精蛋白中和肝素的作用。硫酸鱼精蛋白是从鲑鱼精液中分离出的一种碱性多肽混合物，它可以与肝素以高亲和力结合，所产生的鱼精蛋白-肝素复合物之后被清除。1 mg 硫酸鱼精蛋白通常可中和 100 U 肝素。硫酸鱼精蛋白采用 IV 方式给予。可能会发生硫酸鱼精蛋白的过敏反应，建议通过缓慢 IV 输注的方式给药，以降低风险。

血小板减少症 肝素可引起血小板减少症。肝素诱发的血小板减少症（heparin-induced thrombocytopenia，HIT）是一种抗体介导的过程，由抗体直接作用于 PF4 上的新抗原促发，当肝素与此种蛋白结合时，可导致该新抗原暴露。这些抗体通常为 IgG 同种型，并且可以同时与肝素-PF4 复合物以及血小板 Fc 受体结合。这种结合可激活血小板，并产生血小板微颗粒。血液循环中的微颗粒是血栓的前兆，因为它们表面表达阴离子磷脂，能够与凝血因子结合，并促进凝血酶生成。

表 18-3 中显示了 HIT 的临床特征。HIT 通常发生在肝素治疗开始后 5～14 天，但是如果患者在过去 3 个月中接受过肝素，则可能会更早发生。对于正在接受肝素的患者，如果血小板计数低于 100 000/μl 或者较治疗前的值降低 50%，则应该怀疑 HIT。HIT 在外科患者比在内科患者中更常见，与许多自身免疫性疾病一样，HIT 在女性中的发生率高于男性。

HIT 可以伴随血栓症（动脉或静脉）。静脉血栓形成（表现为 DVT 和/或 PE）比动脉血栓形成更常见。动脉血栓形成可表现为缺血性卒中或急性 MI。远端主动脉或髂动脉中富含血小板的血栓在罕见的情况下可引起严重肢体缺血。

通过使用酶联免疫法检测抗肝素-PF4 复合物的抗

表 18-2	肝素的药代动力学和生物物理学局限性
局限性	**机制**
低剂量下的生物利用度差	与内皮细胞和巨噬细胞结合
剂量依赖性清除	与巨噬细胞结合
抗凝血效果易变	与不同患者中水平不同的血浆蛋白结合
邻近富含血小板的血栓时活性降低	被激活的血小板释放的血小板因子 4 中和
对包含在凝血酶原酶复合物的因子 Xa 和与纤维蛋白结合的凝血酶的抑制活性有限	肝素-抗凝血酶复合物抑制与激活的血小板结合的因子 Xa 以及与纤维蛋白结合的凝血酶的能力降低

表 18-3	肝素引起的血小板减少症的特征
特征	**详述**
血小板减少症	血小板计数≤100 000/μl 或者血小板计数降低≥50%
时间	血小板计数在肝素治疗开始后 5～10 天内下降
肝素的类型	普通肝素比低分子量肝素更常发生
患者类型	在外科患者以及癌症患者中比一般内科患者中更常见；在女性中比在男性中更常见
血栓症	静脉血栓比动脉血栓更常见

表 18-4	肝素引起的血小板减少症（HIT）的处置

停用一切肝素。

给予其他的抗凝剂，如来匹芦定、阿加曲班、比伐芦定或磺达肝素。

禁止输注血小板。

在血小板计数恢复至基线水平之前，禁止给予华法林。如果给予华法林，应通过给予维生素 K 使 INR 恢复至正常。

应评估血栓症，特别是深静脉血栓。

缩写：INR，国际标准化比率

表 18-5	LMWH 与肝素相比的优点	
优点		结果
皮下注射给药后的生物利用度更好，半衰期更长		用于预防和治疗时，均可以每日 1 次或 2 次皮下注射给药
清除与剂量无关		给药简单
抗凝效果可预测		大部分患者不需要凝血监测
肝素引起的血小板减少症风险较低		比短期或长期给予肝素更安全
发生骨质疏松症的风险较低		长期给药时比肝素更安全

缩写：LMWH，低分子量肝素

体或者使用血小板激活检验，可以确定 HIT 诊断。酶联免疫法的灵敏度高，但是可能在无任何 HIT 临床证据的情况下获得阳性结果。特异性最高的诊断检查是 5-羟色胺释放检验。此种检验通过将标记的 5-羟色胺在未加入和加入不同浓度肝素的情况下暴露于患者的血清，然后从加载了 5-羟色胺的血小板上洗脱，定量检测释放的 5-羟色胺。如果患者的血清中含有 HIT 抗体，则加入肝素可诱导血小板激活及 5-羟色胺释放。

表 18-4 中概括了 HIT 的处置。对于疑似或者已经证实发生 HIT 的患者，应停用肝素，同时应给予其他的抗凝血剂以预防或治疗血栓症。最常用于此适应证的药物为胃肠外给予凝血酶直接抑制剂，如来匹芦定、阿加曲班或比伐芦定，或者因子Xa抑制剂，如磺达肝素。

对于发生 HIT 的患者，特别是同时伴随血栓症的患者，通常会出现凝血酶生成增加的证据，这可能会导致蛋白质 C 消耗。如果给予这些患者华法林，且未同时给予胃肠外抗凝剂抑制凝血酶或凝血酶生成，则维生素 K 拮抗剂诱导的蛋白质 C 水平进一步降低可引发皮肤坏死。为了避免此情况发生，伴随 HIT 的患者应给予凝血酶直接抑制剂或者磺达肝素，直至患者的血小板计数恢复至正常水平。此时可以开始使用低剂量华法林治疗，当华法林的抗凝效果已经达到治疗水平至少 2 天时，可以停用凝血酶抑制剂。

骨质疏松症 使用治疗剂量的肝素超过 1 个月，可能导致骨密度降低。长期接受肝素治疗的患者中，此并发症的发生率高达 30%，其中 2%～3% 的患者发生了有症状的椎骨骨折。

肝素通过降低骨形成和增加骨吸收，引起骨流失。因此，肝素可同时影响成骨细胞和破骨细胞的活性。

转氨酶水平升高 治疗剂量的肝素经常伴随血清中肝转氨酶水平中度升高，未伴随胆红素水平升高。停

用此药物后，转氨酶水平迅速恢复至正常。导致此种现象的机制尚不清楚。

低分子量肝素 LMWH 由肝素的小片段组成，通过对普通肝素进行控制性酶促或化学解聚备而成。LMWH 的平均分子量约为 5000，为普通肝素平均分子量的 1/3。LMWH 与肝素相比有许多优势（表 18-5），已经在多个适应证中替代了肝素。

作用机制 与肝素一样，LMWH 也是通过激活抗凝血酶而发挥其抗凝活性。LMWH 的平均分子量为 5000，此分子量对应的糖单位数约为 17，LMWH 的至少一半含戊多糖链的长度不足以桥接凝血酶和抗凝血酶（图 18-5）。但是这些链保留了加速抗凝血酶抑制因子Xa的能力，因为此活性在很大程度上是由于戊多糖结合引起的抗凝血酶构象改变所致。因此，LMWH 对抗凝血酶抑制因子Xa的催化作用大于其对凝血酶的抑制作用。根据它们独特的分子量分布，LMWH 制剂的抗因子 Xa 和抗因子 IIa 之比的范围为 2：1 至 4：1。

药理学 LMWH 通常通过 SC 给药，但是如果需要快速抗凝效果，也可以 IV 给药。LMWH 在药代动力学方面优于肝素。这些优点表现在分子链较短的肝素与内皮细胞、巨噬细胞以及肝素结合血浆蛋白的结合程度较低。与内皮细胞和巨噬细胞结合减少，排除了快速、剂量依赖性且可饱和的清除机制，而这种机制是普通肝素的特征之一。与此不同，LMWH 的清除与剂量无关，而且其在血浆中的半衰期也较长。根据抗因子Xa水平获得的 LMWH 的血浆半衰期约为 4 h。LMWH 几乎完全经肾清除，此药物在肾功能不全的患者体内可能会蓄积。

SC 注射给药后，LMWH 的生物利用度约为 90%。由于 LMWH 与血浆中的肝素结合蛋白的结合程度较肝素降低，所以 LMWH 可以产生更加可预测的剂量效应，而且罕见发生 LMWH 抵抗。由于具有

较长的半衰期和更加可预测的抗凝效果，所以 LMWH 可以每次 1 次或每日 2 次 SC 给药，即使在按照治疗剂量给药时也不需要监测凝血。这些特征使 LMWH 比普通肝素使用起来更加方便。利用此特征，在静脉血栓栓塞患者中进行的研究显示，在家中使用 LMWH 治疗的有效性和安全性与在医院连续 IV 输注肝素治疗相同。使用 LMWH 门诊治疗可以简化护理过程、降低医疗成本，且可以提高患者的满意度。

监测　LMWH 在大部分患者中使用时不需要进行凝血监测。如果需要进行监测，则必须测定抗因子 Xa 水平，因为大部分的 LMWH 制剂对 aPTT 几乎没有作用。当在给予 LMWH 后 3～4 h 测定时，产生治疗性抗因子 Xa 水平的范围为 0.5～1.2 U/ml。当预防性给予 LMWH 时，适合的抗因子 Xa 峰值水平为 0.2～0.5 U/ml。

需要监测 LMWH 的情况包括肾功能不全和肥胖。对于肌酐清除率≤50 ml/min 的患者，建议进行 LMWH 监测，以确保无药物蓄积。在超重患者中，根据体重调整的 LWMH 剂量似乎可以产生治疗性的抗因子 Xa 水平，但是这种方法尚未在病态肥胖患者中进行广泛评价。在怀孕期间，也建议监测 LMWH 的抗凝活性，因为剂量需求可能会发生改变，特别是在妊娠末期。在高风险的情况下也应该考虑监测，例如安装了机械心脏瓣膜的患者给予 LMWH 预防瓣膜血栓时，以及 LMWH 以治疗剂量用于婴儿和儿童时。

给药　LMWH 用于预防或治疗时的推荐剂量视 LMWH 制剂的不同而有所不同。用于预防时，通常采用每日 1 次、每次 4000～5000 U 的 SC 给药，当采用每日 2 次给药时，剂量可以为 2500～3000 U。治疗静脉血栓栓塞时，如果采用每日 1 次的给药方式，则剂量为 150～200 U/kg。如果使用每日 2 次的给药方案，则给予的剂量为 100 U/kg。在不稳定型心绞痛患者中使用时，采用每日 2 次的方式 SC 给予 LMWH，剂量为 100～120 U/kg。

不良反应　LMWH 的主要并发症为出血。meta 分析的结果提示，LMWH 引起大出血的风险低于普通肝素。LMWH 引起 HIT 和骨质疏松症的发生率低于普通肝素。

出血　与肝素的情况一样，LMWH 在同时接受抗血小板药或纤维蛋白溶解药治疗的患者中使用时，出血的发生率更高。近期手术、创伤或者基础止血缺陷也会增加 LMWH 引起出血的风险。

尽管硫酸鱼精蛋白可以作为 LMWH 的解毒剂使用，但是由于它仅可结合 LMWH 的长链，所以并不

能完全中和 LMWH 的抗凝血活性。由于 LMWH 的长链负责催化抗凝血酶对凝血酶的抑制作用，所以硫酸鱼精蛋白可完全逆转 LMWH 对抗因子 IIa 的活性。与此不同，由于 LMWH 的含戊多糖短链不与硫酸鱼精蛋白结合，所以硫酸鱼精蛋白仅可部分逆转 LMWH 对抗因子 Xa 的活性。因此，对于具有高出血危险的患者，连续 IV 普通肝素治疗可能比 SC LMWH 更安全。

血小板减少症　LMWH 引起 HIT 的风险约比肝素低 5 倍。LMWH 与血小板的结合程度较低，且较少引起 PF4 释放。此外，LMWH 与 PF4 的亲和力低于肝素，所以其诱导 PF4 发生构象改变继而促发 HIT 抗体形成的可能性较小。

LMWH 不应被用于治疗 HIT 患者，因为大部分的 HIT 抗体显示了对 LMWH 的交叉反应性。这种体外的交叉反应性并非简单的实验室现象，因为已有 HIT 患者由肝素转为 LMWH 治疗后发生血栓症的病例报告。

骨质疏松症　由于 LMWH 引起骨质疏松症的风险低于肝素，所以在需要长期治疗时，LMWH 是更好的选择。

磺达肝素　作为一种合成的结合抗凝血酶的戊多糖序列类似物，磺达肝素与 LMWH 在许多方面不同（表 18-6）。磺达肝素被批准用于一般内科或外科患者以及在高风险的骨科患者中的血栓预防，并且作为肝素或 LMWH 的替代药物用于确定的静脉血栓栓塞患者的起始治疗。在欧洲，磺达肝素作为肝素或 LMWH 的替代药物被广泛用于急性冠状动脉综合征患者，但是此适应证在美国尚未批准。

作用机制　磺达肝素是一种在肝素和 LMWH 中发现的与抗凝血酶结合的戊多糖序列的合成类似物，其分子量为 1728。磺达肝素仅可与抗凝血酶结合（图

表 18-6	LMWH 与磺达肝素比较	
特征	LMWH	磺达肝素
戊多糖单位的数量	15～17	5
催化因子 Xa 抑制	是	是
催化凝血酶抑制	是	否
皮下给药后的生物利用度（%）	90	100
血浆半衰期（h）	4	17
肾排泄	是	是
诱导释放组织因子通路抑制剂	是	否
被硫酸鱼精蛋白中和	部分	否

第十八章　抗血小板药、抗凝血剂和纤维蛋白溶解药

18-5），但是由于其分子量太短，不能桥接凝血酶和抗凝血酶。因此，磺达肝素可催化抗凝血酶对因子Xa的抑制作用，但是不能增加凝血酶的抑制速度。

药理学 磺达肝素SC注射给药后，显示了完全的生物利用度。由于不与内皮细胞或血浆蛋白质结合，磺达肝素的清除与剂量无关，其血浆半衰期为17 h。此药物采用SC途径给药，每日1次。由于磺达肝素经肾以原形清除，所以肌酐清除率<30 ml/min的患者禁用，肌酐清除率<50 ml/min的患者应慎用。

由于不与血浆蛋白结合，磺达肝素以固定剂量给予之后，可以产生可预测的抗凝效果。用于预防静脉血栓栓塞时，此药物的剂量为每日1次、每次2.5 mg。用于静脉血栓栓塞的起始治疗时，磺达肝素的剂量为每日1次、每次7.5 mg。对于体重<50 kg的患者，剂量可降低为每日1次、每次5 mg，对于体重>100 kg的患者，剂量可增加为10 mg。当按照这些剂量给药时，磺达肝素用于DVT或PE患者起始治疗的效果与肝素或LMWH相同，引起出血的发生率也相似。

在急性冠状动脉综合征患者中使用时，磺达肝素的剂量为每日1次、每次2.5 mg。在非ST段升高急性冠状动脉综合征患者中比较了磺达肝素的此预防剂量和依诺肝素的治疗剂量，第9天时的心血管死亡、MI或卒中的发生率无组间差异。但是磺达肝素组大出血的发生率较依诺肝素组低50%，此差异可能反映了磺达肝素的剂量比依诺肝素低的事实。对于需要接受经皮冠状动脉介入治疗的急性冠状动脉综合征患者，磺达肝素治疗存在导管血栓症的风险，除非给予肝素辅助治疗。

不良反应 磺达肝素不与PF4结合，因此不会引起HIT。与LMWH不同，磺达肝素与HIT抗体不存在交叉反应性。因此，磺达肝素似乎可以有效地治疗HIT患者，但是支持这种使用的大型临床试验尚缺乏。

磺达肝素的主要不良反应是出血。磺达肝素无解毒剂。硫酸鱼精蛋白不与磺达肝素结合，因此对磺达肝素的抗凝血活性无影响。在志愿者中，重组激活的因子Ⅶ可逆转磺达肝素的抗凝血效用，但是尚不清楚这种药物是否可以控制磺达肝素引起的出血。

胃肠外给药的凝血酶直接抑制剂 凝血酶直接抑制剂与凝血酶直接结合，并阻止其与底物的相互作用。已批准的胃肠外给药的凝血酶直接抑制剂包括重组水蛭素（来匹芦定和地西芦定）、阿加曲班以及比伐芦定（表18-7）。来匹芦定和阿加曲班被批准用于治疗HIT

表18-7	来匹芦定、比伐芦定和阿加曲班的特性比较		
	来匹芦定/地西芦定	比伐芦定	阿加曲班
分子量	7000	1980	527
与凝血酶的相互作用部位	活性部位及exosite 1	活性部位及exosite 1	活性部位
肾清除	是	否	否
肝代谢	否	否	是
血浆半衰期(min)	60 (IV) 120～180 (SC)	25	45

患者，地西芦定被批准用于择期髋关节置换术后预防血栓，比伐芦定被批准在接受经皮冠状动脉介入术患者（包括伴随HIT患者）中替代肝素。

来匹芦定和地西芦定 来匹芦定和地西芦定是水蛭素的重组形式，它们为二价的凝血酶直接抑制剂，与凝血酶上的活性部位和exosite 1（底物结合部位）相互作用。如果想达到快速抗凝效果，可以通过连续IV输注方式给予来匹芦定，但是此药物也可以采用SC途径给药。来匹芦定IV输注之后的血浆半衰期为60 min，经肾清除。因此来匹芦定在肾功能损伤患者体内可能会蓄积。用于预防血栓时，地西芦定的给药方式为SC，固定剂量，每日2次；地西芦定SC注射给药后的半衰期为2～3 h。

来匹芦定治疗的患者体内产生针对此药物的抗体的比例较高；SC给予地西芦定，罕见产生抗体。尽管针对来匹芦定的抗体罕见引起问题，但是在一小部分患者中，这种抗体可能会延迟来匹芦定的清除，并增加其抗凝活性。此类患者中曾报告严重出血事件。

通常使用aPTT监测来匹芦定，通过调整剂量，将aPTT保持在对照的1.5～2.5倍。由于在较高药物浓度下存在凝固时间的平台期，所以aPTT并非监测来匹芦定治疗的理想的检验方法。Ecarin（一种蛇毒，可以将凝血酶原转化为meizothrombin）凝固时间提供了一种比aPTT更好的来匹芦定剂量指标，但是ecarin凝固时间尚未标准化。用于血栓预防时，地西芦定的剂量不需要监测。

阿加曲班 阿加曲班是一种作用于凝血酶活性部位的一价抑制剂，在肝中代谢。因此，此药物在肝功能不全患者中使用时应谨慎。阿加曲班不经肾清除，因此在肾功能不全的HIT患者中使用时，它比来匹芦定更安全。

阿加曲班采用连续IV输注的方式给药，其血浆半衰期约为45 min。aPTT被用于监测阿加曲班的抗凝效果，调整剂量使 aPTT 达到基线值的 1.5～3 倍，但是不超过 100 s。阿加曲班还可延长国际标准化比率（INR），此特征可能会使患者向华法林转换过程复杂化。通过使用因子 X 水平代替 INR 监测华法林，可以绕过此问题。也可以在测定 INR 之前 2～3 h 停用阿加曲班。

比伐芦定 比伐芦定是一种合成的含 20 个氨基酸的水蛭素类似物，它是一种二价的凝血酶抑制剂。因此，比伐芦定的 N 末端与凝血酶的活性部位相互作用，而 C 末端则与 exosite 1 结合。比伐芦定的血浆半衰期为 25 min，是所有注射类凝血酶直接抑制剂中半衰期最短的药物。比伐芦定经肽酶降级，部分通过肾排泄。在心脏导管实验室中给予高剂量时，使用活化凝血时间监测比伐芦定的抗凝血活性。以较低剂量使用时，可以使用 aPTT 评价其活性。

比伐芦定被批准作为肝素的替代药物在接受经皮冠状动脉介入治疗的患者中使用。比伐芦定也被成功地用于需要接受经皮冠状动脉介入治疗或者心脏搭桥手术的 HIT 患者。

口服抗凝血剂

目前的口服抗凝血剂可回溯至大约 60 年前，当时为了考察导致牛发生一种出血性疾病的原因，发现了维生素 K 拮抗剂。此种疾病表现为凝血酶原水平降低，由于摄入含变质的草木樨的干草引起。从干草的细菌污染物中分离到的羟基香豆素可以影响维生素 K 代谢，从而引起一种与维生素 K 缺乏类似的综合征。这种化合物的发现为开发包括华法林在内的其他维生素 K 拮抗剂提供了动力。

许多年以来，维生素 K 拮抗剂是唯一可供使用的口服抗凝血剂。随着包括达比加群（作用于凝血酶）和利伐沙班、阿哌沙班以及艾多沙班（作用于因子 Xa）在内的新的口服抗凝血剂的出现，这种状况得以改变。

华法林 华法林是一种可溶于水的维生素 K 拮抗剂，最初作为一种杀虫剂开发，目前是北美洲处方量最大的香豆素衍生物。与其他维生素 K 拮抗剂一样，华法林影响维生素 K 依赖性凝血蛋白的合成，这些凝血蛋白包括凝血酶原（因子 II）和因子 VII、IX、X。维生素 K 拮抗剂还可减少维生素 K 依赖性抗凝蛋白、蛋白 C 和 S 的合成。

作用机制 所有维生素 K 依赖性凝血因子的 N 末端均有谷氨酸残基。翻译后修饰在这些残基的 γ-碳上增加了一个羧基，形成了 γ-羧基谷氨酸。这种修饰对于这些凝血因子活性的表达必不可少，因为这种修饰

可以使它们能够以钙依赖的方式与带负电荷的磷脂表面结合。γ-羧基化过程由一种维生素 K 依赖性羧化酶催化。从食物中摄取的维生素 K 被维生素 K 还原酶还原为维生素 K 氢醌（图 18-6）。维生素 K 氢醌作为羧化酶的辅因子，在存在二氧化碳的条件下，将谷氨酸残基 γ-碳上的氢用羧基取代。在此过程中，维生素 K 氢醌被氧化为维生素 K 环氧化物，之后被维生素 K 环氧化物还原酶还原为维生素 K。

华法林可抑制维生素 K 环氧化物还原酶（VKOR），从而阻滞 γ-羧基化过程。这导致维生素 K 依赖性凝血蛋白在合成中仅被部分 γ-羧基化。由于这些部分 γ-羧基化的蛋白质的生物活性降低或丧失，所以华法林可以作为抗凝剂使用。华法林的起效时间存在延迟，直至新合成的具有还原活性的凝血因子逐渐替代具有完全活性的凝血因子。

华法林的抗血栓作用依赖于因子 X 和凝血酶原功能水平的降低，这两种凝血因子的半衰期分别为 24 h 和 72 h。由于华法林的抗血栓作用存在延迟，所以对

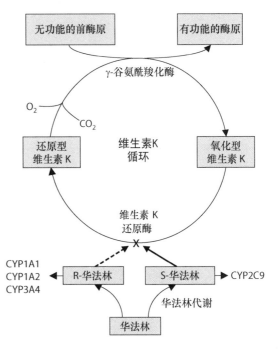

图 18-6 华法林的作用机制。 华法林是 S 和 R-对映异构体的消旋混合物，其中 S-华法林的活性最强。华法林通过阻滞维生素 K 环氧化物还原酶，抑制氧化态的维生素 K 转换为其还原态。由于维生素 K 是催化 γ-羧基化过程的 γ-谷氨酰羧化酶的辅因子，该酶可以将前酶原转化为能够与钙结合并与带负电荷的磷脂表面相互作用的酶原，所以这会抑制维生素 K 依赖性的因子 II、VII、IX、X 的 γ-羧基化。S-华法林由 CYP2C9 代谢。此酶的常见遗传多态性可影响华法林的代谢。维生素 K 还原酶 C1 亚单位（VKORC1）的多态性还可能影响此酶对华法林诱导的抑制作用的敏感性，从而影响华法林的剂量需求。

于已确诊血栓症的患者或者发生血栓症风险较高的患者需要同时接受一种起效迅速的注射类抗凝血剂（如肝素、LMWH 或磺达肝素）治疗至少 5 天。

药理学 华法林是一种 R 和 S-异构体的消旋混合物。它在胃肠道中被迅速且几乎完全地吸收。华法林的血药浓度在给药后大约 90 min 达到峰值。消旋华法林的血浆半衰期为 36～42 h，循环中的华法林 97% 以上与白蛋白结合。仅小部分未结合的华法林具有生物活性。

华法林在肝中蓄积，两种异构体在肝中通过不同的途径代谢。活性更强的 S-异构体的氧化代谢由 CYP2C9 催化（图 18-6）。两种相对常见的变异基因 CYP2C9*2 和 CYP2C9*3 所编码的酶活性较低。携带这些变异基因的患者需要的华法林维持剂量较低。大约 25% 的白种人至少携带一种 CYP2C9*2 或 CYP2C9*3 变异等位基因，但这些变异等位基因在非洲裔美洲人和亚洲人中则不常见（表 18-8）。CYP2C9*2 或 CYP2C9*3 杂合性使华法林的剂量需求较携带野生型 CYP2C9*1/*1 等位基因的个体降低 20%～30%，而 CYP2C9*2 或 CYP2C9*3 纯合性则使华法林的剂量需求降低 50%～70%。

与华法林剂量需求降低相符，含至少一种 CYP2C9 变异等位基因的个体发生出血的风险增加。与不携带变异等位基因的个体相比，携带 CYP2C9*2 或 CYP2C9*3 的个体发生华法林相关出血的相对风险分别为 1.9 和 1.8。

VKORC1 多态性也可能影响华法林的抗凝效果。VKORC1 的多种遗传变异也具有强连锁不平衡，已被指定为非-A 单倍型。VKORC1 变异比 CYP2C9 变异更普遍。亚洲人的 VKORC1 变异流行率最高，其次为白种人和非洲裔美洲人（表 18-8）。VKORC1 多态性可以解释华法林剂量需求的高达 30% 变化。与 VKORC1 非-A/非-A 纯合子相比，A 单倍型杂合子和纯合子的华法林需求量分别降低 25% 和 50%。这些发现促使美国食品和药品监督管理局修订了华法林的处方信息，提示对于携带 CYP2C9 和 VKORC1 遗传变异基因的患者，应考虑降低起始剂量。除基因型数据外，患者的其他重要信息已被纳入华法林的剂量计算公式。尽管这种计算公式有助于预测华法林的适当剂量，但是目前仍不清楚较好的剂量识别是否能够改善患者的结局（降低出血并发症或者复发性血栓事件方面）。

除遗传因素外，华法林的抗凝效果还受到饮食、药物以及不同疾病状态的影响。通过膳食摄入的维生素 K 的波动可影响华法林的药效。许多药物可影响华法林的吸收、清除或代谢。由于华法林的抗凝效果变化较大，所以必须进行凝血监测，以确保获得治疗效果。

监测 最常用的华法林治疗监测指标为凝血酶原时间，这种检验对凝血酶原、因子Ⅶ和因子Ⅹ水平的降低敏感。此种检验的方法如下，在枸橼酸化的血浆中加入促凝血酶原激酶，一种含组织因子、磷脂和钙的试剂，然后测定血块形成的时间。促凝血酶原激酶对维生素 K 依赖性凝血因子水平降低的敏感性存在差异。因此，敏感性较低的促凝血酶原激酶将会导致给予较高剂量华法林，以达到目标凝血酶原时间。由于较高剂量的华法林会增加出血风险，所以这是存在问题的。

为了绕开凝血酶原时间相关的许多问题，开发了 INR。计算 INR 时，用患者的凝血酶原时间除以正常凝血酶原时间的平均值，然后将此比值乘以国际敏感度指数（ISI），该指数表示测定凝血酶原时间时使用的促凝血酶原激酶对维生素 K 依赖性凝血因子水平降低的敏感性。高度敏感的促凝血酶原激酶的 ISI 为 1.0。目前大部分促凝血酶原激酶的 ISI 值在 1.0～1.4 的范围内。

尽管 INR 有助于标准化抗凝实践，但是问题仍然存在。INR 测定的准确性会随着试剂-凝血计组合的变化而变化。这会导致 INR 结果的变化。由于促凝血酶原激酶生产商报告的 ISI 不可靠，也增加了 INR 测定的复杂性。此外，每个实验室必须使用每一批新的促凝血酶原激酶试剂确定正常凝血酶原时间的均值。

表 18-8	不同人群中的 CYP2C9 基因型和 VKORC1 单倍型的发生率以及它们对华法林剂量需求的影响			
基因型/单倍型	发生率（%）			剂量降低（与野生型相比）
	白种人	非洲裔美洲人（A/A）	亚洲人（A）	
CYP2C9				
*1/*1	70	90	95	—
*1/*2	17	2	0	22
*1/*3	9	3	4	34
*2/*2	2	0	0	43
*2/*3	1	0	0	53
*3/*3	0	0	1	76
VKORC1				
非-A/非-A	37	82	7	—
非-A/A	45	12	30	26
A/A	18	6	63	50

为了完成此工作，必须使用采集自至少 20 名健康志愿者的新鲜血浆样品，使用与测定患者样品相同的凝血计，测定凝血酶原时间。

对于大部分的适应证，给予华法林的剂量旨在使 INR 达到 2.0～3.0。但是对于安装了机械心脏瓣膜的患者则不同，尤其是在二尖瓣位置或者主动脉位置的较老的球型和笼型瓣膜，推荐的目标 INR 为 2.5～3.5。对心房颤动患者的研究显示，当 INR 降至 1.7 以下时，心源性卒中的风险增加，当 INR 值升高至 4.5 以上时，出血的风险增加。这些发现突出了维生素 K 拮抗剂治疗窗较窄的事实。在长期接受华法林治疗无诱因静脉血栓栓塞的患者中进行的一项研究显示，INR 目标为 1.5～1.9 时静脉血栓栓塞复发的发生率高于 INR 目标为 2.0～3.0 时的发生率，此结果支持了以上观点。

给药 华法林的起始剂量通常为 5～10 mg。对于携带 *CYP2C9* 或 *VKORC1* 多态性（这些多态性会影响华法林的药效学或药代动力学，使患者对此药物更敏感）的患者，应降低使用剂量。然后滴定剂量，达到满意的 INR 目标。由于华法林的起效存在延迟，所以对于已确定的血栓症患者或者血栓形成风险较高的患者，应在起始治疗时同时给予速效的胃肠外抗凝剂，如肝素、LMWH 或者磺达肝素。INR 的早期延长反映了因子Ⅶ功能水平降低。因此，同时使用胃肠外抗凝剂治疗应持续到至少连续 2 天 INR 达到治疗水平。建议胃肠外抗凝剂的疗程至少 5 天，以确保华法林将因子Ⅹa 和凝血酶原的水平降至治疗范围之内。

由于华法林的治疗窗口较窄，所以必须频繁进行凝血监测，以确保抗凝效果保持在治疗范围之内。即使是华法林需要量稳定的患者，也应每 3～4 周测定 1 次 INR。当增加新的药物时，需要加大监测频率，因为许多药物可增加或降低华法林的抗凝效果。

不良反应 与所有抗凝血剂一样，华法林的主要不良反应为出血。皮肤坏死并发症罕见。华法林可通过胎盘，可以导致胎儿畸形。因此，怀孕期间不应使用华法林。

出血 华法林引起的出血并发症至少有一半发生在 INR 超出治疗范围的情况下。出血并发症可能轻微，如鼻出血或血尿，也可能严重，如腹膜后或胃肠道出血。也可能会发生危及生命的颅内出血。

为了将出血的风险降至最低，INR 应保持在治疗范围内。对于 INR 在 3.5～10 之间的无症状患者，应暂停使用华法林，直至 INR 恢复到治疗范围之内。如果 INR 超过 10，应给予 2.5～5 mg 剂量口服维生素 K，但是没有证据表明这种措施可以降低出血风险。

给予较高剂量的口服维生素 K（5～10 mg）可以更迅速地使 INR 恢复，但是可能会导致患者重新开始使用华法林时发生暂时性的华法林耐药。发生严重出血的患者需要更加积极的治疗。此类患者应采用缓慢 IV 输注的方式给予 5～10 mg 维生素 K。还应该补充给予维生素 K，直至 INR 恢复至正常范围之内。维生素 K 治疗应辅以新鲜冰冻血浆，作为维生素 K 依赖性凝血蛋白的来源。四种因子凝血酶原复合物浓缩液（含有全部四种维生素 K 依赖性凝血蛋白）可以作为下列情况的治疗选择：①危及生命的出血；②迅速将需要接受紧急手术或干预的患者的 INR 恢复到正常范围之内；③患者不能耐受新鲜冷冻血浆的容量负荷。

接受华法林治疗的患者在 INR 处于治疗范围的情况下发生出血，需要考察出血的原因。胃肠道或泌尿生殖道出血的患者通常有基础病变。

皮肤坏死 华法林的一种罕见并发症，皮肤坏死通常出现在治疗开始后 2～5 天。大腿、臀部、乳房或脚趾出现边界清楚的红斑状病灶。病灶的中心通常开始逐渐坏死。从病灶边缘取样的皮肤活检结果显示微血管中存在血栓。

在先天性或后天性蛋白 C 或蛋白 S 缺乏的患者中观察到华法林引起的皮肤坏死。此类患者采用华法林治疗引起血浆中蛋白 C 或 S 水平急剧降低，在华法林通过降低因子 X 和凝血酶原功能水平发挥抗血栓效果之前，消除了这种重要的抗凝途径。由此产生的这种促凝血状态促发了血栓症。血栓症发生在脂肪组织的微脉管系统中的原因尚不清楚。

治疗措施包括停用华法林，并在必要时给予维生素 K 逆转。对于伴随血栓症的患者，应给予其他的抗凝剂，如肝素或 LMWH。对于蛋白 C 缺乏的患者，可以给予蛋白 C 浓缩液，以促进皮肤损伤的愈合；如果不能获得蛋白 C 浓缩液，或者对于蛋白 S 缺乏的患者，给予新鲜冰冻血浆可能有重要价值。当发生广泛性皮肤缺损时，偶尔需要皮肤移植。

由于可能发生皮肤坏死，已知存在蛋白 C 或蛋白 S 缺乏的患者在开始接受华法林治疗的同时，需要同时给予一种胃肠外抗凝血剂治疗。对于此类患者，华法林的起始剂量应降低，而且胃肠外抗凝剂治疗应持续至 INR 至少连续 2～3 天处于治疗范围之内。

妊娠 华法林可通过胎盘，可以导致胎儿畸形或出血。胎儿畸形包括典型的胚胎病，该疾病包括鼻发育不良和点状骨骺。如果在怀孕的前 3 个月中给予华法林，胚胎病的发生风险最高。在怀孕期间的任何时间给予华法林，还可能会发生中枢神经系统异常。最后，给予孕妇华法林，可在胎儿体内产生抗凝作用，并且可能会引起出血。这在胎儿分娩通过产道的过程中造成头部创伤时尤其需要考虑，可能会导致胎儿颅内出血。由于存在这些潜在的问题，华法林在孕妇中禁用，特别是在妊娠初期和末期。而肝素、LMWH或磺达肝素则可以在怀孕期间给予，用于预防或治疗血栓症。

华法林不会分泌到乳汁中。因此，哺乳期女性可以安全地使用华法林。

特殊问题 体内存在狼疮抗凝物的患者或者需要接受紧急或择期手术的患者面临特殊的挑战。尽管观察性研究的结果提示，并发抗磷脂抗体综合征的血栓症患者需要使用更高强度的华法林治疗方案预防血栓栓塞性事件复发，但是两项随机试验的结果显示，INR目标为2.0～3.0的治疗与高强度治疗产生的效果相同，且出血的发生率更低。对于抗磷脂抗体综合征患者，如果患者体内的狼疮抗凝物导致基线INR延长，则华法林治疗监测可能出现问题；对于此类患者，可以使用因子X水平代替INR。

在进行出血风险较低的手术（包括洗牙、单纯拔牙、白内障手术或者皮肤活检）之前，不需要停用华法林。对于伴随中度或重度出血风险的手术，应在手术前5天停用华法林，使INR恢复至正常水平。对于发生血栓症风险较高的患者，如植入了机械心脏瓣膜的患者，当INR降至2.0以下时，可以通过每日1次或2次SC注射LMWH的方法过渡。最后一剂LMWH应在手术前12～24 h给予，取决于LMWH的给药方案为每日1次或是每日2次。手术之后，华法林治疗可以重新开始。

新的口服抗凝血剂 目前已有可替代华法林的新的口服抗凝血剂。此类药物包括作用于凝血酶的达比加群，以及作用于因子Xa的利伐沙班、阿哌沙班、艾多沙班。这些药物的起效和失效均迅速，其半衰期适合每日1次或2次给药。这些新的口服药物旨在产生可预测的抗凝血水平，因此比华法林使用更加方便，因为这些药物以固定剂量给药，不需要进行常规的凝血监测。

作用机制 新的口服抗凝剂为小分子物质，可以与目标酶的活性部位可逆性结合。表18-9中总结了这些药物的不同药理性质。

适应证 在入组了71 683例患者的4项随机试验中，比较了新的口服抗凝血剂和华法林在非瓣膜性心房颤动患者中预防卒中的效果。对这些数据进行的meta分析显示，与华法林相比，这些新的药物使卒中或全身栓塞的发生率显著降低19%（P＝0.001），主要是由于出血性卒中的发生率降低51%（P＜0.0001）

所致，而且伴随着死亡率降低10%（P＜0.0001）。新的口服抗凝血剂治疗引起颅内出血的发生率较华法林降低52%（P＜0.0001），但是胃肠道出血的发生率约增加24%（P＝0.04）。总之，这些新的药物与华法林相比显示了更好的获益-风险特征，而且在包括75岁以上患者和有卒中既往史的患者在内的一系列心房颤动患者中，保持了相对的疗效和安全性。基于这些结果，达比加群、利伐沙班以及阿哌沙班被批准作为华法林的替代药物用于非瓣膜性心房颤动患者的卒中预防，艾多沙班目前正在考虑注册此适应证。非瓣膜性心房颤动的定义为在未安装机械心脏瓣膜或者不伴重度风湿性瓣膜病特别是二尖瓣狭窄和（或）反流的患者中发生的心房颤动。

已经比较了达比加群、利伐沙班以及阿哌沙班和艾多沙班对于择期髋关节或膝关节置换术后的血栓预防效果。美国目前仅批准了利伐沙班和阿哌沙班用于此适应证。利伐沙班和达比加群还被批准用于DVT或PE的治疗。还考察了阿哌沙班和艾多沙班对于静脉血栓栓塞症患者的治疗，但是目前此适应证尚未被批准。利伐沙班在欧洲被批准用于在急性冠状动脉综合征后病情稳定的患者中预防缺血性事件复发。在这种情况下，利伐沙班通常与阿司匹林和氯吡格雷双重抗血小板治疗联合使用。

给药 在非瓣膜性心房颤动患者中预防卒中时，利伐沙班的剂量为每日1次、每次20 mg，对于肌酐清除率为15～49 ml/min的患者，剂量降低为每日1次、每次15 mg；达比加群的剂量为每日2次、每次150 mg，对于肌酐清除率在15～30 ml/min的患者，剂量降低为每日2次、每次75 mg；阿哌沙班的剂量为每日2次、每次5 mg，对于肌酐＞1.5 g/dl、年龄≥80岁或者体重＜60 kg的患者，剂量降低为每日2次、每次2.5 mg。

表 18-9	新的口服抗凝血剂的药理性质比较			
特征	利伐沙班	阿哌沙班	艾多沙班	达比加群
靶点	因子Xa	因子Xa	因子Xa	凝血酶
前药	否	否	否	是
生物利用度	80%	60%	50%	6%
剂量	qd (bid)	bid	qd	bid (qd)
半衰期	7～11 h	12 h	9～11 h	12～17 h
肾	33% (66%)	25%	35%	80%
监测	否	否	否	否
相互作用	3A4/P-gp	3A4/P-gp	P-gp	P-gp

缩写：bid，每日2次；P-gp，P-糖蛋白；qd，每日1次

用于择期髋关节或膝关节置换术后血栓预防时，利伐沙班的剂量为每日 1 次、每次 10 mg，阿哌沙班的剂量为每日 2 次、每次 2.5 mg。对伴随 DVT 或 PE 的患者进行治疗时，利伐沙班的起始剂量为每日 2 次、每次 15 mg，治疗 3 周；之后将剂量降低为每日 1 次、每次 20 mg。经过至少 5 天的肝素或 LMWH 治疗后，以每日 2 次、每次 150 mg 的剂量给予达比加群。

监测 尽管设计的初衷是给药时不需要定期监测，但是某些情况下，测定新口服抗凝剂的抗凝活性可能是有用的。这些情况包括依从性评价、发现蓄积或过量用药、确定出血机制以及在手术或干预之前测定活性。定性评价抗凝活性时，凝血酶原时间可以用于因子 Xa 抑制剂，aPTT 可以用于达比加群。利伐沙班和艾多沙班对凝血酶原时间的延长作用大于阿哌沙班。事实上，由于阿哌沙班对凝血酶原时间的作用如此小，所以需要使用抗因子 Xa 检测法评价其活性。这些药物对凝血检验的影响随着采血时间距离末次给药时间的间隔以及实施检验时使用试剂的不同而不同。采用适当校准器的显色抗因子 Xa 检测法和稀释凝血酶凝血时间提供了测定因子 Xa 抑制剂和达比加群血浆浓度的定量方法。

不良反应 与所有抗凝血剂一样，新的口服抗凝剂的最常见不良反应为出血。这些新的药物伴随颅内出血的发生率低于华法林。华法林增加颅内出血的风险可能反映了因子 VII 功能水平的降低，导致脑中微血管出血部位无法产生有效凝血酶。由于新的口服抗凝血剂的作用靶点为下游的凝血酶，所以对血管损伤部位止血栓子形成的损伤作用较小。

新的口服抗凝血剂的不良反应之一是胃肠道出血风险增加。这可能是由于肠道中未吸收的活性药物加重了损伤部位出血。尽管达比加群酯是一种前药，但其吸收程度仅为 7%。其余的药物通过肠道，至少 2/3 的药物被肠道中的酯酶代谢激活为达比加群。

接受达比加群治疗的患者中，消化不良的发生率最高达 10%；此情况随着时间逐渐改善，且可以通过将药物与食物一起服用的方式将此不良反应降至最低。利伐沙班、阿哌沙班以及艾多沙班罕见引起消化不良。

围术期管理 与华法林一样，在进行伴随中度或高度出血风险的手术之前，必须停用新的口服抗凝血剂。这些药物应停用 1～2 天，如果患者的肾功能受损，则停用的时间应更长。在进行伴随高度出血风险的手术前，最好评估残留的抗凝血剂活性。

出血管理 这些新的口服抗凝血剂无特异性的解毒剂。对于轻微的出血，通常停用 1 剂或 2 剂药物即可。针对严重出血的处置方法与华法林相似，不同之处仅在于给予维生素 K 无用处。在这种情况下，应停用抗凝血剂和抗血小板药物，必要时应使用液体和血液制品使患者复苏，如果有可能，应确定出血部位并进行处理。凝血试验可以确定抗凝血的程度，应评价患者的肾功能，以便能够计算药物的半衰期。确定末次给予抗凝剂的时间很重要；经口给予活性炭可能有助于减少药物在服用后 2～4 h 内的吸收。如果出血持续，或者危及生命，则可以给予促凝血剂，如凝血酶原复合物浓缩液（未激活的或激活的）或因子 VIIa，尽管这些药物的有效性证据有限。透析可以将肾损伤患者循环中的达比加群清除；透析不能清除利伐沙班、阿哌沙班或者艾多沙班，因为这些药物与达比加群不一样，它们与蛋白质高度结合。

妊娠 这些新的口服抗凝血剂为小分子物质，均能通过胎盘。因此，这些药物在怀孕时禁用，育龄女性在使用时应采取适当的避孕措施。

正在进行的研究 由于没有解毒剂，所以对服用新的口服抗凝血剂的患者发生出血事件的风险产生了担心，但是越来越多的上市后数据提示，现实环境中的出血发生率与试验中报告的发生率接近。不过，特异性解毒剂仍在研究当中。这些解毒剂包括针对达比加群的人源化小鼠单克隆抗体片段，以及因子 Xa 的重组变异体（作为口服因子 Xa 抑制剂的诱饵）。这两种药物目前均未在临床应用。

纤维蛋白溶解药

纤维蛋白溶解治疗的作用

纤维蛋白溶解药可以用于降解血栓，这些药物可以全身给药，或者可以通过导管直接传递到血栓物质中。全身给药用于治疗急性 MI、急性缺血性卒中以及大部分的大面积 PE 病例。治疗的目标是快速溶解血栓，从而恢复顺行血流。在冠状动脉循环中，血流恢复可以通过降低心肌损害，降低发病率和死亡率；在脑循环中，快速溶解血栓可以降低神经元死亡，减轻导致不可逆脑损伤的脑梗死。对于大面积 PE 的患者，溶栓治疗的目标是恢复肺动脉灌注。

外周动脉血栓和腿部近端深静脉血栓经常使用导管导向的溶栓治疗。可以使用带许多边孔的导管增加药物传递。在某些情况下，使用破碎和抽取血栓的血管内器械可加快治疗。这些器械可以单独使用，或者与纤维蛋白溶解药联合使用。

作用机制

目前已批准的纤维蛋白溶解药包括链激酶、乙酰化纤溶酶原-链激酶激活剂复合物（anistreplase）、尿激酶、重组组织型纤溶酶原激活剂（rtPA；又被称为阿替普酶或阿克伐司），以及两种 rtPA 的重组衍生物替奈普酶和瑞替普酶。这些药物均通过将纤溶酶原（酶原）转化为纤溶酶（具有活性的酶）而发挥作用（图 18-7）。之后，纤溶酶将血栓中的纤维蛋白基质降解，产生可溶性的纤维蛋白降解产物。

内源性纤维蛋白溶解在两个层面受到调控。纤溶酶原激活剂抑制剂，特别是其 1 型（PAI-1），通过调节 tPA 和尿激酶型纤溶酶原激活剂（uPA）的活性，防止纤溶酶原过度激活。一旦生成纤溶酶，即会通过纤溶酶抑制剂进行调控，其中 α_2-抗纤溶酶最重要。血浆中纤溶酶原的浓度比 α_2-抗纤溶酶高 2 倍。因此，当给予药理剂量的纤溶酶原激活剂时，产生的纤溶酶浓度可能会超过 α_2-抗纤溶酶的浓度。除降解纤维蛋白外，未经调节的纤溶酶还可降解纤维蛋白原和其他凝血因子。此过程被称为系统溶解状态，可以降低血液的止血作用，并增加出血的风险。

内源性纤维蛋白溶解系统是为了适应纤维蛋白表面局部产生的纤溶酶。纤溶酶原和 tPA 均可与纤维蛋白结合，并形成一种三元复合物，促进有效的纤溶酶原激活。与游离的纤溶酶不同，在纤维蛋白表面生成的纤溶酶可以相对避免被 α_2-抗纤溶酶灭活，此特征可以促进纤维蛋白的溶解。此外，由于纤溶酶降解纤维蛋白而暴露的 C 末端赖氨酸残基，可以作为更多纤溶酶原和 tPA 分子的结合部位。这形成了增加纤溶酶生成的正反馈。作为药物使用时，不同的纤溶酶原激活剂或多或少利用了这些机制。

优先激活与纤维蛋白结合的纤溶酶原的纤溶酶原激活剂被认为具有纤维蛋白特异性。与此不同，非特异性的纤维酶原激活剂则不能区分与纤维蛋白结合的以及循环中的纤溶酶原。循环中的纤溶酶原激活导致生成无竞争的纤溶酶，可能促发全身溶解状态。阿替普酶及其衍生物属于纤维蛋白特异性纤溶酶原激活剂，而链激酶、阿尼普酶以及尿激酶则属于非特异性药物。

链激酶

与其他的纤溶酶原激活剂不同，链激酶并不是一种酶，它不能直接将纤溶酶原转化为纤溶酶。相反，链激酶与纤溶酶原以 1∶1 的化学比例形成复合物。这种复合物的形成诱导纤溶酶原发生构象改变，从而暴露出活性部位（图 18-8）。之后，链激酶-纤溶酶原复合物将其余的纤溶酶原转化为纤溶酶。

链激酶不与纤维蛋白结合，链激酶-纤溶酶原复合物既可以激活游离的纤溶酶原，也可以激活与纤维蛋白结合的纤溶酶原。循环中纤溶酶原激活之后产生了足量的纤溶酶，压制了 α_2-抗纤溶酶。无竞争的纤溶酶不仅降解闭塞性血栓中的纤维蛋白，还可以引起全身溶解状态。

急性 MI 患者全身给予链激酶时，可以降低死亡率。用于此适应证时，此药物通常给药方案为经 30～60 min IV 输注 150 万单位。接受链激酶的患者体内可能会产生针对此药物的抗体，之前感染过链球菌的患者体内也可能会产生针对此药物的抗体。这些抗体会降低链激酶的效果。

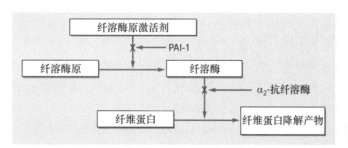

图 18-7　纤溶系统及调控。纤溶酶原激活剂将纤溶酶原转换为纤溶酶。然后，纤溶酶将纤维蛋白降解为可溶性的纤维蛋白降解产物。此系统在两个层面上进行调控。1 型纤溶酶原激活剂抑制剂（PAI-1）调节纤溶酶原激活剂，而 α_2-抗纤溶酶则作为纤溶酶的主要抑制剂

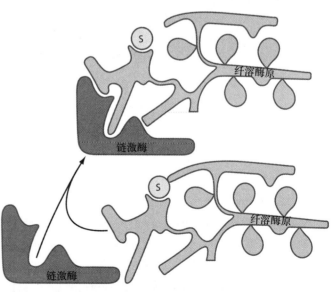

图 18-8　链激酶的作用机制。链激酶与纤溶酶原结合，并诱导纤溶酶原发生构象改变，暴露其活性部位。链激酶/纤溶酶（原）复合物作为其余纤溶酶原的激活剂。

接受链激酶治疗的患者中，约 5% 的患者发生过敏反应。此类反应可能表现为皮疹、发热、发冷以及寒战。尽管可能发生过敏反应，但比较罕见。使用链激酶时经常会发生短暂性低血压，这是由于纤溶酶介导的激肽原释放缓激肽所致。通过抬高腿部位置以及给予 IV 补液和低剂量血管加压药（如多巴胺或去甲肾上腺素），通常对这种低血压有效。

阿尼普酶

链激酶与等摩尔的 Lys-纤溶酶原（纤溶酶原的一种纤溶酶裂解形式，在其 N 末端含有一个 Lys 残基）结合，即产生了此种药物。与链激酶结合之后，Lys-纤溶酶原的活性部位被暴露出来，然后用茴香酰基将其遮盖。IV 输注之后，通过脱酰基作用，茴香酰基被缓慢去除，此复合物的半衰期约为 100 min，从而使该药物可以单次推注给药。

尽管使用起来更加方便，但是阿尼普酶相对于链激酶的机制优势很少。与链激酶一样，阿尼普酶不能区分与纤维蛋白结合的纤溶酶原以及循环中的纤溶酶原。因此，也会引起全身溶解状态。阿尼普酶引起过敏反应和低血压的发生率与链激酶一样。

在急性 MI 患者中对阿尼普酶和阿替普酶进行的比较显示，阿替普酶比阿尼普酶更快获得再灌注。阿替普酶改善再灌注伴随着临床结果向好的趋势，并且降低了死亡率。这些结果以及阿尼普酶的高成本抑制了此药物的使用热情。

尿激酶

尿激酶是一种由两条链组成的丝氨酸蛋白酶，获取自培养的胎肾细胞，分子量为 34 000。尿激酶通过直接裂解 Arg560-Val561 键，将纤溶酶原转化为纤溶酶。与链激酶不同，尿激酶无免疫原性，且罕见引起过敏反应。由于不区分与纤维蛋白结合的纤溶酶原和循环中的纤溶酶原，所以尿激酶也可引起全身溶解状态。

尽管已应用多年，但是一直未系统地评价尿激酶的冠脉溶栓作用。相反，尿激酶经常被用于导管导向的深静脉或外周动脉中血栓的溶解。由于生产的问题，尿激酶的供应量有限。

阿替普酶

阿替普酶是单链 tPA 的重组形式，其分子量为 68 000。阿替普酶被纤溶酶快速转化为其双链的形式。存在纤维蛋白的情况下，tPA 的单链形式和双链形式

的活性相同，但是在无纤维蛋白的情况下，单链 tPA 的活性则比双链形式低 10 倍。

阿替普酶由 5 个不连续的结构域组成（图 18-9）；双链阿替普酶 A 链的 N 末端中含有其中的 4 个结构域。残基 4～50 构成了指样结构域，该区域类似于纤连蛋白的指样结构域；残基 50～87 与表皮生长因子类似，而残基 92～173 和 180～261 与纤溶酶原的环状结构域相同，分别被命名为第一和第二 Kringle。阿替普酶的第 5 个结构域为蛋白酶结构域，它位于双链阿替普酶 B 链的 C 末端。

阿替普酶与纤维蛋白的相互作用主要由指样结构域介导，第二 Kringle 结构域也发挥了较低程度的作用。阿替普酶与纤维蛋白的亲和力显著高于其与纤维蛋白原的亲和力。因此，阿替普酶激活纤溶酶原的催化效率在存在纤维蛋白时比存在纤维蛋白原时高 2～3 个数量级。此现象有助于定位纤维蛋白表面产生的纤溶酶。

在存在纤维蛋白的条件下，阿替普酶优先激活纤溶酶原，但是阿替普酶对纤维蛋白的选择性并不像最初预测的那么高。它的纤维蛋白特异性有限，因为与

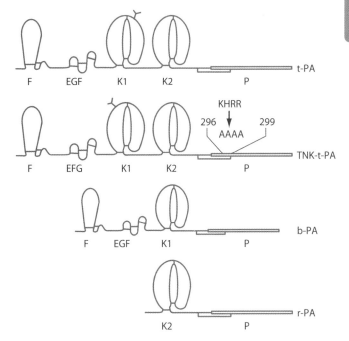

图 18-9 阿替普酶（tPA）、替奈普酶（TNK-tPA）、去氨普酶（b-PA）以及瑞替普酶（r-PA）的结构域。图中显示了指样（F）、表皮生长因子（EGF）、第一和第二 Kringle（分别为 K1 和 K2）以及蛋白酶（P）结构域。为了使半衰期更长，替奈普酶 K1 上的糖基化位点（Y）被改变了位置。此外，在蛋白酶结构域中增加了四丙氨酸置换，使替奈普酶能够抵抗 1 型纤溶酶原激活剂抑制剂（PAI-1）的抑制作用。去氨普酶与阿替普酶及替奈普酶不同，结构中无 K2 结构域。瑞替普酶是一种缩短的变异体，其结构中无 F、EGF 以及 K1 结构域。

纤维蛋白一样，（DD）E（交联纤维蛋白的主要可溶性降解产物）可以与阿替普酶和纤溶酶高亲和力结合。因此，（DD）E 作为阿替普酶激活纤溶酶原的激活剂效能与纤维蛋白一样强。而在纤维蛋白表面产生的纤溶酶导致血栓溶解，在循环的（DD）E 表面生成的纤溶酶可降解纤维蛋白原。纤维蛋白原降解导致片段 X（一种高分子量的可凝固纤维蛋白原降解产物）蓄积。在血管损伤部位形成的止血栓子中掺入片段 X 之后，导致其易于被溶解。这种现象可能促进了阿替普酶诱导的出血。

一项在急性 MI 患者中进行的试验比较了阿替普酶和链激酶治疗，结果显示，阿替普酶治疗的死亡率较链激酶显著降低，尽管绝对差异较小。在症状发作后 6 h 内就诊的年龄＜75 岁的前壁 MI 患者中观察到最大获益。

治疗急性 MI 或急性缺血性卒中时，阿替普酶的给药方法为经 60～90 min IV 输注。阿替普酶的总剂量通常为 90～100 mg。罕见发生过敏反应和低血压，阿替普酶无免疫原性。

替奈普酶

替奈普酶是 tPA 的一种基因工程变异体，旨在获得比 tPA 更长的半衰期，并且可以抵抗 PAI-1 的灭活。为了延长半衰期，在第一个 Kringle 结构域上增加了一个新的糖基化位点（图 18-9）。由于增加了这个额外的碳水化合物侧链，降低了纤维蛋白的亲和力，第一个 Kringle 结构域上的原有糖基化位点被去除。为了使此分子能够抵抗 PAI-1 的抑制，在蛋白酶结构域的 296～299 残基上引入了一个四丙氨酸置换，此结构域负责 tPA 与 PAI-1 的作用。

替奈普酶对纤维蛋白的特异性比 tPA 高。这两种药物与纤维蛋白结合的亲和力相似，但是替奈普酶对（DD）E 的亲和力显著低于 tPA。因此，（DD）E 通过替奈普酶刺激全身纤溶酶原激活的程度不会与 tPA 一样。所以，替奈普酶产生的纤维蛋白原降解产物少于 tPA。

用于冠状动脉溶栓时，替奈普酶的给药方法为单次 IV 推注。在一项入组了＞16 000 例患者的大型 III 期试验中，单次推注替奈普酶组的 30 天死亡率与使用加快剂量的 tPA 组相似。尽管两组中颅内出血的发生率也相当，但是给予替奈普酶的患者中非脑内出血的发生率较低，且输血需要量也较 tPA 治疗组降低。替奈普酶安全性的改善可能反映了其纤维蛋白特异性提高。

瑞替普酶

瑞替普酶是单链、重组 tPA 衍生物，没有指样、表皮生长因子以及第一 Kringle 结构域（图 18-9）。这种缩短了的衍生物的分子量为 39 000。瑞替普酶与纤维蛋白的结合比 tPA 更弱，因为其缺少指样结构域。由于瑞替普酶在大肠埃希菌中生成，所以未被糖基化。这使其具有比 tPA 更长的血浆半衰期。因此，瑞替普酶采用两次 IV 推注的方式给药，两次给药间隔 30 min。临床试验显示，瑞替普酶治疗急性 MI 的效果至少与链激酶相当，但是此药物并未优于 tPA。

新的纤维蛋白溶解药

目前有两个新药正处于研究阶段。这包括去氨普酶（图 18-9），一种从吸血蝙蝠的唾液中分离到的全长度纤溶酶原激活剂的重组形式；另一种为阿非普酶，是蛇毒溶栓酶（从南方的铜斑蛇毒液中分离到的一种酶）的缩减形式。这些药物的临床研究令人失望。去氨普酶对纤维蛋白的特异性高于 tPA，人们研究了其治疗急性缺血性卒中的效果。症状发生后 3～9 h 就诊的患者被随机化至接受 1 剂或 2 剂去氨普酶或安慰剂组。总应答率较低，且去氨普酶和安慰剂相比无差异。去氨普酶的死亡率较高。

阿非普酶是一种金属蛋白酶，它可以不依赖纤溶酶的方式降解纤维蛋白和纤维蛋白原。循环中的阿非普酶被 α_2-巨球蛋白迅速抑制。因此，此药物必须通过导管直接传递到血栓中。由于缺乏疗效，阿非普酶治疗外周动脉闭塞或恢复堵塞的中心静脉导管中血流的研究被终止。去氨普酶和阿非普酶的这些令人失望的结果突出了在引入新的纤维蛋白溶解药时的挑战。

结论及未来的方向

血栓的形成涉及血管壁、血小板、凝血系统以及纤维蛋白溶解途径的复杂相互作用。凝血系统的激活也可能会促发炎症通路，这可能会加重血栓。通过更好地了解血液凝固的生化知识以及基于结构设计药物的进展，发现了新的靶点，进而导致新型抗血栓药物的开发。设计良好的临床试验提供了关于使用何种药物以及何时使用的详细信息。尽管取得了这些进展，但是血栓栓塞性疾病仍然是主要的发病和死亡原因。因此，寻求更好的靶点、更强的抗血小板药、抗凝血药以及纤维蛋白溶解药的工作仍在继续。

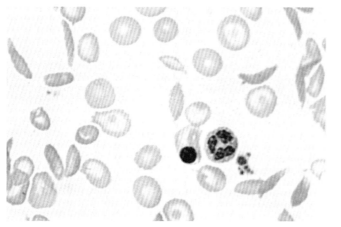

彩图 2-4

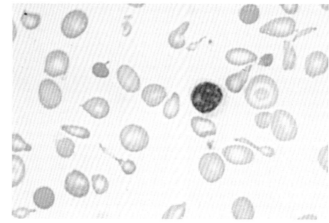

彩图 2-5

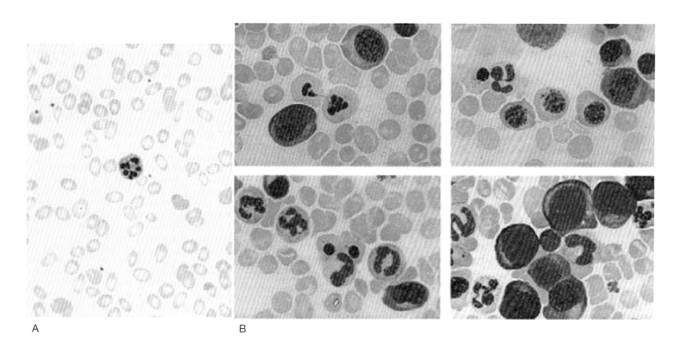

A   B

彩图 3-2

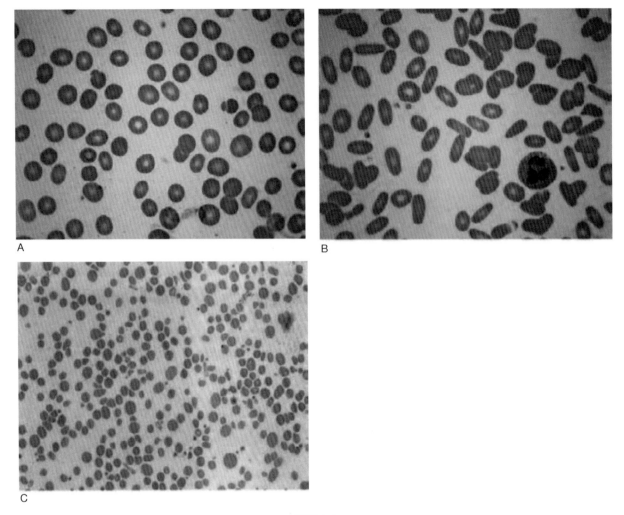

彩图 4-4

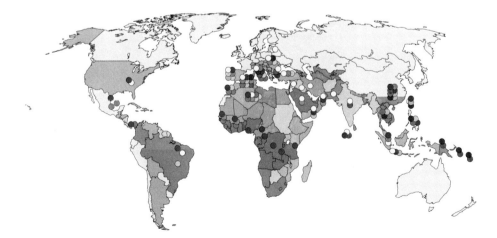

彩图 4-6

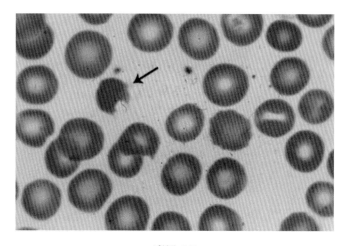

彩图 4-7

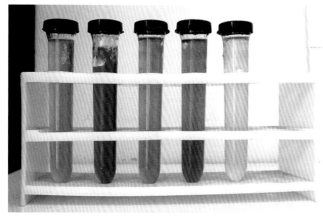

彩图 4-9

A 正常，稳态

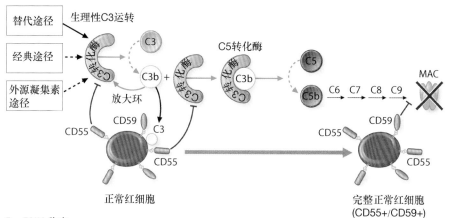

正常(CD55⁺,CD59⁺)红细胞可以耐受补体激活的攻击

B PNH,稳态

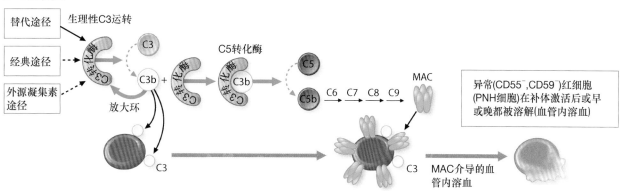

异常(CD55⁻,CD59⁻)红细胞(PNH细胞)在补体激活后或早或晚都被溶解(血管内溶血)

C PNH，依库珠单抗治疗

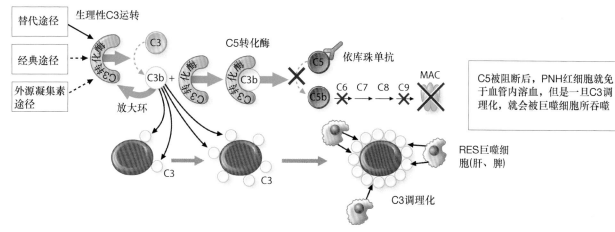

C5被阻断后，PNH红细胞就免于血管内溶血，但是一旦C3调理化，就会被巨噬细胞所吞噬

彩图 4-10

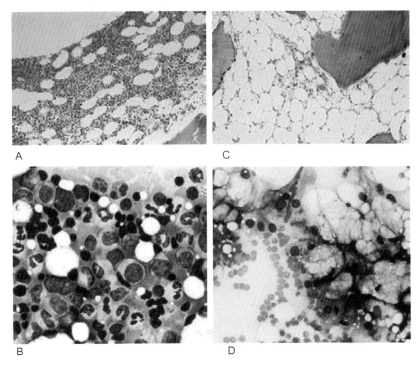

A

C

B

D

彩图 5-1

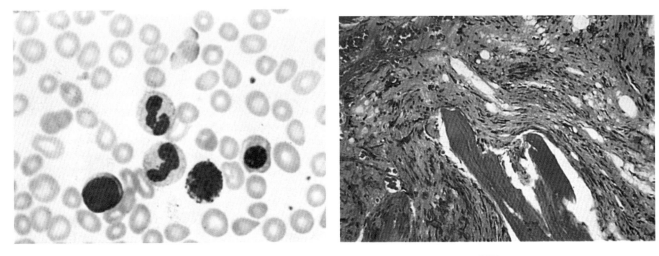

彩图 6-1

彩图 6-2

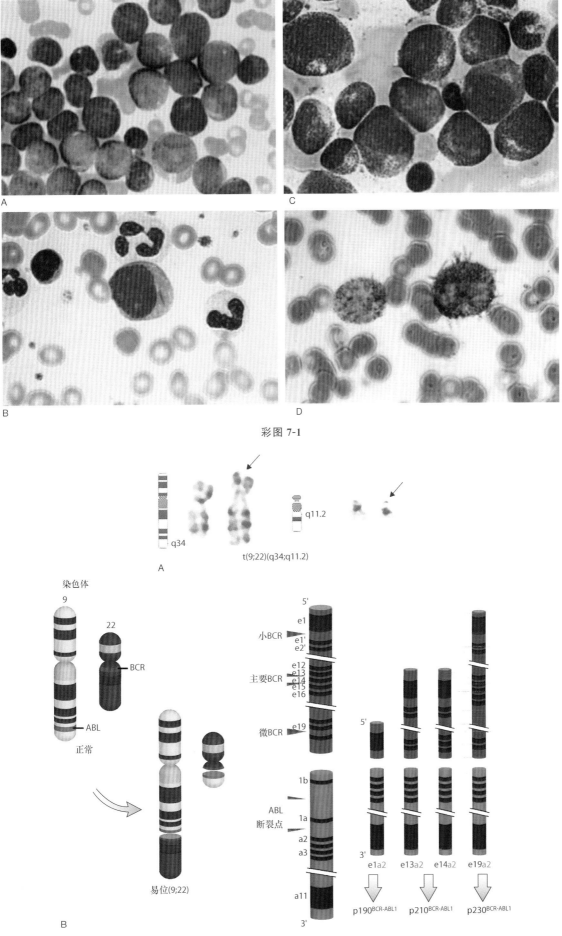

彩图 7-1

t(9;22)(q34;q11.2)

A

染色体

9

22

BCR

ABL

正常

易位(9;22)

5'

e1

小BCR
e1'
e2'

主要BCR
e12
e13
e14
e15
e16

微BCR
e19

5'

1b

ABL
断裂点
1a

a2

a3

3'

a11

3'

e1a2   e13a2   e14a2   e19a2

p190^BCR-ABL1   p210^BCR-ABL1   p230^BCR-ABL1

B

彩图 8-1

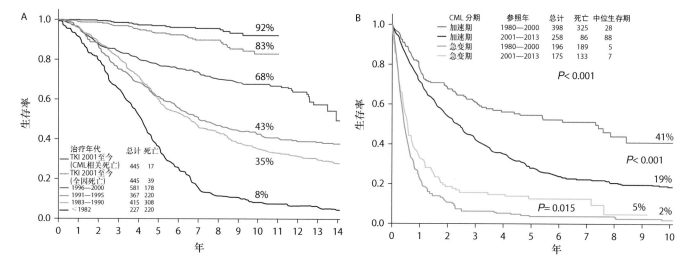

彩图 8-2

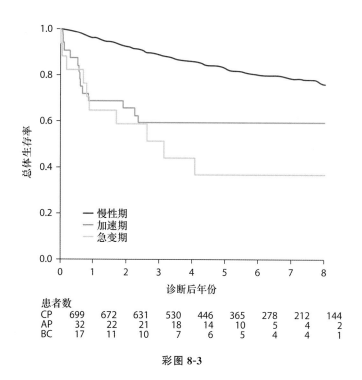

彩图 8-3

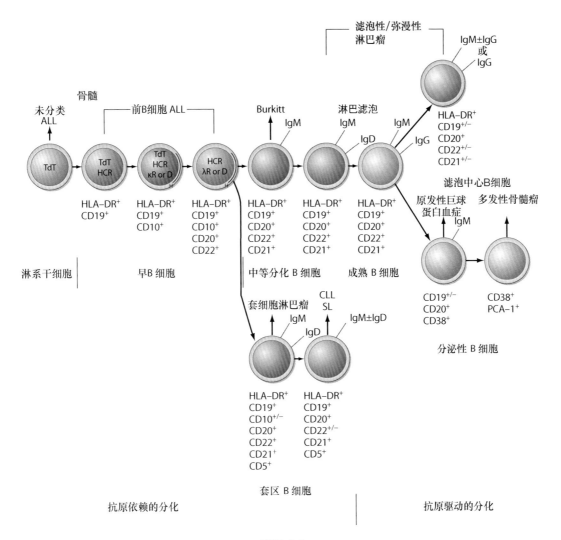

彩图 9-2

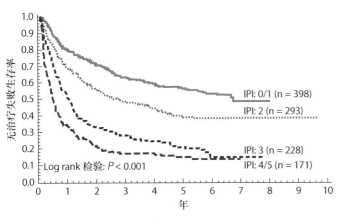

彩图 9-4

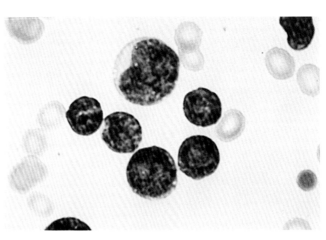

彩图 9-5

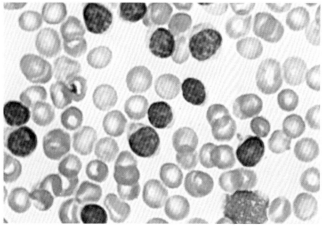

彩图 9-6

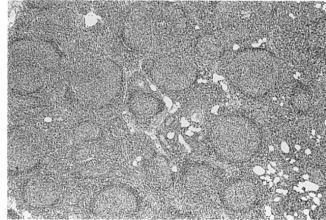

彩图 9-7

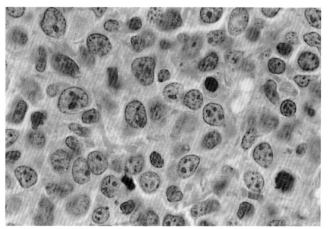

彩图 9-8

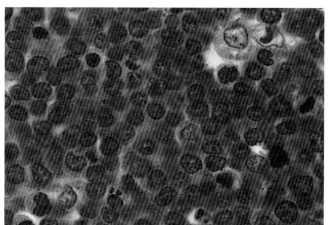

彩图 9-9

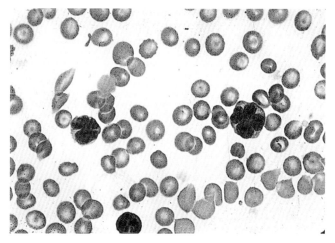

彩图 9-10

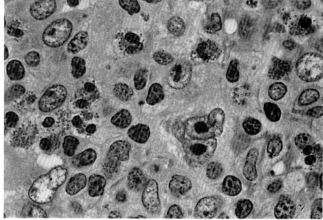

彩图 9-11

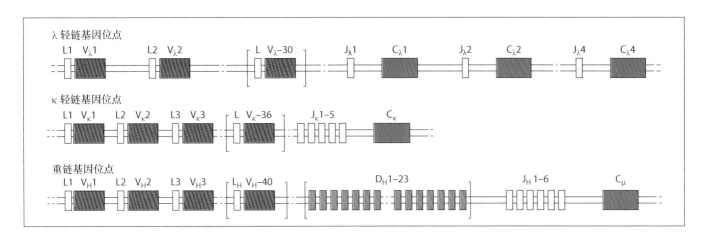

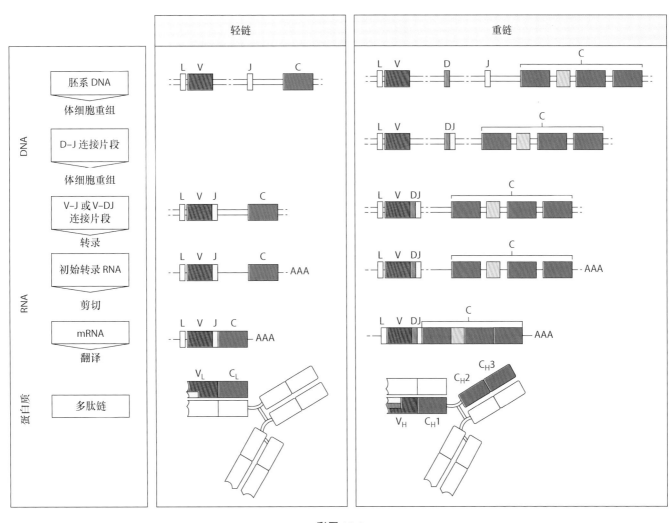

彩图 11-1

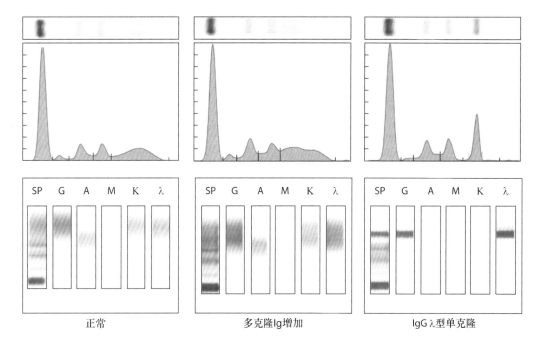

正常　　　　　　　　　多克隆Ig增加　　　　　　　IgGλ型单克隆

彩图 11-2

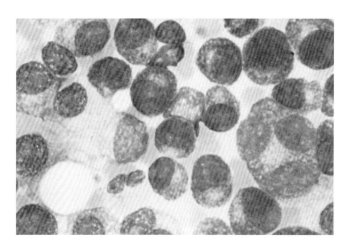

彩图 11-3

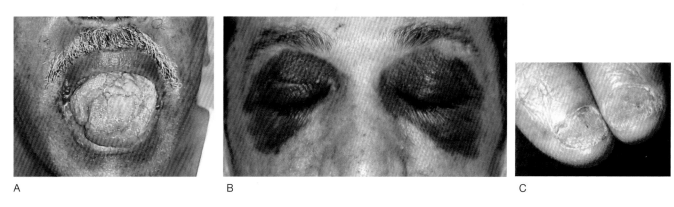

A　　　　　　　　　　　B　　　　　　　　　　　C

彩图 12-2

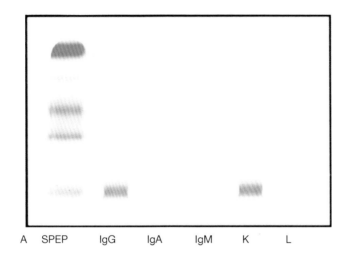

A SPEP   IgG   IgA   IgM   K   L

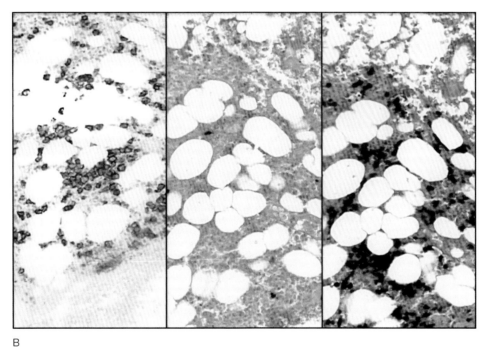

B

彩图 12-3

直接Coombs试验（直接抗人球蛋白试验）

红细胞表   人抗红细胞   抗人抗体   阳性试验结果
面抗原   抗体   （Coombs试剂）

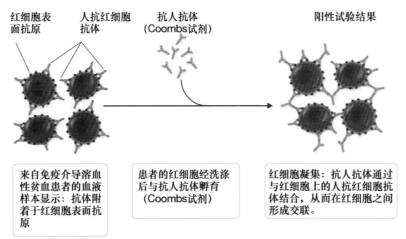

来自免疫介导溶血   患者的红细胞经洗涤   红细胞凝集：抗人抗体通过
性贫血患者的血液   后与抗人抗体孵育   与红细胞上的人抗红细胞抗
样本显示：抗体附   （Coombs试剂）   体结合，从而在红细胞之间
着于红细胞表面抗   形成交联。
原

间接Coombs试验（间接抗人球蛋白试验）

                                                              阳性试验结果

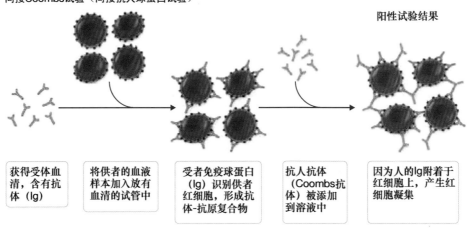

获得受体血   将供者的血液   受者免疫球蛋白   抗人抗体   因为人的Ig附着于
清，含有抗   样本加入放有   （Ig）识别供者   （Coombs抗   红细胞上，产生红
体（Ig）   血清的试管中   红细胞，形成抗   体）被添加   细胞凝集
                                    体-抗原复合物   到溶液中

彩图 13-1

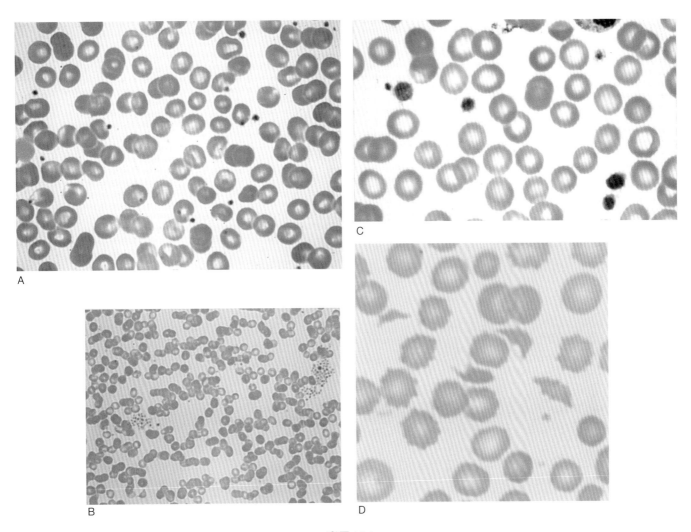

A

B

C

D

彩图 15-1

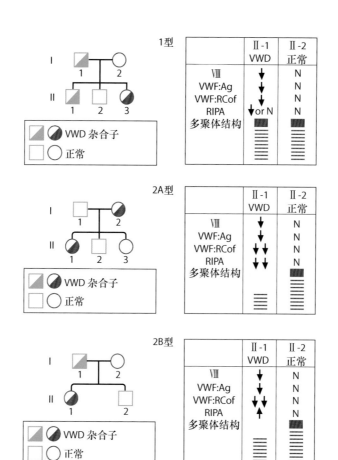

彩图 15-5

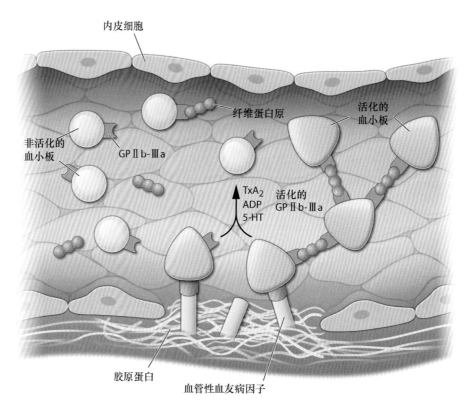

彩图 17-1